实用内分泌代谢疾病诊疗实践与典型医案

王 娟 等 主编

中医古籍出版社
Publishing House of Ancient Chinese Medical Books

图书在版编目（CIP）数据

实用内分泌代谢疾病诊疗实践与典型医案 / 王娟等主编 .—北京：中医古籍出版社，2023.4

ISBN 978-7-5152-2194-6

Ⅰ. ①实…　Ⅱ. ①王…　Ⅲ. ①内分泌病—中医治疗法 ②代谢病—中医治疗法　Ⅳ. ① R259.8

中国版本图书馆 CIP 数据核字（2020）第 265826 号

实用内分泌代谢疾病诊疗实践与典型医案

王　娟　等　主编

责任编辑　张　磊　李美玲
封面设计　宝蕾元
出版发行　中医古籍出版社
社　　址　北京市东城区东直门内南小街 16 号（100700）
电　　话　010-64089446（总编室）010-64002949（发行部）
网　　址　www. zhongyiguji. com. cn
印　　刷　河北文曲印刷有限公司
开　　本　710mm × 1000mm　1/16
印　　张　28.75
字　　数　440 千字
版　　次　2023 年 4 月第 1 版　2023 年 4 月第 1 次印刷
书　　号　ISBN 978-7-5152-2194-6
定　　价　138.00 元

编　委　会

主　编　王　娟　张云芬　姜志辉

王翠英　李　娟

副主编　（排名不分先后）

石天昱　刘　畅　李利娟

谷丽娜　张成奇　张　莉

武　洁　封玲倩　赵秀丽

唐艳阁

编　委　（排名不分先后）

王　云　王欢欢　宁日红

刘　博　孙　环　赵　赫

赵　磊　胡　雪

序

随着我国经济的快速发展，人口老龄化加剧，内分泌代谢疾病患病率也在逐年增高，人们的生活质量因此受到了严重的影响。当今社会，医学科学的发展日新月异，内分泌代谢疾病学与临床其他学科存在着紧密的关系，是人类医学一个重要分支。该学科发展迅猛，临床上也在不断涌现新的诊疗技术，中医药在内分泌代谢疾病防治方面已经积累了丰富的临床经验。

中医对内分泌代谢疾病的诊治已有数千年历史，最早可溯及《黄帝内经》。书中论述内容极为丰富，很多治疗措施如今仍在广泛使用，且具有“简、便、效、廉”的优势，临床应用亟须进一步的发掘和推广。内分泌代谢疾病的中医治疗仍需遵循“整体观念”“辨证论治”的原则和方法，灵活应用八纲辨证、脏腑辨证、三焦辨证、气血津液辨证、卫气营血辨证等，提倡“病证结合”“内治法与外治法结合”，恰当选择针灸按摩、食疗药膳、情志调节、锻炼养生等不同方法。

中医学文献中有关内分泌代谢疾病的记载十分丰富。中医认为内分泌代谢病的病因包括众多因素，即先天禀赋、外感邪毒、饮食所伤、劳逸失度、内伤七情（喜、怒、忧、思、悲、恐、惊），均可导致人体阴阳失调、气血不和、经络阻塞、脏腑功能紊乱。

王娟主任在临床诊疗之余兼任世界中医药学会联合会内分泌专业委员会理事会理事、河北省药学会内分泌专业委员会常务委员等多个社会职务，其在中西医结合诊治糖尿病及其急慢性并发症、糖尿病足，甲状腺疾病，代谢性疾病，内分泌性高血压，围绝经期综合征等方面均有独到的见解和诊疗思维。

参与本书编写的王娟教授团队成员均为长期从事临床工作的内分泌和

代谢疾病专科医师，他们不仅具有广博而扎实的理论知识，而且具有丰富的临床实践经验。该书是他们辛勤工作与集体智慧的结晶，内容翔实，观点新颖，较全面地论述了内分泌系统各疾病知识，涵盖了常见内分泌疾病中西医结合的基本理论知识、病因病机、临床表现、诊断与鉴别诊断、中西医结合治疗等方面的国内外最新进展；在中医学对常见内分泌疾病的认识、辨证论治等方面也有独到见解，内容丰富，条理清晰，重点突出。全书集科学性、系统性、严谨性、新颖性和实用性于一体，强调对读者临床思维能力的培养，文字凝练，言简意赅，极具临床实用价值。

最后，我衷心祝贺本书顺利出版，并希望本书能为广大的内分泌代谢疾病从业医生的临床工作起到积极的帮助与指导作用！

李佃贵

二〇二〇年三月

前　言

随着我国经济飞速发展，人们的生活方式不断改变，内分泌代谢疾病患病率显著提高，对患者的生活质量造成了严重的影响，并已成为人类致死、致残的重要病因。如何防治内分泌代谢疾病，已引起医疗部门和社会各界的高度重视。随着环境问题和生态问题的日益严峻、医学模式的转变，西方医学体系在发展中受到了一定的冲击，以天人合一、整体观念为特征的中医学受到了医学界的广泛关注，而中西医结合疗法已经成为疾病治疗，尤其是内分泌代谢疾病治疗的新坐标。中医药在防治内分泌代谢疾病方面有着全方位、多靶点的独特优势，应用中医辨证论治，效果显著。

本书分上下两篇，上篇为基础篇，即绪论、内分泌代谢疾病与激素、内分泌科常用检查；下篇为临床篇，即糖尿病、糖尿病常见并发症、甲状腺疾病、卵巢疾病、常见代谢性疾病与其他。

本书读者对象为内科、内分泌科、内分泌代谢科、糖尿病科等科室的专业技术人员，同时包括县级医院、乡镇医院以及社区医疗服务中心的医务人员，还包括广大医学院校学生、研究生、进修生等，可作为其工作和学习的工具书及辅助参考资料。

本书在编写过程中，得到诸位临床一线人员的大力支持，在此向他们表示衷心的感谢。由于时间仓促，专业水平有限，书中不免存在纰漏和不妥之处，敬请读者和各位同仁批评指正。

编　者

目　录

下篇　临床篇

上篇　基础篇

第一章　绪　论

第一节　内分泌代谢疾病的中医发展过程

中医内分泌代谢疾病学是一门古老而又新兴的科学。该领域理论与实践的形成和发展，经历了漫长的过程。几千年来，在不断与疾病做斗争的实践过程中，各医家积累了丰富的知识，为人类的健康事业做出了巨大贡献。

在中医文献中有关内分泌代谢系统疾病的资料十分丰富。早在公元前16世纪，殷商时期的甲骨文中就有动物阉割去势的记载。春秋战国时期，出现了古典医学巨著——《黄帝内经》（以下简称《内经》），该书系统地整理了战国以前的中医基础理论和实践经验，对许多内分泌代谢疾病从病因病机到临床诊断和治疗原则都做了具体论述。如对消渴病的认识，《灵枢·五变》说“五脏之柔弱者，善病消瘅”，指出了五脏虚弱是发生消渴的重要因素；《素问·奇病论》又说“此肥美之所发也，此人必数食甘美而多肥也。肥者令人内热，甘者令人中满，故其气上溢，转为消渴”，详细说明了饮食不节可引起消渴病，这与现代对糖尿病（diabetes mellitus, DM）的认识颇为一致。

战国时期的《庄子·德充符》即载有“瘿”的病名，而《吕氏春秋·尽数》所说的“轻水所，多秃与瘿人”，不仅记载了瘿病的存在，而且观察到瘿的发病与地理环境密切相关。《三国志·魏书》引《魏略》谓，贾逵“发愤生瘿，后所病稍大，自启愿欲令医割之”，而曹操劝告贾逵曰：“吾闻‘十人割瘿九人死’。”这个历史故事说明，在公元3世纪前，我国已经进行过手术治疗瘿病的探索，这些比现代西医对甲状腺疾病的认识要早很多。

关于内分泌代谢疾病与脏腑、经络的关系，《内经》亦进行了深入探讨，至今仍指导我们临床实践。例如，对于乳腺与肝、胃、肾的关系，《内经》曰："脾之大络，名曰大包，出渊腋，下三寸，布胸胁。胃之大络，名曰虚里，贯膈络肺，出于左乳下，其动应衣。脾胃之大络，皆布于胸中，足太阴脾脉，络胃，上膈。足阳明胃脉，贯乳中，下膈，属胃，络脾。脾胃二经之脉，皆过其间。足厥阴肝脉，上贯膈，布胁肋。足少阳胆脉，合缺盆，下胸中，络肝，循胁里。手厥阴心包之脉，起于胸中，循胸出胁，下腋。手太阴肺脉，循胃口，上膈，横出腋下。"

晋代葛洪所著《肘后方》记载了许多简便有效的方药，如用海藻、昆布治疗瘿病的方法，要比欧洲早一千多年。唐代孙思邈将瘿病分为"五瘿"，并首次提出用动物的甲状腺治疗瘿病，如《备急千金要方·瘿瘤》云："取鹿靥以佳酒浸令没，炙干纳酒中，更炙，令香。含咽汁。味尽更易，尽十具愈。"所谓"靥"就是指动物的甲状腺，孙思邈开创脏器疗法之先河。

唐代的《外台秘要》，宋代的《太平圣惠方》《圣济总录》均记载有很多腺体病内容，虽然说在病名及病位方面还有不详之处，但总体的认识水平还是在不断地提高。

金元时期，刘完素倡火热而多用寒凉药，张从正主攻邪而善用汗、吐、下三法，李东垣论内伤而重脾胃，朱丹溪创"阳常有余，阴常不足"之说并力主养阴。这些理论不断形成的同时，亦影响和丰富了内分泌代谢疾病的研究内容。

明代陈实功著《外科正宗》，在内分泌代谢疾病的外科领域，细载病名，各附治法，条理清晰，内容充实，是一部重要的承前启后的医学文献。张景岳的《景岳全书》，亦对腺体病内科学方面有独到见解。

清代官方编撰的《医宗金鉴》、王洪绪的《外科证治全生集》、高锦庭的《疡科心得集》均从理法方药诸方面丰富了内分泌代谢疾病的内容。温病学派的叶天士、薛生白、吴鞠通、王孟英等医案的许多著述与学术观点，均促进了内分泌代谢疾病学科的发展。

现代中医更是借助现代科技手段，使内分泌代谢疾病学科的研究日新月异。中医内分泌代谢疾病学研究呈现出起点高、多学科介入、研究的深度和广度日趋扩大的态势。

第二节　内分泌代谢疾病的中医病因病机

一、阴阳失衡

中医学非常重视平衡，包括阴阳平衡、气血平衡、五行生克制化平衡、营卫平衡等，其中最有概括意义的就是阴阳平衡。阴阳平衡，即为健康，阴阳两方面一旦失去平衡，就必然导致疾病的发生，这在内分泌代谢疾病中表现得尤为突出。

阴阳失衡，进而可导致寒热病变。阳虚则阴盛，阴盛则寒，表现为肾阳虚、心阳虚、脾阳虚，或表现为心肾阳虚、脾肾阳虚，甚至表现为肾之元阳不足，命门火衰，一身阳虚，严重者可发生阳衰气脱、亡阳厥脱之变；可见于垂体前叶功能减退症、肾上腺皮质功能减退症、甲状腺功能减退症等。阴虚则阳盛，阳盛则热，热反过来又伤阴，则为阴虚内热之证，表现为肾阴虚、心阴虚、肝阴虚、肺阴虚、胃阴虚，或表现为心肾阴虚、肝肾阴虚、肺肾阴虚，甚至表现为肾之元阴不足，命门水亏，五脏之阴俱虚，严重者可发生阴竭液脱、亡阴厥脱之变；可见于皮质醇增多症、甲状腺功能亢进症、糖尿病、高血压病等，糖尿病酮症和高渗综合征等重症常有阴竭阳脱之变。

临床上还有阴阳俱虚，而且不平衡者，最常见于妇女围绝经期综合征和部分糖尿病自主神经并发症、部分高血压病等。阴阳两虚，因虚而失衡，阴虚则热，阳虚则寒，所以可表现为潮热汗出而腰膝酸冷，或上半身热而下半身冷，或手足心热而手足背冷，易寒易热等情况。或阴阳两虚，阳气不能潜藏，虚阳浮越，龙火上腾，可表现为头晕目眩、两颧红赤如妆、心烦躁扰、腰腿冷痛、四末不温等，可见于高血压、糖尿病和某些内分泌疾病重症。

二、气血津液代谢异常

气血是人体生命活动的重要物质基础。津液是人体正常水液的总称，也是维持人体正常生理活动的重要物质。气血不足和气血运行异常，可导致气主煦之、血主濡之的功能异常，或成气滞、气逆，或成血瘀、出血等。津液的生成、输布、排泄任何一个环节失常，即可发生津亏、液竭或痰阻、积饮、水停诸证。当然，气血津液病证的产生与脏腑功能失调具有十分密切的关系。

气之病机，有气虚、气陷、气滞、气逆之分。气虚证，包括脾气虚、肺气虚、心气虚、肾气虚或心肾气虚、心肺气虚、脾胃气虚、脾肾气虚，也可表现为卫气不固、宗气不足、肾气不固，或表现为脾虚气陷、胸中大气下陷，可见于糖尿病及其并发症。如糖尿病心脏病心功能不全可表现为心气虚、宗气不足。气虚进一步发展，则可发生血虚，导致气血两虚，糖尿病肾病肾功能不全、肾性贫血就存在气血两虚。气虚也可进一步发展为阳虚，包括脾阳气虚、心阳气虚、肾阳气虚，甚至发生五脏阳气俱虚。如席汉综合征、肾上腺皮质功能减退症、甲状腺功能减低均可见阳气不足，尤其常见肾阳气虚。而气滞就更为多见，气滞多与情志抑郁有关，包括肝郁气滞、脾胃气滞、胃肠气滞、膀胱气化不利，可见于肥胖症、糖尿病及其并发症、甲状腺疾病、围绝经期综合征，皮质醇增多症有时也可表现为气机阻滞。金元名医朱丹溪云："气血冲和，万病不生，一有怫郁，诸病生焉。"由于气滞进一步发展，可成血瘀，或致痰阻、食停、湿郁，更可郁而化热，变生百证。甲状腺疾病、糖尿病及其并发症、围绝经期综合征等病症，均可存在以上病机。至于气逆证，有肝气逆、胃气逆、肺气逆之分，在内分泌代谢系统疾病中，前两者比较多见。

血之病机，有血虚、血瘀、血热、出血之别。血虚证，有心血虚、肝血虚、心脾血虚等，可由气虚不能生血，或肾精不足、精不生血，或大失血引起。如席汉综合征，又称产后血枯经闭，常见血虚，常继发于产后大出血。至于血瘀，多见于久病患者，如糖尿病血管并发症患者、围绝经期妇女月经不调者。糖尿病微血管病变，久病入络，则可表现为络脉血瘀。有学者曾提出糖尿病肾病"微型癥瘕"形成的病机，是痰热郁瘀互相胶结而成。更有血热者，可见疮疖、皮肤灼热瘙痒，也可表现为崩漏、尿血、咯血等。而血热、血瘀或脾气失于统摄，均可导致出血。围绝经期综合征就可表现为血瘀崩漏或脾不统血崩漏等。

津液之病机，有津液不足、痰湿、留饮、停水之异。津液不足，不能滋润、充养机体，可表现为皮肤干燥、咽干、口燥、舌少津液等。包括肺津不足、胃热津伤等，严重者可发生津亏液竭，甚至进一步发展为气随津脱，液竭阳脱。这在糖尿病尤其是酮症、高渗综合征等急性代谢紊乱的患者中非常多见。而肺、脾、肾三脏功能失常，三焦水道不利，膀胱气化不利，则水液代谢功能异常，津液不归正化，津液宣发、输布失常，或肾气不固，津液下流，则可见口渴饮水不止，尿频量多，发为尿崩症。津液不归正化，更可内生痰湿、痰饮、水湿之邪。反过来痰饮、水湿、水饮又可阻滞气机，损伤阳气，终可成痰阻气郁、水饮阻隔、气滞水停和阳虚饮聚之证。糖尿病心脏病支饮咳喘、甲状腺功能低下水肿、糖尿病肾病水肿等，常有以上病机。

三、脏腑功能失调

由于脏腑是人体生命活动的主宰，所以疾病的发生与脏腑功能的失调有关系。正因为如此，脏腑病机才如此受到中医界重视。“五脏者，藏精气而不泄也，故满而不能实；六腑者，传化物而不藏，故实而不能满。”就内分泌代谢疾病来说，与精气不足关系密切，所以在脏腑之中与五脏功能密切相关。肾藏精，主生殖，主气化，为先天之本，受五脏六腑之精而藏之，内藏元阴、元阳，“五脏六腑之阴，非此不能滋；五脏六腑之阳，非此不能发”，所以在全身各脏腑中，肾居于特别重要地位。而肝主疏泄，主藏血，主气机的条达；脾主运化水谷，主升清，脾胃共为气血生化之源。因此，内分泌代谢系统功能以肾为主，与肝脾密切相关。

命门为性命之根；三焦为元气之别使，主气化，水道出焉；冲脉为血海；任脉主持诸阴，主胞胎。所以，内分泌代谢疾病与这些脏腑经络功能失调也有关系。其中肾命三焦系统可以说是内分泌系统的轴心。肾命之元气不足、真精不足、元阴不足、元阳不足，则五脏精气虚、五脏阴虚、阳虚，以致阴阳俱虚。所谓气虚可表现为心肾气虚、肺肾气虚、脾肾气虚，可见于多种内分泌疾病、糖尿病心肾并发症等。所谓阳虚可表现为心肾阳虚、脾肾阳虚，甚至五脏阳气俱虚，可见于席汉综合征、肾上腺皮质功能减退症、甲状腺功能减低等。阴虚可表现为肝肾阴虚、心肾阴虚、脾肾阴虚、肺肾阴虚，甚至五脏之阴俱虚，可见于甲状腺功能亢进症、糖尿病、皮质醇增多症等。阳气不足，尤其常见肾阳气虚。而三焦作为元气之别使，气化不行，水道不利，则可影响肾命所藏元阴、元阳正常敷布全身，从而影响一身气化之功能，可影响肺之宣发、肃降、通调水道，影响脾之运化水湿、敷布津液，以及膀胱之气化功能，所以常可导致崩漏、痰饮、水肿等。

肝主气机，主情志，所以气滞证、气逆证与肝关系密切，包括肝郁气滞以及脾胃气滞、胸中气滞、胃肠气滞、膀胱气化不利在内，也包括肝气横逆、胃气上逆等。因为气为血帅，气滞日久则血瘀，并可在气滞基础上，内生痰阻、食停、湿郁，更可郁而化热，导致热灼血分，肝不藏血，甚至发生出血之变。可见于甲状腺疾病、围绝经期综合征、糖尿病合并眼底出血等发生发展过程之中。肝肾不足、冲任失调，则可发生月经不调、不孕不育。

脾主运化水湿、输布津液，为气血生化之源。脾胃不健，则水湿运化不行，可成为水肿、痰饮；脾胃不能化生气血，则可成为血虚证。另外，脾还有统血功能，脾不统血，也常成为血证之病因。脾胃为后天之本，脾虚也可影响到先天肾以至全身各个脏腑的功能，所以脾胃病机在内分泌代谢疾病，尤其是代谢疾病发生发展过程中，也具有较重要的地位。

第三节　内分泌代谢疾病的中医辨证论治

一、八纲辨证

八纲辨证是从阴阳、表里、寒热、虚实等方面去认识、分析和归纳疾病发生发展规律的辨证方法，成熟于清代，但在《伤寒杂病论》时代已被应用，《景岳全书》曾有系统论述。在辨证诸方面中，表、热、实为阳，里、寒、虚为阴，具体应用于内分泌代谢疾病，主要应注意辨病邪在表在里，病性的寒热虚实。北京四大名医之一施今墨先生在八纲辨证基础上增加辨气血，被称为十纲辨证。

表证可表现为恶寒发热、头项强痛、身痛、汗出异常，或有咽痛、咳嗽、脉浮，可见于亚急性甲状腺早期、糖尿病合并各种急性感染初发期的患者。里证则部位较深，多病在脏腑，一般无恶寒发热、头项强痛等症状，脉象多沉。在各种内分泌代谢疾病中，里证较表证更为多见。

寒证可表现为畏寒肢冷、疼痛喜温、口不渴、小便清长、妇女白带清稀、舌不红、舌苔白，脉象沉或兼迟、缓，可见于席汉综合征、肾上腺皮质功能减退症、甲状腺功能减低等疾病。热证则表现为畏热、手足心热、咽干、口渴、喜冷饮、小便黄赤、大便偏干、舌红、舌苔黄、脉象数，可见于皮质醇增多症、甲状腺功能亢进症、糖尿病患者。

虚证可表现为神疲乏力、气短懒言、自汗盗汗、头晕、心悸、脉虚无力，进一步可分为气虚、血虚、阴虚、阳虚和五脏之虚。如席汉综合征、肾上腺皮质功能减退症、甲状腺功能减低多阳虚，尤其常见肾阳虚。皮质醇增多症、甲状腺功能亢进症、糖尿病等病症，则阴虚多见。当然，也有表现为气阴两虚、阴阳两虚，甚至气血阴阳俱虚者。观察发现，在内分泌疾病中，虚证相对多见，代谢性疾病则多本虚标实。

初病多在气，可表现为胸胁、脘腹、少腹等部位胀满，部位不定，与情绪波动有关，性情抑郁，胸咽堵塞感，舌苔有沫，脉弦，进一步可分为肝郁气滞、脾胃气滞、胃肠气滞等。如多种甲状腺疾病、糖尿病、围绝经期综合征等病症，均可见气滞证。久病多在血，可表现为胸胁、脘腹、少腹等部位疼痛，部位固定，夜间为甚，妇女可见月经不调，烦躁健忘，肌肤甲错，舌质暗，或有紫斑，典型脉象为涩脉。如糖尿病血管并发症、皮质醇增多症等，均可见血瘀病机。

二、脏腑气血阴阳辨证

脏腑辨证是现代中医最常用的一种辨证方法，是根据五脏六腑功能失常的不同见证，来分析、认识、归纳疾病发生发展规律的辨证方法。起源于《内经》，形成于《金匮要略》，丰富发展于《中藏经》《小儿药证直诀》

及后世百家，而今有总括各种辨证方法之势。但脏腑辨证，实离不开气血阴阳而论脏腑。在内分泌代谢疾病辨证中，我们称之为脏腑气血阴阳辨证方法。

肾与命门病证，可表现为肾气不足、肾阴不足（命门水亏）、肾精不固、肾阳不足（命门火虚）、肾阴阳两虚、阳虚水停、阴虚火旺等证，症见头晕耳鸣、齿落发枯、腰膝酸软、健忘、生殖功能异常、青少年生长发育迟缓、脉沉等，也可表现为肝肾阴虚、心肾阴虚、脾肾阴虚、肺肾阴虚甚至五脏之阴俱虚，心肾阳虚、脾肾阳虚甚至五脏之阳俱虚。由于肾命三焦系统在维持内分泌代谢系统生理功能方面具有特殊地位，所以几乎所有内分泌代谢疾病都与肾、命门功能异常有关。

肝胆病证，可表现为肝阴不足、肝气郁结、肝经郁热、肝火内盛、肝阳上亢、肝气横逆、肝不藏血、肝胆湿热等证，症见头痛头晕、抑郁、恼怒、胸胁、少腹胀满、疼痛、善太息、多梦、妇女月经不调、脉弦等；也可表现为肝肾阴虚、肝火犯肺、肝气犯脾、肝气犯胃、胆胃不和、气郁痰阻等证。在内分泌代谢疾病当中，如甲状腺功能亢进症、围绝经期综合征、糖尿病及其并发症、高血压病等，肝系证候比较多见。

脾胃病证，可表现为脾气不足、脾虚气陷、脾阳不足、脾虚痰湿、脾胃虚寒、脾胃湿热、胃阴不足、胃肠结热等证，症见食少纳呆、脘腹胀满、恶心呕吐、大便异常、脉缓等，也可表现为心脾血虚、脾不统血、脾肾阳虚等证。也比较多见于内分泌代谢疾病，尤其是代谢疾病。

心与小肠病证，可表现为心气不足、心血不足、心阳虚衰、心阴不足、心气阴两虚、心脉瘀阻、水饮凌心、心火内盛、心火上炎、心火下移等证，症见胸闷、气短、心悸、心烦、失眠、多梦或神疲、嗜卧、脉迟或脉数甚至脉象参伍不调等，可见于糖尿病心脏病、甲状腺功能亢进症、甲状腺功能减退等。

肺与大肠病证，可表现为肺阴不足、肺气不足、肺气阴两虚、水寒射肺以及心肺气虚、肺肾阴虚等证，症见咳嗽、气喘、咯痰、胸闷、鼻咽不舒等，内分泌代谢疾病有时也有所见。

三、病因辨证

病因辨证是基于中医“辨证求因”思想，根据风、寒、暑、湿、燥、火诸病因的不同致病特点，来认识、分析、归纳疾病发生发展规律的辨证方法。该辨证方法，起源于《内经》，在《伤寒杂病论》时代已被广泛应用。古人还有所谓“内生五邪”之说，也属于病因辨证的重要内容。

风邪有外风与内风之分。外风可表现为头痛、恶风、脉浮等，可见于亚急性甲状腺炎早期和内分泌代谢疾病合并感染者。内风可表现为手足震颤、肢体抽搐、头目眩晕等，可见于代谢综合征、甲状腺功能亢进症、糖尿病肾病尿毒症脑病、低血钙症等。

寒邪有内寒、外寒之分。外寒可表现为恶寒发热、头项强痛、身痛、无汗、鼻塞、咳嗽、脉浮等，可见于内分泌代谢疾病合并上呼吸道感染。内寒可表现为畏寒肢冷、脘腹疼痛喜温喜按、口不渴、小便清长、妇女白带清稀、男性阳痿、舌淡、苔白、脉象沉弱或兼迟缓，可见于席汉综合征、肾上腺皮质功能减退症、甲状腺功能减退症等疾病。

热邪有外热、内热之分。外感热邪可表现为发热或伴恶寒、头身痛、咽痛、舌尖红、脉浮数或浮滑数，可见于亚急性甲状腺炎早期、糖尿病合并感染等。内热可表现为畏热、手足心热、口苦、咽干、口渴、喜冷饮、心烦失眠、咳嗽痰黄、小便黄赤、大便偏干、舌红、舌苔黄、脉象数不浮，可进一步分为心火、肝火、肺热、胃火、脾胃积热、胃肠积热等，可见于皮质醇增多症、甲状腺功能亢进症、糖尿病患者。

湿邪有外湿、内湿之分。外受湿邪可表现为头身困重、疼痛、恶寒、身热不扬、口腻、脘腹痞闷、小便黄赤、大便不爽、舌苔腻、脉濡，可见于糖尿病合并泌尿系感染等。内湿可表现为头身困重、神疲嗜睡、皮肤瘙痒、妇女白带量多、舌苔腻、脉象细滑或缓，可见于肥胖症、胰岛素抵抗综合征、糖尿病并发症、皮质醇增多症患者。湿邪进一步可分为寒湿和热湿，在内分泌疾病中，寒湿较少见，在糖尿病、痛风、高脂血症等代谢性疾病和各种感染患者中湿热证多见。

燥邪有外燥、内燥之分。外感燥邪多发生于秋季，可表现为发热恶寒、咳嗽少痰、咽干、鼻燥、头身不适、舌苔少津液、脉细或浮，可见于内分泌代谢疾病合并呼吸道感染。内燥可表现为目涩眼干、咽干、鼻燥、唇干、大便干燥、舌红而燥、脉细或细数，进一步可分为阴虚肺燥、阴虚胃燥、阴虚大肠燥结等，主要可见于糖尿病等病，是因为阴虚而成内燥。

四、三焦辨证

三焦辨证，可表现为三焦气化不行，三焦水道不利诸证，与肾命元气的敷布、肾阳的蒸腾气化功能、肺脾肾有关水液代谢的功能密切相关，可表现为尿崩、痰饮、水肿、胀满等。

五、经络辨证

经络辨证是根据人体经络十四正经和奇经八脉功能异常的不同见证，来分析、认识、归纳疾病发生发展规律的辨证方法，起源于《内经》，而《金匮要略》多有论及，与脏腑辨证合称为脏腑经络辨证。

足少阴肾经络病证、足厥阴肝经络病证、足太阴脾经络病证，在内分泌代谢疾病中比较多见。如肾经络循行于人体腰部，而络阴器，所以席汉综合征肾虚，常表现为腰膝酸软、阴唇萎缩、阴毛脱落等；足厥阴肝经络循行于人体胸胁、乳房、少腹部位，而络于阴，所以糖尿病肝经气滞血瘀，可表现为胸胁、乳房、少腹胀满、月经不调；足太阴脾经络起于足大趾内侧，循行于下肢内侧前缘，所以痛风病脾生湿热下注，发作期常见足大趾关节红肿热痛。

而奇经八脉之中，督脉主持诸阳，任脉主持诸阴，冲脉为血海，任脉主胞胎，内分泌疾病与奇经八脉也常存在密切关系。如围绝经期综合征，肾虚，太冲脉衰少，才导致月经闭止；席汉综合征肾阳不足，精血虚损，任脉失养，所以常见不孕育；糖尿病并发症期，阴损及阳，肾虚血瘀，影响督脉主持诸阳功能，所以可出现腰背痛、畏寒、阳痿等症。用奇经八脉理论指导内分泌代谢疾病辨证，有待于进一步深入研究。

六、气血津液辨证

气血津液辨证是根据人体气血津液疾病的不同表现，来分析、认识、归纳疾病发生发展规律的辨证方法。气血津液作为人体生命活动的重要物质基础，其发病与脏腑功能失调具有密切关系，所以气血津液辨证方法应与脏腑辨证方法互参。

气之病证，有气虚、气陷、气滞、气逆证之分。

气虚证，可表现为神疲乏力、气短懒言、自汗、易感、心悸、气短、食少纳呆、脉虚无力。结合脏腑定位又包括脾气虚、肺气虚、心气虚、肾气虚或心肾气虚、心肺气虚、脾胃气虚、脾肾气虚证。也可表现为卫气不固（自汗、易感、恶风等），宗气不足（胸闷、心悸、气短等），肾气不固（尿频、尿多、白带量大、遗精等）。气虚，清阳不升，则可发生气陷证，包括脾虚气陷（食少、食后脘腹坠胀、脏器下垂等），胸中大气下陷（胸闷、气短不足以息）等。糖尿病及其并发症患者有气虚证、气陷证者并不多见。

气滞证，多与情志抑郁有关，可表现为胸胁、脘腹、少腹等部位胀满，部位不定，与情绪波动有关，性情抑郁，胸喉堵塞感，舌苔有沫，脉弦，包括肝郁气滞、脾胃气滞、胃肠气滞等。该证在甲状腺疾病、糖尿病及其并发症、围绝经期综合征等病症均非常多见。气滞日久，可成血瘀，可致痰阻、食停、湿郁，更可郁而化热。

气逆证，有肝气逆、胃气逆、肺气逆之分，可见头晕头胀、郁怒不解、胸胁胀满、气上撞心，甚至呕血、泄泻或恶心、呕吐、胃脘胀满、嗳气或咳嗽、气喘、喉中痰鸣等。其中肝气逆、胃气逆，可见于糖尿病胃轻瘫、糖尿病酮症酸中毒、糖尿病肾病、尿毒症酸中毒等。

血之病证，有血虚、血瘀、血热、出血证之别。

血虚证，可见心悸、健忘、头晕、爪甲色淡、唇舌色淡、脉细等，如席汉综合征和糖尿病、肾病肾性贫血均可见血虚证。

血瘀证，可表现颜面瘀斑，胸胁、脘腹、少腹等部位疼痛，部位固定，夜间为甚，肢体麻木、疼痛，烦躁健忘，肌肤甲错，舌质暗，或有紫斑，典型脉象为涩脉。多见于久病患者，如糖尿病血管并发症患者。

血热证，可表现为疮疖红肿热痛、皮肤灼热瘙痒，也可有崩漏、尿血、咯血、舌红绛、脉数。可见于糖尿病性皮肤病、糖尿病足和糖尿病合并肺结核等。

出血证，可表现为头部诸窍和前后二阴出血及皮下出血、皮肤发斑，可由血热、血瘀和脾气失于统摄所致。围绝经期综合征就可表现为血瘀崩漏和脾不统血崩漏等。

津液之病证，有津液不足、痰湿、痰饮、水湿证之异。

津液不足证，可表现为皮肤干燥、口渴多饮、咽干口燥、鼻燥唇干、大便干燥、舌少津液等，包括肺津不足、胃热津伤证等，严重者可发生津亏液竭，甚至可进一步发生气随津脱、液竭阳脱，可见于糖尿病急性代谢紊乱。津液不归正化，宣发、敷布失常或肾气不固、津液下流，则可见口渴饮水无度、尿频量多，可见于尿崩症。

痰湿证，可表现为肥胖、胸闷、咽中窒塞、咳嗽痰多或烦闷多梦、舌苔腻、脉滑，可见于肥胖症、高脂血症等。

痰饮证，可表现为头眩、呕吐痰涎、心下痞满、气喘、喉中痰鸣、咳逆倚息不得平卧、颜面虚浮，或胁下留饮、咳嗽引痛、舌苔水滑、脉弦或脉滑，可见于糖尿病、心脏病、心功能不全、胃轻瘫、胸腔积液等。

水湿证，可表现为颜面、肢体浮肿，按之陷下不起，甚至见胸腔积液、腹水，脉象多沉。可见于糖尿病心脏病、肾病水肿、黏液性水肿、妇女围绝经期特发性水肿等。水饮、水湿又可阻滞气机，损伤阳气，终可成痰阻气郁、水饮隔阻、气滞水停和阳虚饮聚之证。

七、卫气营血辨证

卫气营血辨证是根据温热病卫气营血四个不同阶段的不同见证，分析、认识、归纳疾病发生发展规律的辨证方法。古人虽有论及，正式提出则是清代叶天士《外感温热篇》。在内分泌代谢相关疾病中，主要用于与外感温热邪气有关的辨证。

卫分在人体最外层，主抵御外邪。卫分证可表现为发热恶寒、头身疼痛、汗出异常、咽痛、咳嗽、舌尖红、脉浮数，银翘散证等，可见于亚急性甲状腺炎早期、糖尿病合并各种感染初期，尤其是上呼吸道感染等。

气分证是温热病第二阶段，卫分证进一步发展，入里化热所致，可表现为发热、口渴、腹满、便干、舌红苔黄、脉滑数，白虎汤证、承气汤证等，可见于亚急性甲状腺炎发热、糖尿病合并各种感染极期和部分糖尿病酮症、糖尿病高渗综合征患者等。

营分证是温热病进一步发展，可由卫分证、气分证转来，也可发病则在营分。可表现为神志异常、烦热夜甚、皮肤斑疹、舌质绛少苔、脉细数，清营汤证等，可见于糖尿病皮肤病变、糖尿病足感染菌毒败血症、糖尿病急性代谢紊乱综合征和部分皮质醇增多症患者等。

血分证是营分证的进一步发展，见于疾病危重阶段，可表现为发热不退、神昏谵语、惊厥抽搐、斑疹显露、呕血、咯血、尿血、便血、舌红绛、舌苔黄、脉细数，犀角地黄汤证等，可见于糖尿病皮肤病变、糖尿病足感染菌毒败血症、糖尿病急性代谢紊乱综合征和皮质醇增多症合并应激性溃疡等。

第二章　内分泌代谢疾病与激素

第一节　激素的调节与作用

激素对机体的生长发育、新陈代谢及保持机体内环境的平衡等方面均发挥重要的调节作用。激素的分泌有其各自的生物节律，下丘脑、垂体及靶腺之间存在着相互依赖、相互制约、既矛盾又统一的反馈性调节作用，激素之间还存在着协同、拮抗等相互作用。激素广泛地控制着机体各组织的代谢，激素的分泌也受代谢物质的反馈调节。为保持机体内主要激素间的平衡，在中枢神经系统的作用下，有一套复杂的调节系统。激素一般以相对恒定速度（如甲状腺素）或一定节律（如皮质醇、性激素）释放，生理或病理因素可影响激素的基础性分泌。中枢神经系统的信息经过下丘脑、垂体到达外周腺体，由靶细胞发挥生理效应，其中任何一段均受正或负反馈调节的控制。反馈调节系统是内分泌系统中重要的自我调节机制。另外，自然界环境的变化对激素的分泌也有影响。总之，人体的内环境能保持对立统一的相对稳定状态，维持生命和保持种族延续，激素的影响具有重要意义。

一、神经系统和内分泌系统的相互调节

神经系统和内分泌系统通过下丘脑而相互调节。下丘脑前部视上核和丘脑室旁核有神经纤维下达垂体后叶，将分泌的抗利尿激素（血管升压素）及缩宫素（催产素）沿神经纤维输送至神经垂体贮存，并由此向血液释放激素。下丘脑又受中枢神经系统其他各部位的调控，它们可分泌各种神经递质，如去甲肾上腺素、多巴胺、乙酰胆碱、5-羟色胺、γ-氨基丁酸和组胺等，这些递质能传递神经冲动至下丘脑等组织中的肽能神经细胞，通过突触后神经细胞表面的膜受体调节神经内分泌活动。如临床上应

用多巴胺促效剂溴隐亭治疗闭经－溢乳综合征。在神经系统对内分泌的调节中，有一部分是通过生物钟来控制的。如皮质醇分泌的昼夜节律性来源于大脑皮质信号和下丘脑对信号的整合与反应，而松果体分泌的褪黑素可能是生物钟的起搏性信号物质。

激素对神经系统也有调节作用，神经系统是许多激素的重要靶器官。如性激素对性行为的影响，甲状腺激素分泌过少会出现智力衰退、行为迟钝，皮质醇分泌过多会出现失眠、欣快感等。

二、激素的反馈调节

激素的调节存在正反馈和负反馈调节，如甲种激素能够促进乙种激素的分泌，当乙种激素分泌不足时，甲种激素分泌量就会增多，从而促进乙种激素的产生，这种调节称正反馈调节；当乙种激素在机体内的含量高于正常生理量时，乙种激素则会反过来抑制甲种激素的产生，这种调节称负反馈调节。简言之，促进作用是正反馈，抑制作用是负反馈。

腺垂体在下丘脑释放或抑制激素的调节下分泌相应促激素，促进靶腺激素合成和分泌，后者又反作用于下丘脑和腺垂体，对其相应激素起抑制或兴奋作用。分泌激素的内分泌细胞随时收到靶细胞及血中该激素浓度的信息，调控内分泌细胞分泌激素减少（负反馈）或增加（正反馈）。如血中葡萄糖浓度增加可以促进胰岛素分泌，使血糖浓度下降；血糖浓度下降后，胰岛分泌胰岛素的作用减弱，胰岛素分泌减少，这样就保证了血中葡萄糖浓度的相对稳定。又如，下丘脑分泌的调节肽可促进腺垂体分泌促激素，而促激素又促进相应的靶腺分泌激素以供机体的需要，当这种激素在血中达到一定浓度后，能反馈性地抑制腺垂体或下丘脑的分泌。

三、神经、内分泌与免疫系统的相互调节

神经、内分泌与免疫系统之间存在着双向信息传递机制，这种联系是通过它们共有的化学信息分子与受体而实现的。此外，免疫细胞本身能合成各种神经递质和内分泌激素，并对其发生反应；神经、内分泌系统也能合成细胞因子及其受体，也可对其发生反应，由此构成了机体的神经、内分泌、免疫系统的调节网络。如糖皮质激素、促肾上腺皮质激

素（ACTH）、生长抑素（SS）、雄激素、前列腺素 E 等可抑制免疫应答，而生长激素（GH）、催乳素（PRL）、性激素（TH）和胰岛素能促进免疫应答。

四、旁分泌和自分泌的调节作用

旁分泌和自分泌的调节为局部激素调节的主要方式。旁分泌指细胞产生的激素在分泌局部作用于邻近的细胞。自分泌指细胞分泌的激素在局部作用于自身。如腺垂体 PRL 细胞能合成和分泌血管活性肠肽（VIP），外源性 VIP 可刺激垂体细胞分泌 PRL，抗 VIP 血清使培养垂体细胞 PRL 的基础分泌降低。用反向溶血斑检测时，抗 VIP 血清或 VIP 拮抗剂均使 PRL 溶血斑缩小，这说明 VIP 对 PRL 的分泌可起旁分泌和自分泌调节作用。

第二节　激素与内分泌疾病的关系

内分泌疾病相当常见，可因多种原因引起。内分泌腺或靶组织对激素的敏感性过高或过低都可导致疾病，非内分泌组织恶性肿瘤异常地产生过多激素也可以导致疾病，此外，不合理的医疗用药或激素也可以导致医源性内分泌疾病。根据激素的数量（浓度，通常指血浓度）、活性（分子基本结构和空间构象）、代谢（转运、转换和灭活等）的情况，可将内分泌疾病分为以下几类：①激素生成减少（功能减退）；②激素生成过多（功能亢进）；③激素生成异常（激素分子结构异常，常导致功能减退）；④激素受体异常（受体病）；⑤多激素异常（功能减退、功能亢进或功能减退和亢进综合征）；⑥激素分泌性肿瘤与激素依赖性肿瘤（功能亢进为主，可伴其他激素功能减退症）；⑦激素代偿性分泌导致的疾病；⑧激素正常的内分泌疾病。

临床上，上述异常往往同时出现，而在疾病的不同阶段也可分别表现为激素的过多、过少或异常。

一、激素生成减少

激素生成减少的病因很多，主要有以下几种。

1. 胚胎发育异常、无胚胎发育与基因突变

由于胚胎发育障碍导致先天性激素分泌细胞缺乏甚至整个内分泌腺体的缺失。临床上的主要表现是激素分泌不足，相应的内分泌功能减退。如下丘脑－垂体发育障碍导致垂体功能低下，甲状腺不发育或发育异常，胰腺先天性不发育或异位，先天性肾上腺发育不良和低促性腺激素性性腺功能减退症，性腺与性腺附件发育不良与功能障碍等。

2. 激素合成酶缺乏

在激素合成、分泌过程中，需要一系列酶的参与，相关酶的缺乏可导致激素原不能裂解成有活性的激素。如肾上腺类固醇激素的合成酶缺乏导致皮质醇或醛固酮的合成减少，活性激素的前身物堆积或性激素合成过多，引起一系列临床表现。

3. 内分泌腺的激素合成细胞被毁或缺乏

手术切除、炎症、肿瘤侵犯、缺血性坏死或其他理化损伤等均可导致激素合成细胞的减少、凋亡加速。

4. 继发于腺体外因素所致的激素缺乏

前激素向激素转变障碍，加快激素降解、出现拮抗性物质如相应抗体等。

5. 激素的反应低下

一部分内分泌腺体功能减退者，血激素水平正常，甚至偏高。这可能是由于出现抗受体抗体，封闭了受体，减少了激素与受体结合的机会。也可能是因受体结构异常或数量减少所致。例如假性甲状旁腺功能减退症，血浆甲状旁腺激素显著增高，但临床甲状旁腺功能明显低下，在肾病时可能对后叶加压素不敏感，肝病时对胰高血糖素不敏感等。

二、激素生成过多

激素生成增多、血中浓度高于正常可以是病理性代偿反应，也可以是暂时性生理现象，原因可以在分泌该激素的细胞、细胞团或腺体本身，也可以来自某激素的靶细胞异常、促激素异常甚至由该激素分泌相关的其他因素引起。多数情况下并无某激素分泌细胞的形态与数目改变，但长期的激素生成过多常是激素分泌细胞的肿瘤或增生所致。肿瘤可来源于内分泌腺的激素分泌细胞或非激素分泌性组织。促激素的过度刺激使靶细胞过度增生，甚至形成高功能性结节或激素依赖性腺瘤或腺癌。激素生成过多亦可能是中枢神经功能紊乱（如 Cushing 综合征）或自身免疫反应（如 Graves 病）等原因所致。

1. 内分泌腺体功能亢进

可能由于各种原因所致的腺体增生或功能性腺瘤。这种功能性腺瘤分化较好。腺体增生多因上一级腺体功能亢进所致，即所谓继发性内分泌激素过多症。

2. 异位性产生激素的肿瘤

由于肿瘤细胞能自主性分泌激素或有激素活性的类似化合物，引起相应的临床表现。可以由单基因（如促肾上腺皮质激素、生长激素、催乳素、甲状旁腺激素、降钙素、胃泌素、红细胞生成素等）和双基因（如绒毛膜促性腺激素、促黄体素、促卵泡素等）异常所致。虽然多种外胚叶肿瘤细胞可以产生此类异常的生物活性物质，但主要为有摄取胺前体和脱羧作用的 APUD（amine precursor uptake and decarboxylation）细胞，多见于肺燕麦细胞癌、类癌、胸腺瘤等。

3. 医源性

医药干预可导致许多内分泌疾病。在用激素或其衍生物以超过生理剂量治疗疾病时可以导致医源性激素过多综合征，如长期应用糖皮质激素可诱发糖尿病、骨质疏松症（osteoporosis, OP），服用过量维生素 D 制剂常导致肾结石和肾衰，含巯基化合物可诱发自身免疫性低血糖症，用碳酸锂治疗精神分裂症可伴有锂相关性甲状腺功能减退症等。

4. 靶组织敏感性高

此种情况较少见，例如甲状腺功能亢进症使一些组织的儿茶酚胺受体的敏感性增高，而合并心房纤颤者经常是心脏已有异常改变者。

5. 自身免疫性疾病

一些自身免疫性抗体与受体结合，有类似激素的作用，最常见的如

Graves病中刺激性抗体可以引起甲状腺功能亢进症，较少见的有胰岛素受体抗体，可以出现类似胰岛素过多的临床表现。

6. 继发于全身性疾病的激素高分泌状态

系正常的内分泌腺体受过量的生理性或病理性刺激所致。例如伴腹水的肝硬化，充血性心力衰竭及肾病综合征时的醛固酮增多，尿毒症时的甲状旁腺激素增多等。

三、激素生成异常

激素基因突变可导致激素分子的结构异常（如变异胰岛素血症），激素或激素受体的自身抗体既可阻滞激素的作用，也可模拟激素的生物作用而引起功能亢进症，恶性肿瘤细胞合成的激素往往有结构异常，常伴血浆的相应前激素原或激素原升高。

1. 结构异常的激素

当有基因突变时可形成结构异常的激素。如胰岛素B链C_{25}苯丙氨酸被亮氨酸代替，结构异常的胰岛素与靶组织结合力减弱，患者有轻度高血糖，对外源性胰岛素仍有血糖降低的反应。

2. 有激素兴奋作用的免疫球蛋白

甲状腺功能亢进症最常见的病因是血中有甲状腺受体的刺激性抗体。患者血中有低浓度的胰岛素受体抗体时，对胰岛素的分泌有兴奋作用；若胰岛素受体抗体的浓度很高时，可通过对胰岛素受体的降调节作用，使受体对内源性胰岛素的灵敏性下降，血糖升高。

3. 异位激素

有些癌组织可将其内源性细胞在正常情况下分泌的小分子多肽激素及激素前体的产量增加，足以产生激素过多的临床症候群，如异位ACTH综合征。

4. 仅在病理情况下表达的激素

有些激素结构决定于数个基因，其中一些基因在正常情况下不表达，但在某些病理情况下能表达。

四、激素受体异常

激素受体异常（受体病）又称受体抵抗综合征或激素不敏感综合征。其原因主要是受体的缺陷或激素作用某一步骤功能异常，可分为遗传性抵抗综合征（如睾丸女性化）和获得性抵抗综合征（如肥胖性胰岛素抵抗综合征）。

受体突变并不一定引起临床疾病。只有当受体缺陷妨碍激素正常功能的表达，又不能被代偿纠正时，才会出现受体病。

激素抵抗综合征可分为受体前、受体和受体后三种，在临床上往往是多种抵抗同时并存。受体前抵抗常由于激素异常、拮抗性激素过多、激素抗体或激素受体抗体所致，而受体异常可为先天性或获得性，受体后抵抗的研究较少，受体后级联反应的任何元件及任何步骤异常都将影响激素生物作用的表达。

受体基因突变也可引起某一内分泌功能亢进。如有些男性性早熟是由于黄体生成素（LH）受体突变引起的自主性雄激素分泌亢进，患者的 LH 分泌降低。但是，同一基因突变又可引起 LH 抵抗综合征，出现类似睾丸女性化的临床表现。

膜受体病是近年来用分子生物学方法鉴定和认识的一类新的内分泌疾病，以受体缺陷和受体后传导物缺陷为多见。

1. 膜受体缺陷（表 2–1）

表 2–1　膜受体缺陷性疾病

受体	基因突变后果	疾病
胰岛素	抑制	胰岛素抵抗、Leprechaunism（矮妖精貌综合征）、脂肪萎缩性糖尿病
GH	抑制	Laron 矮小症
	活化	毒性甲状腺腺瘤
TSH	活化（生殖细胞）	毒性甲状腺增生
	抑制	TSH 抵抗
LH/HCG	活化	男性性早熟
	抑制	男性假两性畸形

续表

受体	基因突变后果	疾病
PTH/PTHrP	活化	Jansen 干骺－软骨发育异常
AVP−V_2受体	抑制	遗传性尿崩症
ACTH	抑制	遗传性单纯性糖皮质类固醇缺乏症
MSH	活化或抑制	皮肤颜色改变（动物）
Ca^{2+} 受体	抑制	家族性低尿钙性高钙血症、新生儿重症甲旁亢（纯合子）

注：GH 为生长激素，TSH 为促甲状腺激素，LH 为黄体生成素，HCG 为人绒毛膜促性腺素，PTH 为甲状旁腺激素，PTHrP 为甲状旁腺激素相关蛋白，ACTH 为促肾上腺皮质激素，MSH 为促黑素。

2. 受体后信号传导物缺陷

受体后信号传导物缺陷可引起多种疾病，目前研究得较多的是 G 蛋白的缺陷。G 蛋白功能障碍可表现为 G 蛋白功能的丧失、减退或增强。霍乱弧菌毒素抑制 GTP 酶活性，导致 G 蛋白 α 亚基活化，白喉杆菌毒素使 G 蛋白从受体上解耦联，G 蛋白功能丧失。G 蛋白病的临床表现由突变的亚基部位，累及的细胞种类（体细胞或生殖细胞）和突变发生的时期决定。

3. 受体调节和受体失敏

胰岛素受体以降调节的负反馈方式调节胰岛素浓度的升高。此外，肥胖者的单核细胞和脂肪细胞膜胰岛素受体数减少，但用药物抑制胰岛素分泌后，这些细胞膜上的受体数目又可恢复正常。同时，肥胖者的胰岛素受体后也有抵抗，表现为胰岛素的生物作用减弱。受体与激素结合后，通过各种反应途径可使其他受体的结合敏感性（亲和力和结合力）下降，这种调节现象称为受体失敏。由于激素抵抗或受体后信号传递功能异常，可使“受体失敏”作用持续存在或受体不能致敏，均可导致疾病。

4. 激素专一性丢失

（1）激素受体的特异性改变　激素受体对激素来说是特异的，专一性受体只结合专一性激素是激素特异性的基础。但在整体的复杂环境下，激素受体的专一性具有多变和可调的特点，大多数受体被激素激活后，通过信息传导途径将激素的信息下传。通常各传导途径的生物作用是不同的，可分别调节细胞的分化、增生，细胞的可塑性及靶激素的分泌等。但在具体的组织中不同的细胞类型存在同一激素的受体，这些细胞的信息传导途径可以相同也可以不同，细胞对同一激素刺激的特异性来源于不同的受体类型和反应类型。由于多种激素共用一条信息传递途径及细胞各种激素信息传导的途径不一，细胞与细胞、受体与受体、传导途径与传导途径之间的交互影响使激素的调节作用变得十分精细而复杂。

（2）串语　某一细胞或某一细胞团的活动并不能决定该组织的生物反应性，细胞与细胞之间还存在复杂的信息“串语”，即细胞间的偶联或相互作用，这一过程主要是靠局部的细胞因子来完成的。

（3）激素受体的交叉结合　细胞因子的主要作用是调节细胞的分化和增生。细胞因子有两类受体，Ⅰ类受体的特点是胞外结合区的同源序列多，这类细胞因子包括白细胞介素、血细胞生长因子、各种生长因子、瘦素、神经营养因子、肿瘤抑制因子M、白血病抑制因子、心肌生长因子等；干扰素受体的结构较特殊，因而单独称为细胞因子的Ⅱ类受体。由于同类激素、不同激素和细胞因子的综合而复杂的网络性调节作用，在某些情况下，激素－受体结合的专一性和激素生物作用的特异性可部分或完全丧失，称为专一性丢失综合征（specificity spillover syndrome，SSS）。SSS发生的机制尚未完全阐明，由于一些激素家族的结构类似，激素可与相关的受体进行亲和性高受体结合力结合，出现激素－受体结构的交叉结合现象。

5. 受体抗体

许多内分泌疾病的病因与自身免疫反应有关，受体抗体可见于1型糖尿病、特发性肾上腺皮质功能减退症、慢性淋巴细胞性甲状腺炎、Graves病、特发性甲状腺功能减退症等，抗受体抗体和其他自身抗体是相关疾病的诊断标志物。受体抗体对激素来说可分为：兴奋性抗体（如甲状腺刺激抗体），抑制性抗体（如T_3受体抗体），兴奋性与抑制性抗体同时并存（如TSH受体抗体、糖转运体抗体）。

抗受体抗体或受体配体可用来诊断和治疗内分泌疾病、内分泌肿瘤以及激素依赖性肿瘤。

五、多种激素异常

同时有数种激素的合成、分泌或代谢异常的情况并不少见。例如，垂体功能不全时可同时出现黄体生成素（LH）、卵泡刺激素（FSH）、促甲状腺激素（TSH）、生长激素（GH）等的缺乏，多发性内分泌肿瘤综合征则可表现为数种内分泌激素的分泌增多，而多发性自身免疫性内分泌综合征可表现为多腺体功能减退或功能减退伴功能亢进综合征。

1. 激素的转运或代谢异常

一般情况下，激素的转运或代谢异常不至于产生内分泌疾病，因通过负反馈调节，改变激素分泌率，仍可使体液中游离激素水平保持正常。但在某些情况下，尤其是有代谢缺陷时，就可发生内分泌功能紊乱。如给肝硬化患者生理剂量的皮质醇替代治疗，因血浆蛋白产量减低，结合的皮质醇量减少，皮质醇在肝内的降解也减慢，致使游离皮质醇水平增加，患者可产生明显的库欣综合征表现。一般在有激素转运缺陷时，因还有其他转运途径，内分泌功能紊乱常不明显。

2. 多重内分泌系统功能亢进

常见的是遗传性的家族多发性内分泌肿瘤病。本病的特点是有两个或多个内分泌腺体发生肿瘤或增生。本病的发病机制尚未阐明，有人认为和APUD（胺前体摄取和脱羧）细胞系统有关。

3. 多重内分泌系统功能减退

常见的是多发性内分泌腺免疫综合征。

（1）Ⅰ型念珠菌病内分泌综合征　患者有对白色念珠菌的细胞缺陷，以及对多种内分泌腺的特异性抗体。临床上以甲状旁腺功能减退最常见，也常有肾上腺皮质功能减退。此病可能是以常染色体隐性遗传方式传递。

（2）Ⅱ型 Schimdt 综合征　患者多为女性，为散发性发病，有多发性内分泌腺功能减退，血中有多种内分泌腺或其他器官的自身抗体。

（3）其他　营养不良综合征、Wolfram 综合征（糖尿病、尿崩症、视神经萎缩及神经性耳聋）、POEMS 综合征（多发性神经病变、内脏增大、内分泌病变、M 蛋白增高和皮肤改变）等。

六、激素分泌性肿瘤与激素依赖性肿瘤

尽管对肿瘤病因和发病机制进行了许多研究，但迄今为止，对内分泌腺肿瘤也像其他肿瘤一样，病因和发病机制方面虽然取得明显的进展，但是仍然没有完全清楚。所有内分泌腺体均可发生肿瘤，但各腺体发病率有所不同。各内分泌腺体的细胞组成不同，有的只有一种细胞，有的有多种细胞，因此，每种腺体可发生一种或一种以上的肿瘤。

1. 异源性激素分泌综合征

激素过量产生及这种过量产生的激素能使正常反馈消失，这种状态最常发生于增生和自身免疫性疾病。内分泌腺的肿瘤特征性地由起源细胞产生过量的激素，其功能不再受正常的反馈调节。某些肿瘤如产生促肾上腺皮质激素的垂体瘤虽仍可受反馈调节，但需高浓度皮质醇来抑制促肾上腺皮质激素。

异源性激素分泌综合征为正常时不能产生激素的组织或细胞，当发生肿瘤时可产生激素或激素样物质，而发生特定的内分泌综合征。由癌瘤产生的激素或激素样物质种类繁多，多为肽类或蛋白质激素。癌瘤产生异源激素的机制可能是由于这些肿瘤起源于 APUD 细胞，肿瘤细胞异常蛋白的合成与代谢，以及肿瘤细胞恢复原始自内分泌功能。恶性肿瘤发病率随年龄增加而上升，故异源性激素分泌综合征常见于老年患者，并常常出现在恶性肿瘤的早期。

2. 多发性内分泌肿瘤综合征

多发性内分泌肿瘤（multiple endocrine neoplasia，MEN）综合征是指在同一个人先后发生三种内分泌腺和（或）神经内分泌细胞肿瘤或增生，是一种遗传性疾病。可分为 MEN1 型和 MEN2 型肿瘤，主要有甲状旁腺肿瘤、垂体肿瘤和肠－胰腺肿瘤，血中激素以甲状旁腺、腺垂体细胞和胰腺内分泌细胞分泌的相应激素增多为特点。

3. 激素依赖性肿瘤

早在 19 世纪，人们就认识到内分泌药物可以成功治疗一些肿瘤，因此将发生和生长受激素影响的一些肿瘤称为激素依赖性肿瘤。

很多内分泌肿瘤有分泌激素的功能，这些内分泌肿瘤的激素分泌常

常不受反馈性抑制，是自主性分泌或在更高的水平部分受反馈性抑制。分泌激素的内分泌肿瘤体积虽小，但分泌过多的激素会引起异常体征和代谢紊乱，这样易引起人们的注意而早发现肿瘤。激素分泌可以影响肿瘤的发生和生长。与组织生长有关的激素有生长激素、甲状腺激素、胰岛素、糖皮质激素和性激素。激素依赖性肿瘤包括：乳腺癌、子宫内膜癌、前列腺癌、白血病、淋巴瘤、卵巢癌、甲状腺癌等。

七、激素代偿性分泌所致的疾病

激素代偿性分泌增多可引起许多内分泌疾病，如妊娠、哺乳时或青春发育期碘需要量增多，性激素（TH）消耗增加，通过 TSH 分泌增多代偿，可引起甲状腺肿大，但甲状腺功能正常。又如，慢性肾功能衰竭者可继发甲状旁腺激素（PTH）分泌亢进，早期可无明显内分泌功能异常的临床表现，血 PTH 升高，但血钙、磷多正常，晚期则有骨骼的广泛性损害。

八、激素正常的内分泌疾病

有些内分泌疾病并非激素异常所致，临床上也缺乏激素合成、分泌或作用的异常表现，如亚急性甲状腺炎、无功能性甲状腺结节或肿瘤、空鞍综合征、肾上腺意外瘤、原发性骨质疏松症（大部分病例）、类癌瘤等。

除了上述提到的八类内分泌疾病外，临床上还常常遇到非内分泌腺或非内分泌细胞病变引起的内分泌代谢疾病。这类疾病主要见于体细胞或生殖细胞内与物质或能量代谢有关的酶类或细胞器的遗传性代谢性疾病。例如，线粒体 DNA 重排所致的尿崩症 – 糖尿病 – 视神经萎缩 – 耳聋综合征，即 Wolfram 综合征；线粒体 tRNA 点突变所致的乳酸性酸中毒，即 MELAS 综合征；肾小管上皮细胞电解质转运障碍性疾病等。该类疾病一部分属于受体病（受体后缺陷）范围，另一部分则可统称为代谢性疾病。

总之，内分泌系统疾病较多，激素的作用与各类疾病关系密切，从激素的角度看，内分泌疾病的治疗原则有三条，即补充激素治疗，减少激素分泌和病因治疗。临床实践中应根据具体情况采取恰当的治疗措施。

第三章　内分泌科常用检查

第一节　糖尿病有关检查

一、激素基础水平及有关生物化学测定

（一）血清胰岛素测定

1. 原理

正常胰岛素分泌受血糖浓度升降调节，在一定范围的血糖浓度内，其分泌量与血糖浓度成正相关。胰岛素分泌可出现两个峰：第一时相峰出现迅速，持续时间短（5 ～ 7 分钟）；第二时相胰岛素分泌呈逐渐升高，分泌曲线面积比前者大。当血糖浓度过高或过低时，胰岛素分泌均受抑制。血糖＜ 2.2mmol/L 时，胰岛素分泌停止（完全被抑制）。在病理情况下，胰岛素的分泌可呈异常增高或降低，故测定胰岛素水平有助于了解 β 细胞的功能状态。

2. 方法

（1）放射免疫分析法　测定方法中最常用的是放射免疫分析法。目前常用的胰岛素放免分析试剂盒，因所用的抗胰岛素抗体尚不能完全将胰岛素与胰岛素原区分，测值是所有具胰岛素样结构物的总和，故将其测值称为“免疫活性胰岛素”（IRI）。近年来，采用基因重组的分子片断生产的单克隆抗体使分析方法的特异性提高，称为特异性胰岛素测定，现已有少数公司可提供相应的检测试剂盒。此外，由于检测设备的自动化发展，一些非放射性标记的检测技术也得到应用，如双标记酶联免疫分析、化学发光酶免疫分析及时间分辨荧光免疫分析等。

（2）标本收集　单次 IRI 测定一般用早晨空腹血（血清、血浆均可）。用血浆样品时，可用肝素或草酸钠抗凝，乙二胺四乙酸（EDTA）可使测

值偏高，溶血可使测值偏低。样品 –20℃冻存，3 个月测值无明显变化。为便于结果分析，IRI 测定同时应测血糖。

3. 正常值

放射免疫法，空腹为 5 ～ 15 mIU/L。

4. 结果解释

空腹血清 IRI 水平与代谢综合征的若干疾病的胰岛素抵抗有较高的相关性，因此常将空腹血清胰岛素与空腹血糖乘积的倒数作为评价胰岛素抵抗的简便方法。详见胰岛素释放试验。

（二）血清 C 肽、尿 C 肽测定及 C 肽释放试验

1. 原理

C 肽是胰岛素原从 β 细胞分泌前经酶作用裂解下来的、由 31 个氨基酸组成的单链多肽，分子量 3021。C 肽与胰岛素呈等分子形式分泌入血。目前认为 C 肽无生物活性，凡是能刺激胰岛素分泌的因素均能刺激 C 肽的分泌。由于分子结构、代谢途径及种属等因素的差异，使 C 肽测定较胰岛素测定具有以下特点：① C 肽不仅与胰岛素无交叉反应，而且 C 肽分子结构种属间差异大，彼此之间亦无交叉反应，因此，C 肽测定不受外源性动物胰岛素（不含人 C 肽）及其抗体的影响，故尤适用于使用动物胰岛素治疗的患者的 β 细胞功能检测；②只有 1% ～ 15% 的 C 肽被肝脏摄取，因此测定外周血 C 肽释放曲线下面积可大致代表 β 细胞的分泌量；③血中 C 肽的代谢率较慢，血循环中 C 肽分子浓度比胰岛素高 5 ～ 7 倍，而且餐后 C 肽峰值出现在 60 ～ 120 分钟，而胰岛素为 30 ～ 60 分钟，两者不平行；④每天 4% ～ 5% 的 C 肽从肾脏排出，且尿 C 肽浓度与血 C 肽水平有较好的相关性，因此尿 C 肽测定有实际意义。

2. 方法

（1）C 肽测定目前最常用的方法仍是放射免疫分析法。现行 C 肽分析方法由于抗体特异性的局限，尚不能排除胰岛素原的干扰，因此，测值中包含部分胰岛素原，故应称为“免疫活性 C 肽”（IRC）而非特异性 C 肽。

（2）C 肽释放试验是以葡萄糖（或馒头餐）、胰高血糖素或磺脲类降糖药刺激 β 细胞分泌 C 肽。通常是在做口服葡萄糖耐量试验（OGTT）及胰岛素释放试验的同时各时间点采血测定 C 肽；若用胰高血糖素（1mg 静

注）刺激，血 C 肽浓度变化较糖餐者快而集中，且幅度大于胰岛素。

（3）尿 C 肽测定一般收集 24 小时尿液（防腐）进行分析，也可在糖餐刺激前后，收集不同时间（与血糖或胰岛素同时）尿液送检。

3. 正常值

正常人空腹 C 肽水平为 0.3 ～ 0.6 nmol/L，糖餐后 C 肽释放高峰出现在 1 ～ 2 小时，峰值为空腹浓度的 4 ～ 6 倍，正常人 24 小时尿 C 肽水平为 20 ～ 40 μg。

4. 结果解释

（1）1 型糖尿病　C 肽测定是诊断 1 型糖尿病的主要检测指标。糖餐或混合餐后 C 肽反应较空腹 C 肽更有意义，是评价 β 细胞残余功能很有价值的指标。1 型糖尿病糖餐刺激后的 C 肽释放曲线明显低于正常者，多＜ 0.08 nmol/L。用胰岛素治疗者由于外源胰岛素及可能产生的胰岛素抗体的干扰，测定 IRI 无实际意义，因而只有 C 肽测定才能真实地反映 β 细胞的功能状态。

1 型糖尿病患者是否有“残留” β 细胞功能，与其血糖的波动性、酮症酸中毒的严重程度、需用胰岛素的剂量、视网膜病变及预后等密切相关。

（2）成人隐匿性自身免疫性糖尿病（LADA）的筛查及临床诊断　LADA 目前尚无统一诊断标准，但除胰岛细胞抗体（ICA）或谷氨酸脱羧酶抗体（GAD-Ab）等指标阳性外，刺激后 C 肽释放水平的低下（＜ 0.6 nmol/L）也是目前诊断 LADA 的重要依据。

（3）辅助胰岛素瘤的诊断及低血糖症的鉴别诊断　β 细胞瘤导致的低血糖由于瘤细胞的自主分泌亢进，不仅 IRI 增高，而且 C 肽水平也增高。而胰岛素治疗过量所致低血糖症则不同，虽然 IRI 测值增高，但内源性 C 肽分泌呈低水平。

（4）其他　肝脏疾病使胰岛素降解减少，血 IRI 有升高趋势，但因 C 肽不被肝脏摄取，故外周血 C 肽升高，C 肽 / 胰岛素值亦增高，血糖正常。肾脏功能受损时，C 肽的降解减少，使血 C 肽水平升高，C 肽 / 胰岛素值亦高于正常。甲状腺功能亢进症和甲状腺功能减退症患者因各自的病理生理特点使血糖变化水平对刺激反应降低，因此空腹及糖餐后 C 肽水平低于正常。此外，C 肽测定还可用于观察胰岛移植术后移植物是否存活及 β 细胞功能状况。

5. 方法学评价

目前市售 C 肽测定试剂盒所用抗体（尽管可能是单克隆抗体）仍不能完全区分胰岛素与胰岛素原。样品中胰岛素原可影响 C 肽测值，一般血中胰岛素原的含量很低（仅为胰岛素的 10%），干扰较小，但在某些情况下（如胰岛素瘤、家族性高胰岛素原血症或某些 2 型糖尿病），外周血中胰岛素原浓度明显增高，导致 C 肽测值出现伪差。研制高特异性 C 肽抗体，进行“特异性 C 肽测定”是今后发展方向。

与血 C 肽测定比较，尿 C 肽测定可反映较长时间内血 C 肽的平均水平，而且可减少胰岛素原的干扰，加之取样方便无创，因此不失为一种实用方法。

（三）糖化血红蛋白测定

1. 原理

葡萄糖可以和血红蛋白（Hb）中的游离氨基不可逆地以共价键结合，此过程不需要酶的参与，反应速度取决于血糖浓度，这种反应称为血红蛋白的非酶糖化作用。糖化过程缓慢，反应产物一旦形成不易解离，因此糖化血红蛋白（GHb）不像血糖、尿糖那样易于波动，其含量较稳定，测值可反映较长时间（检查前 2 ～ 3 个月）的平均血糖水平。

糖化血红蛋白有几种亚组分，其中 HbA1c 所占比例最大。因此，一般测定 HbA1c 的糖化水平，可代表糖化血红蛋白的总含量。

2. 方法

HbA1c 测定方法较多，有层析法、比色法、电泳法和放射免疫法四种。目前最常用的是层析法，尤其是亲和色谱微柱法。其基本原理是采用可选择性结合顺式二醇糖基的琼脂糖作载体，经微柱层析后将非稳定型 HbA1c 和非糖化 Hb 与稳定型 HbA1c 分离开，利用两部分 Hb 本身的颜色，在 415nm 波长下测定，并计算出 HbA1c 占总 Hb 的百分值。

3. 结果解释

采用亲和层析法测定 HbA1c 的正常范围为 3.6% ～ 6.8%。

HbA1c ＞ 7% 为增高。糖尿病者代谢控制愈差、血糖水平愈高者，

HbA1c 也愈高，两者呈正相关。HbA1c 与平均血糖水平对应关系见表 3–1。

表 3–1　HbA1c 水平与平均血糖的对应关系

平均血糖水平（MBG，mg/dL）	90	120	150	180	210	240	270	300	330	360
糖化血红蛋白（HbA1c，%）	5	6	7	8	9	10	11	12	13	14

4. 临床评价

HbA1c 可作为糖尿病患者长期代谢控制的评价指标，因此对指导治疗和判断疗效具有重要实际意义。

HbA1c 为预测糖尿病并发症发生、发展的可靠指标：糖尿病伴有并发症者的 HbA1c 明显高于无并发症者。当 HbA1c 低于 6% 时，糖尿病视网膜病变（diabetic retinopathy, DR）发生率为 0；HbA1c 在 6% ～ 7.9% 时，DR 发生率为 13.5%；而 HbA1c 高于 8%，则 DR 发生率可达 43%。HbA1c 水平与糖尿病慢性并发症发生之间无明确阈值，糖尿病控制和并发症试验（DCCT）及英国前瞻性糖尿病研究（UKPDS）结果均证明了这一点。

HbA1c 用于预测或早期诊断糖尿病特异性高，但灵敏性低。有学者报道 HbA1c 对糖尿病的诊断符合率达 97.4%，其中空腹血糖≤ 7.7 mmol/L 者为 94.5%，≥ 7.8 mmol/L 者为 100%。有学者认为以 HbA1c ≥ 7% 诊断糖尿病与修订后的美国糖尿病协会（ADA）糖尿病诊断标准最为相关，但目前尚未单用 HbA1c 取代血糖检测以诊断糖尿病。

HbA1c 测定可用于鉴别不明原因昏迷且又在输注葡萄糖的患者是否因糖尿病酮症酸中毒所致。此外该指标也是妊娠妇女合并妊娠糖尿病的监测指标和进行糖尿病普查的适宜方法。

5. 影响 HbA1c 测定的因素

（1）影响升高者常见的有尿毒症、高胆红素血症、高甘油三酯血症、铁缺乏、酒精中毒及脾切除等。

（2）影响减低的因素有溶血性贫血、急性失血、妊娠、血红蛋白 C 病（用离子交换层析法）及血红蛋白 S 病（电泳法）等。

（四）果糖胺或糖化血清蛋白质测定

1. 原理

与葡萄糖和血红蛋白发生非酶促糖化反应生成糖化血红蛋白一样，此类糖化反应也可发生在白蛋白等血清蛋白分子末端的氨基上，形成高分子酮胺结构，此结构与果糖胺相似，故也将糖化血清蛋白质测定称为果糖胺测定。与 HbA1c 一样，果糖胺也是反映被测者检测前一段时期内平均血糖水平，不同的是其所反映的时间段较 HbA1c 短，一般为 1 ～ 3 周。

2. 方法

糖化反应形成的酮胺结构在碱性条件下可与硝基四氮唑蓝（NBT）发生还原反应，以 1– 脱氧 –1– 吗啉果糖（DMF）作标准物进行比色测定。

果糖胺测定方法有亲和层析法、苯肼法、果糖法、糖醛法和前述的 NBT 法等，目前国内以 NBT 法最为常用。

3. 结果解释

（1）正常值为（2.14±0.25）mmol/L。

（2）糖尿病患者血清果糖胺值较正常人明显增高，对空腹血糖正常而仅餐后血糖增高的早期糖尿病，果糖胺测定结果与 OGTT 结果一致。

（3）作为糖尿病代谢控制的监测指标：糖尿病患者接受治疗后 2 ～ 4 周，果糖胺与空腹血糖水平相关，因此有助于糖尿病长期代谢控制的监测。

（4）鉴别急性心、脑血管疾病继发的应激性高血糖与糖尿病高血糖症。前者血糖增高但果糖胺水平在正常范围，而后者果糖胺明显高于正常。

4. 临床评价

（1）因血清蛋白质的半衰期短于血红蛋白，故血清果糖胺水平反映的是近 1 ～ 3 周血糖的平均水平，一定程度上弥补了 HbA1c 不能反映较短时期内血糖浓度变化的不足。

（2）由于果糖胺对短期内血糖变化敏感，故对妊娠糖尿病、1 型糖尿病等需胰岛素强化治疗者尤为适用。

（3）影响测定值的因素中，试剂 pH 值和反应时间对结果影响较大，必须严格控制。此外，肝素、血胆红素及血尿酸增高亦影响测定。

（4）血清白蛋白＜3.0 g/L 时，本试验无效。

二、胰岛 β 细胞功能试验

（一）口服及静脉注射葡萄糖耐量试验

1. 口服葡萄糖耐量试验

（1）概述

1）糖耐量：指人体对摄入的葡萄糖具有很大耐受能力的现象。

口服葡萄糖耐量试验：口服一定量葡萄糖后，每间隔一定时间测定血糖水平称之为口服葡萄糖耐量试验。该试验是一种葡萄糖负荷试验，利用这一试验可了解胰岛 β 细胞功能和机体对糖的调节能力。

2）OGTT 的主要适应证：①无糖尿病症状，随机或空腹血糖异常者；②无糖尿病症状，有一过性或持续性尿糖水平升高；③无糖尿病症状，但有明显糖尿病家族史，或有糖尿病症状，但随机或空腹血糖未达诊断标准；④妊娠期、甲状腺功能亢进、肝病、感染出现糖尿者；⑤分娩巨大胎儿的妇女或有巨大胎的个体；⑥不明原因的肾病或视网膜病变；⑦糖尿病的分型和指导治疗；⑧反应性低血糖的鉴别诊断。

（2）方法　世界卫生组织（WHO）标准化的 OGTT：无水葡萄糖 75 g（儿童为 1.75 g/kg，总量不超过 75 g，配成 25% 溶液），溶于 300 mL 水中口服，于 5 分钟内饮尽。服糖前抽空腹血，服后每隔 30 分钟取血，共 4 次。采血同时每隔 1 小时留尿测尿糖。根据各次血糖水平制糖耐量曲线。

试验前 3 天每天食物中糖含量应不低于 150 g，每天碳水化合物摄入量 250～300 mg，试验前 1 天晚餐后禁食（10～16 小时）直至试验完毕。影响试验的药物应在 3 天前停用。整个试验期间不可吸烟、喝咖啡、喝茶或进食。

（3）结果

1）正常糖耐量：空腹血糖＜6.1 mmol/L（110 mg/dL），口服葡萄糖 30～60 分钟达高峰，峰值＜11.1 mmol/L（200 mg/dL）；2 小时恢复到正常水平，即＜7.8 mmol/L（140 mg/dL），尿糖均为（–），此种糖耐量曲线说明机体糖负荷的能力好。

2）糖尿病性糖耐量：空腹血糖浓度≥7.0 mmol/L。服糖后血糖急剧升高，峰时后延，峰值超过 11.1 mmol/L，2 小时后仍高于正常水平，尿糖常为阳性。其中服糖后 2 小时的血糖水平是最重要的判断指标。许多早期糖尿病患者，可只表现为 2 小时血糖水平的升高。糖尿病患者如合并肥胖、妊娠、甲状腺功能亢进，使用糖皮质醇激素治疗或甾体避孕药时，可使糖耐量减低加重。

3）糖耐量受损（IGT）：空腹血糖 6.11 ～ 7.0 mmol/L，餐后 2 小时血糖水平 ≥ 7.8 mmol/L 但＜ 11.1 mmol/L。IGT 患者长期随诊，最终约有 1/3 的患者能恢复正常，1/3 的患者仍为糖耐量受损，1/3 的患者最终转为糖尿病。

4）其他糖耐量异常：①平坦型耐糖曲线。特征为空腹血糖水平正常；服糖后血糖不明显升高，不出现血糖高峰，曲线低平；短时间内（一般 1 小时内）血糖即可恢复原值。可由于胃排空延迟，小肠吸收不良引起，或脑垂体、肾上腺皮质功能减退、甲状腺功能减退及胰岛素分泌过多等引起。此时由于糖异生作用降低，组织对糖的氧化利用加强而表现为糖耐量增加。②储存延迟型耐糖曲线。特征为服糖后血糖水平急剧升高，峰值出现早，且超过 11.1 mmol/L，而 2 小时值又低于空腹水平。因为胃切除患者于肠道迅速吸收葡萄糖或严重肝损害的患者肝脏不能迅速摄取和处理葡萄糖而使血糖升高，引起反应性胰岛素分泌增多，进一步致肝外组织利用葡萄糖加快，使 2 小时血糖明显降低。

（4）注意事项

1）采血宜使用含氟化钠抗凝管，减少血糖酵解。

2）收集标本后尽快分离血浆，最迟不超过 3 小时。

3）试验前应停用苯妥英钠、烟酸、利尿剂、单胺氧化酶抑制剂（帕吉林）、口服避孕药、糖皮质激素、甲状腺激素等至少 3 天，这些药物均引起假阳性反应。

4）假阳性反应还可见于营养不良者、长期卧床者、精神紧张者、感染者以及电解质紊乱者，故本试验只适用于非应激状态又有正常体力活动的人，应安排清晨进行。

5）试验过程中不可吸烟。

6）胃肠道吸收功能不良或有恶心、呕吐者，宜用静脉葡萄糖耐量试验。

7）空腹血糖超过 13.9 mmol/L 者，不做葡萄糖耐量，改为馒头餐试验（100 g 富强粉），10 分钟内吃完。

2. 静脉注射葡萄糖耐量试验（IGTT）

（1）原理　本试验同口服葡萄糖耐量试验。唯静注葡萄糖不受胃肠吸收功能紊乱的影响，故适用于有恶心、呕吐、腹泻等胃肠吸收功能不良者。但由于本试验有非生理性的缺点，近来多已不用于诊断，而只作为研究糖尿病患者胰岛素分泌能力的一种方法。

（2）方法

1）试验前 3 天患者每天饮食须含碳水化合物 150g 以上，以维持机体所需热量。

2）试验前 1 天晚餐后禁食至试验时止。禁食时间同 OGTT。

3）试验日晨取空腹静脉血测血糖，并排空膀胱留尿查尿糖。

4）按每公斤体重给葡萄糖 0.5 g，配制成 20% 溶液于 30 分钟内静脉滴注完，或用 50% 葡萄糖液 50 mL 静脉注射，于注射后每 30 分钟取血 1 次，共 6 次，查血糖，同时分别留尿查尿糖。

（3）结果解释

1）正常：血糖高峰见于注射完毕后 30 分钟，一般为 11.1 ～ 13.9 mmol/L，90 分钟后降至正常范围以下，150 ～ 180 分钟恢复至正常水平。

2）糖尿病、肾上腺皮质功能亢进及肢端肥大症患者，血糖高峰在 13.9 mmol/L 以上，90 分钟时尚未降至正常。

3）肾上腺皮质功能减退、垂体前叶功能减退患者，注射后 30 ～ 60 分钟，血糖高峰高于 10 mmol/L，120 分钟血糖降低至 6.7 mmol/L 以下，120 分钟后血糖仍继续下降，至 180 分钟时，血糖可降至 3.3 mmol/L，此时可出现低血糖症状，至 240 分钟时血糖仍可在 4.4 mmol/L 以下。

（4）注意事项

1）血标本不应采取于注射葡萄糖的静脉，而应于另一上肢肘静脉采取，以免影响血糖结果。

2）注射葡萄糖时如有溢漏，结果不准确，应重做试验。

3）其他注意事项与口服葡萄糖耐量试验相同。

（二）胰岛素释放试验

常用的胰岛素释放试验（IRT）有以下几种。

1. 口服葡萄糖耐量－胰岛素释放试验

（1）原理　血中IRI浓度与血糖水平变化密切相关，单次测定IRI意义有限。通常在作葡萄糖耐量试验时，观察在血糖水平改变的同时血中IRI的动态变化，以评价胰岛β细胞的贮备功能。

（2）方法　同OGTT，所不同者是在各时点采血测血糖的同时，分送一份标本（血样2 mL或血清0.5 mL）测定胰岛素。

（3）结果解释

1）正常成人的空腹IRI为5～15 mIU/L。口服75g葡萄糖（或馒头100 g）负荷后，30～60分钟达峰值，为40～80 mIU/L，至180分钟时，大多数IRI降到稍高于空腹时的水平。IRI无性别差异，青少年组（≤14岁）各时间点的IRI较成人组（＞14岁）高。根据胰岛素释放试验中各点的IRI水平，可绘制IRI释放曲线。对IRI测值或释放曲线峰值高低、达峰时间或曲线下面积进行比较，以判断β细胞功能状态。

2）血糖正常的肥胖者，尤其是腹型肥胖者的空腹或餐后IRI均高于正常，呈现胰岛素抵抗。

3）1型糖尿病：无论空腹或餐后，IRI水平都低下。空腹IRI常＜5 mIU/L，少数可与正常人有重叠，但糖负荷后IRI反应释放曲线低平，呈现胰岛素绝对缺乏。

4）糖耐量减退：IGT者的IRI释放曲线均高于正常人，即多伴有高胰岛素血症及胰岛素抵抗。

5）2型糖尿病：此类患者无论病程长短、病情轻重，均有一定水平的空腹IRI升高，并对葡萄糖、进食及降糖药物刺激有反应。肥胖2型糖尿病患者的IRI水平整体高于正常人或非肥胖糖尿病者，空腹及餐后IRI水平均高于正常，但峰值较肥胖正常人低；非肥胖患者的口服葡萄糖耐量－胰岛素释放试验（OGT–IRT）释放曲线变化较大，OGT–IRT曲线主要表现为IRI高峰后延至120～180分钟，下降缓慢。如前所述IRI与空腹血糖水平有密切关系，随着空腹血糖升高，IRI峰值逐渐下降，两者呈负相关，当空腹血糖（FPG）＞8.3 mmol/L（150 mg/L）时，餐后IRI分泌极度降低，呈低平曲线。在2型糖尿病中有近10%患者呈“衰竭型”，其空腹及餐后IRI均低（5～10 mmol/L），与1型糖尿病相似。此类患者可能为LADA。

6）LADA：该病病程初期IRI似2型糖尿病或介于1型、2型糖尿病之间；若干年后，IRI曲线更近于1型糖尿病者。

7）伴高胰岛素血症的其他情况：最常见的为胰岛素抵抗综合征或X综合征，包括多种疾病及病理生理状况，如前所述的IGT、中心型肥胖、糖尿病和高甘油三酯血症、冠心病、高血压、女性雄激素增多症、肢端肥大症、库欣综合征以及甲状腺功能亢进症等。此外，胰岛β细胞瘤患者IRI也可增高，但肿瘤细胞分泌胰岛素可呈突发性、自主性和无规律性，且不受低血糖抑制。

8）伴低胰岛素血症的情况：常见于垂体前叶功能减退症、Loran侏儒症、原发性肾上腺皮质功能减退及甲状腺功能减退者。

（4）评价　胰岛素释放试验的主要临床价值在于评价β细胞功能状态（常结合C肽测定），有助于区分1型、2型糖尿病，并有助于判断磺脲类降糖药继发失效是否系β细胞功能衰竭所致，以及确定是否需要胰岛素治疗。在糖尿病治疗中，动态追踪尚有助于确定低IRI系高血糖的毒性抑制（即葡萄糖中毒，多为可逆）或β细胞真正衰竭。此外，根据空腹IRI及空腹血糖值，还可计算胰岛素敏感指数，为判断胰岛素抵抗的简便方法（参见胰岛素测定）。

（5）注意事项

1）胰岛素原（PI）干扰：正常情况下，外周血中PI的浓度很低，对IRI测定几乎无影响。但在某些病理情况（如胰岛β细胞瘤、家族性高胰岛素原血症等）时，PI可升高至占IRI测值40%左右，对IRI测定结果产生严重干扰。近年来，一些研究使用高特异识别胰岛素与胰岛素原的抗体实验，结果发现无论是否肥胖，2型糖尿病的PI水平均增高，致胰岛素原/胰岛素（P/I）值升高，糖餐后尤为明显；此外还观察到，肥胖2型糖尿病发病前，PI即可升高。因此，有人认为，以前关于2型糖尿病患者出现“高胰岛素血症”应该是由于IRI方法特异性不能将PI与IRI区分，PI对IRI测值产生干扰，实际增高的是PI，胰岛素绝对量是降低的。

2）当糖尿病患者接受药用胰岛素治疗时，IRI 测定已无实际意义，应改用 C 肽测定，才能了解 β 细胞功能的真实水平。

3）胰岛素抗体的干扰：无论胰岛素治疗后体内产生的胰岛素抗体或患者体内出现的胰岛素自身免疫抗体，均可干扰常规 IRI 测定，使测值不能反映胰岛素的真实水平。此时，应改用游离胰岛素测定。

4）一般空腹及餐后 2 小时 2 次 IRI 值即可满足临床需要，特殊情况如计算 IRI 释放曲线下面积或低血糖诊断等才测定 4 次或更多。

2. 静脉注射葡萄糖耐量 – 胰岛素释放试验

本试验是经静脉一次性注射葡萄糖进行糖耐量试验的同时，测定 IRI 水平。试验时，正常人的血糖可在数分钟内上升到 13.9 ～ 16.7 mmol/L（250 ～ 300 mg/dL），对 β 细胞的刺激较 OGTT 强而集中，因此更有利于观察 β 细胞对高血糖刺激的反应。但由于试验产生非生理性高血糖，使其仅适用于研究，且中度以上高血糖者禁用。

（三）C 肽释放试验

见血清、尿 C 肽测定及 C 肽释放试验。

三、糖尿病有关抗体测定

（一）血清胰岛细胞自身抗体测定

1. 概述

胰岛细胞自身抗体包括胰岛细胞抗体（ICA）、谷氨酸脱羧酶抗体（GAD–Ab）、胰岛素自身抗体（IAA）及抗 38KD 蛋白质抗体（38KD–Ab）等。但以 ICA、GAD–Ab 及 IAA，尤其前两者最为常用。

1974 年 Bottazo 首先在伴有多发性自身免疫内分泌疾病的糖尿病患者血清中发现了抗胰岛细胞自身抗体，称为胰岛细胞抗体。这一发现为 1 型糖尿病自身免疫病因病理机制提供了直接证据。现已证实 ICA 不是特异性抗 β 细胞抗体，它可作用于胰岛所有内分泌功能细胞（α、β、δ 和 PP 细胞），并且存在不同亚型，实际上是多种抗体的集合（ICAs）。

Baekkaskov 在 1 型糖尿病患者血清中发现一种能与胰岛细胞中分子量为 64 000 蛋白结合的自身抗体，称为 64 000 抗体。学者进一步研究证实，64 000 蛋白实质上是谷氨酸脱羧酶（GAD）。GAD 有 65 000 和 67 000 两种异构体，分别由不同染色体上不同的基因编码，但其氨基酸序列有70%的同源性，因此免疫源性也基本一致。GAD主要位于细胞胞质，在胰岛内具有抑制生长抑素和胰高血糖素分泌的作用，并可调节胰岛素原的合成和胰岛素的分泌。人类胰岛细胞只表达GAD65。研究表明GAD是1型糖尿病的关键始动靶抗原，而其自身抗体GAD-Ab则是预测、诊断1型糖尿病的特异性免疫标志。

2. 方法

胰岛细胞自身抗体检测一般以抗原与其对应抗体间的免疫反应为基础，结合免疫标记技术，用标记抗原测定相应的抗体。目前常用检测方法主要有三类：免疫荧光法（IFA）、放射免疫法（RIA）和酶联免疫吸附检测法（ELISA）。

（1）*ICAs测定*　虽然数年来ICAs测定方法几经改进，但目前最常用的仍然是用冰冻胰腺切片（不固定）的间接免疫荧光分析法。

（2）*GAD-Ab测定主要有六类检测方法*　免疫沉淀酶活性分析法、放射免疫分析法、放射配体分析法、酶联免疫吸附分析法、免疫印迹法和免疫荧光法，其中以放射免疫和放射配体分析法的特异性及灵敏度较好。

3. 正常值

目前国际青少年糖尿病基金会（JDF）已能提供ICAs阳性标准品，定值为80U。但作为阳性诊断的标准值则报道不一，以4 JDFU～10 JDFU作阴阳性分界值的均有，因此各实验室应建立自己的ICAs阴阳性标准。正常人群中ICAs阳性率为0.24%～1.7%。

GAD-Ab目前尚无国际阳性标准品，各种测定方法及其阳性表示单位不同，各家关于阳性标准值的报道差别较大，因此应建立各实验室自身的阳性判断标准，可在实验室设立GAD-Ab阴性对照，以测值超过阴性对照2～4倍SD为阳性的分割点。

4. 结果解释

（1）*1型糖尿病*　ICAs在新发患者的阳性率可高达68%～80%，而在未发病的1型糖尿病直系亲属阳性率为2%～5%，在2型糖尿病为5%～7%。ICAs阳性率随病程延长逐渐降低，发病10～20年后阳性率约为5%，初诊时ICAs阳性滴度高低直接影响其下降速度，滴度高下降慢，低则快。

GAD-Ab 在 1 型糖尿病发病初，其阳性率不低于 ICAs，而在病程较长者，GAD-Ab 阳性率则明显高于 ICAs，且由于其存在较 ICAs 持久，因此在诊断 1 型糖尿病时更具价值。

（2）预测 1 型糖尿病　大量研究表明，1 型糖尿病患者在出现临床症状前即可检出 ICAs 和（或）GAD-Ab。在高危人群（如同卵双生子）发病前期，两种抗体的阳性检出率可达 67% ～ 75%，而未发病同胞组 ICAs 和 GAD-Ab 的阳性率仅 1% ～ 7%。同时发病组静脉葡萄糖耐量刺激的胰岛素释放试验可见第一时相降低，未发病组正常。因此，ICAs 和 GAD-Ab 持续阳性可提示 β 细胞功能在 1 型糖尿病发病前即受到损害，故目前认为两种抗体阳性是预测 1 型糖尿病发生的重要指标。

（3）诊断 LADA　目前尚无统一的 LADA 诊断标准，但 ICAs 或 GAD-Ab 阳性是确诊的基本指标。

5. 临床评价

（1）胰岛细胞自身抗体测定由于所用方法、地区、种族以及抗体异质性存在的差异，各实验室检测结果相差较大，因此建立各实验室正常值及使用国际统一阳性标准，是增强结果可比性的必要措施，目前，ICAs 已有国际标准而 GAD-Ab 尚无。

（2）作为单一抗体测定，上述胰岛细胞抗体的意义受到一定限制，因此应联合检测以提高诊断的敏感性和特异性，以及对 1 型糖尿病和 LADA 发病预测的准确性。目前认为 ICAs、GAD-Ab 和 IAA 联合测定的意义较大。

（二）血清胰岛素抗体测定

1. 原理

研究表明糖尿病患者接受外源性药用（牛和猪）胰岛素治疗后，30% ～ 90% 可产生胰岛素抗体（IA），使用高纯半合成或基因重组人胰岛素者，也有部分患者血清中可检出胰岛素抗体。某些未使用外源性胰岛素而出现低血糖的患者血中也可发现 IA 阳性，命名为胰岛素自身免疫综合征（IAIS），但此种患者较少。目前认为 IAIS 中的大部分患者血清 IA 阳性表示胰岛 β 细胞自身免疫损伤，患者多与 1 型糖尿病或 LADA 的发生有关，因此现将 IAA 也作为 1 型糖尿病或 LADA 诊断的指标之一。

血中胰岛素抗体主要以与胰岛素结合的形式存在，由此，血中胰岛素也被 IA 分成与抗体结合胰岛素和游离胰岛素，两者处于动态转换平衡状态。IA 的病理生理作用主要是：中和血中胰岛素，延缓其降解速率；起胰岛素转运蛋白的作用，在一定条件下释放结合的胰岛素；形成的抗原 – 抗体复合物可激活补体引起免疫反应或加重损害，如胰岛细胞或微血管病变等。

2. 方法

目前主要采用放射免疫法测定。

IA 测定有定性及定量两种方法。定性法是采用 ^{125}I– 胰岛素与待测血清反应，通过测 ^{125}I– 胰岛素结合率高低来确定 IA 的有无和多少。该法不需预先处理样品，简单易行，但需作正常阴性对照。定量分析需预先处理血样，分离结合和游离的胰岛素，然后做经典 RIA，经 Scatchard 数据处理计算出抗体的结合容量及亲和常数。

3. 正常值

目前尚无统一的正常值，一般以定性法结合率大于正常阴性对照 3 ～ 4 SD 者为 IA 阳性，但各实验室应建立自己的正常值。

4. 临床评价

（1）*指导糖尿病治疗*　糖尿病患者在接受外源性药用胰岛素治疗后，部分患者血清胰岛素抗体测定呈阳性。若胰岛素抗体生成较多，结合大量胰岛素从而削弱了药用胰岛素的治疗作用，即胰岛素抗拒，表现为用药量加大而疗效不佳，停药后再次使用，则可因记忆性抗体反应而使胰岛素抗体大幅度增加，换用高纯度或基因重组人胰岛素后，可降低胰岛素抗体的阳性率和生成量。

（2）*自身免疫性糖尿病诊断分型指标*　研究表明新发 1 型糖尿病患者在未使用胰岛素治疗前有近 50% 表现为 IAA 阳性，且相当部分在发病前血中即可检出 IAA，因此现已将 IAA 测定作为 1 型糖尿病高危人群发病的一项监测指标。

近年来发现某些初诊时表现似 2 型糖尿病的患者，后来发生磺脲类降糖药继发失效而需使用胰岛素控制，出现 1 型糖尿病样表现即 LADA。LADA 患者在发病初甚至发病前，IAA 即可呈阳性，同时还可发现其他胰岛自身抗体如 ICAs 和 GAD-Ab 呈阳性，而且 IAA、ICAs、GAD-Ab 等阳性滴度高低及持续时间长短与 β 细胞功能损伤呈正相关。因此，胰岛素抗体测定也是预测和诊断 LADA 的一项重要指标。

（3）注意　无论是使用外源胰岛素治疗还是 1 型糖尿病或 LADA 自身免疫反应产生的胰岛素抗体，可分为高亲和力低结合容量、低亲和力高结合容量两种，均可干扰常规胰岛素测定。使用游离 IRI 测定可除去抗体的干扰，测值反映真实的具有生物活性的胰岛素水平。也可处理样品，测总胰岛素水平。其干扰性质及程度取决于血中抗体与所用试剂抗体在亲和力及结合容量上的比较。以 RIA 测定为例，若血中抗体亲和力及结合容量高于试剂抗体，则胰岛素绝大部分与前者结合，常规 IRI 测值较游离 IRI 测值低；反之绝大部分（包括与内源抗体结合者）IRI 与试剂抗体结合，则常规 IRI 测值较游离 IRI 测定值高。两种情况常规 IRI 测值均非血中胰岛素的真实水平，而游离胰岛素测定则可反映与受体结合的胰岛素浓度。

（4）其他　服用甲巯咪唑治疗的甲状腺功能亢进症患者，有 1.2% ～ 6.3% 血中胰岛素抗体阳性，一般治疗后 2 ～ 3 个月达高峰，以后自动减少。其机制可能系甲巯咪唑化学结构含有 SH 基，可与胰岛素分子中的 A、B 链间的二硫键相互作用，使内源性胰岛素发生变化，触发免疫反应产生抗体。

四、有关糖尿病的其他检查

（一）糖尿病神经病变的电生理检查

1. 目的

（1）提供神经系统受损害的客观依据。

（2）了解神经系统损害的范围及严重程度。

（3）发现亚临床病变，利于早期诊断。

（4）进行疗效的评定。

2. 方法

（1）针极肌电图　主要用来检查肌无力、肌萎缩患者的病因，是神经损害还是肌肉损害。观察评价指标为：插入电位，自发电位，运动单位电位，以及重收缩时是否为干扰相。由于要使用针电极，患者不易接受。

（2）神经传导速度　常规的检查可以了解周围神经有无损害，若结合 H 反射、F 波检查则能提供周围神经近端（神经根、神经丛）的功能状态。神经传导速度检查有两种，即运动传导速度和感觉传导速度。评价指标为：远端潜伏期（DLat）、运动神经传导速度（MCV）、复合肌肉动作电位的波幅（CMAP）、感觉神经传导速度（SCV）、感觉神经动作电位（SNAP）波幅。另外还可参考 CMAP 的面积、SNAP 面积及远端 CMAP 面积 / 波幅与近端 CMAP 面积 / 波幅值。H 反射主要观察其潜伏期（Lat）、波幅（Amp），有时 H/M 值能提供有用信息（H/M 是指 H 反射波与 CMAP 波的波幅比值）。F 波检查主要观察最早出现的 F 波潜伏期（Fmin Lat），也有人认为 F 波离散度（CD）更为敏感。临床常检查的神经为正中神经和尺神经的 MCV、SCV，胫神经和腓总神经的 MCV，腓肠神经 SCV，当然根据需要可适当增减检查范围。

（3）体感诱发电位检查　主要用来了解中枢神经系统或近中枢的周围神经有无损害。上肢正中神经体感诱发电位（SEP）观察指标：N_9（臂丛电位）、N_{13}（颈脊髓电位）和 N_{20}（皮层电位），各波的峰潜伏期（PL），峰间潜伏期（IPL），N_9 ～ N_{13}、N_{13} ～ N_{20}。分别代表了颈神经根及颈脊髓至皮层的感觉通路，侧间差（ILD）、波幅、波形分化等。下肢胫神经 SCP：CE（马尾电位）、LP（胺髓电位）和 P40（皮层电位），观察指标与正中神经类似。

（4）视觉诱发电位　用于了解视通路有无异常。观测指标主要是 P100 的潜伏期、波幅、波形分化程度及双侧差异。

（5）脑干听觉诱发电位　也是了解中枢神经有无病损的客观检查方法。诱发电位可出现以下几个波：Ⅰ、Ⅱ、Ⅲ、Ⅳ、Ⅴ、Ⅵ、Ⅶ，引出率最高的为Ⅰ、Ⅲ、Ⅴ波。观测指标包括：PL，IPL，Ⅰ～Ⅲ代表下位脑干、Ⅲ～Ⅳ代表上位脑干、V/I 波幅比值，双侧差别。

（6）其他方法　尚有脑电图、脑血流图、自主神经功能检查。

3. 临床应用评价

（1）如何选择评价指标

1）对已确诊糖尿病者，均应做 MCV、SCV、H 反射、F 波检查，且应定期重点复查（糖尿病周围神经病变为常见的糖尿病并发症，故选上述诸项）。

2）根据临床的可能诊断，怀疑有中枢神经受损时，应适当选做诱发电位检查。

3）为避免漏诊，建议对有症状、无症状肢体均检查。

4）检查的次序：先做 SCV、MCV，均正常时，做 H 反射、F 波检查，再正常时做 SEP 检查，以发挥各项检查的功效，又减少不必要的检查。

5）患者的承受能力。含义有两个：其一，患者的并发症情况；其二，患者的经济情况。

（2）推荐方案

1）临床无神经系统症状和体征时，选 MCV、SCV、H 反射、F 波检查。

2）怀疑周围神经受损时，选择相应神经完成第 1 项所述检查，若 MCV、SCV 等正常，可加做针极肌电图。

3）怀疑有神经根、神经丛受损时，除上述第 1 项的检查外，可加做 SEP。

4）怀疑为后根、后索受损时，除第 1 项外，重点做上肢、下肢的 SEP 检查。

5）怀疑有前角细胞受损时，除第 1 项外，加做针极肌电图。

6）怀疑脑部受损时，可选做 SEP、VEP、脑干听觉诱发电位（BAEP）等检查。

（二）糖尿病外周血管超声检查

二维超声可以显示外周血管病变的部位、范围，管壁结构，管腔有无狭窄、闭塞。彩色及频谱多普勒超声可获得血流方向、血流速度、血流性质等信息。两者均有助于糖尿病外周血管病变的诊断。

1. 检查方法

（1）仪器　彩色多普勒超声诊断仪，线阵式、高频探头。

（2）检查步骤　受检者无须特殊准备，取卧位或坐位，暴露受检侧的肢体。一般先用二维超声扫查，然后加彩色多普勒超声，最后用频谱多普勒超声检测血流速度。先显示血管横断面，再行纵切面扫查。注意双侧对比检查。

1）上肢血管检查：取仰卧位，上肢外展，探头置于腋前皱襞处探查腋动脉、静脉，置于肱二头肌内侧探查肱动脉、静脉，桡动脉检查时可取坐位。

2）下肢血管检查：股动脉、静脉检查时取仰卧位，大腿外展外旋；腘动脉、静脉，胫后动脉的检查取俯卧位；胫前动脉、足背动脉的检查可取坐位。扫查时沿上述血管在体表的相应解剖部位进行。

2. 临床应用

（1）正常肢体血管超声

1）二维超声：左侧、右侧肢体血管管径大致对称，管腔由近至远逐渐变小。肢体动脉纵切图管壁呈两条平行的回声带，可分辨出内膜（等回声）、中层（低回声）及外膜层（强回声），内膜纤细、光滑；横断图呈圆形，有搏动性。

2）彩色多普勒：通过血流的显示，间接地反映血管管径，直接确定病变的部位及范围。正常肢体动脉的彩色多普勒血流特点是三相血流色彩，即“红—蓝—红”，血流束边缘平滑、整齐。

3）频谱多普勒：正常肢体动脉的脉冲多普勒频谱呈三相波形，为层流频谱。舒张期反向血流是由于肢体动脉的高阻力引起的。正常情况下，反向血流减低或消失见于血管扩张。通常肢体动脉流速随年龄增大而有所降低，甚至表现为两相血流频谱（表 3–2）。

表 3–2　正常肢体动脉的脉冲多普勒频谱

动脉名称	正常人下肢动脉管径（mm）	峰值流速（cm/s）
股总动脉	7 ~ 9	60 ~ 90
股浅动脉	6 ~ 8	60 ~ 80
腘动脉	5 ~ 7	40 ~ 70
胫前动脉	2.5 ~ 3.5	30 ~ 60
胫后动脉	2 ~ 3	30 ~ 50
足背动脉	2 ~ 3	30 ~ 50

（2）糖尿病肢体血管超声

1）二维超声：血管搏动减低，血管壁正常的三层结构消失，内膜增厚、不光滑，有时可见斑块形成，内膜中层厚度（IMT）＞ 0.5 mm，管腔较正常测值变小，尤以双下肢胫前动脉下段容易观察到。

2）彩色多普勒：管腔内彩色血流束边缘形态不规则呈锯齿状，或血流变细、不连续甚至中断。

3）频谱多普勒：反向血流减低或消失，频带增宽，流速增高；管腔狭窄明显时，呈收缩期与舒张期持续灌注单峰、低阻频谱。

五、血糖自我监测

（一）目的

指导糖尿病患者注射胰岛素及口服降糖药剂量的调整，长期维持血糖达标，减少或预防并发症的发生。监测低血糖反应，尤其对应用胰岛素的1型糖尿病及口服降糖药的老年糖尿病者。

（二）方法

采用微量血糖计进行血糖监测，仍为葡萄糖氧化酶法。主要由患者在家中自行监测，有时由糖尿病保健组的人员帮助监测。住院患者由医护人员进行床旁监测。

（三）临床评价

1. 血糖自我监测（SMBG）的重要性和必要性

（1）糖尿病主要的危险性（致残、致死）在于慢性血管并发症发生率很高。DCCT及UKPDS均证明长期强化治疗，控制血糖至正常或接近正常水平能有效地防止或延缓糖尿病微血管和大血管并发症的发生。要使血糖长期达标，就需要经常监测血糖，并据此精细调整治疗方案及用药剂量。这只有依赖于SMBG，靠医院实验室监测是不现实的。DCCT及UKPDS之所以能够顺利进行，微量血糖仪是重要条件之一。

（2）1型糖尿病、青少年糖尿病每天之间，甚至24小时内血糖波动颇大，如不行SMBG，药物剂量难以调整合适，血糖控制难以达标。再者，1型糖尿病用胰岛素强化治疗者低血糖反应的危险性增加3倍，老年糖尿病患者交感神经系统功能减退，发生低血糖反应时可无症状（非感知性低血糖症），对大脑损害尤大，SMBG有助于及时发现及处理，避免严重低血糖症的发生。

2. 血糖监测的频度

血糖监测的频度因糖尿病类型、血糖波动性、年龄、低血糖反应情况、有无并发症、治疗方法以及血糖控制目标而异。ADA 建议 1 型糖尿病每日测血糖 3 ～ 4 次，DCCT 对强化胰岛素治疗的 1 型糖尿病每日三餐前后及睡前测 7 次血糖。我们对血糖波动大者一天测 4 次，空腹、早餐后 2 小时、午晚餐之间及睡前，偶测 7 次。控制稳定的患者可每周 1 ～ 2 次，或半个月 1 次，但同时每 3 个月查 HbA1c 1 次。

3. 准确性

关于微量血糖仪的准确性问题，如能正确操作，血糖仪检测的毛细血管血糖值与实验室检测的静脉血浆血糖值在 100 ～ 200 mg/dL 范围内有良好相关性（$r = 0.991$），误差在 15% 以内（可接受范围）。ADA 建议血糖值在 30 ～ 400 mg/dL 范围内，目标误差≤ 10%。作为治疗中血糖监控，SMBG 已为国际认可。但在北美，血糖仪所测血糖值不能作为糖尿病诊断依据。

排除了血糖仪质量性能问题，产生误差的主要原因是患者操作不正确，或血糖仪未校准，或试纸条过期失效等。

4. 注意事项

为保证患者血糖检测值的可靠性，保健人员应经常监视患者使用血糖仪的情况，或患者去医院检验室核查。

六、动态血糖监测（CGM）

（一）CGM 技术

CGM 是指通过葡萄糖感应器监测皮下组织间液的葡萄糖浓度而间接反映血糖水平的监测技术，可以提供连续、全面、可靠的全天血糖信息，了解血糖波动的趋势，发现不易被传统监测方法所检测到的高血糖和低血糖。与便携式血糖仪监测血糖相比，CGM 技术主要特点是通过葡萄糖感应器监测血糖。CGM 技术分为回顾性 CGM 和实时 CGM 两种。

动态血糖监测系统（CGMS）由葡萄糖感应器、线缆、血糖记录器、信息提取器和分析软件 5 部分组成。感应器由半透膜、葡萄糖氧化酶和微电极组成，借助助针器植入受检者腹部皮下，并与皮下组织间液中的葡萄糖发生化学反应产生电信号。记录器通过线缆每10秒接受1次电信号，每5分钟将获得的平均值转换成血糖值储存起来，每天可储存288个血糖值。受检者佩戴记录器72小时，期间每天至少输入4次指血血糖值进行校正，并输入可能影响血糖波动的事件，如进餐、运动、降糖药物及低血糖反应等。3天后取下感应器，经信息提取器将数据下载到计算机，用专门的分析软件进行数据分析，可获得患者连续3天内血糖动态变化的信息。报告中血糖情况以曲线图、饼图及表格等形式呈现，结合所标记的各种影响血糖变化的事件及时间，在确保数据准确性的前提下定量和定性地反映受试者血糖水平及血糖波动的特征。

由于CGM技术监测到的“血糖值”是组织间液葡萄糖值，而非静脉血或毛细血管血糖值，故将CGM值与血糖值进行对照比较，以判断CGM技术的准确性至关重要。评价CGM系统的准确度包括点准确度和趋势准确度，两者均包含两方面含义：即数据准确度和临床准确度。国内外开展的临床研究表明，回顾性和实时CGM技术均具有较好的准确性和安全性。

（二）回顾性CGM技术

1. 回顾性CGM技术的临床应用

CGM主要的优势在于能发现不易被传统监测方法所探测到的高血糖和低血糖，尤其是餐后高血糖和夜间无症状性低血糖，因此在临床中具有较为广阔的应用空间。例如：①可以发现与下列因素有关的血糖变化，如食物种类、运动类型、药物品种、精神因素、生活方式等；②了解传统血糖监测方法难以发现的餐后高血糖、夜间低血糖、黎明现象、Somogyi现象等；③帮助制定个体化的治疗方案；④提高治疗依从性；⑤提供一种用于糖尿病教育的可视化手段。在评估血糖波动及发现低血糖方面CGM具有独特的优势。

（1）*血糖波动的评估*　血糖波动是独立于HbA1c之外的另一重要的血糖控制评价指标。CGM能够更全面、准确地反映血糖波动的特征；而以CGM数据为基础的血糖波动参数已被广泛应用于临床研究。血糖波动参数通常从日内血糖波动、日间血糖波动、餐后血糖波动、严重低血糖风险等方面进行评估。日内血糖波动的评估参数包括血糖水平的标准差

（SDBG）、血糖波动于某一范围的时间百分数或曲线下面积、最大血糖波动幅度（LAGE）、M 值、平均血糖波动幅度（MAGE）等；日间血糖波动的评估参数包括空腹血糖变异系数和日间血糖平均绝对差（MODD）等；餐后血糖波动的评估参数包括餐后血糖的峰值与达峰时间，以及餐后血糖波动的幅度、时间与曲线下面积增值等；严重低血糖危险的评估参数包括低血糖指数等。诸多参数中，最具代表性的是 MAGE。该参数由 Service 等于 20 世纪 70 年代提出，其后由于 CGM 技术未得到突破性的发展，一直未得以广泛应用。直至 2006 年，Monnier 等应用该参数评估血糖波动与氧化应激的关系，使这一参数逐渐得到人们的认可。

（2）低血糖　是糖尿病严重的急性并发症之一。CGM 可以监测低血糖，尤其是夜间低血糖的发生，评价降糖方案疗效和安全性。同时还可以进一步分析低血糖的时间分布、类型及原因。有研究结果表明，相比 SMBG，基于 CGM 制定的降糖方案能有效地减少 1 型糖尿病患者低血糖的发生频率，缩短低血糖的持续时间。

2. 回顾性 CGM 技术临床应用的适应证

回顾性 CGM 主要适用于以下患者或情况，包括：

（1）1 型糖尿病。

（2）需要胰岛素强化治疗（例如每日 3 次以上皮下胰岛素注射治疗或胰岛素泵强化治疗）的 2 型糖尿病患者。

（3）在 SMBG 的指导下使用降糖治疗的 2 型糖尿病患者，仍出现下列情况之一：①无法解释的严重低血糖或反复低血糖、无症状性低血糖、夜间低血糖；②无法解释的高血糖，特别是空腹高血糖；③血糖波动大；④出于对低血糖的恐惧，刻意保持高血糖状态的患者。

（4）妊娠期糖尿病或糖尿病合并妊娠。

（5）患者教育：CGM 可以帮助患者了解运动、饮食、应激、降糖治疗等导致的血糖变化，因此可以促使患者选择健康的生活方式，提高患者依从性，促进医患双方更有效的沟通。

此外，合并胃轻瘫的糖尿病患者、暴发性 1 型糖尿病患者以及特殊类型糖尿病患者等如病情需要也可进行 CGM，以了解其血糖谱的特点及变化规律。其他伴有血糖变化的内分泌代谢疾病，如胰岛素瘤等，也可应用

CGM 了解血糖变化的特征。

3. 回顾性 CGM 技术的使用规范

（1）准确性评价

1）准确度评价标准：临床医师可使用分析软件对 CGMS 数据的准确性进行评价，“最佳准确度”评价标准如下：①每天匹配的探头测定值和指血血糖值≥ 3 个；②每天匹配的探头测定值和指血血糖值相关系数≥ 0.79；③指血血糖最大值与最小值之间的差值≥ 5.6 mmol/L 时，平均绝对偏差（MAD）≥ 28%，或指血血糖最大值与最小值之间的差值＜ 5.6 mmol/L 时，MAD ≥ 18%，此时探头测定值与指血血糖值相关系数（r 值）以 n/a 的形式报告。

当 CGMS 数据未达到以上“最佳准确度”要求时，CGMS 报告将给出提示的标记。此时，临床医师需要依照临床判断来调整降糖方案。

2）CGMS 值与血糖值之间的时间差异：CGMS 测定的是皮下组织间液的葡萄糖浓度，而非血浆或血清中的葡萄糖浓度。组织间液葡萄糖水平较血浆葡萄糖水平滞后，一般滞后 4 ～ 10 分钟，特别是血糖急剧变化的时候。因此，CGM 与传统血糖监测方法联合使用是全面、及时了解血糖水平的最佳方法。

（2）基于 CGMS 的动态血糖参数

1）动态血糖参数介绍：动态血糖参数可以反映血糖平均水平和血糖波动两方面，除了 MAGE 和 MODD，其他参数均可通过 CGMS 的分析软件得出。目前这些参数多用于研究，其临床意义和在指导糖尿病治疗中的作用尚在探讨中。

2）动态血糖参数的正常参考值：CGM 发展至今，动态血糖参数的正常参考值一直是研究关注的焦点之一。较可靠的动态血糖的正常值范围应根据长期前瞻性的随访结果以及大样本的自然人群调查来决定。在取得上述研究结果之前，为适应临床及研究的需要，依据正常人群监测结果暂定动态血糖参数的正常参考值，仍为一种可行的途径。

（3）CGM 报告　目前 CGM 报告的内容和格式还各不相同，没有统一化。一般应包括 3 个部分，具体为：①一般项目：受试者的基本信息、临床诊断、报告的医护人员签名及报告日期；② CGM 结果；③ CGM 提示。

目前已有学者开发完成 CGM 报告的管理系统，以减少临床工作量并有利于 CGM 结果的管理。

（4）数据分析　如果 CGM 数据被确认有效，则可以用于指导治疗方案。临床医师应当注意用患者较能理解的模式（例如统计学报告或统计学图表），以便在有限的时间内与患者进行更好的沟通。在可能的情况下，在随访前下载好数据是节约时间的方法。同时必须确认记录器上的时间是正确的，如果时间不正确，下载结果必然出错，特别是以“就餐事件”为基准进行判断的餐后血糖数据。同时，该数据用于医患双方对既往短时间血糖控制情况的评价和讨论，在应用时尤其需要重视血糖的波动趋势（而非个别时间点的绝对血糖值）以及造成血糖异常波动的相应时间段内的可疑事件（如非就餐时间段的血糖异常升高与加餐，低血糖与剧烈活动等）。总之，临床上规范合理应用 CGM 技术，以更好地服务于临床诊疗工作的关键在于：使用该技术应有明确的临床诊疗目的、要严格掌握适应证、对监测结果要提供正式规范的监测报告并充分利用监测结果指导临床实践。

（5）探头报警处理　临床上最为常见的报警原因依次为校正错误报警，断开报警和高电压报警。在临床监测过程中，应安排专职人员负责 CGMS 管理，规范临床应用的流程和操作，并及时进行故障报警排除。

（三）实时 CGM 技术

目前国内实时 CGM 技术已应用于临床，其血糖监测原理与回顾性 CGM 技术相同，主要特点是在提供即时血糖信息的同时提供高血糖、低血糖报警、预警功能，协助患者进行即时血糖调节，但在决定调整治疗方案前还需应用血糖仪自测血糖以进一步证实。已有循证医学证据表明在实时 CGM 指导下进行血糖管理，可以达到更优质的降糖效果，且糖化血红蛋白的下降值与监测探头的使用频率呈正相关，即经常进行实时 CGM，血糖控制更佳。但实时 CGM 技术的受众应具有使用实时 CGMS，解读监测数据，处理高血糖、低血糖报警的能力，且糖尿病自我管理意识和能力俱佳。与回顾性 CGM 技术相比，实时 CGM 技术的临床定位和患者的获益有所不同。

美国内分泌学会联合糖尿病技术协会及欧洲内分泌学会制定的《内分泌学会动态血糖监测临床应用指南》中提出的适应证如下：① HbA1c ＜

7% 的儿童和青少年 1 型糖尿病患者中使用实时 CGM 技术可辅助患者的 HbA1c 水平持续达标，且不增加低血糖发生风险；② HbA1c > 7% 的儿童和青少年 1 型糖尿病患者，如有能力每天使用和操作仪器，也推荐使用；③推荐有能力接近每天使用的成人 1 型糖尿病患者使用实时 CGM 技术，无论患者血糖是否已经达标；④在 8 岁以下儿童中使用该项技术尚缺乏循证医学证据；⑤基于准确性和安全性方面循证医学证据的局限性，暂不推荐在重症监护室（ICU）或手术室中单纯采用实时 CGM 技术进行血糖监测。

七、血酮监测

（一）酮体的生成与代谢

酮体是脂肪酸在肝脏内正常分解代谢的中间产物，包括乙酰乙酸、β–羟丁酸和丙酮。同葡萄糖一样，酮体可以穿过血脑屏障被大脑利用，在葡萄糖缺乏时可以代替葡萄糖为机体供能，是人体在饥饿状态下的重要能量来源。

正常人血液中酮体含量极少，当某种生理状态（如饥饿、禁食、严重的妊娠反应）导致体内糖供应障碍，或病理状态（如糖尿病）胰岛素急剧缺乏而使体内糖利用障碍时，脂肪酸就成为主要供能物质，可在肝脏内大量氧化生成大量酮体。酮体在肝内生成后经血液转运至肝外组织（如心、脑、肌肉）利用，而肝细胞因缺乏相关的酶，其自身不能利用酮体。

当肝内酮体生成的量超过肝外组织的利用能力，血酮体浓度就会过高，导致酮血症和酮尿症。乙酰乙酸和 β–羟丁酸都是酸性物质，在体内大量堆积时会引起酸中毒。妊娠期妇女可因为严重的妊娠反应产生酮症。糖尿病酮症（DK）和糖尿病酮症酸中毒（diabetic ketoacidosis, DKA）是较为常见的病理性酮症状态，其基本环节是胰岛素缺乏或有效作用减弱，同时多种反向调节激素，如胰高血糖素、儿茶酚胺、肾上腺皮质激素及生长激素等水平升高。

一般情况下血酮体中 β–羟丁酸约占酮体总量的 70%，乙酰乙酸占 28%，丙酮占 2%，而这一比例在疾病的演变过程中有所变化。在 DKA 早期或缺氧严重时，乙酰乙酸转化为 β–羟丁酸，从而使 β–羟丁酸 / 乙酰乙酸值从正常的（2～3）:1提高到16:1。给予补液及小剂量胰岛素治疗，β-羟丁酸被氧化成乙酰乙酸，β-羟丁酸/乙酰乙酸值下降，酮体水平整体下降。

（二）酮体检测的原理

血酮及尿酮的检测可以直接或间接地反映体内的酮体水平（表3-3）。

表3-3　各种酮体检测方法的特点

检测方法	测定β-羟丁酸	即时显示血酮水平	显示定量结果	准确，抗干扰	价格便宜	床边即时检测
比色法	否	否	半定量	否	否	是
生化分析法（分光光度法）	是	是	是	是	否	否
尿酮试纸法（硝普盐法）	否	否	半定量	否	是	是
血酮试纸法（β-羟丁酸脱氢酶法）	是	是	是	是	是	是

尿酮检测原理：基于硝普盐法，在碱性条件下，硝普钠与尿中的乙酰乙酸和丙酮反应，产生紫色产物，通过比色法测定颜色深浅程度，来反映尿酮水平。硝普盐法是一种传统的酮体检测方法，只能定性或半定量地检测酮体中乙酰乙酸和丙酮的浓度。在此基础上开发了尿酮体试纸条。该法的主要不足在于无法检测酮症时浓度最高且与病情平行的β-羟丁酸水平，结果只能定性或半定量显示。

血酮检测原理：基于β-羟丁酸脱氢酶法，直接针对酮症时浓度最高且与病情平行的β-羟丁酸水平进行检测，反应产物可通过以下方法测定：①分光光度法，可进行定量测定，多在检验科生化分析仪上使用；②电化学法，可进行定量测定，多在床旁检测技术（POCT）血酮检测试纸上使用，如血酮试纸。

血酮试纸工作原理与优势：在血酮试纸的反应区有固化的β-羟丁酸脱氢酶，当血液与反应区接触时，血中的β-羟丁酸与酶发生反应，产生微弱电流，电流的大小取决于血液中β-羟丁酸的含量，血酮仪会测量到此电流并定量显示测量结果。血酮试纸把酶的高特异性和电化学电极的高灵敏度特点结合在一起，可在复杂样品中检测微量物质。仅需要微量样品，便可快速而准确地对患者血样中 β – 羟丁酸浓度进行床边检测，从而免去了生化分析过程中采样、送检、等待报告结果所花费的时间和劳动，是酮症诊治中较为理想的检测方式。

（三）糖尿病患者血酮监测的临床意义

血酮体水平是 DK 和 DKA 诊断的重要指标之一，血酮体监测贯穿 DKA 诊断、治疗和预防的整个过程中。

血酮检测主要有以下三方面的临床意义：

1. 酮症诊断

在 DK 及 DKA 的诊断过程中，血酮体水平高于正常是必要的诊断标准之一。英国成人 DKA 指南和《中国高血糖危象诊断与治疗指南》将血酮体≥ 3 mmol/L 或尿酮体阳性（即尿酮体检测 0 以上）作为 DKA 诊断的三大重要标准之一，后者还建议随机血糖反复高于 13.9 mmol/L 的患者进行床旁血酮检测，以筛查 DK 及 DKA 的状态。在高血糖状态下对糖尿病患者进行即时血酮筛查，对 DK 和 DKA 的即时诊断和临床诊疗安全性评估有着重要意义。

2. 治疗监测与疗效评估

在 DK 及 DKA 治疗中，监测血酮体水平有重要意义。研究显示血酮下降决定了 DKA 的缓解，血酮下降速度可作为疗效的评估指标，因此监测血酮值可评估治疗的有效性。具体操作如下：

（1）若血酮≥ 3 mmol/L，血糖＞ 27 mmol/L 且下降速度＜ 3 mmol/L，则须每小时检测 1 次血酮及血糖。

（2）每小时检测 1 次血酮，如血酮下降速度≥ 0.5 mmol/（L · h），监测持续到酸中毒缓解后 2 天。若血酮下降速度＜ 0.5 mmol/（L · h），应增加胰岛素的剂量（1 IU/h）直至血酮降至正常。

（3）若无法监测血酮，则监测静脉 HCO_3^- 浓度，血浆 HCO_3^- 上升的速度应达到≥ 3 mmol/（L · h），若上升速度小于上述目标值，应增加胰岛素剂量（1 IU/h），直至 HCO_3^- 浓度上升速度达到目标值。

（4）当 DKA 患者的血糖≤ 11.1 mmol/L，须补 5% 的葡萄糖并调整胰岛素给药速度以维持血糖值在 8.3 ～ 11.1 mmol/L 之间。

（5）血酮值＜ 0.3 mmol/L，静脉血 pH ＞ 7.3，同时患者可以进食，则转为皮下胰岛素治疗。

建议前 4 ～ 6 小时每小时查血糖及血酮水平，随后每 2 ～ 4 小时检测一次电解质和血气分析，每 4 小时检测尿素氮和肌酐水平直至病情稳定，同时准确记录液体摄入及输出量。当酸中毒缓解，阴离子间隙恢复正常，则减少检测的频率。酸中毒持续存在且治疗无效可能是由败血症、并发症及胰岛素剂量不足引起，此时须重新进行评估，及时干预。

便携式血酮仪的出现，使床旁监测血酮成为现实，是 DKA 治疗领域的一个重大进步。推荐床旁监测血 β－羟丁酸，可更准确判断疗效，无条件时用尿酮测定方法。在血酮检测技术开展前，临床使用多次尿酮体阴性为静脉胰岛素转换为皮下胰岛素治疗的标志。但尿酮检出的是丙酮和乙酰乙酸，后两者在病情缓解时在酮体中所占比重反而上升，评估具有滞后性。研究显示在尿酮转阴 13 小时前，患者的血酮体水平已降至正常，故根据尿酮转阴调整胰岛素输注可能会延长患者住院治疗时间。

3. 院外预防

在美国，血酮监测是患者院外糖尿病管理的重要手段，一项调查显示，与尿酮体检测相比，院外患者更容易接受血酮体检测，并通过积极有效的检测显著降低了酮症入院、急诊次数。从卫生经济学角度，及时院外血酮监测是一种节省医疗成本的选择。

（四）血酮检测指标与其他生化指标的关系

1. POCT 血酮与血浆或血清血酮的关系

目前测定血酮的方法主要有两种：一种是用酶法通过全自动生化仪测定血浆或血清 β－羟丁酸，另一种是通过血酮仪采用电化学方法测定毛细血管全血中 β－羟丁酸。研究显示，生化仪测得的血浆 β－羟丁酸值与血酮仪测得的毛细血管血 β－羟丁酸值有高度相关性，两者平均差值约为 0.49 mmol/L。

2. 血酮与尿酮的关系

目前使用的尿酮测定方法只能测定乙酰乙酸（灵敏度约为 50 mg/L）及丙酮（灵敏度约为 500 mg/L），不能测定 β－羟丁酸。尿酮与血酮有一定相关性，但并不呈线性关系。研究显示，治疗开始的时候血酮与尿酮无相关性，平均治疗 7.8 小时后血酮和尿酮才有相关性。

研究发现，在血糖＞ 13.9 mmol/L 时，尿酮诊断 DKA 阳性率低于血酮（58% 对 93%，$P < 0.001$），且尿酮诊断 DKA 较血酮滞后约 1 小时。需要注意的是糖尿病酮症患者肾功能严重损伤而肾阈值增高时，尿酮体可减少，甚至完全消失。

有报道糖尿病酮症患者就诊时血 pH 值 7.36，血清 HCO_3^- 13.4 mmol/L，血 β－羟丁酸 5.4 mmol/L，但尿酮为阴性，直到入院后 7.5 小时第 3 次尿检尿酮才阳性。部分 DKA 患者早期尿酮阴性，但血酮已显著升高，或部分 DKA 患者经有效治疗后血酮显著降低，病情好转，但尿酮仍然阳性甚至较治疗前更高，可能因 β－羟丁酸 / 乙酰乙酸值降低之故。

血酮水平有一定的预测预后价值，但尿酮水平则无预后预测价值：患者住院天数与血酮相关但与尿酮不相关；血酮仪测得的血酮每增加 1 mmol/L，死亡率增加 24%；生化仪测得的血酮每增加 1 mmol/L，死亡率增加 93%；尿酮水平每增加 1 mmol/L，死亡率增加 5%。

3. 血酮与血糖、血 pH、血 HCO_3^- 等指标的关系

血酮与血糖存在一定的相关性，且相关性好于尿酮和血糖的相关性。血酮与血 HCO_3^- 具有较好的相关性：在儿童，血 HCO_3^- 18 mmol/L 对应的血 β－羟丁酸约为 3 mmol/L，血 HCO_3^- 15 mmol/L 对应的血 β－羟丁酸浓度为 4.4 mmol/L，血 HCO_3^- 10 mmol/L 对应的血 β－羟丁酸为 7.7 mmol/L；在成人，血 HCO_3^- 18 mmoL/L 对应的血 β－羟丁酸为 3.8 mmol/L，血 HCO_3^- 15 mmol/L 对应的血 β－羟丁酸为 5.1 mmol/L，血 HCO_3^- 10 mmol/L 对应的血 β－羟丁酸为 8.9 mmol/L。血酮还与血 pH 值和阴离子隙高度相关。但尿酮与血 HCO_3^-、血 pH 值均无相关性。

（五）血酮监测的临床适应证

糖尿病患者存在以下情况时应检测酮体：

1. 胰岛素治疗不当

未经治疗、中断胰岛素治疗或胰岛素用量不足的 1 型糖尿病。

2. 血糖控制不佳

随机血糖≥ 13.0 mmol/L。

3. 重症感染

如肺炎、肺结核等呼吸系统感染，急性肾盂肾炎、膀胱炎等泌尿系统感染，以及阑尾炎、腹膜炎、盆腔炎等。

4. 严重应激

大面积烧伤、急性心肌梗死（AMI）、心力衰竭、脑血管意外、外伤、大手术、麻醉及严重的精神刺激等特殊应激情况时。

5. 药物

如糖皮质激素、苯乙双胍等。

6. 特殊疾病

某些内分泌疾病，如库欣综合征、肢端肥大症及胰高血糖素瘤等。

7. 妊娠期间

尤其在妊娠后半阶段需常规检测。

8. 饥饿

长期饥饿，出现低血糖时。

9. 大量摄入葡萄糖

口服或静脉输入大量葡萄糖后。

10. 特殊体征

（1）多尿、口干、多饮加剧，尤其伴疲劳、食欲缺乏、视力模糊等不适。

（2）发热、四肢无力等全身不适症状。

（3）恶心、呕吐、腹痛、腹泻等消化道症状。

（4）深呼吸，伴烂苹果气味等症状。

（5）注意力不集中、精神萎靡或烦躁、神志渐恍惚，甚至谵妄、嗜睡或昏迷等。

（六）糖尿病酮症及酮症酸中毒的诊治流程

DK 及 DKA 是糖尿病最常见的急性并发症，须进行紧急抢救。

1. 诊断思路

对已知有糖尿病史的患者，存在 DKA 的常见诱因以及临床三大特征（明显脱水、酸中毒和意识障碍），诊断并不困难；经查血糖、尿糖及酮体后即可确诊。对于未提供糖尿病病史，或症状不典型（如腹痛）

的患者，临床上易于疏忽，应警惕本病的可能性，及时进行血糖、血酮体及尿酮体检查。

2. 治疗流程

（1）评估病情，建立通道 迅速评估脱水状态，建立静脉通道。同时采血测血糖、血酮、电解质、血气分析等指标。根据病情可留置胃管，给予吸氧等相应处理。

（2）补充液体

1）第1小时输入等渗盐水，速度为15～20 mL/（kg·h）（一般成人1～1.5 L）。随后补液速度取决于脱水的程度、电解质水平及尿量。

2）补液量和速度须视失水情况而定，原则上先快后慢。要在第1个24小时内补足预先估计的液体丢失量，监测血流动力学、出入量、血糖、血酮、电解质和动脉血气分析及临床表现。

3）对于心功能正常的患者前4个小时可补充总脱水量的1/3～1/2，如严重脱水的患者可在第1小时内静脉输入1000 mL等渗盐水。对合并心肾功能不全者，补液过程中检测血浆渗透压，对患者的心、肾、神经系统进行评估以防止出现补液过多。

4）血糖≤11.1 mmol/L时，须补5%葡萄糖注射液并继续胰岛素治疗，直至血酮、血糖均得到控制。

（3）胰岛素治疗

1）进行本治疗，首次静脉给予0.1 IU/kg体重的普通胰岛素负荷剂量，继以0.1 IU/（kg·h）速度持续静脉滴注。若第1小时内血糖下降不到10%，则以0.14 IU/kg静注后继续先前的速度输注，以后根据血糖下降程度调整，每小时血糖下降4.2～5.6 mmol/L较理想。

2）床旁监测患者血糖及血酮，当DKA患者血酮值的降低速度＜0.5 mmol/（L·h）时，则增加胰岛素的剂量1 IU/h。

3）当DKA患者血糖达到11.1 mmol/L时，可减少胰岛素输入量至0.02～0.05 IU/（kg·h），此时静脉补液中应加入葡萄糖。此后需调整胰岛素给药速度及葡萄糖浓度以维持血糖值在8.3～11.1 mmol/L，血酮＜0.3 mmol/L。

4）血酮稳定转阴，患者恢复进食后，可以改用胰岛素多次皮下注射或胰岛素泵持续皮下注射。

（4）纠正水电解质平衡和酸中毒

1）积极补钾：补钾治疗应和补液治疗同时进行，血钾＜ 5.5 mmol/L 时，并在尿量＞ 40 mL/h 的前提下，应开始静脉补钾；血钾＜ 3.3 mmol/L 时，应优先进行补钾治疗。

2）纠正酸碱失衡：原则上不积极补碱，应避免过量补碱。当血 pH 值＜ 6.9 时进行补碱治疗，可考虑适当补充等渗碳酸氢钠液，直到 pH 值＞ 7.0。静脉 pH 值应每 2 小时测定 1 次，维持 pH 值在 7.0 以上。

（5）严密监测　密切观察生命体征，记 24 小时出入量，补液后保持尿量＞ 2 mL/min 为宜。在起初 6 小时内每小时检测血酮、血糖，每 2 小时检测血电解质。目标在 24 小时内纠正酸中毒和酮症。

（6）诱因和并发症治疗　积极寻找诱发因素并予以相应治疗。感染是最常见的诱因，应及早使用敏感抗生素。

（七）酮症急诊处理

有 2% 急诊患者发生高血糖，血酮床边检测对诊断糖尿病急症十分有效，能鉴别单纯的高血糖和 DKA，较单独血糖检测能更快速有效地诊断 DKA，有助于对患者分诊时提供快速诊断。糖尿病患者在患急性疾病、血糖持续＞ 16.7 mmol/L、妊娠或有任何酮症症状等情况下应检测酮体。在急诊科，测试毛细血管血 β－羟丁酸比尿酮测试能更快速有效地发现 DKA，该检测是取代尿酮体检测的一个可靠、有效的方法。

DKA 治疗原则：尽快补液以恢复血容量，纠正失水状态，降低血糖，纠正电解质及酸碱平衡紊乱，同时寻找和去除诱因，防止并发症。

1. 胰岛素治疗

静脉使用小剂量胰岛素，以后根据血糖下降程度调整，每小时血糖下降 4.2 ～ 5.6 mmol/L 较理想。血酮稳定转阴，患者恢复进食后，可以改用胰岛素皮下注射。

2. 补液

补液量和速度视情况而定，原则上先快后慢。

3. 纠正水电解质平衡和酸中毒

4. 积极补钾，谨慎补碱

5. 控制或消除诱发因素，防止并发症

（八）特殊糖尿病人群的血酮监测及处理

1. 儿童糖尿病酮症

（1）DKA在儿童中的发病特征和严重性　DKA是儿童青少年1型糖尿病常见的急性重症并发症，可危及生命，儿童2型糖尿病和特殊类型糖尿病也可发生DKA。1型糖尿病初发患者DKA发病率为15%～75%，年幼儿童特别是5岁以下较易发生。国外报道儿童DKA总体死亡率为0.15%～0.3%，其中57%～87%为脑水肿所致。

DKA常因1型糖尿病发病后未及时就诊、胰岛素用量不足或中断、饮食失调或胃肠疾病、外伤手术或急性重症感染、严重精神紧张或重度刺激、应用胰岛素拮抗激素如糖皮质激素等因素所诱发。

（2）儿童DKA患者血酮监测适应证及监测频率　尿酮体和血酮体诊断DKA有相似的敏感性，但血酮体测定的特异性（99%）显著高于尿酮体（84%）。儿童特别是婴幼儿留尿有一定困难，血酮体测定相对更快速、易行。糖尿病儿童毛细血管血的血酮值> 0.5 mmol/L预示着代谢失代偿状态，因此血酮体测定对于早期发现DKA有积极意义。研究显示，治疗DKA时联合测定血酮体和血糖，其血酮体恢复至0.5 mmol/L以下的速度较单纯测定血糖快3倍多；DKA时血糖恢复的速度较血酮体恢复的速度快，因此DKA时血糖恢复正常，并不意味着代谢紊乱得到纠正。在测定血糖的同时测定血酮体，对判断DKA恢复情况十分重要。

（3）血酮体异常的处理

1）当血糖> 13.9 mmol/L，血酮体> 0.5 mmol/L但< 3.0 mmol/L时，采取调整胰岛素用量、用法等干预措施。1小时后复测血糖、血酮体。如果必要，每小时测定这两项直至正常。

2）如果血糖> 13.9 mmol/L，血酮体≥ 3.0 mmol/L，应进行DKA急诊处理，每1～2小时测定血酮体，直至血pH值> 7.3，HCO_3^- > 15 mmol/L。

2. 妊娠糖尿病酮症

妊娠糖尿病包括妊娠期糖尿病（GDM）和糖尿病伴妊娠，发病率为17%。GDM是指妊娠期首次发生和发现的不同程度的糖代谢异常；糖尿病伴妊娠指妊娠前已有糖尿病的患者妊娠。妊娠糖尿病的治疗主要以医学营养治疗为主要手段，若热量摄入限制过度可能会导致饥饿性酮症。妊娠期间的生理变化较复杂，如孕早期因早孕反应较大而摄取热量较少，孕晚期因子宫压迫也使得热量摄入较少，而孕中期食欲较强摄入热量增多。因此，在妊娠的不同时期可能会出现程度和性质不同的饥饿性酮症。目前，尚缺乏妊娠期酮体的生理正常值（实验室检查值），多以非孕妇正常值作为参考标准。

（1）妊娠期间酮症的危害　孕妇 DK 及 DKA 时，血中酮体成分尤其是 β－羟丁酸可以通过胎盘从母血进入胎儿体内，积聚在大脑基底核，导致将来神经功能障碍，甚至威胁生命。孕早期发生的酮症可能引起胎儿畸形，中晚孕期发生的酮症可能引起智力低下及其他神经功能障碍，甚至引起胎儿宫内缺氧死亡。轻微而短暂的酮症，若及时采取有效措施，对孕妇本身没有太大的危害；若发展到 DKA 的程度则可危及孕妇的身体健康甚至生命。

（2）妊娠期血酮监测指征　孕早期若有较剧烈的早孕反应尤其是达到妊娠剧吐的程度时，每天应另外监测血酮体，以了解体内代谢情况；妊娠期任何时间若有较长时间的胃肠道不适导致热量摄入较少；孕晚期若孕妇体重 2 周不增加，也应检测酮体。根据实际病情和其他实验室检测结果，每天测 1 ～ 2 次，直到酮体转阴；发生 DKA 时每 2 小时测 1 次血酮，直到血酮转阴。

（3）妊娠糖尿病的血酮监测原则

1）A1 级妊娠糖尿病（只需单纯医学营养治疗）：①饮食治疗，最初 1 周每天同时监测血糖、血酮，合并明显饥饿感时增加监测频率；②每次调整摄入热量时测血酮；③血糖＞ 13.9 mmol/L 时测血酮 1 次，了解有无合并酮症，若血酮增高需同时测定动脉血气分析。

2）A2 级妊娠糖尿病（需用胰岛素治疗）：①血糖未达标时，用 7 点法测血糖的同时酌情增加血酮监测；②血糖波动较大时测血酮；③血糖＞ 13.9 mmol/L 时测血酮，若血酮增高，同时测定动脉血气分析。

（4）妊娠期酮症及酮症酸中毒的处理　因饥饿导致的 DK，主要是要保证每天摄取足够的热量，需达到 2100 kcal。热量满足机体需求后 DK 会自然缓解。因胰岛素剂量不够导致的代谢性DK多合并有血糖偏高，通过合理调整胰岛素用量即可缓解。DKA时按普通人群DKA的处理原则执行。

3. 老年糖尿病酮症

老年糖尿病患者常见的高血糖危象包括DKA以及高渗状态，糖尿病高渗状态在老年人中更容易出现。需要警惕的是，有一部分老年人并没有糖尿病的病史，高血糖危象是糖尿病的首发症状。老年的DKA往往存在诱因，其中以感染最为常见。其他的常见诱因有未按时服药、停用胰岛素、心脑血管意外等。需要提醒的是，老年糖尿病患者由于年龄大、患病时间长，机体对血容量减少的反应较差，症状也往往不够典型。因此，临床医师应该对此保持高度警惕，临床上接诊原因不明的胸闷、气促、腹痛、昏迷、少尿等症状的老年患者时，无论是否有糖尿病，都应该常规检测血糖和血酮。

老年糖尿病酮症处理原则如下：

（1）与成人大致相同，纠正脱水依然是抢救的重要措施。

（2）由于老年人普遍存在多器官功能的下降，纠正脱水首选等渗液或胃肠道补液，需密切观察病情，随时调整补液量。

（3）密切关注血糖下降速度，以免血糖下降速度过快引起低血糖、脑水肿甚至脑疝，危及生命。

（4）调节电解质水平，防止血钾波动过大。血钾过低或过高均可诱使老年患者发生心律失常、心脏事件及心源性猝死。

（5）老年患者出现DK往往合并感染，且容易并发其他多种脏器疾病。治疗过程中要全面关注多器官功能的保护，防止重要脏器功能的衰竭。

第二节　甲状腺疾病有关检查

一、甲状腺基础水平测定

（一）血清 T_3、T_4 测定

1. 原理

T_3 是生物活性最强的甲状腺激素，T_4 是外周血中甲状腺激素库的主要存在形式和 T_3 的主要来源。因此，测定血清 T_3、T_4 可直接了解甲状腺的功能状态。

2. 测定方法

放射免疫分析法是目前应用最广泛的 T_3、T_4 测定方法。

3. 结果解释

（1）T_3 和（或）T_4 增高

1）甲状腺功能亢进症：患者血清甲状腺激素水平升高明显。一般 T_3、T_4 呈现平行变化，但部分患者可仅有 T_3 升高（T_3 型甲状腺功能亢进症）或 T_4 增高（T_4 型甲状腺功能亢进症）。

2）亚急性甲状腺炎：炎性反应损伤甲状腺组织，使甲状腺激素释放入血增多，血清 T_3、T_4 水平增高，且 T_4 升高较 T_3 明显，但患者甲状腺吸碘率降低，出现血清甲状腺激素水平增高与吸碘率降低的特征性分离现象。

3）桥本甲状腺炎（HT）可伴甲状腺功能亢进症，即桥本甲状腺炎伴甲状腺功能亢进症。

4）甲状腺激素与血浆蛋白结合异常，常见以下几种情况。①高甲状腺结合球蛋白（TBG）血症：TBG 含量增多或结合 T_3、T_4 亲和力增强，均可使血清 T_3、T_4 测定值升高，但患者甲状腺功能正常。常见于妇女妊娠期和新生儿、服用避孕药物，也可见于遗传性 TBG 增多症、肝病、产生雌激素的肿瘤、急性间歇性卟啉病、葡萄胎及淋巴肉瘤。②家族性血浆蛋白生成不良性高甲状腺素血症：患者多有持续性高 T_4 血症，但 T_3 正常，

游离 T_4 指数升高不明显，而且 TSH、T_3 及 T_4 对兴奋或抑制试验的反应正常。③甲状腺激素结合前白蛋白（TBPA）增多症：因 TBPA 与 T_4 的亲和力大于 T_3，故主要表现为 T_4 升高。本病可为遗传性疾病，亦可见于胰岛素瘤患者。

5）甲状腺激素抵抗综合征：本综合征系外周靶细胞甲状腺激素受体或受体后缺陷所致。主要表现为 T_3、T_4 升高，但无甲状腺功能亢进症症状及体征，甲状腺功能正常或减退。本病与甲状腺功能亢进症的鉴别在于，前者 TSH 正常或略高、促甲状腺激素释放激素（TRH）兴奋试验正常；甲状腺功能亢进症则表现为 TSH 降低，TRH 兴奋试验显示 TSH 分泌受抑制。

6）药物影响：胺碘酮可抑制外周 5′－脱碘酶活性，T_4 脱碘生成 T_3 减少，T_4 水平可增高。口服胆囊造影剂可特异性地抑制甲状腺激素对 TSH 分泌的负反馈调节作用，TSH 分泌增加，T_3、T_4 增高。雌激素、避孕药、奋乃静、苯丙胺及海洛因等则因促进 TBG 增多而致 T_3、T_4 增高。

7）甲状腺激素自身抗体阳性：多见于自身免疫性甲状腺疾病（autoimmune thyroid disease, AITD）。患者血中存在 T_3 或 T_4 自身抗体，可使 T_3 或 T_4 测值出现假性升高。

8）非甲状腺疾病：多种急、慢性全身性疾病可出现高 T_4 血症，T_3 正常或降低，T_3/T_4 值下降，TSH 及 TRH 兴奋试验正常，患者亦无甲状腺功能亢进症的临床表现。

（2）T_3 和（或）T_4 降低

1）甲状腺功能减退症：因甲状腺合成分泌甲状腺激素障碍或减少，血中 T_3、T_4 水平降低。甲状腺功能减退症时 T_4 降低较 T_3 发生早且更明显，早期 T_3 可正常，此系机体代偿性合成需碘少而代谢作用强的 T_3 增加所致。

2）单纯性甲状腺肿：有机碘或无机碘的不足，使甲状腺激素合成减少。临床表现主要为甲状腺肿大，T_4 降低伴 TSH 升高，T_3 可正常。

3）甲状腺功能亢进症治疗期：抗甲状腺药物（ATD）可使甲状腺内有机碘含量降低，而 T_3 生成相对正常，故常出现 T_4 降低而 T_3 仍高或正常的分离现象，此情况多见于 ATD（尤其是甲巯咪唑）用量较大时。

4）桥本甲状腺炎：本病可出现 T_4 降低、TSH 升高，但 T_3 正常。患者多无甲状腺功能减退症的临床表现。

5）甲状腺次全切除术后：术后患者血清 T_4 迅速降低，伴 TSH 快速上升，而 T_3 水平的下降速度较 T_4 缓慢。

6）非甲状腺疾病甲状腺功能异常综合征：T_3 降低为主，T_4 正常或降低，rT_3（反 T_3）升高，TSH 正常，因此本病常称为“低 T_3 综合征”。本病常并发于多种急、慢性全身性疾病，如肝硬化、肾病综合征、心肌梗死、糖尿病及恶性肿瘤等。其发生机制可能是当患以上疾病时，外周 5′－脱碘酶活性受抑制而 5－脱碘酶活性未受影响，T_4 在外周转化为 T_3 减少，向 rT_3 转化增多。

7）药物影响：除 ATD 外，雄激素、糖皮质激素、生长激素、普萘洛尔、水杨酸盐、氯贝丁酯及苯妥英钠等也可造成 T_3、T_4 降低。

8）遗传性 TBG 减少症。

4. 临床评价

（1）在甲状腺功能亢进症早期诊断、治疗、观察及预后判断方面，T_3 的价值优于 T_4。

（2）T_4 测定对甲状腺功能减退症诊断的价值优于 T_3。

（3）甲状腺功能亢进症治疗时，T_4 常先于 T_3 降低且可低于正常，而 T_3 可仍高于正常。此时若误认为药量不足（T_3 水平仍高）或甲状腺功能亢进症已得到控制（低 T_4 水平）而加大药量或停药，均可引起不良后果。

（二）血清游离 T_3 和游离 T_4 测定

1. 原理

正常人血中游离 T_3（FT_3）和游离 T_4（FT_4）的含量很少（分别占总量的 0.3% 和 0.04%），然而只有游离激素才能发挥生理效应。血中 FT_3、FT_4 代表了组织中甲状腺激素的水平，与机体的代谢状态一致。因此 FT_3、FT_4 测定是反映甲状腺功能的灵敏指标。

2. 测定方法

按测定原理，目前的分析方法可分为三类。

（1）*平衡透析法*　用半透膜将血中与 TBG 等蛋白结合的 T_3、T_4 与 FT_3、FT_4 经平衡透析分离开，测定透析液中的 T_3、T_4 即为血中的 FT_3、FT_4。该法受干扰因素影响小，测定值能真实反映血中 FT_3、FT_4 水平，是目前公认的“金标准”，但其操作烦琐、耗时。

（2）一步法 RIA　该法同传统 RIA，其技术关键是采用 T_3 或 T_4 的类似物作反应示踪物。此类似物是用某种化学物质（如丙酮酸、丙酸、醋酸或甲酸）取代 T_3 或 T_4 分子中酪氨酸残基上的丙氨酸侧链制成。类似物不与 TBG 结合，但可与白蛋白结合。虽然可采用加入过量抗体或化学阻断剂（如水杨酸钠或二硝基苯酚）以抑制类似物与白蛋白的结合，但实际使用中，FT_3、FT_4 的测值仍会受到一定程度的影响。

（3）二步法 RIA　用固相抗体先与待测血清反应，其中的 FT_3 或 FT_4 与固相抗体结合，然后加入标记示踪物与固相抗体中剩余部分结合，最后测定固相载体上的放射性以确定 FT_3 或 FT_4 的含量。

三种方法中，平衡透析法受干扰因素影响最小，测定值最真实；二步法 RIA 测定值与第一种方法相近；一步法 RIA 易受白蛋白的影响，分析结果时应注意。

3. 正常值

目前国内使用最多的仍为一步法 RIA，各实验室报告的正常值略有差异。正常值范围：FT_3 3.54 ～ 10.16 pmol/L；FT_4 9.21 ～ 25.1 pmol/L。

4. 结果解释

多数 FT_3、FT_4 与 T_3、T_4 的变化相平行，FT_3/T_3、FT_4/T_4 彼此具有显著性相关。但在某些特殊情况下，FT_3/T_3、FT_4/T_4 的改变可出现分离。

（1）FT_3 和（或）FT_4 增高

1）甲状腺功能亢进症：甲状腺功能亢进症早期 T_3、T_4 测定尚正常时，FT_3 或 FT_4 即可出现升高。因此 FT_3、FT_4 诊断甲状腺功能亢进症的应用价值优于 T_3、T_4。

2）甲状腺激素抗体阳性：AITD 患者血中存在的 T_3、T_4 自身抗体，不仅可干扰 T_3、T_4 测值，亦可致 FT_3/T_3 或 FT_4/T_4 值发生分离。

3）引起 T_3、T_4 增高的因素常可使 FT_3、FT_4 升高。

（2）FT_3 和（或）FT_4 减低

1）甲状腺功能减退症：FT_4 是诊断该病的灵敏指标，而 FT_3 测定对甲状腺功能减退症的诊断意义不大。

2）ATD 治疗甲状腺功能亢进症的初期，FT_4 常可降至正常或低于正常，但 FT_3 仍高。当临床症状得到控制后，FT_3 才逐渐降至正常，即 FT_3 与临床甲状腺功能表现一致，是疗效观察的有效指标。FT_4 则意义不大。

3）非甲状腺疾病甲状腺功能异常综合征：可出现 FT_3 降低，而 FT_4 因 T_4 相对增多可正常。

4）甲状腺激素抗体阳性：详见后文“甲状腺自身抗体测定”。

5）药物影响：可引起 T_3、T_4 降低的药物均可致 FT_3、FT_4 测值降低。

5. 临床评价

对于亚临床甲状腺功能亢进症或甲状腺功能减退症，单独测定 FT_3、FT_4 意义不大，必须配合高灵敏 TSH 测定和（或）TRH 兴奋试验，才能明确诊断。

（三）血清 rT_3 测定

1. 原理

甲状腺激素在外周脱碘酶作用下，外环 5′位脱碘成为 3,3′,5– 三碘甲状腺原氨酸（T_3），而内环 5 位脱碘形成 3,3′,5–′三碘甲状腺原氨酸，即反 T_3（reverseT_3，rT_3）。正常人 rT_3 的生成很少，血中 98% 的 rT_3 与血浆蛋白结合，其中主要是 TBG。血清 rT_3 测定主要用于观察甲状腺激素的外周代谢情况。

2. 测定方法

rT_3 测定方法主要为 RIA。

3. 正常值

RIA 测定 rT_3 的正常值范围为 0.46 ～ 0.78 nmol/L，无男女性别差异。

4. 结果解释

（1）rT_3 增高

1）甲状腺功能亢进症：rT_3 可明显升高，其水平高低多与 T_4 变化平行。

2）非甲状腺疾病甲状腺功能异常综合征，即低 T_3 综合征：是发生于多种急、慢性全身性非甲状腺疾患，甲状腺功能检查主要表现为 rT_3 明显升高，T_3 及 T_3/rT_3 值下降，TSH 正常。rT3 异常增多系疾病造成外周 5′– 脱碘酶活性下降，rT_3 和 T_3 的代谢发生紊乱。

甲状腺激素代谢途径中的两个步骤：①由 T_4 转化为 T_3；②由 rT_3 再脱碘降解为 T_2。因此 5′– 脱碘酶活性降低可致 T_3 转化减少，T_4 堆积，rT_3

转化增多；由 rT_3 降解为 T_2 亦减少，致 rT_3（前体）堆积。但目前认为后一因素，即 $rT_3 \rightarrow T_2$ 减少更为重要。而且 rT_3 水平可因病情加重而进一步升高。若 T_3/FT_3 值明显下降，且 T_4 也出现降低，则提示病情危重，病死率高。

3）药物影响：引起 rT_3 升高的药物主要有丙硫氧嘧啶、地塞米松、普萘洛尔、胺碘酮及胺碘丙酸等。

4）生理性 rT_3 增高：主要见于新生儿。此系胎儿 T_3 由母体提供，自身生成少，出生前 rT_3 可增高，一般在出生后 5 天可降至正常范围。

5）TBG 增多症。

（2）rT_3 降低

1）甲状腺功能减退症：rT_3 的变化趋势与 T_4 一致，但下降程度不及 T_4 明显，因此 rT_3/T_4 值可升高，rT_3 测定对甲状腺功能减退症诊断的符合率优于 T_3。

2）TBG 减少症。

3）药物影响：苯妥英钠可竞争性地抑制 rT_3 与 TBG 的结合，增加 rT_3 的清除率，故可降低 rT_3 水平。

5. 临床评价

（1）T_3 降低，rT_3 升高，是鉴别甲状腺功能减退症与非甲状腺疾病甲状腺功能异常综合征的重要指标之一，但患有慢性肾功能衰竭低 T_3 综合征时 rT_3 不高，原因尚不清楚。

（2）rT_3 及 T_3/rT_3 值的变化在判断甲状腺疾病以外的其他急慢性疾病的严重程度和预后有参考意义。

（3）rT_3 可作为判断治疗甲状腺功能异常时用药量的参考指标。ATD 治疗甲状腺功能亢进症时，T_4 下降较快，rT_3 下降较慢，当 T_3 降至正常而 rT_3、T_4 均低于正常时，提示用药量过大；甲状腺功能减退症治疗时，若 rT_3、T_3 明显升高，即使 T_4 正常也表明药量应减少。

（4）诊断甲状腺功能亢进症时，如 FT_4、FT_3，或 TSH 测值可疑，若 rT_3 增高，则增加了诊断甲状腺功能亢进症的权重。

（四）血清促甲状腺激素测定

1. 原理

TSH 是垂体前叶 TSH 细胞分泌的激素，由 α、β 两个亚基组成。血中 TSH 不与蛋白质结合，呈游离形式存在。

2. 测定方法

近 10 年来，TSH 测定取得了显著进展，主要表现为分析灵敏度的极大提高。许多高灵敏 TSH 分析（s-TSH assay）方法及相应的试剂盒问世，为临床甲状腺疾病的诊治提供了可靠的依据。s-TSH 分析主要包括三类：免疫酶计量分析（IEMA）、免疫放射计量分析（IRMA）和免疫化学发光分析（ICMA）。s-TSH 分析相比传统 RIA 的优势在于：采用两株可识别 TSH 不同抗原决定簇的单克隆抗体来结合确定 TSH，因此特异性更高；采用非竞争抗原－抗体结合法，灵敏度较竞争性结合的 RIA 显著提高。

3. 正常值

由于采用不同的方法，正常值各有不同。目前国内广泛应用的 TSH 正常值：RIA 测定法为 0 ～ 10 mIU/L，IRMA 测定为 0.3 ～ 5.0 mIU/L，IEMA 测定为 0.3 ～ 4.5 mIU/L，ICMA 测定为 0.5 ～ 3.8 mIU/L。

4. 结果解释

（1）TSH 增高

1）原发性甲状腺功能减退症：血中 TSH 水平显著升高。即使在亚临床期，血中甲状腺激素测定值正常时，s-TSH 测值已升高。在几种指标中，s-TSH 测定是诊断原发性甲状腺功能减退症最灵敏的指标，因此是首选指标。

2）TSH 不适当分泌综合征：常表现为甲状腺激素（FT_4 多见）升高，基础及 TRH 刺激的 TSH 分泌升高或正常；血清 TSH 亚基（TSH-α）可升高，但 TSH-α/TSH 值＜ 1（垂体肿瘤性 TSH 分泌增多者除外）。

3）甲状腺疾病以外的其他危重疾病的恢复期：疾病危重期垂体对 T_3 的敏感性首先恢复，TSH 分泌出现恢复性增高。此时 TSH 水平与 T_3、FT_3 水平呈负相关，但与 T_4 相关性差。

（2）TSH 降低

1）继发性甲状腺功能减退症：本病是由于下丘脑和（或）垂体疾病

导致 TSH 分泌减少或缺乏，血中 TSH 水平降低。

2）甲状腺功能亢进症：血中增多的甲状腺激素，负反馈抑制垂体分泌 TSH，血中 TSH 水平明显低下，或不能测出。

3）库欣综合征或接受糖皮质激素治疗者：糖皮质激素可抑制垂体 TSH 细胞对 TRH 刺激作用的反应，使 TSH 分泌减少。

4）肢端肥大症：垂体分泌过多生长激素可诱发下丘脑分泌生长抑素增多，生长抑素有抑制垂体分泌 TSH 的作用。

5）药物影响：溴隐亭可直接抑制 TSH 分泌，但不影响其合成。

5. 临床评价

（1）TSH 测定对甲状腺疾病的诊断价值随采用的方法不同而改变。s-TSH 的优点突出，特别适用于甲状腺疾病亚临床阶段甲状腺功能的判断。因此，s-TSH 测定应作为诊断甲状腺功能异常的首选指标。

（2）s-TSH 与其他四项甲状腺功能指标，对早期甲状腺功能亢进症诊断和预测复发的符合率及灵敏性依次为：s-TSH $\geqslant$ FT_3 $>$ FT_4 $>$ T_3 $>$ T_4。动态 s-TSH 测定对甲状腺功能亢进症治疗中用药方案的调整也有指导意义。

（3）s-TSH 是诊断甲状腺功能减退症的最灵敏指标（继发性甲状腺功能减退症除外）。其使用价值与其他四项甲状腺功能指标相比依次为：s-TSH $>$ FT_4 $>$ T_4 $>$ FT_3 $>$ T_3。

（4）s-TSH 与 TRH 兴奋试验联合应用，可确定继发性甲状腺功能减退症的病变部位：TRH 刺激后 TSH 升高，表明病变多在下丘脑；若刺激后 TSH 水平不升高，则病变多在垂体。

（5）甲状腺功能检测新策略：s-TSH 测定的高灵敏性可区别正常 TSH 与甲状腺功能亢进症时降低的 TSH 水平。因此，s-TSH 可作为怀疑有甲状腺功能异常者进行筛查的首选指标。

（6）用于指导甲状腺癌根治术后甲状腺激素治疗剂量的调整。甲状腺素应足量，始终维持 TSH 达到受抑制水平，以防止癌症的复发。

二、甲状腺疾病有关抗体测定

（一）甲状腺球蛋白测定

1. 原理

甲状腺球蛋白（Tg）是甲状腺滤泡上皮细胞合成的一种糖蛋白，是 T_3、T_4 合成和贮存的场所。Tg 贮存于甲状腺滤泡腔内，仅极少量溢出到血中。血中 Tg 主要与 TBG 结合存在。

2. 测定方法

目前测定 Tg 最常用的方法是 RIA。

3. 正常值

0 ～ 15 μg/L。

4. 临床意义

（1）Tg 测定是甲状腺癌组织分型的重要指标。甲状腺滤泡上皮癌的血清 Tg 水平最高，甲状腺乳头状癌次之，而甲状腺髓样癌则完全正常。

（2）Tg 测定也是甲状腺癌术后随访的重要指标，以判断有无癌复发。

（3）Tg 测定可用于 Graves 病治疗后的疗效随访。Graves 病患者行手术或 ^{131}I 治疗后，Tg 常先升高，后降至正常，同时甲状腺功能也逐渐正常。若治疗结束时，Tg 水平仍高，提示停药后病情易复发。

（4）亚急性甲状腺炎时，Tg 升高明显，但当炎症控制后，Tg 迅速降至正常水平。因此，Tg 水平高低是判断亚急性甲状腺炎活动度的有效指标。某些无痛性甲状腺炎也可表现为持续性（可长达 8 个月）Tg 升高。

（5）新生儿血中若测不出 Tg，多提示存在先天性无甲状腺症。

（二）甲状腺自身抗体测定

甲状腺自身抗体是一类针对甲状腺激素（T_3、T_4）、Tg、甲状腺微粒体（Tm）或甲状腺过氧化物酶（TPO）和促甲状腺激素受体（TSH receptor）等抗原的免疫球蛋白。它们主要由甲状腺的淋巴细胞产生，常见于 AITD 患者体内，是机体自身免疫功能紊乱的标志。甲状腺自身抗体测定对甲状腺疾病的诊断、分类、治疗及预后判断有重要意义。

1. 甲状腺激素抗体测定

（1）原理　在部分甲状腺或非甲状腺疾病患者血中可检出甲状腺激素

抗体（TH–Ab），即 T_3 或 T_4 抗体（T_3Ab、T_4Ab）。其中以桥本甲状腺炎阳性率最高，其次为 Graves 病，再次为结节性或弥漫性甲状腺肿，甲状腺瘤阳性率最少，而少部分正常人体内也可检出低度的 TH–Ab。

（2）*测定方法*　目前广泛应用的 T_3、T_4、FT_3、FT_4 测定，均采用标记免疫分析技术。当样品中存在 TH–Ab 时，即可干扰分析测定的免疫反应，使结果出现偏差。以 T_3 的 RIA 为例：若样品中含有自身抗体 T_3Ab，则反应中的 $^{125}I–T_3$ 不仅被试剂抗体结合，还可被 T_3Ab 结合，使标记抗原 – 抗体复合物形成增多，当用 PEG（聚乙二醇）沉淀复合物后，沉淀物的放射性计数增高，测定结果低于实际水平；若用双抗体法分离标记抗原 – 抗体复合物，由于分离剂中的第二抗体只结合第一试剂抗体，而不与 T_3Ab（人 IgG）结合，导致沉淀物中有 $^{125}I–T_3$ 与第一试剂抗体形成的免疫复合物放射性减少，测值高于实际水平。

对于疑有 TH–Ab 的标本，可采用抗原结合技术测定 TH–Ab：将血样与 $^{125}I–T_3$（或 T_4）反应，经分离后，测定沉淀物的放射性并计算出结合率，确定其阴阳性；若阳性，还可将标本稀释后，同法测定其滴度。

（3）*临床意义*

1）血中存在 TH–Ab 时，可干扰 T_3/FT_3、T_4/FT_4 测定，结果出现假性降低（PEG 法）或假性升高（双抗体法或固相法）。当 AITD 患者血清甲状腺激素测定结果与临床不符时，应进行 TH–Ab 测定。

2）TH–Ab 对 T_3、T_4 或 FT_3、FT_4 测定的干扰，既可使结果出现 T_3/FT_3 或 T_4/FT_4 变化一致的假性升高或降低（分离方法相同时），也可因使用的分离方法不同，使结果被干扰的趋势完全相反。

2. 甲状腺球蛋白抗体和甲状腺微粒体抗体测定

（1）*原理*　现已证实 Tm 即是 TPO，它存在于甲状腺滤泡上皮细胞高尔基复合体的光面内质网上。患有 AITD 或其他造成甲状腺组织破坏的疾病时，Tg 和 Tm（TPO）大量释放入血，即可诱发机体产生相应的自身抗体。血中甲状腺球蛋白抗体（TgAb）和甲状腺微粒体抗体（TmAb）的存在反映了机体自身免疫功能的紊乱。

（2）*测定方法*　检测两种抗体的方法有：血凝法、RIA 法和 ELISA 法，其中以 RIA 法最为常用。

（3）正常值　RIA 测定的正常值范围为 TgAb < 30%，TmAb < 20%。

（4）临床意义

1）TgAb 和 TmAb 是鉴别 AITD 和非 AITD 的主要指标。桥本甲状腺炎和 Graves 病患者血中 TmAb 的阳性率分别为 95% ～ 100% 和 60% ～ 85%；TgAb 的阳性率分别为 40% ～ 60% 和 30% 左右。但 Graves 病患者两种抗体的滴度低于桥本甲状腺炎，多为轻中度增高，且维持时间较短，半年左右随着甲状腺功能亢进症控制即阴转。若甲状腺功能亢进症已得到控制，抗体仍持续阳性，呈滴度不断升高，应疑为桥本甲状腺炎，即桥本甲状腺炎伴甲状腺功能亢进。在特发性黏液性水肿患者，TmAb 的阳性率为 80% ～ 90%，TgAb 阳性率也可达 70% 左右。

2）使 TmAb 和 TgAb 降低的因素有：桥本甲状腺炎患者接受甲状腺制剂替代治疗；甲状腺全切或次全切除术后；使用丙硫氧嘧啶及糖皮质激素治疗。此外，儿童和妊娠期桥本甲状腺炎患者，其 TmAb 和 TgAb 多呈弱阳性。

3. TSH 受体抗体测定

（1）原理　TSH 受体抗体（TRAbs）有刺激型和阻断型两类，甲状腺刺激抗体（TSAb）和甲状腺阻断抗体（TBAb）分别是其代表。TSAb 有 TSH 样作用，可促进甲状腺合成和分泌 T_3、T_4；TBAb 则可干扰或阻断 TSH 与受体的结合，抑制甲状腺激素的生成。

（2）测定方法　TRAbs 测定分为两大类：生物学法和放射受体分析法（RRA）。前者是利用猪甲状腺细胞、Graves 病患者甲状腺组织或豚鼠细胞株与样品血清反应，通过测定细胞或组织中 cAMP 的变化来判断 TRAbs 的存在及类型。RRA 则是利用人或猪甲状腺细胞膜受体制剂与 ^{125}I–TSH 和待测血清反应，通过测定 ^{125}I–TSH 与膜受体结合被抑制的程度，计算出 TRAbs 的含量。生物学法特异性高、灵敏，但昂贵且操作烦琐；RRA 具有简便、灵敏等优点，且目前已有商品试剂盒供应，但因其不能区别 TSAb 和 TBAb，故特异性稍差。RRA 法实际测定的是一大类甲状腺结合免疫球蛋白（TBI）。

（3）正常值　RRA 测定 TRAbs 的正常值范围为 0 ～ 20 U/L。生物学法测值各实验室间差异较大。

（4）临床意义

1）TRAbs 是诊断 Graves 病等 AITD 的主要指标。

2）TRAbs 测定对 Graves 病患者预后判断有重要意义。若用 ATD 前 TRAbs 测值较高，则病情不易缓解；病情缓解停药时，若 TRAbs 活性仍高，提示 Graves 病复发的可能性大，且 TRAbs 测值愈高，复发愈快。

3）缺碘地区用 TRAbs 判断 Graves 病患者对治疗的反应和预后准确性差。

4）TRAbs 是预测 AITD 孕妇后代甲状腺功能状态的重要指标。TRAbs 可经胎盘至胎儿，故 TRAbs 测定最好在怀孕 3 个月内进行，妊娠中晚期 TRAbs 的阳性度可降低。

5）TRAbs 测定可用于其他方法不能区分的甲状腺性和非甲状腺性突眼的鉴别诊断。如 Graves 眼病，即使甲状腺功能正常，TRAbs 亦可升高。

三、功能试验

（一）促甲状腺激素释放激素兴奋试验

1. 原理

促甲状腺激素释放激素（TRH），是下丘脑分泌的三肽激素，它能促进垂体前叶的促甲状腺细胞合成和分泌 TSH。TSH 刺激甲状腺分泌甲状腺激素（T_3、T_4）。当血液循环中甲状腺激素（主要是 T_3）升高时，反馈性抑制 TSH 的分泌，并阻断 TSH 对 TRH 的反应。反之，若血中甲状腺激素降低，则 TSH 基础水平升高，同时，垂体 TSH 对 TRH 的反应亦增强。注射人工合成的 TRH，观察 TSH 对 TRH 的反应，可了解垂体 TSH 的储备功能。无反应者提示垂体分泌 TSH 的细胞功能丧失，反应延迟者提示下丘脑病变。

此外，TRH 兴奋试验还可用于诊断肢端肥大症及催乳素瘤。因垂体前叶生长激素瘤组织细胞膜上存在异常的 TRH 受体，垂体前叶催乳素分泌细胞也受 TRH 的兴奋影响而分泌增加。

2. 方法

（1）试验日无须禁食，患者可以活动，先采血测 TSH 作对照值。

（2）用标准剂量 500 μg 人工合成的 TRH，溶于 2～4 mL 生理盐水中，快速静脉注射。

（3）于注射 TRH 后 15、30、60、90 分钟分别采血，测定血清 TSH 水平。若为诊断肢端肥大症，则测血 GH；为诊断催乳素瘤，则测血 PRL。

3. 结果解释

（1）甲状腺疾病

1）正常反应：静脉注射 TRH 后，血清 TRH 水平迅速升高，于 15 ～ 30 分钟达最高峰，以后逐渐降至基础水平。正常人注射 TRH 后，30 分钟 TSH 可升至 10 ～ 30 mIU/L，女性反应较男性高。

2）TSH 对 TRH 的反应性升高，其临床意义如下：①原发性甲状腺功能减退者，TSH 基础水平升高，注射 TRH 后，TSH 增高显著而持久，表明垂体 TSH 储备功能正常，为活跃反应；②下丘脑病变所致甲状腺功能减退（丘脑性甲状腺功能减退症），TSH 对外源性 TRH 反应性增高，但高峰延迟，多出现在 60 ～ 90 分钟，为延迟反应。

3）TSH 对 TRH 的反应性降低，其临床意义如下：①甲状腺功能亢进症，由于血中高浓度的 T_3 和 T_4 对垂体 TSH 细胞的抑制作用，故注射 TRH 后 TSH 不升高，为无反应；②甲状腺有自主性分泌功能的组织，如毒性腺瘤或轻度弥漫性甲状腺肿，其所分泌的 T_3、T_4 足以抑制垂体 TRH 细胞的功能，但还未能引起甲状腺功能亢进症的表现，此时 TRH 兴奋下的 TSH 释放已受到抑制；③眼型 Graves 病患者对 TRH 刺激反应低下；④甲状腺癌手术切除后，以及其他原因所致甲状腺功能减退症患者，用甲状腺激素作替代治疗，若替代过量，则 TRH 刺激反应低下；⑤垂体性甲状腺功能减退症时，TSH 基础值较低，注射 TRH 后 TSH 亦无升高。

（2）肢端肥大症　患者在注射 TRH 后，血 GH 增高大于基础值的 50%，增高绝对值＞ 10 μg/L。正常人无反应。

（3）催乳素瘤　催乳素瘤患者，血 PRL 基础值高，注射 TRH 后，PRL 升高低于基础值的 2 倍，呈相对自主性高分泌状态。正常人注射 TRH 后，血 PRL 分泌明显升高，男性升高值为基础值的 6 倍以上，女性升高值为基础值的 8 倍以上。

4. 注意事项

（1）静脉注射 TRH 后，部分患者可出现恶心、有尿意、面红、头痛等不良反应，但症状较轻，为时短暂，多在数分钟内消失，无须特殊处理。

（2）原发性甲状腺功能减退症患者，若血 TSH 基础水平已明显升高，诊断已明确，无须做此试验。

（3）某些药物如糖皮质激素、甲状腺制剂、β 受体阻滞剂、左旋多巴等，均可使 TSH 对 TRH 的刺激反应降低，最好在试验前 1 周停药。此外，雌激素、茶碱、过量的抗甲状腺药物能增强 TSH 对 TRH 刺激的反应，故解释结果时应注意。

（二）甲状腺 ^{131}I 吸收率及抑制试验

1. 原理

I 是合成甲状腺激素所必需的原料。放射性 ^{131}I 与非放射性 I 的化学性质相同，而物理性质不同（能否发射出射线）。若以放射性 ^{131}I 取代非放射性 I 进行示踪，它可以相同方式被甲状腺摄取、浓聚并用于合成甲状腺激素，即参与甲状腺内外碘代谢的全过程。通过探测仪器从体外动态测定甲状腺部位的放射性计数，即可获得有关甲状腺摄 I 速度及量变化的资料。这些资料在一定程度上反映了甲状腺的功能状态。因此，可做出对甲状腺功能的判断。

在正常情况下，甲状腺的吸 ^{131}I 功能受垂体分泌的 TSH 控制，与血液循环中甲状腺激素水平之间存在着反馈调节关系。当血液中甲状腺激素水平增高时，通过反馈调节使 TSH 分泌量减少，从而导致甲状腺吸 ^{131}I 率的下降；反之则升高。甲状腺功能亢进时，由于受体液中非垂体的病理性甲状腺刺激物（如 TSH 受体抗体）的影响或甲状腺滤泡上皮细胞的自主功能，致使甲状腺吸 ^{131}I 率不受 TSH 控制而升高。因此，可通过外源性给予甲状腺激素的方式，升高血液中的甲状腺激素水平，再进行吸 ^{131}I 率测定。比较给予甲状腺激素前后两次的吸 ^{131}I 率，可做出垂体－甲状腺轴的反馈调节是否正常的判断。

2. 方法

（1）吸 ^{131}I 率测定　空腹口服 74 MBq 的 $Na^{131}I$，于服药后的第 2、4 和 24 小时分别测定颈前区（甲状腺）的放射性计数，并与同期测得的等量标准源的放射性计数进行比较，按下列公式计算出甲状腺吸 ^{131}I 率：

甲状腺吸 ^{131}I 率（%）＝甲状腺部位的放射性计数 / 标准源的放射性计数 ×100%。

将 3 个时相的吸 ^{131}I 率绘于半对数坐标纸上，得出吸 ^{131}I 率 – 时间变化曲线。分析曲线可以获得峰值、高峰出现时间等参数，通过与正常值比较，可做出甲状腺功能的判断。

（2）抑制试验

按常规方法测定吸 ^{131}I 率后，如需做抑制试验，则可给予干甲状腺片（120 mg/d，连续两周）或给予三碘甲状腺原氨酸（120 μg/d，连续 1 周），再进行第 2 次吸 ^{131}I 率测定，并按下列公式算出抑制率（%）：

抑制率（%）＝（首次测得第 24h 吸 ^{131}I 率 – 第 2 次测得第 24h 吸 ^{131}I 率）/ 首次测得第 24h 吸 ^{131}I 率 ×100%。

1）正常参考值：因各地的地理条件、饮食习惯以及检测仪器的条件等不尽相同，各实验室的正常值也不同。下述各值可作为分析判断的正常参考值：

①吸 ^{131}I 率：2h 10% ～ 30%，4h 15% ～ 40%，24h 25% ～ 50%；

②抑制率：＞ 50%，或第 2 次 24h 吸 ^{131}I 率降至正常水平以下。

2）临床意义：甲状腺吸 ^{131}I 率是一种反映甲状腺功能状态的指标，而不是对某一疾病诊断的特异性指标。而且许多生理和病理的情况，均可导致甲状腺吸 ^{131}I 率发生异常。例如青春期、妊娠晚期和绝经期妇女，以及甲状腺功能亢进症、地方性甲状腺肿、单纯性甲状腺肿等甲状腺疾病，甚至活动性风湿病、慢性肝病等非甲状腺疾病等，均可出现吸 ^{131}I 率增高。未经治疗的甲状腺功能亢进症患者，除吸 ^{131}I 率增高外常有高峰提前出现的情况。除甲状腺功能减退症外，充血性心力衰竭、高血压以及某些药物的影响，均可导致吸 ^{131}I 率降低。因此，在临床分析结果时必须结合临床资料综合判断。

甲状腺抑制试验是了解垂体 – 甲状腺轴反馈调节关系的重要评价指标。以抑制率＜ 50% 或无抑制作为判断标准，来鉴别诊断甲状腺功能亢进症的准确率可达 95%。本试验还可用于鉴别浸润性突眼与眶内肿瘤所致的突眼，前者经抑制试验后吸 ^{131}I 率不受抑制，而后者则表现为明显受抑制。

3）注意事项：①因含 I 丰富的食物（如海产食物等）和多种药物

（如含 I 或溴的制剂、过氯酸盐、抗甲状腺药物以及甲状腺激素等）可降低或抑制甲状腺的吸 ^{131}I 率，故行吸 ^{131}I 率检查前应至少停药两周；②心脏病患者特别是有心房纤颤或心功能衰竭的患者，禁忌做抑制试验。

（三）过氯酸钾排泌试验

1. 原理

正常时，口服无机碘被甲状腺摄取后，在过氧化物酶的参与下立即被氧化成碘分子，并与甲状腺球蛋白上的酪氨酸结合成有机碘，用于合成甲状腺激素。当甲状腺的过氧化物酶系统有缺陷时，无机碘的氧化过程受阻，并以无机碘的形式停留于腺泡内。过氯酸盐具有阻止甲状腺从血中摄取碘离子和促使甲状腺内无机碘离子释放的作用，但对有机碘无促排作用。因此，可以通过外源性给予定量的过氯酸盐，并比较给药前后测得吸 ^{131}I 率的变化，便可得知甲状腺的过氧化物酶系统有无缺陷。

2. 方法

空腹口服 Na ^{131}I 74 MBq，给药后 2 小时，按常规方法测定吸 ^{131}I 率（A），立即口服过氯酸钾 400 mg（儿童按 10 mg/kg），1 小时后再测吸 ^{131}I 率（B），按下述公式计算释放率（%）：

$$释放率（\%）=（A-B）/A\times100\%。$$

3. 正常参考值

甲状腺功能正常者，释放率＜ 10%。

4. 临床意义

本检查主要用于协助判断甲状腺的酪氨酸碘化功能有无缺陷，当因某些疾病使酪氨酸碘化受阻时释放率＞ 10%。临床上出现酪氨酸碘化缺陷的疾病有慢性淋巴细胞性甲状腺炎、先天性过氧化物酶缺少症、家族性酶缺陷克汀病及耳聋甲状腺综合征（Pendred syndrome）等。

四、其他检查

（一）放射性核素甲状腺显像

1. 原理

甲状腺能从血液循环中摄取无机碘离子和锝离子。其中，被摄取的碘离子将立即有机化，并逐渐用于合成甲状腺激素。当外源性给予放射性碘或锝后，它们即被甲状腺摄取而停留于甲状腺组织内，其分布状况反映了该部位甲状腺组织的摄取功能。当甲状腺有病变时，病变组织对其的摄取能力发生变化，其分布也将发生相应改变。若用显像仪从体外获取甲状腺的放射性分布影像，则可获得甲状腺的形态和功能变化的有关资料，为临床诊断疾病提供参考。

2. 方法

核素甲状腺显像可分为甲状腺放射性核素动态和静态显像两类。

（1）甲状腺放射性核素动态显像　肘静脉内快速注入 370 ～ 740 MBq 的 $^{99m}TcO_4^-$（过锝酸盐），同时启动闪烁照相机，按 2 秒 / 帧速度拍摄示踪剂随血流到达甲状腺及其被甲状腺摄取的动态变化影像 30 秒，以了解甲状腺的血流灌注及分布情况。

（2）甲状腺静态显像　用 ^{131}I 显像时，需先测定甲状腺的 ^{131}I 吸收率，并据此算出显像时应给予的剂量。口服此示踪量的 ^{131}I，于 24 小时后行甲状腺显像。用 $^{99m}TcO_4^-$ 时，静脉注射 37 ～ 185 MBq 的 $^{99m}TcO_4^-$，30 分钟后显像。

3. 临床意义

（1）正常图像　正常甲状腺的动态影像表现为：锁骨下静脉首先显影，8 ～ 12 秒时双侧颈动脉显影，12 ～ 14 秒期间在颈静脉显影的同时双侧甲状腺开始显影，以后随着颈部血管影的消退，甲状腺影像的密度逐渐增强，此影密度的强弱与甲状腺的功能状况有关。

正常甲状腺的静态影像表现为：位于颈正中，甲状软骨的前下方，呈蝶形，分左右两叶，其间为峡部。甲状腺的形态存在着正常变异，常见的有马蹄形、笔架形（为一叶内上方或峡部向上延伸的锥形叶所致）。甲状腺的右叶常比左叶大，每叶的上下径为 4.5 cm，宽为 2.5 cm。除周边区域的放射性分布稍显稀疏外，整个腺体内的放射性分布均匀。

（2）异常图像的临床意义

1）异位甲状腺：正常甲状腺区域不见放射性分布，而在舌根部或胸骨后发现一异常的放射性浓集影，该影呈团块状。在能排除甲状腺癌转移灶的情况下，^{131}I 甲状腺显像对异位甲状腺的诊断有独特价值。

2）放射性分布异常：甲状腺内的放射性分布状况是判断甲状腺局部

组织功能的重要依据。当甲状腺内有结节病变时，对其功能判断尤为重要。对甲状腺结节的功能判断常以邻近正常腺组织内的放射性分布为标准比较进行。甲状腺结节的放射性分布变化可分为三类：热结节、温结节和冷结节。三者的影像表现分别为结节区的放射性分布高于、相当于、低于正常腺组织的放射性分布。热结节表示该区吸 ^{131}I 功能增强，属这类改变的疾病有功能自主性甲状腺腺瘤、结节性甲状腺肿的功能自主性结节及个别分化较好的滤泡型甲状腺癌等；温结节摄取 ^{131}I 的能力与正常甲状腺组织相近，属这类改变的疾病有甲状腺腺瘤、结节性甲状腺肿及甲状腺炎等；冷结节包括摄 ^{131}I 能力低于正常甲状腺组织，或完全无摄 ^{131}I 能力的两类病变组织，属这类改变的疾病有甲状腺囊肿、甲状腺内出血、甲状腺腺瘤、甲状腺癌及亚急性或慢性淋巴细胞性甲状腺炎等。在上述三种类型的结节中，热结节和温结节属有功能的结节，它们属于恶性病变的可能性小；而冷结节则有可能属恶性病变。如需进一步定性，可做甲状腺亲肿瘤显像。

3）功能性甲状腺癌转移灶的定位诊断：放射性 ^{131}I 甲状腺显像对功能性甲状腺癌转移灶的定位诊断有较大的实用价值。由于正常甲状腺组织存在时，转移灶摄取 ^{131}I 的能力很差，因此必须先除去甲状腺组织（手术根治或大剂量 ^{131}I 破坏），以提高转移灶的摄 ^{131}I 能力，再进行全身 ^{131}I 显像。

4）甲状腺动态显像的临床应用：甲状腺的动态显像与静态显像配合，用于鉴别诊断甲状腺疾病。甲状腺功能亢进时，甲状腺的血流灌注明显增高，且显影时间明显提前，其影像几乎与颈动脉显影同时出现；甲状腺功能减退时，甲状腺的血流灌注减少，显影时间后延，且影像的放射性分布密度减弱。动态显像还可以用于鉴别诊断结节，如动态显像中结节区的血流灌注差或无灌注，而静态影像中该区呈冷结节改变，则此种结节多为囊性变或有出血；若结节区有血流灌注则多为实质性病变。

（二）甲状腺超声检查

1. 概述

甲状腺位置表浅，腺体增生或长肿块时常较早被患者发现，但仅靠触诊难以判断肿块的大小及性质，B 型超声可以测定甲状腺的大小，确定肿块的数目、大小及物理性质，在甲状腺疾病诊断中发挥了重要作用。彩色多普勒超声可以提供甲状腺动脉、腺体、肿块内部及周边的血流动力学信息，提高了甲状腺疾病超声诊断的正确率。超声检查是甲状腺疾病普查、筛选的最佳方法之一。

2. 目的

（1）确定甲状腺肿大是弥漫性或局限性。

（2）确定肿物是否位于甲状腺内。

（3）鉴别肿物是囊性或实性。

（4）确定肿物是单发或多发。

（5）判断肿物可能是良性或恶性。

（6）对手术后或用药后的疗效随访。

（7）高频超声可以发现＜ 5 mm 的结节及数量。

3. 适应证

（1）甲状腺肿　如甲状腺功能亢进症、单纯性甲状腺肿、结节性甲状腺肿。

（2）甲状腺炎　如急性化脓性甲状腺炎、亚急性甲状腺炎、桥本甲状腺炎、硬化性甲状腺炎。

（3）甲状腺肿瘤　如甲状腺腺瘤、甲状腺囊腺瘤、甲状腺癌。

（4）甲状腺囊肿。

4. 检查方法

（1）仪器　彩色多普勒超声诊断仪，线阵式、高频探头，频率 7.5 ～ 10 MHz。

（2）检查前准备　患者一般无须特殊准备。

（3）体位　常规采用仰卧位，颈后垫一枕头，充分暴露颈部。

（4）步骤　颈部甲状腺区涂耦合剂后直接扫查，包括纵断和横断扫查。

1）二维超声扫查：全面了解甲状腺形态、大小、包膜、内部回声、有无异常回声团块及特征，有无颈部淋巴结肿大。

2）彩色多普勒超声：观察腺体内的彩色血流分布、异常回声团块周边及内部彩色血流多少，显示甲状腺动脉彩色血流束。

3）频谱多普勒超声：测量甲状腺动脉的血流参数，包括 Vmax、

Vmin、Vmean、PI、RI，判断肿块周边及内部血流的性质。

5. 结果解释

（1）正常甲状腺超声　正常甲状腺长径 4 ～ 5.5 cm，左右径 2 ～ 2.5 cm，前后径 1 ～ 2 cm，峡部 2 ～ 4 mm。甲状腺两叶的后外方有颈总动脉和颈内静脉。

横断扫查：甲状腺左右侧叶位于气管两旁，两者之间有峡部相连，略呈马蹄形，包膜完整光滑，内部为均匀细点状回声，稀疏点状血流信号。甲状腺动脉内径约 1.5 mm，频谱呈单向血流，收缩与舒张持续灌注，Vmax 20 ～ 40 cm/s。

纵断扫查：甲状腺如长三角形，上窄下宽。

（2）甲状腺疾病状态

1）甲状腺功能亢进症：①甲状腺弥漫性、对称性增大；②内部回声呈稍强密集点状；③腺体血流信号明显增加，称为“甲状腺火海”；④甲状腺动脉内径增宽达 2 ～ 3 mm，血流显著加速，Vmax 70 ～ 90 cm/s，阻力减低，PI ＜ 1.0，RI ＜ 0.6。

2）单纯性甲状腺肿：①甲状腺弥漫性、对称性增大；②内部回声均匀；③腺体血流信号不增加；④甲状腺动脉测值正常。

3）结节性甲状腺肿：①甲状腺非对称性增大；②内部呈多个大小不等的低回声结节，结节间可见正常的甲状腺组织；③腺体血流信号无明显增加；④甲状腺动脉测值正常。

4）甲状腺炎：包括急性化脓性甲状腺炎、亚急性甲状腺炎、桥本甲状腺炎和硬化性甲状腺炎。

急性化脓性甲状腺炎：①甲状腺非对称性肿大；②局部呈不均质回声增强区，形成脓肿时，可见不规则的无回声区；③腺体血流轻度增多，流速增快，分布不均匀；④甲状腺动脉血流流速稍高。

亚急性甲状腺炎：①甲状腺稍大，包膜增厚；②内部呈片状低回声，不均匀，形态不规则，边界模糊，后期片状低回声区可间杂强回声；③局部血流信号较丰富，分布密集呈点状，流速较低；④甲状腺动脉无改变。

桥本甲状腺炎：①甲状腺弥漫性、对称性增大，峡部增大明显，被膜光滑完整；②内部呈不均匀细点状回声，弥漫分布或呈结节状；③腺体内血流信号弥漫性增多；④甲状腺动脉血流流速增高，但低于甲状腺功能亢进症。

硬化性甲状腺炎：①甲状腺大小正常；②内部呈不均匀的增强回声；③腺体内血流信号稀少；④甲状腺动脉测值正常。

5）甲状腺肿瘤：包括甲状腺腺瘤、囊腺瘤和甲状腺癌。

甲状腺腺瘤：①甲状腺内可见圆形或椭圆形结节，边界清楚、完整，常有包膜；②结节内部呈均匀低回声，少数呈中等或稍强回声，周边常有晕环，囊性变时，其内出现不规则液性暗区；③团块周边血流信号明显增加；④甲状腺动脉测值正常。

囊腺瘤：①甲状腺内圆形或椭圆形液性暗区，边界清楚、规则，内壁上有乳头状组织突向腔内；②团块周边和乳头处血流信号增加；③甲状腺动脉测值正常。

甲状腺癌：①乳头状癌无包膜，边界不清，内部以低回声为主，强弱不等，可见砂粒状钙化灶，其内外血流信号均增加；②滤泡状癌类似囊肿，呈无回声；③甲状腺动脉测值多正常；④常有颈部淋巴结肿大。

（3）*超声检查的局限性* 由于超声属影像诊断，并无特异性，如滤泡状癌亦显示无回声，良性、恶性结节均可有钙化，彩色多普勒血流显像亦有交叉现象，给诊断带来一定困难。因此必须结合临床，综合判断。超声引导下穿刺细胞学检查和组织学检查，可为临床提供重要的病理学诊断依据。

（三）甲状腺细针穿刺细胞学检查

1. 概述

甲状腺肿大或结节、包块，临床上十分常见。其病因较多，有时仅从临床难以做出准确诊断。虽然许多检查，如甲状腺激素测定、免疫学检查、甲状腺吸碘率、甲状腺扫描或显像、B 超以及 CT、MRI 等能从不同的角度提供帮助，但甲状腺细针穿刺细胞学（FNAC）检查更能直接地提供细胞学病理依据。此法具有较高的准确性，方法简便、安全，有较好的实用性。

2. 适应证

甲状腺结节或包块、甲状腺囊肿，或原因不明的甲状腺肿块。

3. 方法

患者取仰卧位，肩胛部垫置一枕头，使颈保持过伸位。局部消毒铺巾，除个别对疼痛特别敏感者外，一般无须用局部麻醉。术者用左手固定甲状腺结节或穿刺部位，右手持 10 mL 干燥注射器（空针内保留约 2 mL 空气）、接 8 ～ 9 号或 22 ～ 25 号针头，徐徐刺入甲状腺结节或组织内，进行抽吸。必要时，可将针头更换方向及深度抽吸。当发现少许抽吸物经针头进入注射器内时，即拔出针头，将针头和针头内的抽吸物驱至玻片上，涂片送检。

4. 注意事项

（1）严格无菌操作。

（2）当抽吸完毕拔出针头时，应立即用消毒纱布覆盖，用手指紧压局部数分钟，以防止穿刺部位出血。

（3）若所用穿刺针头过大，组织损伤相对较大，易引起出血，其后还可能发生局部纤维化，而细针穿刺组织损伤小，出血少，抽吸物做细胞分析好。

（4）当局部组织纤维化明显时，有时会发生干抽，成功率低。此时应改变穿刺方向及深度以便获得组织物，并应避免抽吸血液过多，影响细胞分析。

5. 临床评价

FNAC 检查的诊断准确率可达 95%，假阳性率为 0.3% ～ 3.5%，假阴性率为 1% ～ 21.6%。因此，重复穿刺、获得满意组织标本是减少漏诊、误诊的重要方法。对细胞学诊断可疑者，必要时可将抽吸液做 DNA 分析及流式细胞计数等，有利于提高诊断率。

第三节　性腺功能检查

一、激素六项测定

性激素六项包括垂体分泌的促性腺激素——卵泡刺激素（FSH）、黄体生成素（LH）、催乳素（PRL），卵巢分泌的性激素——雌激素（E）、孕激素（P）、雄激素（T）。通过检测这些血清的激素水平，可了解女性的卵巢基础功能，并对生殖内分泌疾病进行诊断。

（一）性激素检查时间

性激素检查最好在月经来潮的第 2 ～ 3 天，这一段时间属于卵泡早期，可以反映卵巢的功能状态。但对于月经长期不来潮而且又急于了解检查结果者，则随时可以检查。

（二）性激素临床意义

1. 卵泡刺激素和黄体生成素

FSH 的生理功能是促进卵泡成熟及分泌雌激素。LH 正常的生理功能主要是促进女性排卵和黄体生成，以促进黄体分泌孕激素和雌激素。

（1）卵巢功能衰竭　基础 FSH ＞ 40 U/L、LH 升高或＞ 40 U/L，为高促性腺激素（Gn）闭经，即卵巢功能衰竭；若发生于 40 岁以前，则称为卵巢早衰（premature ovarian failure, POF）。

（2）下丘脑或垂体功能减退　基础 FSH 和 LH 均＜ 5 U/L，为低 Gn 闭经，提示下丘脑或垂体功能减退。区别两者需借助促性腺激素释放激素（GnRH）兴奋试验。

（3）卵巢储备功能不良（DOR）　基础 FSH/LH ＞ 2，提示 DOR（FSH 可以在正常范围），是卵巢功能不良的早期表现；基础 FSH ＞ 12 U/L，下周期复查，连续＞ 12 U/L 提示 DOR。

（4）多囊卵巢综合征（polycystic ovary syndrome, PCOS）　基础 LH/FSH ＞ 2，可作为诊断 PCOS 的主要指标（基础 LH 水平＞ 10 U/L 即为升高，或 LH 维持正常水平，而基础 FSH 相对低水平，就形成了 LH 与 FSH

比值升高）。

（5）卵巢早衰隐匿期　检查 2 次基础 FSH ＞ 20 U/L，可认为是卵巢早衰隐匿期，提示 1 年后可能闭经。

2. 雌二醇（E_2）

雌激素是卵巢分泌的主要激素之一，对维持女性生殖功能及第二性征有重要的作用。性激素六项中检测雌激素主要指雌二醇。

（1）提示生育能力下降　基础雌二醇在 165.2 ～ 293.6 pmol/L（45 ～ 80 pg/mL）时，无论年龄与 FSH 如何，均提示生育力下降。基础雌二醇≥ 367 pmol/L（100 pg/mL）时，卵巢功能更差，即使 FSH ＜ 15 U/L，也基本无妊娠可能。

（2）提示卵巢早衰　基础雌二醇水平＜ 73.2 pmol/L，提示卵巢早衰。

（3）监测　它是监测卵泡成熟和卵巢过度刺激综合征（OHSS）的指标。

（4）诊断有无排卵　无排卵时激素无周期性变化，常见于无排卵性功能失调性子宫出血、多囊卵巢综合征及某些绝经后出血。

（5）诊断女性性早熟　临床多以 8 岁之前出现第二性征发育诊断为性早熟，血雌二醇水平＞ 275 pmol/L 为诊断性早熟的激素指标之一。

3. 催乳素

催乳素是由垂体前叶的泌乳滋养细胞分泌的蛋白质激素，在非哺乳期，女性 PRL 正常值为 5.18 ～ 26.53 ng/mL。

PRL 水平随月经周期波动较小，但具有与睡眠相关的节律性，入睡短期内分泌增加，醒后 PRL 下降，下午较上午升高，餐后较餐前升高。根据这种节律分泌特点推断大约上午 9 ～ 10 时是其分泌的低谷，应在此时空腹抽血。PRL 的分泌受多种因素的影响，如饱食、寒冷、性交、情绪波动、刺激乳房等均会导致 PRL 升高。故一次检测值偏高不足以诊断为高催乳素血症，需排除以上影响因素后重复测 1 ～ 2 次，连续 2 次高于正常范围方可诊断。

PRL ≥ 25 ng/mL 或高于实验室设的正常值为高催乳素血症，但需排除怀孕、药物及甲状腺功能减退的影响。PRL ＞ 50 ng/mL 者，约 20% 有垂体催乳素瘤；PRL ＞ 100 ng/mL 者，约 50% 有催乳素瘤，可行垂体 CT

或磁共振检查。PRL 水平升高还见于性早熟、原发性甲状腺功能减退、卵巢早衰、黄体功能欠佳、长期哺乳、神经精神刺激和使用药物（如氯丙嗪、避孕药、大量雌激素、利血平等）。10% ～ 15% 的多囊卵巢综合征患者表现为轻度的高催乳素血症，可能为雌激素持续刺激所致。PRL 降低可见于席汉综合征、垂体功能减退、单纯性催乳素分娩缺乏、使用抗 PRL 药物等。

4. 睾酮（T）

女性体内的睾酮主要由卵巢和肾上腺分泌的雄烯二酮转化而来。男性体内的睾酮几乎是由睾丸间质细胞合成，刺激内外生殖器的分化发育，参与男性性功能及第二性征的出现和维持。

（1）卵巢男性化肿瘤　女性短期内出现进行性加重的雄激素过多症状及血清雄激素升高往往提示卵巢男性化肿瘤。

（2）多囊卵巢综合征　睾酮水平通常不超过正常范围上限 2 倍，雄烯二酮常升高，脱氢表雄酮正常或轻度升高。若治疗前雄激素水平升高，治疗后应下降，故血清雄激素水平可作为评价疗效的指标之一。多囊卵巢综合征患者，血睾酮值呈轻度到中度升高，这既是长期不排卵的结果，又是进一步影响不排卵的原因。

（3）肿瘤　肾上腺皮质增生肿瘤血清雄激素异常升高，睾酮水平升高超过正常值上限 2 倍以上者，应首先排除卵巢或肾上腺有分泌雄激素的肿瘤。

（4）两性畸形　男性假两性畸形及真两性畸形，睾酮水平在男性正常值范围内；女性假两性畸形，睾酮水平在女性正常值范围内。

（5）女性多毛症　测血清睾酮水平正常时，多系毛囊对雄激素敏感所致。

（6）高催乳素血症　女性有雄激素过多症状和体征，但雄激素水平在正常范围内者，应测定血清催乳素水平。

5. 孕酮（P）

卵泡期早期卵巢是不合成孕酮的，当 LH 排卵峰发生的时候卵巢才开始分泌孕酮，妊娠时血清的孕酮会随着孕期增加而稳定上升。

（1）判断排卵　黄体中期（月经周期 28 天的妇女为月经第 21 天）孕酮

水平＞ 15.9 nmol/L 提示排卵。使用促排卵药物时，可用血孕酮水平观察促排卵效果。

（2）诊断黄体功能不全（LPD）　黄体期血孕酮水平低于生理值，提示黄体功能不足、排卵型子宫功能失调性出血。

（3）判断体外受精－胚胎移植（IVF–ET）预后　排卵前孕酮水平可以判断 IVF–ET 预后。肌注 HCG 日孕酮≥ 3.18 nmol/L（1.0 ng/mL）应视为升高，种植率及临床妊娠率均下降，孕酮＞ 4.77 nmol/L（1.5 ng/mL）则提示过早黄素化。

（4）鉴别异位妊娠　异位妊娠血孕酮水平偏低，多数患者＜ 47.7 nmol/L（15 ng/mL），仅有 1.5% 的患者≥ 79.5 nmol/L（25 ng/mL）。正常宫内妊娠者约 90% 孕酮＞ 78 nmol/L。血孕酮水平在宫内孕与宫外孕的鉴别诊断中，可以作为参考依据。

（5）辅助诊断先兆流产　孕 12 周内，孕酮水平低，早期流产风险高。先兆流产时，孕酮值若有下降趋势则有可能流产。

（6）观察胎盘功能　妊娠期胎盘功能减退时，血中孕酮水平下降。单次血清孕酮水平≤ 15.6 nmol/L（5 ng/mL），提示为死胎。

6. 抗米勒管激素（AMH）

血清抗米勒管激素是近年来认为评价卵巢衰老的较佳的内分泌学指标。AMH 水平与获卵数及卵巢反应性呈正相关，可以作为预测卵巢储备功能及促排卵过程中卵巢反应性的血清学标记物。

抗米勒管激素又称为米勒管抑制物质，不受下丘脑－垂体－卵巢轴的调控，在月经周期中无周期性变化，水平恒定，可在月经周期中任一天抽血检测（正常值为 0.5 ～ 1.1 ng/mL）。

AMH 可较卵泡刺激素、雌二醇、黄体生成素、人抑制素 B 等更早地反映原始卵泡池中的卵泡数量，更早期、准确地反映卵巢功能状态。研究发现多囊卵巢综合征（PCOS）患者血清和卵泡液 AMH 水平升高，高水平的 AMH 可能造成了 PCOS 患者卵泡生长和排卵异常。

卵巢储备功能正常者，抗米勒管激素＞ 1.0 mg/L 且＜ 4.0 mg/L。

二、功能试验

（一）促性腺激素释放激素兴奋试验

1. 原理

当 LH 基础测定值低于正常值时可能有两种情况：①病变部位在垂体，如垂体手术或放射破坏组织严重者，垂体不能分泌足够的 LH；②病变部位在下丘脑，由于下丘脑分泌的 GnRH 不足，导致垂体分泌 LH 降低。后者可通过补充 GnRH 使垂体分泌 LH 增加，而前者由于垂体前叶细胞受损，即使给予 GnRH 也不能增加 LH 的分泌。基于这一原理，本试验给受试者补充 GnRH，并观察给药后 LH 对 GnRH 反应的情况，可以区别下丘脑性闭经和垂体性闭经。

2. 适应证

（1）激素基础测定显示垂体激素及卵巢激素全面低下者。

（2）用于鼻咽癌照射后或其他肿瘤头部放疗后性腺功能的监测。

3. 试验方法

典型方法：将 100 μg GnRH 溶于 5 mL 生理盐水中静脉注射，30 秒钟内注射完毕。在注射前及注射后 15、30、60、120 分钟各采血 2 mL，测定 LH 含量。

4. 结果解释

如注射后 15 ～ 60 分钟 LH 值较注射前增高 2 ～ 4 倍以上，说明垂体功能正常，对 GnRH 反应性良好，病变在下丘脑；如经多次重复试验，LH 值仍无升高或增高不显著，提示病变在垂体。

Combes 方法：将 GnRH 100 μg 静脉滴注 4 小时。正常情况下在滴注后 30 ～ 45 分钟 LH 上升，60 ～ 90 分钟时下降，2 ～ 4 小时内 LH 第 2 次上升。其双相型分泌可用垂体促性腺激素存在两个功能池的理论解释：即分泌池在 GnRH 刺激下立即释放 LH，合成、贮存池则在 GnRH 低落或长期刺激下释放已贮存与新合成的 LH。此法的优点在于可准确地区别下丘脑或垂体病变。若病因在下丘脑而引起垂体惰性，则 GnRH 推注试验可能阴性，而滴注试验可在 2 小时左右出现延迟反应。若垂体功能有缺陷，LH 虽有第 1 次上升，但不能维持，且不出现第 2 次上升，提示垂体合成 LH

功能受限。

5. 临床应用评价

GnRH 兴奋试验是目前临床上区别下丘脑性闭经或垂体性闭经较为准确的方法，应用较为广泛。本法不仅可用来区别原发病变的部位，还可衡量垂体的储备功能。但本法现已较少用于成人，主要用于性早熟的诊断。结果判断如下：

（1）*GnRH 正常反应*　可见于下丘脑性闭经、青春期延迟发育者，部分垂体受损，但仍可释放较多 LH 者。

（2）*GnRH 无反应或低反应*　多见于垂体严重受损，如席汉综合征，垂体手术或放射破坏正常组织严重者，垂体催乳素细胞瘤病灶严重累及垂体正常组织时。部分下丘脑性闭经由于垂体长期缺乏下丘脑 GnRH 刺激，造成垂体惰性，可能出现延迟反应或无反应，故对无反应患者应重复试验，逐步唤醒垂体。

（3）*GnRH 活跃反应*　多囊卵巢综合征患者 LH/FSH 值大于 3 时，可以出现活跃反应。

（二）氯米芬试验

1. 原理

氯米芬是一种常用的促排卵药物，主要作用于下丘脑－垂体，与内源性雌激素竞争受体，阻断体内雌二醇与受体结合，削弱雌激素对下丘脑及垂体的反馈抑制作用。此外，氯米芬具有弱雌激素作用，能增强垂体促性腺细胞对 GnRH 刺激的敏感性，从而促进垂体激素分泌诱导排卵。一般服药 3 天后 LH 可增加 85%，FSH 可增加 50%，停药后 LH、FSH 即下降，故可用来判断氯米芬的治疗效果。

2. 适应证

低雌激素水平，雌激素撤血试验阳性，孕激素撤血试验阴性，但 LH 与 FSH 在正常范围内，临床上呈现下丘脑－垂体轴功能低落、无排卵者。

3. 禁忌证

卵巢肿大，肝功能不良。

4. 试验方法

闭经者随时可进行，有月经者于月经第 5 天起，每天口服氯米芬

50 ～ 100 mg，连服 5 天，服药前、后（服药第 1、3、5 天）采血测定促性腺激素 LH、FSH，并于月经第 12、16、19 天测雌激素总量，月经第 22 ～ 24 天测定孕酮。若发现孕酮量上升，提示正反馈机制健全。

5. 不良反应

敏感者给药后可能出现腹胀、腹痛、卵巢长大，停药后 1 ～ 4 周可自行消失。

6. 注意事项

如第 1 次试验阴性，可连做 3 次；如每次增加剂量，可使 FSH 反应增强；如每次延长服药期，可使 LH 反应增强。

采血测促性腺激素时，最好每隔 15 分钟抽血，连续 3 次，以观察有无脉冲式分泌。

7. 临床应用评价

如服药后促性腺激素上升，比基值高 1 倍以上，提示负反馈中枢健全。如以后能再出现 LH 上升达到排卵水平，诱导排卵，提示为排卵型反应。如停药后不再出现 LH 上升，即无反应。如雌激素分泌引起 LH、FSH 高峰，促发排卵，形成黄体，可发现孕酮呈上升趋势，指示正反馈机制健全。

（1）*无反应*　雌激素总量不上升，孕酮量不上升，基础体温单相，提示负反馈机制功能衰竭。

（2）*反应不足*　雌激素总量上升，但低于滤泡期最高值，孕酮量不上升，基础体温单相，提示负反馈机制功能不良。

（3）*无排卵反应*　雌激素高于滤泡期最高值，孕酮量不上升，基础体温单相，负反馈机制健全，提示正反馈机制功能不良。

（4）*排卵反应*　雌激素总量高于滤泡期最高值，孕酮在月经第 22 天＞24 nmol/L 或 8 ng/mL，基础体温双相，提示正负反馈机制都健全。

本试验多用于可能存在下丘脑 – 垂体功能失调者，以衡量氯米芬治疗效果，只有患者的下丘脑 – 垂体 – 性腺轴已成熟，具有正常的正负反馈功能，用氯米芬才有可能成功。但由于操作较为复杂，近年来临床已很少采用此方法，而为 GnRH 试验所取代，而多根据氯米芬治疗后基础体温及黄体期孕酮的变化估计疗效。

（三）雌激素激发试验

1. 原理

用于了解雌激素正反馈机制的完整性。正常月经周期中，排卵前促性腺激素高峰出现前，先有血雌激素上升，再引发促性腺激素高峰。该现象被称为雌激素正反馈机制。正常妇女在滤泡期给予外源性雌激素也能促发 LH、FSH 高峰。如闭经妇女给予雌激素导致促性腺激素上升，为阳性反应，提示雌激素正反馈机制健全。只有正反馈机制完整，氯米芬才能诱发排卵。故本法在临床上用于无排卵患者雌激素或氯米芬诱发排卵的疗效判断。

2. 适应证

无排卵，需雌激素或氯米芬诱导排卵者。

3. 方法

闭经者随时可进行，有月经者于月经第 4 天，肌肉注射苯甲酸雌二醇 2.5 mg，用药前及用药后每 8 ～ 16 小时抽血 1 次，连续抽血至用药后 48 ～ 96 小时，测定血 LH、FSH 及 E_2。

4. 注意事项

性激素基础测定显示雌激素过高者，不宜进行此试验，因可导致下丘脑 – 垂体功能受抑制。

5. 临床应用评价

多囊卵巢患者多呈阳性反应，但如 LH 值或雄激素过高，可能出现阴性反应；高催乳素血症与神经性厌食患者多呈阴性反应。阳性反应时，用氯米芬治疗可诱发排卵；阴性者疗效较差。因采血次数较多，患者难以接受，故目前临床应用较少。对于诱发排卵疗效可通过基础体温测定来进行初步判断。

（四）黄体酮试验

1. 原理

黄体酮试验又称为黄体酮撤退性出血试验，利用黄体酮可使已受雌激素影响的增生期子宫内膜转变为分泌期内膜，停药后内膜剥脱、出血的原理，了解有无子宫内膜并评估内源性雌激素的水平。如体内雌激素水平过低，子宫内膜未出现增生期改变，则黄体酮不能使其转变并脱落；如无子宫内膜，亦不可能发生内膜脱落、出血。

2. 适应证

闭经患者。

3. 方法

用黄体酮 20 mg 肌肉注射，每天 1 次，连续 5 天；或口服甲羟孕酮，每天 10 ～ 20 mg，连续 5 天。

4. 结果解释

正常者停药后 3 ～ 7 天出现撤药性出血，为阳性反应；若停药后无撤药性出血为阴性反应。

5. 注意事项

对于在生育年龄发生闭经的妇女，应首先排除妊娠。

6. 临床应用评价

阳性反应提示生殖道完整，有功能性子宫内膜，且子宫内膜已受到一定雌激素影响，由于缺乏卵巢分泌的黄体酮而致闭经。

阴性反应说明：①有子宫内膜但患者体内雌激素水平低下，以致内膜增生欠佳，对黄体酮无反应；②生殖道异常或无子宫内膜，但卵巢功能正常；③妊娠。因此，对黄体酮试验阴性者，应进一步做雌激素试验。

黄体酮撤退性出血试验在临床上应用较为广泛，尤其是在无条件做激素测定的基层单位，本法是了解功能性子宫出血等疾病患者内源性雌激素水平的简单、快速、常用的检查方法。

三、其他检查

（一）阴道细胞成熟指数

阴道上皮细胞受雌激素、孕激素的影响而发生周期性变化。在正常情况下，阴道上皮细胞的成熟度与体内雌激素水平成正比。在雌激素的作用下，阴道上皮增生变厚，细胞成熟，由底层分化为中层，再由中层分化成表层。体内雌激素水平越高，表层细胞百分比越高。因此，可用表层、中层、底层细胞的百分比估计雌激素水平的高低。

1. 方法

用无润滑剂的窥阴器扩张阴道后，用刮板刮取阴道侧壁中、上 1/3 交界处分泌物，薄而均匀地涂抹在洁净的玻片上，立即放入95%酒精中，或放入等量的95%酒精与乙醚混合液中固定20分钟，取出后进行巴氏染色。未婚妇女或幼女只能用吸管或卷紧的长棉签吸取分泌物制片，如分泌物过少，可用吸管向阴道内送入少量生理盐水，或用沾有生理盐水的棉签，在稀释状态下吸取分泌物制片。

2. 注意事项

取标本前24小时禁止性交、阴道上药、冲洗或阴道检查等。有阴道炎者应治愈后再查，以免影响结果。如要观察卵巢功能的周期性变化，在开始检查的第1～2个月经周期中，最好每周取2次涂片。闭经者每周取1次涂片，连续4次；出血者在血止后观察，且需连续观察。了解治疗效果时应在周期的前半期及后半期各做1次涂片，如后半期为轻中度雌激素影响，说明治疗有效。

3. 临床应用评价

一般有雌激素影响的涂片基本上无底层细胞，雌激素轻度影响时表层细胞占20%以下，中度影响时表层细胞占20%～40%，高度影响时表层细胞占60%。卵巢功能低下时出现底层细胞，雌激素轻度低下时底层细胞占20%以下，雌激素中度低下时底层细胞占20%～40%，高度低下时占40%以上。

本方法操作简便、无创，不需要复杂的仪器设备，常用于需周期性多次取样进行卵巢功能及雌激素替代治疗效果的判断。

（二）基础体温测定

基础体温（BBT）是指机体处于静息状态下的体温。卵巢功能正常的妇女在月经后及卵泡期基础体温比较低（36.6℃以下），排卵后体温上升0.3℃～0.5℃，一直持续到经前1～2天或月经第1天，体温又降至原来水平。排卵后体温上升是由于排卵后黄体产生的孕酮作用于下丘脑的体温调节中枢，使体温升高。因此，BBT可用于判断有无排卵及黄体功能。

1. 适应证

（1）继发闭经患者，月经紊乱、不孕症患者。

（2）使用促排卵治疗的患者。

（3）需要避孕受孕指导者。

2. 方法

每晚临睡前将体温表水银柱甩至36℃以下，并放置于伸手即可拿到的地方。次日清晨睡醒后，不说话、不起床、不活动，立即将体温表放于舌下，测口腔体温5分钟。每天测量时间最好固定，夜班工作者在睡眠6～8小时后可按上述方法测量，将每天测得的体温记录在基础体温单上，连成曲线，并将生活中有关情况如性生活、月经期、失眠、感冒、发热等可能影响体温的因素及所用的治疗随时记录在基础体温单上以便参考。一般需连续测量3个月经周期。

3. 临床应用评价

虽然影响基础体温的因素较多，但由于该方法操作简单、经济，患者容易掌握，在临床上广泛应用于判断有无排卵及黄体发育状况。基础体温单相者多为无排卵；排卵后有基础体温上升者多有排卵，但有少数患者基础体温双相而无排卵；然而少部分患者基础体温虽然单相但亦有排卵，对这部分患者应使用B型超声波监测有无排卵。此外，黄体期高温相时间一般为14天左右，如少于10天或体温上升缓慢、幅度偏低，应考虑有无黄体功能不足。双相型基础体温，但高温相下降缓慢者，多考虑为黄体萎缩不全。

第四节　肾上腺皮质功能检查

一、尿17-羟皮质类固醇测定

尿17-羟皮质类固醇（17-hydroxy corticosteroid in urine，17-OHCS）是主要来自肾上腺糖皮质激素和盐皮质激素的代谢产物，因盐皮质激素分泌量很少，故尿17-OHCS浓度主要反映了糖皮质激素的分泌功能。因糖皮质激素的分泌有昼夜节律性变化，故测定24小时尿17-OHCS水平可显示肾上腺糖皮质激素的变化情况。

1. 参考值

男性：13.8 ～ 41.4 μmol/24h；女性：11.0 ～ 27.6 μmol/24h。

2. 临床意义

（1）增高　①肾上腺皮质功能亢进症，如库欣综合征、异源性 ACTH 综合征、原发性色素性结节性肾上腺病（PP–NAD）以及原发性肾上腺皮质肿瘤等；②甲状腺功能亢进症、肥胖症、腺垂体功能亢进、女性男性化等。

（2）减低　①原发性肾上腺皮质功能减退症（如 Addison 病）、腺垂体功能减退症等；②甲状腺功能减退症、肝硬化等。

二、尿 17- 酮皮质类固醇测定

17– 酮皮质类固醇（17–Ketosteroids，17–KS）是雄激素代谢产物的总称。女性、儿童尿液 17–KS 主要来自肾上腺皮质，反映肾上腺皮质的内分泌功能，而男性 17–KS 约 2/3 来自肾上腺皮质，1/3 来自睾丸，反映肾上腺和睾丸功能状态。

1. 参考值

男性：34.7 ～ 69.4 μmol/24h；女性：17.5 ～ 52.5 μmol/24h。

2. 临床意义

（1）增高　①肾上腺皮质功能亢进症、腺垂体功能亢进、睾丸癌、女性多毛症等；②如 17–KS 明显增高，多提示肾上腺皮质肿瘤及异源性 ACTH 综合征等。

（2）减低　①肾上腺皮质功能减退症、腺垂体功能减退、睾丸功能低下等；②肝硬化、糖尿病等慢性消耗性疾病。

三、血清皮质醇和尿游离皮质醇测定

皮质醇（cortisol）主要由肾上腺皮质束状带及网状带细胞分泌，其分泌呈昼夜节律性变化，检测上午 8 时和凌晨 2 时的血清皮质醇浓度表示其峰浓度和谷浓度。24 小时尿游离皮质醇（24h UFC）则不受昼夜节律性影响。故血清皮质醇和 24h UFC 是筛检肾上腺皮质功能异常的首选指标。

1. 参考值

血清皮质醇：5.00 ～ 25.00 μg/dL；尿游离皮质醇：30.00 ～ 110.00 μg/24h。

2. 临床意义

（1）两者增高　①肾上腺皮质功能亢进症、双侧肾上腺皮质增生或肿瘤、异源性 ACTH 综合征等，且血清皮质醇浓度增高失去了昼夜变化规律；如 24h UFC 处于边缘增高水平，应进行低剂量地塞米松抑制试验；② 24h UFC 增高也可见于非肾上腺疾病，如慢性肝病、单纯性肥胖、应激状态、妊娠及雌激素治疗等。

（2）两者减低　①肾上腺皮质功能减退症、腺垂体功能减退、全身消耗性疾病等，但其存在节律性变化；② 24h UFC 减低也可见于应用苯妥英钠、水杨酸等。

四、血浆和尿液醛固酮测定

醛固酮（ALD）是肾上腺皮质球状带细胞分泌的盐皮质激素，作用于肾脏远曲小管，具有保钠排钾、调节水和电解质平衡的作用，其浓度有昼夜变化规律，并受体位、饮食及肾素水平的影响，故在普食（含钠 160 mmol，钾 60 mmol）7 天后，于上午 8 时空腹卧位取血，然后起床立位 2 小时后再取血，取血后应立即分离血浆。

1. 参考值

血浆：①普通饮食，卧位为 3.0 ～ 23.6 ng/dL，立位为 3.0 ～ 35.3 ng/dL；②低钠饮食，卧位为（646.6±333.4）pmol/L，立位为（945.6±491.0）pmol/L。

尿液：普通饮食 9.4 ～ 35.2 nmol/24h，低钠饮食 47 ～ 122 nmol/24h，高钠饮食 0 ～ 13.9 nmol/24h。

2. 临床意义

（1）增高　①原发性醛固酮增多症，肾上腺皮质肿瘤或增生所致；②继发性醛固酮增多症，有效血容量减低、肾血流量减少所致；③长期服用避孕药等。

（2）减低　①肾上腺皮质功能减退症、高钠饮食、垂体功能减退、妊娠高血压综合征、原发性单一性醛固酮减少症等；②应用利血平、普萘洛尔、甲基多巴和甘草等。

五、促肾上腺皮质激素测定

促肾上腺皮质激素（ACTH）是腺垂体分泌的一种多肽激素，作用是刺激肾上腺皮质束状带及网状带的增生、合成与分泌肾上腺皮质激素，对ALD和性腺激素的分泌也有促进作用。其分泌受促肾上腺皮质激素释放激素（CRH）的调节，并受血清皮质醇浓度的反馈调节。ACTH呈昼夜节律性和脉冲式分泌，6～8时为分泌高峰，22～24时为分泌低谷。血浆ACTH极不稳定，标本采集时，首先将EDTA化的塑料管或硅胶管置于冰内，保持4℃，采血后旋即置于冰内，并在1小时内低温离心，然后低温保存至测定。

1. 参考值

0～46.00 pg/mL。

2. 临床意义

（1）增高　①原发性肾上腺皮质功能减退症、先天性肾上腺皮质增生、异源性ACTH综合征、异源性CRH肿瘤等；②ACTH还可作为异源性ACTH综合征的疗效观察、判断预后及转归的指标。

（2）减低　腺垂体功能减退症、原发性肾上腺皮质功能亢进症、医源性皮质醇增多症。

第五节　血催乳素检查

一、概述

催乳素（PRL）是由垂体前叶嗜酸细胞分泌的一种蛋白质激素，主要作用是促进乳腺组织的生长发育，发动和维持泌乳。催乳素与乳腺上皮细胞的催乳素受体结合，产生一系列反应，包括刺激α-乳白蛋白的合成、尿嘧啶核苷酸转换、乳腺细胞钠离子的转换、脂肪酸的合成、乳腺腺泡的发育和促进乳汁的生成与分泌。

在青春发育期，催乳素在雌激素、孕激素及其他激素的共同作用下，能促使乳腺发育；在妊娠期可使乳腺得到二次发育，使乳腺小叶终末导管发展成为小腺泡，为哺乳做好准备。妊娠期大量的雌激素、孕激素抑制了催乳素的泌乳作用；分娩后，雌激素、孕激素水平迅速下降，解除了对催乳素的抑制作用，同时，催乳素的分泌也大量增加，乳腺开始分泌乳汁。此后，随着规律性哺乳的建立，婴儿不断地吸吮乳头而产生反射，刺激垂体前叶分泌催乳素，从而使泌乳维持数月至数年。

催乳素的分泌，受到下丘脑催乳素抑制因子、催乳素释放因子及其他激素的调节。左旋多巴胺及溴隐亭等药物可抑制催乳素的分泌，促甲状腺激素释放激素、5-羟色胺及某些药物（如利血平、氯丙嗪）等可促进催乳素的分泌，小剂量的雌激素、孕激素可促进垂体分泌催乳素，而大剂量的雌激素、孕激素则可抑制催乳素的分泌。

二、正确对待催乳素检查结果

吃饭、喝水、运动、抚摸乳房、性生活等均可使催乳素水平升高，统称为生理性升高。例如，起床前有性生活，或者吃饭后再采血检查催乳素，有可能造成其结果假性升高。所以临床上发现催乳素升高，但水平又不是特别高（小于 50 μg/L）时，属于可疑结果，需要重新检查，首先排除上述生理因素的影响。

血清 PRL 正常值：女性 5.18 ～ 26.53 ng/mL；男性 3.46 ～ 19.40 ng/mL。

催乳素分泌在一天之中会有很大的差异，比如在睡眠后 1 小时内催乳素分泌的脉冲幅度迅速提高，在之后的睡眠中分泌量维持在较高的水平，当醒后催乳素开始迅速下降，清晨时的催乳素分泌浓度比中午高 1 倍。

下丘脑 - 垂体 - 甲状腺轴和下丘脑 - 垂体 - 性腺轴是人体重要的内分泌系统。甲状腺与性腺同属脑垂体支配，促甲状腺激素释放激素、促性腺激素释放激素、生长抑素和催乳素释放因子均来自下丘脑。促性腺激素释放激素促进黄体酮和卵泡刺激素的释放，促甲状腺激素释放激素和生长抑素作用于垂体前叶，分泌促甲状腺激素（TSH）和催乳素（PRL）。促甲状腺激素释放激素不仅能促进 TSH 的释放，也能促进 PRL 的释放。甲状腺激素又反馈调节垂体 TSH 的合成与分泌，进而影响下丘脑 - 垂体 - 甲状腺轴的功能。因此，下丘脑 - 垂体 - 甲状腺轴功能改变可以影响下丘脑 - 垂体 - 性腺轴的功能。

有人研究了甲状腺疾病患者血清 TSH、PRL 对促甲状腺激素释放激素的影响，在使用了促甲状腺激素释放激素后，甲状腺功能减退症和亚临床甲状腺功能减退症患者血清 TSH 水平分别上升了 1 倍和 3 倍，而血清 PRL 水平则分别上升了 3 倍和 2 倍。这就是原发性甲状腺功能减退症患者泌乳症状比亚临床甲状腺功能减退症患者更常见的原因。另外，血清高 PRL 还有加重甲状腺功能减退症症状的作用，PRL 水平与甲状腺功能减退症症状呈正相关。甲状腺功能减退症患者体内 PRL 的异常表达会加重免疫功能紊乱，在甲状腺功能减退症的发生发展中起重要作用。

第六节　禁水加压素试验

一、原理

正常人禁水后血浆渗透压升高，循环血容量减少，两者均刺激抗利尿激素（ADH）释放，使尿比重升高，尿渗透压升高而血渗透压变化不大。当体内血管加压素（AVP）缺乏或肾脏对 AVP 不敏感时，远端肾小管对水分的重吸收障碍，水分随尿液排出过多，致禁水后尿量仍多，尿比重及渗透压仍低。

二、方法

患者试验前排空大小便后，测基础体重、血压、血渗透压、尿渗透压和尿比重，禁水 4 ～ 6 小时后测尿量、尿比重、尿渗透压、体重、血压及脉率，之后每小时测尿量、尿比重、尿渗透压、体重、血压及脉率。禁水 6 ～ 12 小时，当连续 2 次尿量变化不大，连续 2 次尿比重差值＜ 0.001，或尿渗透压＜ 30 mOsm/（kg・H_2O）时，显示内源性 ADH 分泌已达最大量，患者体重减轻或出现血压下降，并出现精神症状时考虑进入平台期，此时测血压及血、尿渗透压，并皮下注射垂体后叶素 6 U、水剂加压素 5 U，再测 2 次尿量，尿比重，血、尿渗透压做对照。

三、临床意义

正常人及精神性多饮者禁水后体重、血压、血渗透压变化不大，尿量逐渐减少，尿比重升高（多超过 1.020），尿渗透压升高，大于血渗透压 2 倍以上，多超过 750 mOsm/（kg · H_2O），注射水剂加压素后，尿渗透压不能进一步明显上升（不超过 9%），有时甚而下降。

尿崩症患者禁水后尿比重下降＞ 3%，严重者血压下降；有烦躁等精神症状。

（1）部分性尿崩症患者禁水后尿比重轻度上升，可达 1.015，尿渗透压可超过血渗透压，但常＜ 600 mOsm/（kg · H_2O），仍低于正常人，注射水剂加压素后尿渗透压可继续上升［较之前上升＞ 10%，或尿渗透压增加值＞ 800 mOsm/（kg · H_2O）］。

（2）完全性尿崩症禁水后血渗透压平均值＞ 300 mOsm/（kg · H_2O），尿量无明显减少，尿比重多不超过 1.010，尿渗透压无明显升高，低于血渗透压，注射水剂加压素后尿量减少，尿渗透压明显上升，较前＞ 50%，甚至成倍升高。

（3）肾性尿崩症禁水后尿液不能浓缩，注射水剂加压素后仍无反应。

禁水加压素试验可鉴别垂体尿崩症与肾性尿崩症。尿量、尿比重及尿渗透压稳定后给患者注射 5 U 垂体加压素（儿童 0.1 U/kg 体重）可发现虽禁水试验均为阳性，但垂体性尿崩症用药后效果明显，尿量下降，尿比重、渗透压上升，而肾性尿崩症反应不明显。

第七节　肾素 – 血管紧张素 – 醛固酮系统检查

肾素 – 血管紧张素 – 醛固酮系统（RAAS）由一系列激素及相应的酶组成，通过对血容量和外周阻力的控制，调节人体血压、水和电解质平衡，来维持机体内环境稳定。它与一些肾脏及与肾脏有关的疾病有密切关系。目前检测血浆中肾素活性（PRA）、肾素浓度（PRC）、醛固酮 / 肾素值（ADRR）、血管紧张素Ⅱ（AⅡ）和醛固酮（ALD）已成为原发性和继发性高血压分型诊断、治疗及研究的重要指标，对一些有关肾脏疾病的诊断、治疗以及发病机制的探讨有着重要意义。

一、临床意义

1. 肾素活性和血管紧张素Ⅱ

肾素是由肾脏近球体分泌的分子量为40 000的一种羧基蛋白水解酶，它作用于血管紧张素原产生血管紧张素Ⅰ（AⅠ），AⅠ在转化酶的作用下形成AⅡ。检测血浆中PRA和AⅡ浓度已成为肾性高血压、内分泌型高血压的诊断所必需，也是高肾素低血容量型高血压、低肾素高血容量型高血压、正常肾素正常血容量型高血压分类的依据。

（1）用于肾性高血压和原发性醛固酮增多症的鉴别诊断。前者基础值增高，立位、低钠和呋塞米的激发反应正常；后者基础值常低下，特别是激发反应低下。

（2）肾血管性高血压测定肾静脉血浆肾素活性，有助于确定是否适宜手术治疗。当侧支循环建立，患侧与健侧的比值正常或仅轻度增高，手术效果不好。只有比值明显增高才提示手术可以获得明显降压效果。节段导管取血测定可了解小范围的缺血情况。

（3）分泌肾素的肿瘤如近球小体瘤等，外周血浆肾素整体性增高，同时单侧肾静脉血肾素活性明显增高，但肾动脉不见狭窄。

（4）急性肾功能不全患者血浆肾素活性明显升高，血液渗透压随病情改善而恢复正常。

（5）慢性肾功能衰竭伴高血压时，测定血浆肾素活性有助于区分可治性（血容量高，肾素活性不高）和顽固性（肾素活性增高）高血压，前者透析疗法有效，后者透析效果不佳，需切除肾脏才可望使血压下降。

原理：①立位及低钠（应用利尿剂）可刺激正常人肾素－血管紧张素－醛固酮系统，使血浆肾素活性、血管紧张素受体2（AT2）和醛固酮浓度上升；②原发性醛固酮增多症（原醛症）患者血醛固酮水平增高，血浆肾素－血管紧张素系统（renin–angiotensin system, RAS）受抑，并且不受体位及低钠刺激；③特发性醛固酮增多症（特醛症）患者血醛固酮水平增高，立位后因为肾素活性升高，对AT2敏感性增强，因此醛固酮水平会进一步升高。

2. 醛固酮测定的临床意义

醛固酮是肾上腺皮质球状带合成和分泌的类固醇激素，分子量 360.4，它是非常强的电解质排泄的调节因子，临床上与很多疾病有关。

增高见于：①生理情况下，低盐饮食、大量钠离子丢失、钾摄入过多可致醛固酮分泌增加；妇女月经的黄体期、妊娠后期可见醛固酮增高；体位改变，立位时升高，卧位时降低，故测定醛固酮时要固定采血方式；②原发性醛固酮增多症，如肾上腺醛固酮瘤、双侧肾上腺皮质增生、分泌醛固酮的异位肿瘤等患者，由于醛固酮分泌增加，导致水、钠潴留，血容量增加，临床表现为高血压和低血钾综合征；③继发性醛固酮增多症，见于充血性心力衰竭、肾病综合征、腹水性肝硬化、Bartter 综合征、肾血管性高血压、肾素瘤和利尿剂使用等，其特点是血浆肾素活性升高，血管紧张素和醛固酮分泌增多，临床表现为浮肿、高血压和低血钾等；④长期口服避孕药，雌激素类药物，可促进醛固酮分泌。

降低见于：①肾上腺皮质功能减退，如阿狄森病；②服用某些药物，如普萘洛尔、甲基多巴、利血平、盐酸可乐定、甘草和肝素等，以及过多输入盐水等情况可抑制醛固酮分泌；③选择性醛固酮减少症、先天性原发性醛固酮减少症。

二、标本的收集与处理

取肘静脉血 4 mL，迅速注入放在冷水浴冷却的特殊抗凝管中，摇匀，立刻放回冰水浴中冷却，待离心时取出。以 1000 转 / 分离心 5 分钟（最好在 4℃离心），分离取出血浆，此操作应在 15 分钟内完成。分离出的血浆应立即送检或 –25℃保存，可用 2 个月。

三、注意事项

1. 冰冻标本应避免反复冻融，溶血标本可使结果偏高。

2. 卧位：患者在早上 6 ～ 8 时起床前，取静脉血。

立位：患者起床后 3 个小时，取静脉血。

3. β受体阻滞剂、血管扩张剂、利尿剂、甾体激素及甘草等可影响体内肾素水平，应在停药后 2 周测 PRA。利血平等代谢慢的药物应在停药后 3 周测定。不适停药的患者应改服胍乙啶等对 PRA 影响较小的降压药，因此入院后需暂停常规降压药物，如确实需要可采用短效钙离子拮抗剂或 α 受体阻滞剂；低钾血症者需先将血钾补到大于 3.0 mmol/L。

4. 钠摄入量影响机体 PRA 水平，患者测定 PRA 前应适当减少食盐摄入量。

四、正常参考范围

1. PRA 正常参考值（单位：ng/mL）

普食卧位：0.07 ～ 1.51；普食立位：0.33 ～ 5.15。

低钠卧位：0.92 ～ 1.65；低钠立位：1.75 ～ 7.42。

2. A Ⅱ正常参考值（单位：pg/mL）

普食卧位：15 ～ 97；普食立位：19 ～ 115。

低钠卧位：36 ～ 104；低钠立位：45 ～ 240。

3. ALD 正常参考值（单位：nmol/L）

普食卧位：0.08 ～ 0.45；普食立位：0.11 ～ 0.87。

第八节　骨代谢有关检查

一、骨密度测量

骨密度（bone mineral density，BMD）测量用来检查是否患有骨质疏松症（OP），骨质疏松症是一种以骨量降低、骨折风险增加为特征的疾病。通过骨密度测定，分析骨骼中骨矿物质含量的多少，了解早期骨量减少、预测骨折发生的可能性和检测给予防治药物或措施后的骨量改变，可为诊断、治疗及疗效观察提供依据。

（一）骨密度测量概况与基本原理

常用的骨密度即骨矿盐量 / 骨面积，测量方法有单光子吸收法（single photon absorptiometry，SPA）、双光子吸收法（dual photon absorptiometry，DPA）、

双能 X 线吸收法（dual energy X–ray absorptiometry，DEXA）和定量计算机断层扫描（quantitative computed tomography, QCT）等。骨量测定是目前准确性最高的骨折危险性预测指标，测量任何部位的 BMD，对身体各部位骨折都是一项有效的预测指标。

BMD 测定仪主要有光子吸收法、定量超声法、X 线吸收法和定量 CT 测定法等类型，其原理是利用 γ 射线、超声波或 X 线穿过人体骨骼后发生衰减或吸收，来测量穿透后射线或声波的强度变化，经过数据处理，将软组织的影响扣除，得到人体骨骼中矿物质的含量和人体骨骼的疏松程度。放射学方法测定体内骨矿物质含量（bone mineral content，BMC）和 BMD 是目前评估骨质疏松的重要手段。

光子吸收法是利用核素产生的单光子或双光子能量——γ 射线作为放射源，通过放射源和探测器平行移动，探测晶体进行检测计数，计算机分析处理获得 BMC 和 BMD。

超声骨密度仪（定量超声）是利用超声波穿过机体不同组织时发生衰减量不同进行测定。此种仪器通过超声波传导速度和振幅衰减来定量，以检测骨矿含量、骨结构及强度。其特点是无创、无辐射和携带方便，但是不能用于骨质疏松症的诊断和药物疗效判断。

X 线吸收法的原理基于 X 线穿透人体骨组织时，对于不同骨矿含量组织 X 线吸收量的不同，经计算机将穿透骨组织的 X 线强度转换为骨矿含量数值，特别是胸腰椎 X 线侧位影像可作为判定骨质疏松性椎体压缩性骨折首选的检查方法。

定量 CT 测定法是利用常规 CT 机扫描，选择特定部位测量骨密度，放射剂量相对较大，价格高，临床上不常用。如外周骨定量 CT 可评估绝经后妇女髋部骨折的风险。因目前无诊断标准，尚不能用于骨质疏松的诊断及临床药物疗效判断。

（二）双能 X 射线吸收法测量

双能 X 射线吸收法（DXA）是一种能准确测量 BMD 的仪器，其根据 X 线的差别吸收特性（即 X 线穿过机体时，不同密度的组织对 X 线吸收量不同）进行 BMD 测量。本法具有测量准确性高、校正性稳定及辐射剂量低等优点。

DXA是目前公认的测量BMD的最佳方法，测量部位选择性也较多，常选择脊柱正位L1～L4椎体、股骨颈等部位测量，其结果可代表80%的BMD变化。

（三）DXA的临床应用

1. 妇产科

（1）监测绝经后的妇女是否出现骨质疏松。

（2）检查早期子宫切除术或卵巢切除术的妇女是否因术后雌激素水平降低而导致骨量减少。

（3）未生育的妇女雌激素水平降低，重新建立骨形成的能力降低，测量BMD可观察骨丢失的程度，可帮助选择相应的治疗方案。

2. 骨科

（1）观察人工关节置换术后，与人工假体接触的骨组织密度，以了解患者是否能适应人工假体的安置及对不适应者的治疗效果进行观察。

（2）可用于骨延长术后患者的观察，帮助医生选择撤掉钢板的最佳时间。

（3）在临床使用钢丝固定术之前，一定要测量局部骨组织的BMD，为医生提供手术的适应证。

（4）测量股骨颈中轴长度，预测髋部骨折的风险。

（5）X线片提示压缩性骨折、不明原因的骨折和骨量减少的患者，均需做BMD检查以判断骨质疏松程度。

3. 内分泌科

过量使用糖皮质激素药物、性腺功能减退、脑垂体疾病、糖尿病、甲状腺毒症、甲状旁腺功能亢进的患者均有出现骨质疏松症的可能，利用骨密度测量仪可了解这类患者是否有骨质疏松症的发生。

4. 儿科

对患有某种可引起骨代谢疾病的病症或使用某些药物导致BMD降低时，需要使用骨密度测量仪定期观察骨量。

5. 内科

患有慢性肾脏疾病、慢性肺部疾病、肠道疾病、风湿性疾病的患者均有继发骨质疏松的可能，需要定期监测这些患者的骨量。DXA可早期发现关节炎受累关节的BMD改变，并可作为痛风性关节炎诊断与病情观察的评价指标。

DXA是BMD测定的金标准，BMD检测对早期诊断骨质疏松症、预测骨折危险性和评估干预措施的效果有重要意义。

（四）骨组织形态计量与微损伤分析

骨组织计量学是一种应用数学和几何的方法研究骨组织水平的质（骨结构）和量（骨量）等形态学静态特性测量技术的学科，是对骨组织形态进行定量分析的研究领域，属体视学、生物医学组织形态计量学中的一个特殊分支。这种方法能将形态学观察到的骨组织结构改变，用定性、定量的计量方法获得细胞水平、组织水平以及器官水平上的活的信息。

骨形态计量学方法可测量骨小梁之间的距离、小梁的厚度以及破骨细胞穿孔所留下的窗孔数量，以判定在显微结构水平上的骨丢失情况。此方法目前主要用于骨质疏松的研究，它是唯一能将细胞活性与细胞数量变化区分开来的方法，其测定的结果能提供骨组织中骨基质、骨小梁及细胞活动的各种参数值，为骨质疏松症做出正确的判断。

骨组织形态计量主要用于下列研究：①骨骼病变，如骨质软化的诊断和骨转换率的评价；②评价骨质疏松症的发病机制和病变过程；③评估药物治疗的效果，与BMD或BMC相比，具有早期诊断和敏感性高等优越性；④骨量的评估；⑤骨组织工程和替代材料的研制与性能评价。另外，应用骨组织形态计量可明确骨病变的特征，为进一步的病因研究提供方向和思路。例如，髋关节病患者髋关节囊内股骨颈骨折的发病率要明显低于一般患者，提示髋关节病对股骨颈骨折有某种保护作用。

骨的微损伤分析用于临床，对判断损伤是否采取早期干预以及预后有一定意义。骨具有应力－应变关系，骨的应力－应变特征取决于与负荷方向有关的骨微结构。皮质骨在纵向（骨单位的排列方向）的强度比横向要大，硬度也较强。负荷力与骨单位方向垂直时，易发生骨损伤。疲劳性微损伤是一种正常现象，而且是促进骨重建的刺激因素，但如果负荷量过大，负荷时间过长，或骨的微结构紊乱则可导致微损伤积蓄。无弹性的应力－应变曲线对于纵向排列的骨单位来说，可反映骨结构的不可逆性微损伤。骨微损伤能启动骨重建，骨重建障碍导致微损伤积蓄可引发骨折。长期应用二磷酸盐对骨的微结构、骨微损伤积蓄以及骨小梁的生物力学特性有明显影响，由于骨吸收功能的长期抑制，微损伤积蓄增加，同时BMD增加和骨微结构的改善使增多的微损伤被代偿，故骨的脆性和骨折风险不一定增加。

骨转换标志物近年来越来越广泛被人们运用，骨转换标志物的测定有助于鉴别原发性和继发性骨质疏松、判断骨转换类型、预测骨丢失速率、评估骨折风险、了解病情进展、选择干预措施、监测药物疗效及依从性等，骨形成标志物反映了成骨细胞活性及骨形成状态，骨吸收标志物反映了破骨细胞活性，推荐空腹血清Ⅰ型前胶原氨基末端肽（PINP）为反映骨形成敏感性较高的标志物，空腹血清 β-CTX 为反映骨吸收敏感性较高的标志物。

二、骨代谢指标

1. 钙磷代谢调节指标

在骨代谢调节过程中，主要的钙磷代谢调节指标包括甲状旁腺素（PTH）、降钙素（CT）和维生素 D_3。

（1）*甲状旁腺素*　PTH是由甲状旁腺主细胞合成分泌的、含有84个氨基酸的碱性单链多肽。人的PTH基因定位在11号染色体短臂（11p15），对维持机体钙磷平衡和调节骨代谢起着重要作用。PTH与骨、肾等组织表面的受体结合，促使血钙水平升高，血磷水平下降。PTH可精细调节骨的合成、分解代谢，对成骨细胞和破骨细胞的分化、成熟、凋亡发挥重要作用。

PTH分泌受多种因素的调节，如维生素D、钙、磷、蛋白激酶、性腺类固醇类激素等。高血钙抑制PTH分泌，低血钙上调PTH表达。活性维生素D可抑制PTH基因转录，使PTH分泌减少。

PTH促进骨吸收和骨转换，动员骨钙入血，血钙升高。首先，PTH直接刺激破骨前体细胞，增加成熟的破骨细胞数量，破骨细胞功能增强，骨吸收增加。有研究表明PTH可通过甲状旁腺素受体信号通路，上调破骨细胞核因子 κB 受体活化因子配基（RANKL）的表达，从而诱导骨吸收。其次，PTH与成骨细胞或成骨细胞前体细胞结合，抑制其活性，包括抑制

Ⅰ型胶原的合成和骨基质蛋白的合成。

研究表明，PTH 对骨形成和骨吸收具有双重效应，PTH 的生物效应取决于其作用剂量，在持续大剂量 PTH 的作用下，破骨细胞活性超过成骨细胞，导致骨丢失大于骨形成；间歇性小剂量 PTH 促进骨形成。

PTH 增高，见于原发性甲状旁腺功能亢进、异位性甲状旁腺功能亢进、继发于肾病的甲状旁腺功能亢进、假性甲状旁腺功能减退等。PTH 减低，见于甲状腺手术切除所致的甲状旁腺功能减退症、肾功能衰竭和甲状腺功能亢进所致的非甲状旁腺性高血钙症等。

测定血清 PTH 是诊断 PTH 相关性骨病的最重要指标，在判断和鉴别原发性和继发性甲状旁腺功能亢进时，可结合血钙、血磷和维生素 D 水平一起分析。PTH 测定方法有生物学法、RIA、IRMA、ELISA 等。其中，RIA 对测定循环中的 PTH 具有足够的敏感性且易于常规应用，ELISA 用以测定人体血中完整的 PTH 含量。

临床上诊断骨质疏松时，若血钙异常，为查找原因常检测 PTH，而当血钙正常时，通常不检测 PTH，但血钙正常时 PTH 也有升高现象。在应用二磷酸盐类药物治疗骨质疏松时，由于其抑制破骨细胞的作用，使得血钙减低，PTH 分泌增加，血中 PTH 轻度升高，同时激发维生素 D 合成增加。

（2）降钙素　降钙素是一种重要的参与钙磷代谢调节的多肽类激素。在人体内由甲状腺滤泡旁细胞（又称明亮细胞或 C 细胞）产生和分泌，是含有 32 个氨基酸的多肽激素，由 Copp 等研究者于 1961 年首次发现。其主要生理作用如下：降低破骨细胞的数量、抑制破骨细胞的活性，减少骨吸收；抑制小肠对钙离子的吸收，降低体内血钙浓度，使血中游离钙向骨组织中转化；抑制肾小管远端对钙磷的重吸收，增加尿钙排泄；还可直接作用于人成骨细胞，刺激成骨细胞增殖和分化。此外，降钙素对许多骨代谢疾病引起的骨痛症状也具有良好的缓解作用。降钙素、甲状旁腺素与 1,25（OH）$_2D_3$ 共同维持人体内血钙的稳定。

降钙素主要的靶细胞为破骨细胞，通过与靶细胞膜上的降钙素受体特异性结合而产生作用。降钙素对破骨细胞的骨吸收功能有明显的抑制作用，成熟的降钙素是骨吸收的关键调节剂，通过对破骨细胞的增殖和凋亡进行调节，降钙素可抑制破骨细胞的活性与增殖。此外，降钙素还可抑制破骨细胞的其他成分如酸性磷酸酶等的生成。

降钙素对成骨细胞亦有直接作用。降钙素可以增加成骨细胞碱性磷酸酶的活性，促进骨的形成和矿化过程。降钙素可以促进成骨细胞增殖和分化，有利于骨形成、增加骨密度，提高骨骼的生物力学稳定性。降钙素可增加松质骨骨量，降低绝经后骨质疏松发生椎骨骨折的危险性，使腰椎骨密度少量增加，并适度降低骨转换。

与 PTH 相比，降钙素对血钙的调节作用快速而短暂，即启动快，在 1 小时内就可达到高峰，但是持续作用时间较短，很快被 PTH 的代偿作用所抵消。降钙素在血浆中极易灭活，其半衰期很短，通常不超过 15 分钟，在血液中的含量甚微。目前检测降钙素的实验方法有生物测定法和放射免疫测定法。

血清降钙素测定可用于诊断降钙素缺乏症。降钙素水平减低，见于重度甲状腺功能亢进、甲状腺手术切除等。降钙素水平升高，见于甲状腺髓样癌、产生降钙素的异位肿瘤、原发性甲状腺功能亢进症、慢性肾病、原发性甲状旁腺功能减退症、肢端肥大症，其他如恶性贫血、高钙血症、脑膜炎、胰腺炎等，某些内分泌激素如胰高血糖素和胃泌素升高，也可使降钙素水平升高。降钙素具有良好的缓解骨质疏松症骨痛的作用，对临床骨质疏松、骨质疏松性骨折及变形性骨炎的治疗具有重要作用。

（3）维生素 D_3　维生素 D_3 是自然存在的脂溶性维生素，属类固醇激素。在人类 30 余种细胞及组织器官都发现了维生素 D_3 受体的表达。

维生素 D_3 是所有生物活性物质中一种非常独特的成分，具有多重作用，它是维生素，但本质上是激素，还是细胞因子。维生素 D_3 参与机体免疫应答，细胞生长、分化、凋亡等生理和病理学过程。

人体内维生素 D 的来源有内源性合成和外源性吸收两种。内源性合成指在阳光或紫外线照射下，存在于大多数高等动物表皮组织的 7– 脱氢胆固醇经光化学反应转化成维生素 D_3。环境因素（香烟、空气微粒、吸入性氧化剂等）、日照、地理纬度、年龄因素、皮肤因素、种族、人工紫外线等都影响维生素 D_3 的合成。外源性吸收指人类通过摄取含有维生素 D_2 或 D_3 的饮食来补充体内维生素 D 的含量。

1,25（OH）$_2D_3$ 能够促进小肠黏膜细胞合成钙结合蛋白，增加小肠黏膜对钙的吸收，增加磷吸收。在肾脏，1,25（OH）$_2D_3$ 能够增加近端肾小管对钙、磷的重吸收，升高血钙水平，增加骨密度。在骨组织中，1,25(OH)$_2D_3$ 直接作用于骨的矿物质代谢，促进骨基质形成及类骨质矿化。

血清 1,25（OH）$_2D_3$ 的水平可反映体内活性维生素D的绝对含量，但其在体内代谢快（6～8小时）、半衰期短（5～7天）、储存少，25（OH）D_3 是人体内维生素D的主要储存形式，是反映机体维生素D代谢的最好、最重要的指标，临床上一般通过监测血清25（OH）D_3 的含量来反映血液维生素 D_3 的水平。目前多数学者认为，血清25（OH）D_3 ＞30 ng/mL（75 nmol/L）为维生素D充足，20～30 ng/mL（50～75 nmol/L）为维生素D不足，＜20 ng/mL（50 nmol/L）为维生素D缺乏，＜10 ng/mL（25 nmol/L）为维生素D严重缺乏。按照这一标准，维生素D不足或缺乏相当普遍。

维生素 D_3 缺乏或不足可导致继发性甲状旁腺功能亢进。维生素 D_3 缺乏与心血管病、肿瘤、糖尿病、慢性肾病、自身免疫性疾病密切相关。国内外众多学者对维生素 D_3 进行了大量研究。

2. 骨形成标志物

包括骨特异性碱性磷酸酶（BALP）、骨钙素（BGP）、Ⅰ型前胶原羧基末端肽/氨基末端肽（PICP/PINP）、骨保护素（OPG）。

（1）骨特异性碱性磷酸酶　碱性磷酸酶（ALP）是指碱性条件下水解多种磷酸酯并具有转磷酸基作用的一组糖蛋白酶。BALP是成骨细胞的一种细胞外酶，其主要作用是在成骨过程中水解磷酸酶，为羟基磷灰石的沉积提供磷酸，同时水解焦磷酸盐，解除其对骨盐形成的抑制作用，有利于成骨。

BALP的增殖、分化和成熟与骨骼的正常生长发育密切相关。BALP合成于骨基质成熟阶段，与骨基质矿化密切相关，在碱性环境中骨矿化活跃，成骨细胞释放的血清ALP可水解无机磷酸盐，进而降低焦磷酸盐浓度，利于骨的矿化。骨骼矿化受阻时，成骨细胞合成大量ALP，使血清BALP明显升高。

骨特异性ALP参与骨形成过程，在血清中稳定存在，是成骨细胞成熟和具有活性的标志。临床研究表明，BALP 水平与成骨细胞和前成骨细胞活性呈线性关系，血清 BALP 定量测定与动态观察可作为监测骨形成变化的有效参数。BALP 被认为是最精确的骨形成标志物之一，血清 BALP 定量测定与动态观察为骨代谢疾病，特别是骨质疏松症的早期诊断、治疗效果的监测、病情预后的判断等提供有效的依据。

目前主要采用免疫分析法测定，包括单克隆抗体的免疫放射测定法和酶联免疫分析法，但是这类检测方法的特异性并不完全，与肝源性 ALP 有一定的交叉，因此，当血清 BALP 升高时，临床上需要综合分析。

骨特异性 ALP 能够反映骨细胞的形成和活动状态，其稳定性好、半衰期长。高转换的代谢性骨病均可有 ALP 和 BALP 的增高，如变形性骨炎（Paget 病）、原发和继发性甲状旁腺功能亢进、甲状腺功能亢进、高转换型骨质疏松症、佝偻病、软骨病及骨转移癌等。应用二磷酸盐类药物治疗骨质疏松可以使骨特异性 ALP 下降，而这种下降往往在骨密度增加之前，所以 BALP 是骨质疏松症治疗疗效评价的重要指标。

（2）骨钙素　BGP 又称为 γ－羧基谷氨酸骨蛋白（GLa 蛋白），是由非增殖期成骨细胞合成和分泌的一种特异性非胶原骨基质蛋白，由 49 个氨基酸组成，是骨组织内非胶原蛋白的主要成分，属于非胶原酸性糖蛋白，是一种维生素 K 依赖性钙结合蛋白。BGP 是骨基质矿化的必需物质，目前已能将血液中的羧基化、部分羧基化和未羧基化的 BGP 区别开来。在骨吸收和骨溶解时，沉积在骨基质中的 BGP 片段，如游离的 γ－羧基谷氨酸就会游离出来，这类多肽在血中的含量则表示骨吸收的变化。BGP 在调节骨钙代谢中起重要作用，成熟的 BGP 主要沉积于骨组织间质细胞外和牙质中，少部分释放入血循环中。

BGP 是骨组织中含量最丰富的非胶原蛋白，占非胶原蛋白的 10% ～ 20%，主要由成熟的成骨细胞（OB）、成牙质细胞和增生的软骨细胞合成。成熟的 BGP 分子大部分进入细胞外骨基质中，小部分进入血循环，从骨释放入血的时间大约为 3 小时，血中半衰期为 4 ～ 5 分钟，大部分经肾脏过滤并分解排泄，肾脏功能影响血中 BGP 水平，血清 BGP 可用免疫法测定。

BGP 的主要功能是定位羟基磷灰石，在骨形成和骨吸收时均释放

BGP。因此，BGP 反映了骨代谢的总体水平。在成骨细胞发育成熟的 3 个阶段——成骨细胞活化增殖期、细胞外基质成熟期、基质矿化期中，BGP 只有在基质矿化期后开始表达。

BGP 是反映骨形成的特异性生化指标，不仅参与骨吸收的调节，更重要的是参与基质的矿化过程及成骨细胞分化，与骨转换相关，能够维持骨的正常矿化速率，抑制软骨的矿化速率，并抑制骨异常的羟基磷灰石结晶形成。临床上，血清 BGP 水平与成骨功能变化相关。

血清 BGP 浓度升高提示骨形成速率加快，主要见于儿童生长期、成骨不全、肾功能不全、骨折、变形性骨炎、肿瘤骨转移、低磷血症、甲状腺功能亢进症、甲状旁腺功能亢进症、高转换骨质疏松症、尿毒症、佝偻病及卵巢切除术后等。BGP 降低见于甲状腺功能减退症、肾上腺皮质功能亢进症、长期使用糖皮质激素、肝病、糖尿病患者及孕妇等。抗骨吸收药物可使 BGP 水平下降，刺激骨形成治疗则使 BGP 水平上升。

血清 BGP 水平与年龄呈明显负相关，但女性在绝经后骨转换增快，BGP 再度升高，进入老年后 BGP 逐渐下降。单独使用 BGP 或者联合使用 BMD 测量，能更好地判断骨丢失率，间接预测骨折风险。血清中 BGP 水平能够直接反映骨质疏松患者成骨细胞活性和骨形成情况，对使用抗骨质疏松药物治疗中患者血药浓度的动态变化也有一定参考价值。临床上，BGP 检测联合其他骨代谢指标被广泛应用于辅助绝经后骨质疏松诊断、抗骨吸收治疗疗效监测和骨折风险预测等方面。

（3）PICP 和 PINP　骨组织主要由有机质、无机矿物质、骨细胞和水组成。有机质约占骨干总重的 35%，其 90% ～ 98% 为 I 型胶原。I 型胶原是人体内含量最丰富的胶原类型，也是矿化骨中唯一的胶原类型，其合成与分解的代谢产物可间接反映骨转换的状况。

I 型胶原衍生自一个较大的蛋白，即 I 型前胶原。前胶原在成骨细胞内质网上合成，经高尔基复合体分泌出细胞，细胞外液中存在的内切肽酶使分泌出来的前胶原水解，去除其羧基及氨基端的附加肽段，生成原胶原，此后众多的原胶原再聚合成骨的胶原纤维。前胶原去除下来的羧基端附加肽段称 I 型前胶原羧基末端肽（PICP），氨基端附加肽段称 I 型前胶原氨基末端肽（PINP）。PICP 或 PINP 在血清中的含量反映成骨细胞合成骨胶原的能力，构成监测成骨细胞活力和骨形成的基础实验室指标。PICP相对分子质量为10 000，血中半衰期为6～8分钟，经肝脏网状内皮细胞处理，PINP代谢类同。其血液中的含量主要反映Ⅰ型胶原的合成速率和骨转换的情况，是新骨形成的特异性敏感指标。

骨代谢疾病、肾功能不全患者血清总PINP升高。儿童发育期、妊娠晚期、骨肿瘤、骨转移、畸形性骨炎、酒精性肝炎、绝经后妇女、肺纤维化、严重肝损害等血清PICP升高。

综合多项研究，在众多骨代谢指标中，PICP、PINP在预测骨质疏松的发生、评价骨量、监测抗骨质疏松疗效等方面都有较高的特异性和敏感性，PINP表现得尤为明显，且不受激素影响，在临床研究和应用中有着重要的意义。因此，推荐空腹血清PINP为反映骨形成敏感性较高的标志物。

（4）*骨保护素*　OPG又称护骨素、骨保护蛋白、破骨细胞生成抑制因子，由Simonet等于1997年首次在大鼠小肠表达序列标签cDNA计划中克隆得到，是可溶性肿瘤坏死因子受体超家族中的新成员。在骨髓基质细胞、成骨细胞、成纤维细胞等细胞中均有表达。OPG主要通过OPG–核因子κB受体活化因子（RANK）–RANK配体（RANKL）系统发挥调节骨代谢作用。OPG的主要作用是影响骨代谢，可抑制破骨细胞发生，并促进成熟破骨细胞的凋亡。

OPG是一种含401个氨基酸残基的蛋白质，人OPG基因定位在染色体8q23—q24。Southern印迹显示OPG只有1个基因，长27 kb，包括长度为270、367、192、225和1765 kb的5个外显子。OPG基因编码一段含有401个氨基酸残基的前体蛋白质，N末端21个氨基酸残基裂解后成为成熟的OPG。OPG蛋白质分子具有两种形式，即60 kDa的单体和膜结合的120 kDa的同二聚体。其单体和二聚体分子生化特性相似，但二聚体分子具较强的肝素结合能力，单体分子则在生物体内的半衰期更长。

OPG mRNA广泛表达于多种组织和细胞系，其中以肺、心脏、甲状腺和骨的表达最多。许多成骨细胞谱系细胞、动脉平滑肌细胞、内皮细胞、树突细胞及B淋巴细胞也有高水平表达，研究表明，OPG的表达受到体内多种激素和细胞因子的调控。

OPG–RANKL–RANK系统是近年来发现的在破骨细胞分化过程中的

一个重要信号传导通路，其主要机制是：①成骨细胞及骨髓基质细胞表面表达 RANKL，与破骨细胞前体细胞或破骨细胞表面上的 RANK 结合后促进破骨细胞的分化，从而引起骨溶解；②成骨细胞及骨髓基质细胞分泌表达 OPG，与 RANKL 竞争性结合，阻止 RANKL 与 RANK 之间的结合，或与 RANKL–RANK 结合体结合成三聚体，直接抑制 RANKL–RANK 的作用，从而抑制骨溶解的产生。

类风湿关节炎患者血清 OPG 水平明显增高。强直性脊柱炎患者骨吸收增强，血清 OPG 水平增高，是机体对抗过度骨吸收的保护性反应。

骨硬化症是以破骨细胞形成和骨吸收减弱为特征的多基因遗传性疾病，与 OPG 和（或）RANKL 有关。肿瘤转移引起的溶骨性破坏，OPG 表达明显降低。前列腺癌患者 OPG 水平明显高于前列腺增生患者。肺癌患者血清 OPG 水平显著高于正常人群，肺癌骨转移患者高于肺癌未骨转移患者。OPG 可在内皮细胞、平滑肌细胞产生，通过自分泌和旁分泌作用提高内皮细胞活性，防止炎症细胞因子对血管的损害。糖尿病患者 OPG 水平反应性升高。OPG 随年龄增长递增，骨吸收增强后机体代偿性分泌，且低 OPG 水平者较高 OPG 水平者具有更高的骨折危险性。研究发现，绝经后女性血清 OPG 水平随着年龄增加而升高，推测雌激素缺乏时破骨细胞功能活跃，机体为代偿骨吸收，骨形成增加，最终导致 OPG 升高。

3. 骨吸收标志物

主要包括抗酒石酸酸性磷酸酶（TRACP）、Ⅰ型胶原交联 C– 末端肽（CTX）、Ⅰ型胶原交联 N– 末端肽（NTX）、尿吡啶啉（Pyr）、尿脱氧吡啶啉（D–Pyr）。

（1）*抗酒石酸酸性磷酸酶*　TRACP 是酸性磷酸酶 6 种同工酶中的一种，主要存在于巨噬细胞、破骨细胞、Gaucher 细胞、红细胞、血小板以及单核吞噬细胞中，在肺泡巨噬细胞和破骨细胞中含量丰富。人类 TRACP 是位于第 19 号染色体 p13.2—p13.3 处的一个基因编码的单一同工酶，该酶是一种结构高度保守的含铁糖蛋白，分子量为 30 ～ 40 kDa，不同人种来源的 TRACP 氨基酸序列的同源性为 85% ～ 95%，其差异性起源于转录初期的可选择性剪接和使用不同的翻译起始部位，或翻译后蛋白质的修饰，而不是产生于多基因家族。

在正常人血清中，TRACP以两种不同的糖基化形式存在，即TRACP-5a和TRACP-5b，其中TRACP-5a主要来源于炎性巨噬细胞，而TRACP-5b则主要来源于破骨细胞。TRACP-5a可以在唾液酸酶作用下转变为TRACP-5b。纯化的人破骨细胞的TRACP是TRACP-5b，不含唾液酸残基，而TRACP-5a含有唾液酸残基。

TRACP-5b由于其特异性高，不受昼夜变化、饮食、肝肾疾病影响，故在监测骨代谢方面有重要作用。TRACP-5b作为第2代骨吸收标志物，是一个有特异性和高敏感度的骨吸收指标。TRACP的主要检测方法有动力学法、非变性凝胶电泳法、非聚丙烯酰胺凝胶电泳实验、化学比色法、单克隆抗体法和免疫捕捉活性测定等。

TRACP增高见于原发性甲状旁腺功能亢进症、慢性肾功能不全、畸形性骨炎、肿瘤骨转移、高转换型骨质疏松等，降低见于甲状腺功能减退症。

当患有甲状旁腺功能亢进、Paget病等代谢性骨病时，血清TRACP-5b水平升高是由于破骨细胞活性增加所致。甲状旁腺功能亢进患者手术及药物治疗过程中血清TRACP-5b水平下降。

绝经后骨质疏松症患者由于卵巢功能减退，雌激素水平减少，破骨细胞活性增加，骨重建失衡，骨吸收大于骨形成，血清TRACP-5b显著增高。70岁以上老年性骨质疏松症患者血清TRACP-5b浓度也显著增加，且与骨密度呈显著负相关。

糖尿病患者体内胰岛素绝对或相对不足，会导致维生素D缺乏，1,25（OH）$_2D_3$活性下降，肠道钙吸收减少，继发甲状旁腺功能亢进，破骨细胞活性增加，骨吸收加快，因而TRACP-5b水平升高。肾性骨病由于钙、磷及维生素D代谢障碍，继发甲状旁腺功能亢进，血PTH升高、CT下降，骨吸收增加，血清TRACP-5b升高。

恶性肿瘤骨转移造成骨代谢活跃，主要表现为骨吸收大于骨形成，血清中TRACP-5b升高。

（2）Ⅰ型胶原交联C-末端肽　在骨的有机质中，90%为Ⅰ型胶原，CTX是使用最广泛的胶原降解标志物。

α-CTX和β-CTX是骨吸收的重要指标，α-CTX与β-CTX为同型异构体结构，α-CTX与β-CTX的区别为β-CTX的肽序列中的天冬氨酸（Asp）是L-对映异构体，α-CTX与β-CTX是含有骨Ⅰ型胶原分子间交联物的重要区段，和近似交联物的残基，结构紧密，所以不受肾脏的进一步降解，具有较好的结构稳定性。CTX的水平反映了破骨细胞的骨吸收活性，CTX是以破骨细胞活性显著增强为特点的代谢性骨病的有效标志物。

CTX可以用放射免疫分析和酶联免疫吸附试验两种方法检测。

CTX水平反映了破骨细胞骨吸收活性，是骨吸收的重要生化标志物，主要反映了溶骨性变化时的骨代谢指标变化，其升高程度与破骨细胞活性增高的程度相一致。

骨质疏松症、Paget病、多发性骨髓瘤和肿瘤骨转移等患者血清CTX水平升高。CTX与骨重吸收程度相关，对抗骨吸收治疗反应迅速而灵敏，检测血清CTX水平可以预测骨转换的严重程度，并作为临床评估骨转换相关疾病的重要参考指标。

CTX是反映骨吸收的重要骨代谢指标，是使用最广泛的胶原降解标志物，与骨吸收程度密切相关，检测血清CTX水平可以预测骨转换的活跃程度，并作为临床评估骨转换相关骨代谢疾病的重要参考指标。推荐空腹血清CTX为反映骨吸收敏感性较高的标志物。

（3）*Ⅰ型胶原交联N-末端肽*　NTX是骨胶原在肝脏中降解后尿中出现的一种稳定的最终产物，是反映骨吸收的特异和敏感性指标。NTX是含有尿吡啶啉（Pyr）和尿脱氧吡啶啉（D-Pyr）的低分子量多肽，具有半抗原性。

NTX通过骨吸收入血，经人体器官排泄后部分入尿液，尿液中的NTX只来源于成熟的Ⅰ型胶原，因此，正常含胶原饮食不会影响该生化指标的测量，即NTX的代谢几乎不受食物影响。晨起和夜间的尿NTX最能反映骨吸收情况，为减少尿量和体型的影响，NTX结果需用尿肌酐（uCr）校正。NTX是尿中稳定的骨质溶解终产物，被认为是诊断骨吸收破坏特异性更高的指标。多项研究证实尿NTX/Cr与BMD呈显著负相关，是反映骨吸收的特异和敏感性指标。NTX可以通过放射免疫分析和酶联免疫吸附试验检测，目前的商品试剂盒多采用酶联免疫吸附试验方法。与CTX在血清中检测不同，临床上 NTX 常在尿液中测定。

临床上骨质疏松、原发性甲状旁腺功能亢进症、畸形性骨炎、甲状腺功能亢进症、肿瘤骨转移和多发性骨髓瘤等都能观察到 NTX 水平的升高。

NTX 因其反映骨吸收特性的稳定性与敏感性，被认为是诊断骨吸收破坏特异性较高的指标，对骨代谢性疾病的早期预防、诊断与鉴别诊断、治疗转归判断，具有重要的临床意义。

4. 激素与细胞因子

（1）生长激素　GH 是机体组织细胞的生长、发育和代谢的调节因素之一，起十分重要的促细胞分化增殖作用。

人生长激素是由脑垂体前叶含有嗜酸性颗粒的生长激素分泌细胞所分泌，是腺垂体合成量最多的一种蛋白质激素，正常成人垂体含 5 ～ 10 mg。GH 的基因家族分为 GH–1、GH–2、绒毛膜促生长素（CS）–1、CS–2 和 CS–P 5 种。垂体和循环中 GH 的分子形式呈非均一性，包括多种形式的单体、同（异）多聚体、分子片段及单体与其结合蛋白的复合体等，其中最主要的 GH 形式是分子质量为 22 124 Da（约 22 kDa）的单体。

GH 以脉冲方式分泌入血，受下丘脑生长激素释放激素（GHRH）和生长激素释放抑制激素（SRIH）的双重调节。除了内分泌激素作用以外，GH 具有促进骨的线性生长、骨重建、骨骼肌生长、糖脂代谢及免疫调节作用。儿童至青春期发育成熟的骨骼（长骨）线性生长主要由 GH、胰岛素样生长因子 –1（IGF–1）、糖皮质激素和甲状腺素调节。儿童的躯体线性增长速度是了解有无 GH 缺乏或 GH 作用障碍的简单而特异的诊断指标。

生长激素缺乏症（GHD）是一种生长发育障碍疾病，由于生长激素分泌不足而形成，主要临床表现为生长缓慢、身材矮小等，患病同时常会伴脂代谢、糖代谢及骨代谢异常。研究表明，生长激素可直接、间接地对破骨细胞的前体细胞与成熟破骨细胞进行作用，并对骨吸收进行调控，同时也可对前体细胞向成骨细胞分化进行刺激，从而更好地促进软骨细胞和骨细胞增殖。

生长激素在维持骨骼健康中起着重要作用，GH 分泌不足是引起中老年人骨质疏松的重要原因之一。

（2）雌激素　雌激素在女性体内有雌酮（E_1）、雌二醇（E_2）、雌三醇（E_3）3 种。其中，雌二醇的生物活性最强，目前临床常用的雌激素类药物多是以雌二醇为母体人工合成的衍生物。

雌激素是由 18 个碳组成的甾体类固醇类激素，其生理作用主要是通过作用于组织细胞的雌激素受体（ER）进而调控靶基因的转录翻译来完成，具有广泛而重要的生物活性。

骨组织是雌激素作用的重要靶组织，雌激素受体 α 和 β 在骨和骨髓中广泛表达。研究表明，雌激素主要通过与雌激素受体 α 作用发挥骨代谢调节作用。

雌激素与雌激素受体结合后，通过多种途径调节成骨细胞和破骨细胞活性，参与骨代谢活动。雌激素可抑制氧化应激反应，促进成骨细胞增殖，抑制成骨细胞凋亡，延长成骨细胞生存时间，促进胶原合成，促进骨形成蛋白合成，提高骨矿化；雌激素对破骨细胞的抑制作用可分为直接作用和间接作用，直接作用是通过雌激素与雌激素受体结合介导产生的，间接作用主要是利用成骨细胞与免疫细胞分泌的细胞因子，通过抑制破骨细胞活性、诱导破骨细胞凋亡维持骨密度，保护骨组织。此外，雌激素还可通过钙代谢调节系统影响骨代谢活动。

雌激素是维持正常骨骼骨量和骨结构的必需激素，雌激素在维持骨吸收和骨形成中起主要作用，其主要作用是：①雌激素刺激骨骺生长板中的软骨生长，促进骨的纵向生长；②雌激素的浓度决定了男女性骨骺融合的时间；③直接影响个体峰值骨量的获得；④在生育年龄段，维持正常骨量和正常的骨结构；⑤在雌激素作用下，骨骼向女性型表型发育和生长；⑥成年期，雌激素促进骨的成熟和骨髓生长板融合。

雌激素与雌激素受体作用的机制研究、骨质疏松与雌激素及雌激素受体的相关性研究一直是各国学者们研究的热点。

雌激素自然缺乏（如绝经后女性）或病理性缺乏（如卵巢切除、卵巢早衰等），循环雌激素水平明显下降，机体处于持续的雌激素缺乏状态，不仅生殖器官会发生明显变化，而且其他组织也会产生显著性变化，最明显的变化之一是骨量丢失。主要原因是雌激素水平降低，骨形成受抑制，骨吸收增强，即骨形成减少伴骨吸收增多。雌激素缺乏是绝经后骨质疏松症发生的主要原因。雌激素能维持并增加绝经后妇女的骨量，绝经后 5 ～ 10 年应用激素补充治疗能降低 50% 的骨质疏松性骨折的发生。大量研究证明，应用雌激素治疗可降低绝经后女性骨转换率，显著提高前臂、椎骨、髋骨骨密度，降低骨质疏松性骨折的发生。

（3）睾酮　睾酮是男性体内主要的性腺激素，主要由睾丸间质细胞合成，在男性原发性骨质疏松症中起着非常重要的作用，且与男性原发性骨质疏松及骨折关系密切。

睾酮分泌水平呈规律性变化，当进入青春期后睾酮分泌水平会逐渐增高，在 20 ～ 30 岁时达到最高峰，之后随着年龄的增长，男性体内睾酮的分泌会逐渐下降。据估计，60 ～ 80 岁老年男性中 20% 有睾酮下降，80 岁以上男性中约 30% 处于雄激素缺乏状态。国外大样本流行病学调查表明，老年男性血清睾酮水平随年龄增长而降低，大约每增长 10 岁降低 4 nmol/L，但存在显著的个体差异。

在靶组织如性腺、脑和骨中，睾酮转化成活性更高的代谢产物而发挥作用，5α 还原酶可逆性地催化睾酮生成双氢睾酮，而芳香化酶则可逆性地催化睾酮生成雌激素。血液中的睾酮大部分是与一种特殊的 α – 球蛋白（即皮质类固醇结合球蛋白或睾酮结合球蛋白）结合而进行运输的，少数睾酮与白蛋白非特异性结合或以游离形式存在于血液中。

睾酮在骨骼的生长代谢、骨量维持及抗骨量丢失方面均起着重要作用。儿童期表现尤为突出，如促进骨骼肌发育、促进骨骼中钙盐沉积，使骨骼增厚生长等作用；青春期主要增加骨松质与骨皮质的骨量，对达骨峰值起着重要作用；成年后则主要促进骨形成和抑制骨吸收，并与其他调节骨代谢的激素共同维持骨量，调节骨代谢。

睾酮常用的检查方法是放射免疫分析法，抽取 2 mL 静脉血，分离血清即可测定。女性血清总睾酮的正常参考值为 0.21 ～ 3.01 nmol/L，男性血清总睾酮的正常参考值为 9.45 ～ 37.45 nmol/L；女性血清游离睾酮正常参考值为（11±2）pmol/L，男性血清游离睾酮正常参考值为（276±80）pmol/L。

（4）白细胞介素 –1　白细胞介素 –1 家族（IL–1F）有 11 个成员，可称作 IL–1F1 至 IL–1F11，IL–1 又名淋巴细胞刺激因子，可由间充质细胞、成骨细胞、活化的单核 – 巨噬细胞产生，骨髓中的巨噬细胞也可合成少量

IL–1。此外，几乎所有的有核细胞，如 B 细胞、NK 细胞、体外培养的 T 细胞、角质细胞、树突状细胞、星形细胞、成纤维细胞、中性粒细胞、内皮细胞以及平滑肌细胞均可产生 IL–1，IL–1 可分为 IL–1α 和 IL–1β 两种活性形式，由不同的基因分别编码。

IL–1 通过与 IL–1 受体结合发挥生物学作用。IL–1 是一种重要的骨吸收因子，多通过其他激素或因子介导生物学效应。IL–1 既可促进成骨性细胞谱系 RANKL 的生成，又可直接作用于破骨细胞。IL–1 可直接加强破骨细胞的活性及抑制成熟破骨细胞的凋亡，延长成熟破骨细胞的寿命。

当雌激素水平降低时，可通过 IL–1 和肿瘤坏死因子（TNF）–α 促进成骨细胞、基质细胞产生前列腺素 E_2，进而刺激前 B 细胞和基质细胞表达 RANKL，通过 RANKL–RANK–OPG 系统增加破骨细胞形成和分化，促进破骨细胞前体分化为成熟的破骨细胞的功能。IL–1 可降低骨保护素的表达，抑制骨形成。IL–1 也可直接通过 RANKL 影响破骨细胞的增殖、分化和成熟。

IL–1 还可促进基质金属蛋白酶及其他分解产物的释放，激活破骨细胞，促进破骨细胞分化，从而促进骨丢失。大量的临床研究表明，雌激素能够抑制 IL–1 的分泌，绝经前女性与经雌激素治疗的绝经后骨质疏松症患者外周血单核细胞分泌的 IL–1 水平低于未经治疗的绝经后骨质疏松症患者。IL–1β 和 IL–6 等可作用于软骨细胞诱导基质金属蛋白酶、促分解代谢因子和其他炎症因子基因的表达，引起软骨基质的降解。

可采用酶联免疫吸附法测定血清 IL–1 的含量。

（5）白细胞介素 –6　人类 IL–6 基因位于第 7 号染色体上，可由多种细胞合成，包括活化的 T 细胞和 B 细胞、单核 – 巨噬细胞、内皮细胞、上皮细胞、成纤维细胞、骨髓基质细胞和成骨细胞等，IL–6 作用的靶细胞很多，包括巨噬细胞、肝细胞、静止的 T 细胞、活化的 B 细胞和浆细胞等。

IL–6 生物效应也十分复杂，曾被称为 B 细胞刺激因子 2（BSF–2）、B 细胞分化因子（BCDF）、肝细胞刺激因子（HSF）等。其能够刺激活化 B 细胞增殖，分泌抗体；刺激 T 细胞增殖及细胞毒性 T 细胞（CTL）活化；刺激肝细胞合成急性期蛋白，参与炎症反应，促进血细胞发育。

IL–6在原发性骨质疏松症的发病机制中具有重要作用，通过调节破骨细胞和成骨细胞发育的功能实现对骨代谢的调节作用。① IL–6可直接作用于成骨细胞，提高RANKL的表达。IL–6属前吸收性细胞因子，刺激破骨细胞前体细胞的增殖及分化，促进破骨细胞生成，加强破骨细胞功能表达，刺激破骨细胞活性。同时促进骨基质的降解，抑制成骨细胞活性，从而加强骨吸收，促进骨量流失，诱发骨质疏松。② IL–6能刺激角质细胞生长，并能促进骨髓造血的功能。③ IL–6可上调糖皮质激素受体（GR）结合位点的表达，IL–6还可以自分泌方式调节成骨细胞糖皮质激素受体α（GRα）的活性，是糖皮质激素性骨质疏松发生的诱因之一。糖皮质激素能下调成骨细胞IL–6的表达，患者应用糖皮质激素后，可在一定范围内降低高浓度的血清糖皮质激素水平。④ PTH上调成骨细胞IL–6的表达，血清PTH升高（如原发性甲状旁腺功能亢进患者），血清IL–6的水平也升高。⑤ IL–6的作用可被雌激素拮抗，IL–6与雌激素对骨代谢的影响作用相反。

可用酶联免疫吸附试验或者四甲基偶氮唑蓝比色法检测。

IL–6与骨质疏松症的发生相关。IL–6升高可作为机体破骨细胞功能活跃的标志。血清IL–6、TNF–α水平升高，可能与绝经后骨质疏松症的发生有关。变形性骨炎患者的破骨细胞分泌过多的IL–6和IL–6受体，血清IL–6水平显著升高。经治疗后，IL–6受体明显下降。IL–6是变形性骨炎患者破骨细胞活性升高和骨吸收增强的主要原因，IL–6水平升高也见于多发性骨髓瘤、银屑病。

（6）转化生长因子（TGF）–β　TGF是一类能刺激细胞表型发生转化的生长因子，是细胞生长与分化的重要调节因子。其包括两类多肽类生长因子——TGF–α和TGF–β，对细胞的生长、发育、增殖、分化、凋亡、转型等均具有重要的生理调节作用。

在转化生长因子家族中，TGF–β是骨组织中的重要细胞因子，参与骨与软骨的形成，对骨组织修复与骨重建具有重要的调节作用。

TGF–β可以从骨、血小板、肾、胎盘组织、T淋巴细胞和B淋巴细胞等组织和细胞中提取，其中血小板和骨组织中TGF–β含量最丰富，骨基质中TGF–β的含量为0.1 mg/kg干重。

人类转化生长因子 $-\beta$ 有 3 个亚型：TGF-β_1、TGF-β_2、TGF-β_3。三者具有极高的同源性。

TGF-β 广泛存在于骨组织中，通过与细胞膜表面特异性受体结合发挥生物学作用。在骨骼中，成骨细胞和软骨细胞可以合成 TGF-β，骨组织中 TGF-β 的浓度是其他组织的 100 倍，骨是 TGF-β 最大的组织来源和储存库，骨组织中含量最多的是 TGF-β_1。TGF-β 沉积于细胞外基质中，以自分泌和旁分泌的方式调控成骨细胞增殖与分化。TGF-β 通过与靶细胞表面具有丝氨酸或苏氨酸激酶活性的受体Ⅰ、Ⅱ结合而产生生物学作用。TGF-β 是调节骨代谢的重要细胞因子，对骨组织的生长发育和骨重建具有重要的调节功能。

TGF-β 与骨形成密切相关，可作用于成骨细胞，调节成骨细胞增殖、分化，在骨形成和骨组织修复过程中起着十分重要的调节作用。TGF-β 对骨形成的每个阶段均具有刺激作用，具有显著的促进骨形成作用。TGF-β 对破骨细胞具有促进和抑制的双相作用。TGF-β 与骨细胞外基质代谢有关，同时 TGF-β 也能够促进软骨细胞的生成，在骨组织中，可启动新生骨与软骨生成。

可采用酶联免疫吸附试验法测定血清、组织、尿液中 TGF-β 的浓度。

TGF-β 通过强大的骨形成和骨修复作用，可增加骨密度。TGF-β 受体的结构或功能异常可导致各种代谢性骨病。血中 TGF-β 浓度下降时，促进骨形成作用减弱，骨密度降低，可诱发骨质疏松等代谢性骨病。TGF-β 直接作用于骨时，可增加破骨细胞的数量和活性，促进骨形成。小剂量 TGF-β 能治疗骨质疏松，减少骨丢失，局部应用外源性 TGF-β，不仅可以刺激组织细胞分泌 TGF-β 量增加，同时还可直接刺激成纤维细胞、间充质细胞和成骨细胞等的增殖与分化，加速受损组织的修复，并促进软组织修复和骨折愈合。

（7）肿瘤坏死因子　TNF 有 TNF-α 和 TNF-β 两种亚型。TNF-α 主要由活化的单核巨噬细胞产生，又称恶病质素，占 TNF 总活性的 70% ～ 95%。目前常说的 TNF 多指 TNF-α。TNF-β 由活化的 T 淋巴细胞产生，与 TNF-α 有 30% 左右的同源性，并与 TNF-α 有共同的受体。TNF-α 引起骨吸收并抑制关节炎和衰老过程中的骨形成，与骨质疏松关系密切。

人类 TNF-α 基因定位于 6p21.4，长约 3.6 kb，人 TNF-α 前体由 233 个氨基酸组成（26 kDa），其中包含由 76 个氨基酸残基组成的信号肽，在 TNF-α 转化酶（TACE）的作用下，切除信号肽，形成成熟的 157 个氨基酸残基的 TNF-α（17 kDa）。

TNF-α 是重要的破骨细胞调节因子，其在破骨细胞生成及破骨细胞介导的局部骨丢失过程中都起着重要作用。总的来说，TNF-α 是骨分解作用的动因，一方面促进骨吸收，另一方面抑制骨重建，最终导致骨量减少。

TNF-α 是十分重要的破骨细胞激活因子。一方面，TNF-α 可直接促进破骨细胞前体细胞的有丝分裂及破骨祖细胞的分化，刺激前祖细胞产生新的破骨细胞；另一方面，TNF-α 还可介导基质细胞和成骨细胞分泌参与破骨细胞分化所必需的“下游”细胞因子，如 M-CSF、IL-3、IL-11、RANKL 等，间接促进破骨祖细胞的增殖。TNF-α 抑制成骨的作用表现在对骨髓间充质干细胞的成骨分化、成骨细胞矿化有显著的抑制功能。

目前其检验方法主要为酶联免疫吸附测定或放射免疫分析。

（8）胰岛素样生长因子　IGF 是一类结构上类似于胰岛素原的单链多肽，有两种类型，包括 IGF-Ⅰ和 IGF-Ⅱ。IGF-Ⅰ是骨骼中含量最丰富的生长因子，骨组织中的 IGF-Ⅰ主要来自成骨细胞和骨髓基质细胞，通过内分泌、自分泌和旁分泌途径作用于骨。

人 IGF-Ⅰ基因定位于 12 号染色体长臂端 12q23-23，是由 70 个氨基酸残基组成的单链多肽，与胰岛素原有 60% 的同源序列，其分子量为 7649 kDa。人体内许多组织可以合成分泌 IGF-Ⅰ，但体循环中的 IGF-Ⅰ主要由肝脏合成。血清 IGF 受很多血清中其他因子的影响，其中影响肝合成和释放 IGF-Ⅰ的主要因素是 GH，但胰岛素、甲状旁腺素、糖皮质激素及营养状况也是重要的影响因素。

正常情况下，血清及细胞外液中的 IGF 绝大部分都与 IGF 结合蛋白（IGFBP）以复合物的形式存在，其复合物包括 IGFBP-1 至 IGFBP-6，不表现活性。若 IGFBP 发生降解，游离的 IGF 与其特异性受体结合则可发生一系列生物反应。其中 IGFBP-3 是循环中的主要结合蛋白，与 IGF 关系最为密切。

随着增龄、绝经年限延长，血清雌激素、生长激素（GH）水平不断下降，IGF 体系中促骨形成因素含量减少，抑制因子活性增加，成为骨骼老化、骨质疏松发生的启动因子。IGF－Ⅰ是成骨细胞和破骨细胞功能的主要局部调节因子，在骨重建中起重要作用。

研究表明，IGF－Ⅰ可促进成骨细胞分化、增殖、募集，促进成骨细胞胶原及骨钙素合成，加快骨矿化。GH 可与肝细胞表面的 GH 受体结合，促进肝细胞分泌 IGF－Ⅰ，还可以直接作用于成骨细胞，促进成骨细胞分泌 IGF－Ⅰ。同时，IGF－Ⅰ通过反馈机体内腺垂体激素的水平调节 GH 的分泌。GH 和 IGF－Ⅰ彼此间相互调节形成 GH/IGF－Ⅰ轴，在骨代谢方面的调节作用显著。有研究发现，IGF－Ⅰ还可以通过促进破骨细胞分化来影响破骨细胞的形成。此外，IGF－Ⅰ能刺激骺板软骨细胞增生和分化，被认为是长骨生长的必需生长因子。

血清 IGF－Ⅰ水平主要受 GH 调节，IGF－Ⅰ浓度在很大范围内与 GH 浓度一致。检测 IGF－Ⅰ和 IGFBP–3 能全面反映 GH 产物及其对组织的影响，而 IGF－Ⅰ的诊断灵敏度和特异度更佳，可作为首选检测指标。IGF－Ⅰ检测主要采用酶联免疫法和放射免疫法。

有研究发现，血清 IGF－Ⅰ水平随增龄而明显下降，女性绝经后血清 IGF－Ⅰ水平明显低于绝经前，骨骼中 IGF 的含量亦随增龄而下降。IGF－Ⅰ与骨密度呈正相关，老年骨质疏松症患者血清 IGF－Ⅰ含量低于正常对照组。还有研究表明，血清中 IGF－Ⅰ水平下降与骨折的发生率密切相关，IGF－Ⅰ的水平可以作为骨折风险评估的指标。

第九节　内分泌腺超声检查

超声显像检查自二十世纪四五十年代开始应用于临床，由于超声显像技术具有实时动态、灵敏度高、无特殊禁忌证、可重复性强、无放射性损伤等优点，使得这一诊断技术成为现今内分泌疾病的检查、诊断和治疗中不可或缺的重要手段之一。随着电子技术和生物工程学的飞速发展，具有细微组织分辨力和高敏感血流检测能力的超声诊断仪研制成功，其功能越来越完善，提供的诊断信息也越来越丰富。超声显像检查与CT、SPECT、MRI和PET已成为内分泌疾病的五种重要的影像诊断技术，它们各有所长，取长补短，大大地提高了临床诊断水平。而超声检查在体外操作，可观察体内脏器的结构及活动规律，是一种操作简便、安全无痛的检查方法。

一、超声诊断原理

超声诊断仪是利用人体不同类型组织之间、病理组织与正常组织之间的声学特性差异，或生理结构在运动变化中的物理效应，经超声波扫描探查、接收、处理所得信息，并以图像、图形或数字形式为医学诊断提供依据的技术设备。

二、常用超声诊断法

1. B型超声诊断法

B型超声诊断法又称B超诊断法，是将人体组织器官界面的反射回声变成强弱不同的光点，根据超声探头的不断移动扫查，使反射光点连续出现在示波屏上，显示出组织脏器及其病变的切面图像。它是一种非侵入性诊断技术，现已用于多种脏器病变的探测，对于肝脏疾病的诊断有较高的临床价值。

2. 多普勒超声诊断法

常用的多普勒超声诊断有脉冲波多普勒和连续波多普勒两种。脉冲波多普勒能定点检测血流，但无检测2 m/s以上高速血流的能力；连续波多普勒则能检测10 m/s以内的高速异常血流，但不能提供距离信息，无定位检测能力。临床一般两者并用，各取所长。

3. 彩色多普勒血流显像（CDFI）

CDFI是在二维切面声像图的基础上，采用自相关技术将所获得的血流信息转变成可视影像，不同方向的血流以不同的颜色表示。

三、超声诊断检查前的准备

大多数内分泌腺的超声检查无须特殊准备，但有时为了获得内分泌腺更清晰的图像，需做好检查前的准备工作。

1. 胰腺检查

检查前，要求患者空腹 8 ～ 12 小时，即晨起禁食。前一天要少吃油腻食物，检查前 8 小时（即检查前一天晚餐后）不应再进食，以减少胃内食物引起过多气体，干扰超声传入。对腹腔胀气或便秘的患者，睡前可服缓泻剂，晨起排便或灌肠后进行超声检查。如检查时胃内仍有较多的气体，胰腺显示不清楚，可饮水 500 ～ 800 mL，让胃内充满液体作为透声窗，便于显示胰腺。若患者同期还要接受胃肠或胆囊的 X 线造影，超声检查应安排在它们之前，或在胃肠钡餐 3 天之后、胆管造影 2 天之后进行。

2. 卵巢与子宫检查

为了避免肠道内气体的影响，检查前 2 ～ 3 小时应停止排尿，必要时饮水 500 ～ 800 mL，必须使膀胱有发胀的感觉，必要时口服或注射利尿药使膀胱快速充盈。适度充盈膀胱的标准以能显示子宫底部时为宜，过度充盈则可使子宫位置发生改变，不利于图像观察。如果是在怀孕初期，则不必饮水，以免膀胱过度充盈而压迫子宫。如果经腹壁扫查，卵巢显示不满意或肿块来源不明显时，可采用经阴道超声检查，此时则无须特别饮水。但对体积较大的盆腔肿块则不适于做经阴道超声检查，同时对未婚、月经期、阴道畸形、炎症等妇女的使用亦受限制。经阴道检查时，应严格注意消毒，防止交叉感染。

3. 睾丸检查

睾丸超声检查时，为了避免交叉感染，应在检查时将探头套一个极薄的塑料膜，在塑料膜与探头之间涂耦合剂，不影响图像质量。做睾丸检查时，可采用仰卧位或站立位。

4. 肾上腺检查

由于肾上腺位置较深，一般彩色多普勒血流图对深部组织的显示效果差，故对肾上腺的检查不必强调采用彩色超声仪。肾上腺的超声检查也应在空腹 8 小时后进行，腹部胀气患者需用轻泻剂、灌肠或消胀片才能得到较好的效果。

5. 甲状腺检查

甲状腺的超声检查，无须做特殊的准备，必要时可嘱患者做吞咽动作，以确定甲状腺与病变部位的关系。

四、超声检查的优点与适应证

1. 超声检查的优点

超声检查作为形态学检查方法之一，具有以下优点：

（1）超声声像图是切面图，其图像直观，对内部结构显示良好，即使腺体丰富，病灶仍可清晰显示。

（2）超声检查属于非侵入性检查，患者无痛苦。

（3）穿透性强、指向性好、分辨率高，且无 X 线辐射，无须应用造影剂，一般无须特殊的检查前准备。

（4）操作时间短，诊断快速。

（5）实用、简便、无创伤，并可重复检查，反复用于追踪观察与疗效评价。

（6）超声检查容易鉴别囊性和实质性病变，对良恶性肿块的判断具有一定价值。

（7）可测量某些内分泌腺的大小，估测其体积，评价其功能，并可以清晰地显示病灶的轮廓和形态。

（8）可提供内分泌腺的血流信息。

（9）费用相对低廉，易于普及。

2. 超声检查主要适应证

（1）甲状腺疾病，如弥漫性甲状腺肿、非毒性甲状腺肿、结节性甲状腺肿、甲状腺功能低下、甲状腺炎、甲状腺肿块。

（2）甲状旁腺疾病，如甲状旁腺瘤、甲状旁腺增生、甲状旁腺癌。

（3）胰腺疾病，如胰岛素瘤、胰腺炎、胰腺囊肿、胰腺癌。

（4）肾上腺疾病，如皮质腺瘤和腺癌、肾上腺性征异常症、皮质功能不全、新生儿肾上腺血肿、嗜铬细胞瘤、髓样脂肪瘤、肾上腺囊肿。

（5）睾丸疾病，如睾丸肿瘤、睾丸萎缩、附睾炎、附睾结核。

（6）卵巢疾病，如多囊卵巢综合征、黄体囊肿、畸胎瘤、卵巢实质性肿块。

（7）异位甲状腺、肾上腺外嗜铬细胞瘤。

（8）其他，如甲状腺功能亢进症性心脏病、糖尿病周围血管疾病和肾脏病变等。

下篇 临床篇

第四章 糖尿病

第一节 糖尿病的西医诊断和治疗

一、概述

糖尿病（diabetes mellitus, DM）是一组由胰岛素分泌和（或）利用缺陷所引起的以慢性高血糖为特征的代谢性疾病。因胰岛素分泌、利用或两者同时存在缺陷，引起碳水化合物、蛋白质、脂肪、水和电解质等的代谢紊乱。临床以长期高血糖为主要共同特征，最严重的急性并发症是糖尿病酮症酸中毒和糖尿病非酮症高渗性昏迷。长期高血糖可引起多个系统器官的慢性并发症，导致功能障碍和衰竭，成为致残、致死的主要原因。

二、流行病学

近 30 年来，我国成人糖尿病患病率显著增加。1980 年全国 14 省市 30 万人的流行病学资料显示，糖尿病的患病率为 0.67%。1994 至 1995 年全国 19 省市 21 万人的流行病学调查显示，25 ～ 64 岁人群的糖尿病患病率为 2.28%；糖耐量异常患病率为 2.12%。2002 年中国居民营养与健康状况调查同时进行了糖尿病的流行情况调查，该调查利用空腹血糖＞ 5.5 mmol/L 作为筛选指标，高于此水平的人做口服葡萄糖耐量试验，结果显示在 18 岁以上的人群中，城市人口的糖尿病患病率为 4.5%，农村为 1.8%。2007 至 2008 年，中华医学会糖尿病学分会（CDS）组织全国 14 个省市开展了糖尿病流行病学调查，我国 20 岁及以上成年人的糖尿病患病率为 9.7%。2010 年中国疾病预防控制中心（CDC）和中华医学会内分泌学分会调查了中国18岁及以上人群糖尿病的患病情况，调查显示糖尿病患病率为9.7%。2013年我国慢性病及其危险因素监测显示，18岁及以上人群糖尿病患病率为10.4%。

年轻人糖尿病的患病率在增加。根据2008年的调查，20到39岁年龄组的糖尿病患病率为3.2%，而2013年为5.9%，糖尿病前期的患病率也从9.0%增加到了28.8%。年轻糖尿病患者发生慢性并发症的风险更高。一项在亚洲进行的研究显示，年轻时患糖尿病相比年龄较大时患糖尿病，前者的平均糖化血红蛋白和低密度脂蛋白胆固醇水平要更高，视网膜病变的患病率也更高。中国人群中，早发糖尿病患者发生非致死性心血管疾病的风险，比晚发糖尿病患者要高。

据国际糖尿病联盟（IDF）数据显示，2003年全球糖尿病患病人数约为1.94亿，预计到2025年或将增至3.33亿；而事实是2012年全球糖尿病患病人数已经达到3.71亿，2015年高达4.15亿。如果不采取任何措施，预计到2040年，将有6.42亿人患有糖尿病；与2015年数据相比增加超过50%，成年人的糖尿病发病率将达到10%。糖尿病正以惊人的速度在全世界蔓延，更严重的是，有近1/2的患者尚未经诊断，对自己的疾病状态毫无察觉。我国自1980年起在40多年的时间里进行了多次大规模的全国性糖尿病流行病学调查，结果显示糖尿病的患病率从最初的0.67%激增至如今的9.7%，总数达到了1.16亿，我国已经超越印度，成为世界上糖尿病患病人数最多的国家。

据IDF统计，2015年全球因糖尿病死亡人数达500万，平均每6秒就有1人死于糖尿病，这超过了疟疾、肺结核与艾滋病的致死人数总和。糖尿病不仅给患者本人带来了肉体和精神上的损害，导致寿命缩短，而且给个人、家庭和国家带来了沉重的经济负担，每年用于糖尿病防治的费用占到全球医疗总支出的12%。糖尿病的防治迫在眉睫，已受到各级卫生部门、医务工作者及科研人员的广泛关注。

三、分型

1. 1型糖尿病（T1DM）

1型糖尿病具有以下特点：发病年龄通常小于30岁；三多一少症状明

显；以酮症或酮症酸中毒起病；体型非肥胖；空腹或餐后的血清 C 肽浓度明显降低；出现自身免疫标记，如谷氨酸脱羟酶抗体（GADA）、胰岛细胞抗体、人胰岛细胞抗原 2 抗体（IA–2A）、锌转运体 8 抗体（ZnT8A）等。在 1 型糖尿病中，有一种缓慢进展的亚型，即成人隐匿性自身免疫性糖尿病，在起病早期与 2 型糖尿病的临床表现类似，需要依靠 GADA 以及其他胰岛自身抗体的检测才能明确诊断。

2. 2 型糖尿病（T2DM）

从以胰岛素抵抗为主伴胰岛素进行性分泌不足，到以胰岛素进行性分泌不足为主伴胰岛素抵抗。

3. 其他特殊类型糖尿病

其他特殊类型糖尿病是在不同水平上（从环境因素到遗传因素或两者间的相互作用）病因学相对明确的一类高血糖状态。

（1）胰岛 β 细胞功能的基因缺陷　①青年人中的成年发病型糖尿病（MODY）；②线粒体基因突变糖尿病；③其他。

（2）胰岛素作用的基因缺陷　A 型胰岛素抵抗、矮妖精貌综合征、Rabson–Mendenhall 综合征、脂肪萎缩型糖尿病等。

（3）胰腺外分泌疾病　胰腺炎、创伤、胰腺切除术、胰腺肿瘤、胰腺囊性纤维化病、血色病、纤维钙化性胰腺病等。

（4）内分泌疾病　肢端肥大症、库欣综合征、胰高血糖素瘤、嗜铬细胞瘤、甲状腺功能亢进症、生长抑素瘤、醛固酮瘤及其他。

（5）药物或化学品所致的糖尿病　Vacor（N–3 吡啶甲基 N–P 硝基苯尿素）、喷他脒、烟酸、糖皮质激素、甲状腺激素、二氮嗪、β 肾上腺素能激动剂、噻嗪类利尿剂、苯妥英钠、α – 干扰素及其他。

（6）感染　先天性风疹、巨细胞病毒感染及其他。

（7）不常见的免疫介导性糖尿病　僵人综合征、抗胰岛素受体抗体及其他。

（8）其他与糖尿病相关的遗传综合征　Dows 综合征、Klinefelter 综合征、Turner 综合征、Wolfram 综合征、Friedreich 共济失调、Huntington 舞蹈病、Laurence–Moon–Beidel 综合征、强直性肌营养不良、卟啉病、Prader–Willi 综合征及其他。

4. 妊娠期糖尿病（GDM）

GDM 指妊娠期间发生的不同程度的糖代谢异常，不包括孕前已诊断或已患糖尿病的患者，后者称为糖尿病合并妊娠。

糖尿病患者中 T2DM 最多见，占 90% ～ 95%；T1DM 在亚洲较少见，但在某些国家和地区发病率较高，估计我国 T1DM 占糖尿病的比例小于 5%。

四、病因和发病机制

糖尿病的病因和发病机制极为复杂，至今未完全阐明，不同类型其病因不尽相同，即使在同一类型中也存在异质性。总的来说，遗传因素及环境因素共同参与其发病。胰岛素由胰岛 β 细胞合成和分泌，经血液循环到达体内各组织器官的靶细胞，与特异受体结合并引发细胞内物质代谢效应，在这个过程中任何一个环节发生异常均可导致糖尿病。

在糖尿病的自然进程中，无论其病因如何，都会经历几个阶段：患者已存在糖尿病相关的病理生理改变（如自身免疫抗体阳性、胰岛素抵抗、胰岛 β 细胞功能缺陷）相当长时间，但糖耐量仍正常；随着病情的进展，首先出现糖调节受损（IGR），包括空腹血糖受损和糖耐量减退，IGR 代表了正常葡萄糖稳态和糖尿病高血糖之间的中间代谢状态；最后进展至糖尿病。

（一）T1DM

绝大多数 T1DM 是自身免疫性疾病，遗传因素和环境因素共同参与其发病。某些外界因素（如病毒感染、化学毒物和饮食等）作用于有遗传易感性的个体，激活 T 淋巴细胞介导的一系列自身免疫反应，引起选择性胰岛 β 细胞破坏和功能衰竭，体内胰岛素分泌不足进行性加重，最终导致糖尿病。近年来研究证实，随着儿童及青少年超重和肥胖发病率的升高，部分 T1DM 也存在胰岛素抵抗，在 T1DM 的发病和加速病情恶化中也起一定作用。T1DM 的发病环节和临床表现具有高度异质性。

1. 遗传因素

在同卵双生子中 T1DM 同病率达 30% ～ 40%，提示遗传因素在 T1DM 发病中起重要作用。T1DM 遗传易感性涉及 50 多个基因，包括

HLA 基因和非 HLA 基因，现尚未被完全识别。已知位于 6 号染色体短臂的 HLA 基因为主效基因，贡献了遗传易感性的 50%，其他为次效基因。HLA- Ⅰ、Ⅱ类分子参与了 $CD4^+$ T 淋巴细胞及 $CD8^+$ 杀伤 T 淋巴细胞的免疫耐受和免疫损伤，从而参与了 T1DM 的发病。特定的 HLA 基因和单倍体与 T1DM 发病有关：DR3-DQ2/DR4-DQ8 为易感基因，易感基因有促发个体产生自身抗体和胰岛炎的倾向，但尚不足以引起显性糖尿病。其他基因可能也参与了 T1DM 的易感性，如 INS 5′ VNTR（胰岛素基因的非编码启动区，染色体 11p）可能影响胰岛素基因的表达，继而影响胸腺对胰岛素反应 T 淋巴细胞的选择；CTLA4（细胞毒性淋巴细胞抗原 A 基因，染色体 2q）在 T 淋巴细胞作用和调控中起作用；PTPN22（非受体型蛋白酪氨酸磷酸酶 N22 基因，染色体 1p）也是 T 淋巴细胞作用的调控因子；近年来还发现许多调节 β 细胞凋亡和胰岛素分泌的基因也参与从胰岛炎进展为糖尿病的过程。同时，表观遗传学调控影响基因表达和功能也可能在 T1DM 的发病中起重要作用。

T1DM 存在着遗传异质性，遗传背景不同的亚型其病因、发病机制及临床表现不尽相同。

2. 环境因素

过去 30 年中，全世界的 T1DM 的发病率上升了数倍，提示环境因素在 T1DM 的发病中起重要作用。

（1）*病毒感染*　已知与 T1DM 发病有关的病毒包括风疹病毒、腮腺炎病毒、柯萨奇病毒、脑心肌炎病毒和巨细胞病毒等。近年来，肠道病毒也备受关注。病毒感染可直接损伤 β 细胞，迅速、大量破坏 β 细胞或使细胞发生微细变化，导致 β 细胞数量逐渐减少。病毒感染还可损伤 β 细胞而暴露其抗原成分，打破自身免疫耐受，进而启动自身免疫反应，现认为这是病毒感染导致 β 细胞损伤的主要机制。另外，基于 T1DM 动物模型的研究发现胃肠道中微生物失衡也可能与该病的发生有关。

（2）*化学毒物和饮食因素*　链脲佐菌素和四氧嘧啶诱导的糖尿病动物模型以及灭鼠剂吡甲硝苯脲所造成的人类糖尿病，属于非免疫介导性 β 细胞破坏（急性损伤）或免疫介导性 β 细胞破坏（小剂量、慢性损伤），但目前尚未识别出明确的致病因素。

3. 自身免疫

许多证据支持 T1DM 为自身免疫性疾病：①遗传易感性与 HLA 区域密切相关，而 HLA 区域与免疫调节以及自身免疫性疾病的发生有密切关系；② T1DM 常伴发其他自身免疫性疾病，如桥本甲状腺炎、Addison 病等；③早期病理改变为胰岛炎，表现为淋巴细胞浸润；④已发现近 90% 新诊断的 T1DM 患者血清中存在针对 β 细胞的单株抗体；⑤动物研究表明，免疫抑制治疗可预防小剂量链脲佐菌素所致的动物糖尿病；⑥同卵双生子中有糖尿病的一方接受无糖尿病一方胰腺移植后会迅速发生胰岛炎和 β 细胞破坏。

（1）体液免疫　已发现 90% 新诊断的 T1DM 患者血清中存在针对 β 细胞的单株抗体，比较重要的有多株胰岛细胞抗体、胰岛素抗体、谷氨酸脱羧酶抗体、蛋白质酪氨酸磷酸酶样蛋白抗体（IA-2A 及 IA-2βA）、锌转运体 8 抗体等。出现两种自身抗体阳性，今后发生 T1DM 的可能性达到 70%。因此胰岛细胞自身抗体检测可预测 T1DM 的发病及确定高危人群，并可协助糖尿病分型及指导治疗。

（2）细胞免疫　细胞免疫异常在 T1DM 发病中起更重要的作用。细胞免疫失调表现为致病性和保护性 T 淋巴细胞比例失衡，及其所分泌细胞因子或其他介质相互作用紊乱，其间关系错综复杂。一般认为发病经历 3 个阶段：①免疫系统被激活；②免疫细胞释放各种细胞因子；③胰岛 β 细胞受到激活的 T 淋巴细胞影响，或在各种细胞因子或其他介质单独或协同作用下，受到直接或间接的高度特异性的自身免疫性攻击，导致胰岛炎。T1DMβ 细胞破坏可致坏死或凋亡，其中凋亡更为重要。

（二）T2DM

T2DM 也是由遗传因素及环境因素共同作用而引起的多基因遗传性复杂病，是一组异质性疾病。目前对 T2DM 的病因和发病机制仍然认识不足。

1. 遗传因素与环境因素

同卵双生子中 T2DM 的同病率接近 100%，但起病和病情进程则受环境因素的影响而差异甚大。其遗传特点为：①参与发病的基因很多，分别影响糖代谢有关过程中的某个中间环节，而对血糖值无直接影响；②每个基因参与发病的程度不等，大多数为次效基因，可能有个别为主效基因；③每个基因只是赋予个体某种程度的易感性，并不足以致病，也不一定是致病所必需；④多基因异常的总效应形成遗传易感性。环境因素包括年龄增长、现代生活方式、营养过剩、体力活动不足、子宫内环境以及应激、化学毒物等。在遗传因素和环境因素共同作用下所引起的肥胖，特别是中心性肥胖，与胰岛素抵抗和T2DM的发生密切相关。

2. 胰岛素抵抗和β细胞功能缺陷

组织（特别是骨骼肌和肝脏）的胰岛素抵抗和β细胞功能缺陷导致不同程度的胰岛素缺乏是T2DM发病的两个主要环节。不同患者其胰岛素抵抗和胰岛素分泌缺陷在发病中的重要性不同，同一患者在疾病进程中两者的相对重要性也可能发生变化。在存在胰岛素抵抗的情况下，如果β细胞能代偿性的增加胰岛素分泌，则可维持血糖正常；当β细胞功能无法代偿胰岛素抵抗时，就会引发T2DM。

（1）胰岛素抵抗　胰岛素降低血糖的主要机制包括抑制肝脏葡萄糖产生、刺激内脏组织（如肝脏）对葡萄糖的摄取以及促进外周组织（骨骼肌、脂肪）对葡萄糖的利用。胰岛素抵抗指胰岛素作用的靶器官（主要是肝脏、肌肉和脂肪组织）对胰岛素作用的敏感性降低。

胰岛素抵抗是T2DM的特性，现认为可能是多数T2DM发病的始发因素，且产生胰岛素抵抗的遗传背景也会影响β细胞对胰岛素抵抗的代偿能力。但胰岛素抵抗的发生机制至今尚未阐明，目前主要有脂质超载和炎症两种论点：①脂肪细胞增大致血液循环中游离脂肪酸（FFA）及其代谢产物水平增高并在非脂肪细胞（主要是肌细胞、肝细胞、胰岛β细胞）内沉积，从而抑制胰岛素信号转导；②增大的脂肪细胞吸引巨噬细胞，分泌炎症性信号分子（如TNF-α、抵抗素、IL-6等），通过Jun氨基端激酶（JNK）阻断骨骼肌内的胰岛素信号转导。两者相互交叉，互有补充。

（2）β细胞功能缺陷　在T2DM的发病中起关键作用，β细胞对胰岛素抵抗的失代偿是最终导致T2DM发病的共同机制。从糖耐量正常到IGT到T2DM的进程中，β细胞功能呈进行性减退。

β细胞功能缺陷主要表现为：①胰岛素分泌量的缺陷，T2DM早期空腹胰岛素水平正常或升高，葡萄糖刺激后胰岛素分泌代偿性增多；随着疾病进展，胰岛素最大分泌水平降低；②胰岛素分泌模式异常，静脉注射葡萄糖后（IVGTT或高糖钳夹试验）第一时相胰岛素分泌减弱或消失；口服葡萄糖耐量试验中第一时相胰岛素分泌延迟、减弱或消失；疾病早期第二时相胰岛素分泌呈代偿性升高及峰值后移；病情进一步发展则对葡萄糖和非葡萄糖刺激反应均减退；胰岛素脉冲式分泌缺陷表现为胰岛素快速分泌减弱及昼夜节律紊乱；③胰岛素分泌的缺陷，胰岛素原/胰岛素的比例增加。

目前，造成胰岛β细胞功能缺陷的病因和易感因素、导致β细胞损害的启动因素和加重机制仍不明确，可能涉及多因素，且可能主要是由基因决定的。在糖尿病发病过程中，线粒体功能异常，三羧酸循环碳的提供和消耗异常，AMPK/丙二酰辅酶A、TG/FFA循环、β细胞合成和分泌胰岛素的生物学过程的障碍，子宫内或生命早期的内分泌激素改变和营养不良等引起的β细胞数量减少等都可能是β细胞功能缺陷的先天因素；糖脂毒性、氧化应激、内质网应激等则可能是β细胞功能缺陷的始动因素；而糖脂毒性、氧化应激、内质网应激、胰岛炎症、糖基化终末产物在胰岛堆积，胰岛脂肪和（或）淀粉样物质沉积等都会导致β细胞对葡萄糖的敏感性下降、β细胞低分化或转分化以及过度凋亡，使β细胞的结构和功能进一步恶化。

3. 胰岛α细胞功能异常和肠促胰素分泌缺陷

胰岛α细胞分泌的胰高血糖素在保持血糖稳态中起重要作用。正常情况下，进餐后血糖升高刺激第一时相胰岛素分泌和胰高血糖素样多肽-1（GLP-1）分泌，抑制α细胞分泌胰高血糖素，从而使肝糖输出减少，防止出现餐后高血糖。T2DM患者由于胰岛α细胞数量明显减少，β/α细胞比例显著升高，同时α细胞对葡萄糖的敏感性下降，从而导致胰高血糖素分泌增多，肝糖输出增加。

肠促胰素GLP-1由肠道L细胞分泌，主要生物作用包括刺激胰岛素合成和分泌、抑制胰高血糖素分泌，其他生物学效应包括延缓胃内容物排空、抑制食欲及摄食、促进β细胞增殖和减少凋亡、改善血管内皮功能和保护心脏功能等。GLP-1在体内迅速被DPP-Ⅳ降解而失去生物活性，其血浆半衰期不足2分钟。已证实，T2DM患者负荷后GLP-1的释放曲线低于正常个体；提高T2DM患者GLP-1水平后，可观察到葡萄糖依赖性的促胰岛素分泌和抑制胰高血糖素分泌，并可恢复 α 细胞对葡萄糖的敏感性。

胰岛 α 细胞功能异常和 GLP-1 分泌缺陷在 T2DM 发病中也起重要作用。

4. 肠道

近年来，研究表明 T2DM 患者肠道菌群结构及功能与健康人不同，肠道菌群可能通过干预宿主营养及能量的吸收利用、影响体质量和胆汁酸代谢、促进脂肪的合成及储存、影响慢性低度炎症反应等机制参与 T2DM 的发生发展。

五、临床表现

（一）基本临床表现

代谢紊乱症状群：血糖升高后，因渗透性利尿引起多尿，继而口渴多饮，外周组织对葡萄糖利用障碍，脂肪分解增多，蛋白质代谢负平衡，渐见乏力、消瘦，儿童生长发育受阻，患者常有易饥、多食，故糖尿病的临床表现常被描述为“三多一少”，即多尿、多饮、多食和体重减轻；可有皮肤瘙痒，尤其外阴瘙痒；血糖升高较快时可使眼房水、晶状体渗透压改变而引起屈光改变致视物模糊。许多患者无任何症状，仅于健康检查或因其他疾病就诊化验时发现血糖升高。

（二）常见类型糖尿病的临床特点

1.T1DM

（1）免疫介导性 T1DM（1A 型）　本型诊断时临床表现差异很大，可以是轻度非特异性症状，也可以是典型三多一少症状或昏迷。多数青少年患者起病较急，症状较明显，如未及时诊断治疗，当胰岛素严重缺乏时，可出现糖尿病酮症酸中毒。多数 T1DM 患者起病初期都需要胰岛素治疗，使代谢恢复正常，但此后可能有持续数周至数月不等的时间需要的胰岛素剂量很小，即所谓“蜜月期”，这是由于 β 细胞功能得到部分恢复。某些成年患者起病缓慢，早期临床表现不明显，经历一段或长或短的不需胰岛素治疗的阶段，称为“成人隐匿性自身免疫性糖尿病”。多数 1A 型患者血浆基础胰岛素水平低于正常，葡萄糖刺激后胰岛素分泌曲线低平，胰岛 β

细胞自身抗体检查可呈阳性。

（2）特发性 T1DM（1B 型） 本型通常急性起病，β 细胞功能明显减退甚至衰竭，临床上表现为糖尿病酮症甚至酸中毒，但病程中 β 细胞功能可以好转，以至于一段时期内无须继续胰岛素治疗。β 细胞自身抗体检查阴性。病因未明，其临床表型的差异反映出病因和发病机制的异质性。诊断时需排除单基因突变糖尿病。

2. T2DM

T2DM 为一组异质性疾病，可发生在任何年龄，但多见于成人，常在 40 岁以后起病；多数起病隐匿，症状相对较轻，半数以上无任何症状；不少患者因慢性并发症、伴发病或仅于健康检查时发现；常有家族史；很少自发性发生 DKA，但在应激、严重感染、中断治疗等诱因下也可发生。临床上常与肥胖症、血脂异常、高血压等疾病同时或先后发生。由于诊断时患者所处的疾病病程不同，其 β 细胞功能表现差异较大，有些早期患者进食后胰岛素分泌高峰延迟，餐后 3 ～ 5 小时血浆胰岛素水平不适当地升高，引起反应性低血糖，可成为这些患者的首发临床表现。

3. 某些特殊类型糖尿病

（1）青年人中的成年发病型糖尿病 该病是一组高度异质性的单基因遗传病。目前已确定至少有 13 个亚型。主要临床特征：①有三代或以上家族发病史，且符合常染色体显性遗传规律；②发病年龄小于 25 岁；③无酮症倾向，至少 5 年内不需用胰岛素治疗。

（2）线粒体基因突变糖尿病 临床特征为：①母系遗传；②发病早，β 细胞功能逐渐减退，自身抗体阴性；③身材多消瘦；④常伴神经性耳聋或其他神经肌肉表现。

（3）糖皮质激素所致糖尿病 部分患者应用糖皮质激素后可诱发或加重糖尿病，常常与剂量和使用时间相关，多数患者停用后糖代谢可恢复正常。无论以往是否有糖尿病，使用糖皮质激素时均应监测血糖，及时调整降糖方案，首选胰岛素控制血糖。

4. GDM

通常在妊娠中、末期出现，一般只有轻度无症状性血糖增高。GDM 妇女分娩后血糖一般可恢复正常，但未来发生 T2DM 的风险显著增加，故

GDM 患者应在产后 4 ～ 12 周筛查糖尿病，并长期追踪观察。

六、诊断与鉴别诊断

在临床工作中要善于发现糖尿病，尽可能早期诊断和治疗。糖尿病诊断以血糖异常升高作为依据，血糖的正常值和糖代谢异常的诊断切点是依据血糖值与糖尿病和糖尿病特异性并发症（如视网膜病变）发生风险的关系来确定。应注意，如单纯检查空腹血糖，糖尿病漏诊率高，应加验餐后血糖，必要时进行 OGTT。诊断时应注意是否符合糖尿病诊断标准、分型、有无并发症（及严重程度）和伴发病等加重糖尿病的因素存在。

1. 诊断线索

①“三多一少”症状；②以糖尿病各种急慢性并发症或伴发病首诊的患者；③高危人群：有空腹血糖受损史，年龄≥ 45 岁，超重或肥胖，T2DM 的一级亲属，GDM 史，多囊卵巢综合征，长期接受抗抑郁症药物治疗等。

此外，45 岁以上人群健康体检或因各种疾病、手术住院时应常规排除糖尿病。

2. 诊断标准

我国目前采用国际上通用 WHO 糖尿病专家委员会 1999 年提出的诊断和分类标准（表 4–1，表 4–2）。

表 4–1　糖尿病诊断标准（WHO 糖尿病专家委员会报告，1999 年）

诊断标准	静脉血浆葡萄糖水平（mmol/L）
糖尿病症状加随机血糖	≥ 11.1
空腹血糖	≥ 7.0
OGTT 2 小时血糖	≥ 11.1

表 4–2　糖代谢状态分类（WHO 糖尿病专家委员会报告，1999 年）

糖代谢分类	静脉血浆葡萄糖（mmol/L）	
	空腹血糖	糖负荷后 2 小时血糖
正常血糖	＜ 6.1	＜ 7.8
空腹血糖受损	6.1 ～＜ 7.0	＜ 7.8

续表

糖代谢分类	静脉血浆葡萄糖（mmol/L）	
	空腹血糖	糖负荷后 2 小时血糖
糖耐量减低	< 7.0	7.8 ～< 11.1
糖尿病	≥ 7.0	≥ 11.1

注：2003 年 11 月 WHO 糖尿病专家委员会建议将 IFG 的界限值修订为 5.6 ～ 6.9 mmol/L。

糖尿病诊断是基于 FPG、随机血糖（任意时间点）和 OGTT 中 2 小时血糖值（2hPG）。空腹指至少 8 小时无任何热量摄入；任意时间指一天内任何时间，无论上一次进餐时间及食物摄入量；糖尿病症状指多尿、烦渴多饮和难以解释的体重减轻。FPG 3.9 ～ 6.0 mmol/L 为正常，6.1 ～ 6.9 mmol/L 为 IFG，≥ 7.0 mmol/L 应考虑糖尿病。OGTT 2hPG < 7.7 mmol/L 为正常糖耐量，7.8 ～ 11.0 mmol/L 为 IGT，≥ 11.1 mmol/L 应考虑糖尿病。

糖尿病的临床诊断推荐采用葡萄糖氧化酶法测定静脉血浆葡萄糖。

对于无糖尿病症状、仅一次血糖值达到糖尿病诊断标准者，需在另一天复查核实以确定诊断；如复查结果未达到糖尿病诊断标准，应定期复查。IFG 或 IGT 的诊断应根据 3 个月内的 2 次 OGTT 结果，用其平均值来判断。严重疾病或应激情况下，可发生应激性高血糖，但常为暂时性和自限性，因此不能依据此时的血糖诊断糖尿病，需在应激消除后复查才能明确其糖代谢状况。

儿童糖尿病诊断标准与成人相同。

GDM 强调对具有高危因素的孕妇（GDM 个人史、肥胖、尿糖阳性或有糖尿病家族史者），孕期首次产前检查时，使用普通糖尿病诊断标准筛查孕前未诊断的 T2DM，如达到糖尿病诊断标准即可判断孕前就患有糖尿病；如初次检查结果正常，则在孕 24 ～ 28 周行 75 g OGTT，筛查有无 GDM，达到或超过下列至少一项指标可诊断 GDM：FPG ≥ 5.1 mmol/L，1hPG ≥ 10.0 mmol/L 或 2hPG ≥ 8.5 mmol/L。

关于应用 HbA1c 诊断糖尿病：HbA1c 能稳定和可靠地反映患者的预后。ADA 已经将 HbA1c ≥ 6.5% 作为糖尿病的诊断标准，WHO 也建议在条件成熟的地方采用 HbA1c 作为糖尿病的诊断指标。由于我国有关

HbA1c诊断糖尿病切点的相关资料不足，且缺乏HbA1c检测方法的标准化，故目前在我国尚不推荐采用HbA1c诊断糖尿病。但对于采用标准化检测方法并且有严格质量控制的单位，HbA1c ≥ 6.5% 可作为诊断糖尿病的参考。如果测得的HbA1c和血糖水平之间存在明显的不一致，应该考虑由于血红蛋白变异（如血红蛋白病）对HbA1c检测干扰的可能性，并考虑用无干扰的方法或血浆血糖的标准诊断糖尿病。

3. 鉴别诊断

注意鉴别由其他原因所致尿糖阳性。甲状腺功能亢进症、胃空肠吻合术后，因碳水化合物在肠道吸收快，可引起进食后1/2～1小时血糖过高，出现糖尿，但FPG和2hPG正常。严重肝病时肝糖原合成受阻，肝糖原贮存减少，进食后1/2～1小时血糖过高，出现糖尿，但FPG偏低，餐后2～3小时血糖正常或低于正常。

4. 分型

最重要的是鉴别T1DM和T2DM。由于两者缺乏明确的生化和遗传学标志，分型主要根据临床特点和发展过程，从发病年龄、起病急缓、症状轻重、体重、有否酮症酸中毒倾向、是否依赖外源胰岛素维持生命等方面，结合胰岛β细胞自身抗体和β细胞功能检查结果而进行临床综合分析判断。从上述各方面来说，两者的区别都是相对的，有些患者诊断初期可能同时具有T1DM和T2DM的特点，暂时很难明确归为T1DM或T2DM，这时可先做一个临时性分型，用于指导治疗；然后依据对治疗的初始反应和β细胞功能的动态变化再重新评估和分型。目前临床上诊断的T2DM可能是一组异质性疾病，随着对糖尿病发病机制研究的深入，将来很可能会有相当一部分患者归入特殊类型糖尿病。

成年起病型青少年糖尿病和线粒体基因突变糖尿病有其临床特点，但确诊有赖于基因检测。

5. 并发症和伴发病的诊断

对糖尿病的各种并发症及经常伴随出现的肥胖、高血压、血脂异常、脂肪肝、阻塞性睡眠呼吸暂停、癌症、认知功能障碍、焦虑症、抑郁症等也需进行相应检查和诊断，以便及时治疗。

T1DM 应根据症状和体征进行自身免疫性甲状腺疾病、系统性红斑狼疮等筛查。

七、治疗

由于糖尿病的病因和发病机制尚未完全阐明，目前仍缺乏病因治疗。

糖尿病治疗的近期目标是控制高血糖和相关代谢紊乱以消除糖尿病症状和防止急性严重代谢紊乱；远期目标是预防和延缓糖尿病慢性并发症的发生和发展，维持健康和良好的学习、劳动能力，保障儿童生长发育，提高患者的生活质量，降低病死率和延长寿命。

糖尿病管理强调以患者为中心的协同管理模式。管理团队应包括临床医师、护士、营养师、运动学专家、药剂师、口腔医师、足病师及精神科医师等；患者从中得到专业治疗，并积极参与整个治疗过程。

在糖尿病诊疗过程中要充分考虑患者的临床特征（年龄、BMI、性别、种族、遗传差异、并发症、低血糖风险等）及患者的偏好、需求、价值取向。所有临床决策均需患者与临床医师共同制订。

重视对糖尿病患者的综合医学评估和并发症评估。在患者首次就诊时即应进行完整的医学评估，后续随访也应进行定期评估，评估内容包括并发症情况和管理、社会心理状态、患者自我管理情况、营养状态、社会支持等。

新诊断的糖尿病患者若能良好地控制血糖可延缓糖尿病微血管病变的发生、发展。早期良好控制血糖可能对动脉粥样硬化性心血管疾病有长期的保护作用（代谢记忆效应），还可保护 β 细胞功能以及改善胰岛素敏感性。全面控制 T2DM 的危险因素可明显降低动脉粥样硬化性心血管疾病和微血管病变的发生风险和死亡风险。故糖尿病管理需遵循早期和长期、积极而理性、综合治疗和全面达标、治疗措施个体化等原则（表 4–3）。国际糖尿病联盟提出糖尿病综合管理五个要点（有“五驾马车”之称）：糖尿病教育、医学营养治疗、运动治疗、血糖监测和药物治疗。

表 4-3 糖尿病综合控制目标（2017 年《中国 2 型糖尿病防治指南》）

检测指标	目标值
血糖（mmol/L）	
空腹	4.4 ～ 7.0
非空腹	≤ 10.0
HbA1c（%）	＜ 7.0
血压（mmHg）	＜ 130/80
HDL-C（mmol/L）	
男性	＞ 1.0
女性	＞ 1.3
TG（mmol/L）	＜ 1.7
LDL-C（mmol/L）	
未合并 ASCVD	＜ 2.6
合并 ASCVD	＜ 1.8
体重指数（kg/m^2）	＜ 24
尿白蛋白 / 肌酐值（mg/mmol）	
男性	＜ 2.5
女性	＜ 3.5
或：尿白蛋白排泄率（μg/min）	＜ 20
主动有氧活动（分钟 / 周）	≥ 150

应对血糖控制的风险与获益、可行性和社会因素等进行综合评估，为患者制订合理的个体化 HbA1c 控制目标。对大多数非妊娠成人，HbA1c 的合理控制目标为＜ 7%；而对病程短、预期寿命长、无明显脑血管疾病（CVD）的患者，可考虑更严格的 HbA1c 目标；对于有严重低血糖病史、预期寿命有限、已有显著微血管或大血管并发症、糖尿病病程长的患者，应采用较为宽松的 HbA1c 目标。

（一）糖尿病健康教育

糖尿病健康教育是重要的基础管理措施，是决定糖尿病管理成败的关键。健康教育包括糖尿病防治专业人员的培训、医务人员的继续医学教育、患者及其家属和公众的卫生保健教育。每位糖尿病患者均应接受全面的糖尿病教育，充分认识糖尿病并掌握自我管理技能。

（二）医学营养治疗

医学营养治疗（MNT）是糖尿病基础管理措施，是综合管理的重要组成部分。推荐所有糖尿病患者接受由营养师制订的个体化的医学营养治疗。对医学营养治疗的依从性是决定患者能否达到理想代谢控制的关键影响因素。其主要目标是帮助患者制订营养计划和形成良好的饮食习惯、纠正代谢紊乱、达到良好的代谢控制、减少动脉硬化性心血管疾病（ASCVD）的危险因素、提供最佳营养以改善患者健康状况、增加胰岛素敏感性和减缓 β 细胞功能障碍的进展。总的原则是确定合理的总能量摄入，合理、均衡地分配各种营养物质，恢复并维持理想体重。

1. 合理控制总热量

控制总能量摄入，体重低于理想体重者、儿童、孕妇、哺乳期妇女及伴有消耗性疾病者，能量摄入可适当增加 10% ～ 20%；肥胖者酌减，使体重逐渐恢复至理想体重的 ±5%。患者每天摄入总能量根据年龄、身高、体重、劳动强度而定。理想体重的估算公式为：理想体重（kg）＝身高（cm）— 105。成人正常体重者完全卧床时每天每千克理想体重给予能量 15 ～ 20 kca1，休息状态下 25 ～ 30 kca1，轻体力劳动 30 ～ 35 kcal，中度体力劳动 35 ～ 40 kca1，重体力劳动 40 kca1 以上。

2. 营养物质分配

保证碳水化合物的摄入，膳食中碳水化合物供给量应占总热量的 50% ～ 60%，成年患者每天主食摄入量为 250 ～ 400 g，肥胖者酌情可控制在 200 ～ 250 g。不同种类碳水化合物引起血糖增高的速度和程度有很大不同，可用食物血糖生成指数（GI）来衡量。GI 指进食恒量的食物（含 50 g 碳水化合物）后 2 ～ 3 小时内的血糖曲线下面积相比空腹时的增幅除以进食 50 g 葡萄糖后的相应增幅，是反映食物引起血糖应答特性的生理学指标。GI ≤ 55% 为低 GI 食物，55% ～ 70% 为中 GI 食物，≥ 70% 为高 GI 食物。糖尿病患者应选择低 GI 食物，有利于控制血糖和体重。应限制单糖、双糖的摄入，可适量摄入糖醇和非营养性甜味剂。

蛋白质摄入量应占总热量的 15% ～ 20%，成年患者每天每千克理想体重 0.8 ～ 1.2 g；孕妇、哺乳期妇女、营养不良或伴消耗性疾病者增至 1.5 ～ 2.0 g；伴有糖尿病肾病而肾功能正常者应限制至 0.8 g；肾小球滤过率降低者，需降至 0.6 ～ 0.7 g。蛋白质应至少有 1/2 来自动物蛋白质，以保证必需氨基酸的供给。

脂肪摄入量占总热量的 25% ～ 30%，其中饱和脂肪酸摄入量小于总能量的 10%，胆固醇摄入量< 300 mg/d。

富含膳食纤维的食品可延缓食物吸收，降低餐后血糖高峰，有利于改善糖、脂代谢紊乱，并增加饱腹感。建议我国成人膳食纤维的摄入量为 25 ～ 30 g/d，每天摄入食盐应限制在 6 g 以下，戒烟限酒。

3. 合理餐次分配

确定每天饮食总热量和糖类、蛋白质、脂肪的组成比例后，按每克糖类、蛋白质产热 4 kca1，每克脂肪产热 9 kcal，将热量换算为食品后制订食谱，并根据个体生活习惯、病情和配合药物治疗需要进行安排。可按每天三餐分配为 1/5、2/5、2/5 或 1/3、1/3、1/3 等模式。规律饮食、定时定量，注意进餐顺序。

4. 随访

以上仅是原则估算，在治疗过程中随访调整十分重要，且需养成良好的饮食习惯。

（三）运动治疗

运动在糖尿病的管理中占重要地位，尤其对肥胖的 T2DM 患者，运动可增加胰岛素敏感性，有助于控制血糖和体重。根据年龄、性别、体力、病情、有无并发症以及既往运动情况等，在医师指导下开展有规律的合适运动，循序渐进，并长期坚持。久坐时应每隔 30 分钟进行一次短暂的身体活动，建议每周进行 150 分钟中等强度运动。运动前、后要监测血糖。运动量大或激烈运动时应建议患者调整食物及药物，以免发生低血糖。T1DM 患者为避免血糖波动过大，体育锻炼宜在餐后进行。血糖> 14 ～ 16 mmol/L，近期频繁发作低血糖或者血糖波动较大，有糖尿病急性并发症和严重心、脑、眼、肾等慢性并发症者暂不适宜运动。

（四）病情监测

病情监测包括血糖监测、其他 CVD 危险因素和并发症的监测。

血糖监测基本指标包括空腹血糖、餐后血糖和 HbA1c。建议患者应用便携式血糖仪进行自我血糖监测（SMBG），指导调整治疗方案。动态血糖监测（CGM）可作为无症状低血糖和频发低血糖患者 SMBG 的补充。HbA1c 用于评价长期血糖控制情况，也是临床指导调整治疗方案的重要依据之一。患者初诊时都应常规检查 HbA1c，开始治疗时每 3 个月检测 1 次，血糖达标后每年也应至少检测 2 次。也可用糖化血清白蛋白来评价近 2 ～ 3 周的血糖控制情况。

1. 毛细血管血糖监测

SMBG 是糖尿病综合管理和教育的组成部分，建议所有糖尿病患者均进行 SMBG。SMBG 的频率应根据患者病情的实际需要来决定，兼顾有效性和便利性。例如每天轮换进行餐前和餐后 2 小时的配对血糖监测，能够改善患者的糖化血红蛋白水平，且不影响生活质量。具体原则如下：

（1）因血糖控制非常差或病情危重而住院治疗者应每天检测 4 ～ 7 次血糖，或根据治疗需要检测血糖。

（2）采用生活方式干预控制糖尿病的患者，可根据需要有目的地通过血糖监测了解饮食控制和运动对血糖的影响来调整饮食和运动。

（3）使用口服降糖药者可每周检测 2 ～ 4 次空腹或餐后 2 小时血糖。

（4）使用胰岛素治疗者可根据胰岛素治疗方案进行相应的血糖监测：使用基础胰岛素的患者应监测空腹血糖，根据空腹血糖调整睡前胰岛素的剂量；使用预混胰岛素者应监测空腹和晚餐前血糖，根据空腹血糖调整晚餐前胰岛素剂量，根据晚餐前血糖调整早餐前胰岛素剂量，空腹血糖达标后，注意监测餐后血糖以优化治疗方案。

（5）特殊人群，如围手术期患者、低血糖高危人群、危重症患者、老年患者、1 型糖尿病患者、妊娠糖尿病患者等的监测，应遵循以上血糖监测的基本原则，实行个体化的监测方案。

2. 快速血糖测定方法

（1）生化法　取患者的静脉血 4 mL 送检验科，用自动生化分析仪测定患者的血糖值。

（2）末梢法　用采血笔采集患者的指尖血约 1 滴，血糖仪测量患者的血糖水平。

（3）血气分析法　消毒患者桡动脉处皮肤，用一次性注射器采集 1 mL 动脉血，送检验科，用血气分析测定患者的血糖。

3. 糖化血红蛋白

GHb 是葡萄糖或其他糖与血红蛋白的氨基发生非酶催化反应（一种不可逆的蛋白糖化反应）的产物，其量与血糖浓度呈正相关。GHb 有几种亚型，以 GHbA1c（即 HbA1c）最为主要。标准的 HbA1c 检测方法的正常参考值为 4% ～ 6%，在治疗之初建议每 3 个月检测 1 次，一旦达到治疗目标可每 6 个月检查 1 次。对于患有贫血和血红蛋白异常疾病的患者，HbA1c 的检测结果是不可靠的。血糖控制不良者 HbA1c 升高，并与血糖升高的程度和持续时间相关。红细胞在血液循环中的寿命约为 120 天，因此 HbA1c 反映患者近 8 ～ 12 周平均血糖水平。需要注意 HbA1c 受检测方法、有否贫血和血红蛋白异常疾病、红细胞转换速度、年龄等诸多因素的影响。另外，HbA1c 不能反映瞬时血糖水平及血糖波动情况，也不能确定是否发生过低血糖。

4. 糖化白蛋白（GA）

GA 能反映糖尿病患者检测前 2 ～ 3 周的平均血糖水平，其正常参考值为 11% ～ 17%。GA 对短期内血糖变化比 HbA1c 敏感，是评价患者短期糖代谢控制情况的良好指标，尤其是对于糖尿病患者治疗方案调整后的疗效评价。此外，GA 可用于糖尿病筛查，并辅助鉴别急性应激如外伤、感染等所导致的应激性高血糖。对于患有肾病综合征、肝硬化等影响白蛋白更新速度的疾病的患者，GA 的检测结果是不可靠的。

5. 动态血糖监测

CGM 是指通过葡萄糖传感器监测皮下组织间液的葡萄糖浓度变化的技术。它可以提供更全面的血糖信息，了解血糖波动的特点，为糖尿病个体化治疗提供依据。回顾性 CGM 系统的适应证如下：

（1）1 型糖尿病。

（2）需要胰岛素强化治疗的 2 型糖尿病患者。

（3）在 SMBG 指导下使用降糖治疗的 2 型糖尿病患者，仍出现下列情况之一：①无法解释的严重低血糖或反复低血糖，无症状性低血糖，夜间低血糖；②无法解释的高血糖，特别是空腹高血糖；③血糖波动大；④出于对低血糖的恐惧，刻意保持高血糖状态的患者。

（4）GDM 或糖尿病合并妊娠。

（5）患者教育。在合适的情况下，回顾性 CGM 还可用于评估临床研究结果。实时 CGM 系统的适应证为：HbA1c ＜ 7% 的儿童和青少年 1 型糖尿病患者；HbA1c ＞ 7% 的儿童和青少年 1 型糖尿病患者中，有能力每天使用和操作仪器者；有能力接近每天使用的成人 1 型糖尿病患者；非重症监护室使用胰岛素治疗的住院 2 型糖尿病患者；围手术期 2 型糖尿病患者等。

中国 20 ～ 69 岁人群 CGM 正常参考值范围见表 4–4。同时，24 小时平均葡萄糖（24hMG）值与 HbA1c 具有良好的相关性，可进行相互转化，24hMG ＝ 1.198×HbA1c － 0.582；其中 HbA1c 为 6.0%、6.5% 及 7.0% 时，对应的 CGM 的 24hMG 分别为 6.6 mmol/L、7.2 mmol/L 和 7.8 mmol/L。此外，推荐采用“三步法”标准分析模式解读 CGM 图谱及数据。对于 3 天的监测结果，建议第一步分析夜间血糖，第二步看餐前血糖，第三步看餐后血糖；每个步骤先观察低血糖、后看高血糖，并找到具体的原因以指导调整治疗方案。对于 14 天的监测结果，建议第一步看达标时间，第二步看血糖波动，第三步看低血糖风险。

表 4–4　中国成年人动态血糖监测的正常参考值（以 24 小时计算）

参数类型	参数名称	正常参考值
葡萄糖水平	平均葡萄糖水平	＜ 6.6 mmol/L
	≥ 7.8 mmol/L 的比例及时间	＜ 17%（4 小时）
	≤ 3.9 mmol/L 的比例及时间	＜ 12%（3 小时）
葡萄糖波动	葡萄糖水平标准差	＜ 1.4 mmol/L

对于糖尿病前期和糖尿病人群，需评估并治疗其他心血管疾病危险因素。患者每次就诊时均应测量血压；每年至少 1 次全面了解血脂以及心、肾、神经、眼底等情况，尽早给予相应处理。

（五）高血糖的药物治疗

高血糖的药物治疗包括口服药物和注射制剂两大类。在饮食和运动不能使血糖控制达标时应及时应用降糖药物治疗。

口服降糖药物主要有促胰岛素分泌剂（磺脲类和格列奈类）、双胍类、噻唑烷二酮类、α – 糖苷酶抑制剂、二肽基肽酶 – Ⅳ抑制剂（DPP- Ⅳ抑制剂）和钠 – 葡萄糖共转运蛋白 2 抑制剂（SGLT–2 抑制剂）。

注射制剂有胰岛素及胰岛素类似物、胰高血糖素样多肽 –1 受体激动剂（GLP-1 受体激动剂）。

1. 口服降糖药物

T2DM 是进展性的疾病，为使血糖控制达标，临床上多数患者需药物治疗，且常常需要应用多种口服降糖药物联合治疗。

（1）促胰岛素分泌剂

1）磺脲类（SUs）：SUs 的主要作用为刺激 β 细胞分泌胰岛素，其作用于 β 细胞膜上的 ATP 敏感的钾离子通道（K_{ATP}），促进钙离子内流使细胞内钙离子浓度增高，刺激含有胰岛素的颗粒外移和胰岛素释放，使血糖下降。其促胰岛素分泌作用不依赖于血糖浓度。SUs 降血糖作用的前提是机体尚保存一定数量有功能的 β 细胞。磺脲类药物可以使 HbA1c 降低 1% ～ 2%。常用磺脲类药物主要特点见表 4-5。

表 4-5　目前常用的磺脲类药物主要特点及应用

名称	片剂量（mg）	剂量范围（mg/d）	服药次数（次 / 每天）	作用时间（h）	肾脏排泄（%）
格列本脲	2.5	2.5 ～ 15.0	1 ～ 2	16 ～ 24	50
格列吡嗪	5	2.5 ～ 30.0	1 ～ 2	8 ～ 12	89
格列吡嗪控释片	5	5 ～ 20	1	6 ～ 12	-
格列齐特	80	80 ～ 320	1 ～ 2	10 ～ 20	80
格列齐特缓释片	30	30 ～ 120	1	12 ～ 20	-
格列喹酮	30	30 ～ 180	1 ～ 2	8	5
格列美脲	1，2	1 ～ 8	1	24	60

适应证：SUs 作为单药治疗主要应用于新诊断的 T2DM 非肥胖患者用饮食和运动治疗血糖控制不理想时。随着疾病进展，SUs 需与其他作用机制不同的口服降糖药或胰岛素联合应用。当 T2DM 晚期 β 细胞功能衰竭时，SUs 不再有效，需采用外源性胰岛素替代治疗。

禁忌证或不适应证：T1DM，有严重并发症或 β 细胞功能很差的 T2DM，儿童糖尿病，孕妇、哺乳期妇女，大手术围手术期，全胰腺切除术后，对 SUs 过敏或有严重不良反应者等。

不良反应：①低血糖反应最常见而重要，常发生于老年患者（60 岁以上）、肝肾功能不全或营养不良者，药物剂量过大、体力活动过度、进食不规则或减少、饮含酒精饮料等为常见诱因；②体重增加；③皮肤过敏反应如皮疹、皮肤瘙痒等；④上腹不适、食欲减退等，偶见肝功能损害、胆汁淤滞性黄疸；⑤某些 SUs 可减弱心肌缺血的预处理能力，可能会对心血管系统带来不利影响，但目前尚无资料证实会增加 T2DM 患者心血管疾病的发病率和病死率。

临床应用：各种 SUs 虽存在作用强度的差别，但相同片数的各种 SUs 临床效能大致相似，最大剂量时降糖作用也大致一样。建议从小剂量开始，早餐前半小时 1 次服用，根据血糖情况逐渐增加剂量，剂量较大时分为早、晚餐前 2 次服药，直到血糖得到良好控制。格列吡嗪控释片和格列齐特缓释片，每天服药 1 次。一般来说，格列本脲作用强、价廉，但容易引起低血糖，老年人及肝、肾、心、脑功能不好者慎用；格列吡嗪、格列齐特和格列喹酮作用较温和，较适用于老年人；轻度肾功能减退时几种药物均仍可使用，中度肾功能减退时宜使用格列喹酮，重度肾功能减退时格列喹酮也不宜使用。应强调不宜同时使用 2 种 SUs，也不宜与其他促胰岛素分泌剂（如格列奈类）合用。

2）格列奈类：此类药物为非磺脲类促胰岛素分泌剂，也作用在胰岛 β 细胞膜上的 K_{ATP}，但结合位点与 SUs 不同，是一类快速作用的促胰岛素分泌剂，主要通过刺激胰岛素的早期分泌而降低餐后血糖，具有吸收快、起效快和作用时间短的特点，主要用于控制餐后高血糖，也有一定降低空腹血糖的作用。于餐前或进餐时口服。可降低 HbA1c 0.3% ～ 1.5%。

适应证：同 SUs，较适合于 T2DM 早期餐后高血糖阶段或以餐后高血糖为主的老年患者。

禁忌证或不适应证：与 SUs 相同。

不良反应：常见不良反应是低血糖和体重增加，但发生低血糖的风险和程度较 SUs 轻。

临床应用：①瑞格列奈（repaglinide）为苯甲酸衍生物，常用剂量为每次 0.5 ～ 4 mg，每日 3 次，口服；②那格列奈（nateglinide）为 D- 苯丙氨酸衍生物，常用剂量为每次 60 ～ 120 mg，每日 3 次，口服；③米格列奈钙（mitiglinidecalcium），常用剂量为每次 10 ～ 20 mg，每日 3 次，口服。

（2）双胍类　目前广泛应用的是二甲双胍。二甲双胍是T2DM患者控制高血糖的一线用药和联合用药中的基础用药。

二甲双胍通过激活单磷酸腺苷活化的蛋白激酶（AMPK）信号系统而发挥多方面的代谢调节作用。其主要药理作用是通过抑制肝葡萄糖输出、改善外周组织对胰岛素的敏感性、增加对葡萄糖的摄取和利用而降低血糖，并可改善血脂谱，增加纤溶系统活性，降低血小板聚集性，使动脉壁平滑肌细胞和成纤维细胞生长受抑制等，可能有助于延缓或改善糖尿病血管并发症。二甲双胍可以使HbA1c下降1%～2%，但不增加体重。

适应证：①作为T2DM治疗一线用药，可单用或联合其他药物使用；② T1DM，与胰岛素联合应用可能减少胰岛素用量和血糖波动。

禁忌证：①肾功能不全［肾小球滤过率（GFR）＜45 mL/min］、肝功能不全、缺氧及高热患者禁忌，慢性胃肠病、慢性营养不良者不宜使用；② T1DM不宜单独使用本药；③ T2DM合并急性严重代谢紊乱、严重感染、缺氧、外伤、大手术、孕妇和哺乳期妇女等；④对药物过敏或有严重不良反应者；⑤酗酒者。

不良反应：①消化道反应为主要不良反应，通过进餐时服药，从小剂量开始、逐渐增加剂量，可减少消化道不良反应；②皮肤过敏反应；③乳酸性酸中毒为最严重的不良反应，但罕见，须注意严格按照推荐用药；④单独用药极少引起低血糖，但与胰岛素或促胰岛素分泌剂联合使用时可增加低血糖发生风险；⑤长期使用可能导致维生素B_{12}缺乏，应定期检测维生素B_{12}水平，必要时补充。

临床应用：高龄不是使用二甲双胍的禁忌证。GFR在45～60 mL/min应减量，＜45 mL/min禁忌使用。行静脉注射碘造影剂检查术，GFR＞60 mL/min者检查时停用二甲双胍即可；GFR在45～60 mL/min的患者，在注射碘造影剂48小时前必须停服二甲双胍；所有患者在检查完成48小时后复查肾功能无恶化时可恢复服用。二甲双胍服用方法为500～1500 mg/d，分2～3次口服，最大剂量一般不超过2 g/d。

（3）噻唑烷二酮类（TZDs，格列酮类）　主要通过激活过氧化物酶体增殖物激活受体γ（PPARγ）起作用，增加靶细胞对胰岛素作用的敏感性而降低血糖。TZDs促进脂肪重新分布，使脂肪组织从内脏组织转移至皮下组织，可能与其提高胰岛素敏感性的作用有关。TZDs 可以使 HbA1c 下降 1.0% ～ 1.5%。

适应证：可单独或与其他降糖药物合用治疗 T2DM，尤其是肥胖、胰岛素抵抗明显者。

禁忌证或不适应证：不宜用于 T1DM、孕妇、哺乳期妇女和儿童，有心力衰竭［纽约心脏学会（NYHA）心功能分级Ⅱ级以上］、活动性肝病或转氨酶升高超过正常上限 2.5 倍以及严重骨质疏松和骨折病史的患者应禁用。现有或既往有膀胱癌病史的患者，或存在不明原因肉眼血尿的患者禁用吡格列酮。

不良反应：单独使用时不导致低血糖，但与胰岛素或促胰岛素分泌剂联合使用时可增加低血糖发生的风险。体重增加和水肿是 TZDs 的常见不良反应，在与胰岛素合用时更加明显。TZDs 还与骨折和心力衰竭风险增加相关。

临床应用：①罗格列酮，4 ～ 8 mg/d，每日 1 次或分 2 次口服；②吡格列酮，15 ～ 30 mg/d，每日 1 次，口服。

（4）α－葡萄糖苷酶抑制剂（AGI） 食物中淀粉、糊精和双糖（如蔗糖）的吸收需要小肠黏膜刷状缘的 α－葡萄糖苷酶，AGI 抑制这一类酶作用从而延迟碳水化合物吸收，降低餐后高血糖。AGI 可使 HbA1c 降低 0.5% ～ 0.8%，不增加体重。

适应证：适用于以碳水化合物为主要食物成分，或空腹血糖正常（或不太高）而餐后血糖明显升高者。可单独用药或与其他降糖药物合用。T1DM 患者在胰岛素治疗基础上加用 AGI 有助于降低餐后高血糖。

禁忌证或不适应证：肠道吸收甚微，通常无全身毒性反应，但肝肾功能不全者仍应慎用。不宜用于有胃肠功能紊乱者、孕妇、哺乳期妇女和儿童。TlDM 患者不宜单独使用。

不良反应：常见不良反应为胃肠道反应，如腹胀、排气增多或腹泻。从小剂量开始，逐渐加量是减少不良反应的有效方法。单用本药不引起低血糖，但如与 SUs 或胰岛素合用，仍可发生低血糖，一旦发生应直接给予葡萄糖口服或静脉注射，进食双糖或淀粉类食物无效。

临床应用：①阿卡波糖，主要抑制 α－淀粉酶，每次 50 ～ 100 mg，每日 3 次，口服；②伏格列波糖，主要抑制麦芽糖酶和蔗糖酶，每次 0.2 mg，每日 3 次，口服；③米格列醇，每次 50 ～ 100 mg，每日 3 次，口服。AGI 应在进食第一口食物后立即服用。

（5）DPP- Ⅳ抑制剂　现已开发出两类基于肠促胰素的降糖药物应用于临床，包括 DPP- Ⅳ抑制剂和 GLP-1 受体激动剂。该类药物通过抑制 DPP- Ⅳ活性而减少 GLP-1 的失活，提高内源性 GLP-1 水平，可降低 HbA1c 0.5% ～ 1.0%。单独使用不增加低血糖发生的风险，也不增加体重。

DPP- Ⅳ抑制剂即二肽基肽酶Ⅳ抑制剂，是治疗 2 型糖尿病的新靶点；能够迅速灭活肠促胰素 GLP-1 和糖依赖性胰岛素释放肽（GIP）等多种激素，提高内源性 GLP-1 和 GIP 的活性，促进胰岛 β 细胞释放胰岛素，同时抑制胰岛 α 细胞分泌胰高血糖素，从而提高胰岛素水平，降低血糖，且不会诱发低血糖和增加体重。DPP- Ⅳ抑制剂有较高的口服生物利用度，并且不受进食与否影响；吸收快，达峰时间通常在 1 ～ 2 小时。除维格列汀每日 2 次给药外，其余列汀类药物都是每日 1 次给药。列汀类药物中只有沙格列汀主要由 CYP 3A4/5 代谢，因此发生药物相互作用的风险低。除利格列汀通过肝肠循环排泄外，其余都主要通过肾脏排泄。DPP- Ⅳ抑制剂在临床应用中也表现出较高的安全性，大部分患者只出现轻微的药物不良反应，如腹泻、上呼吸道感染等。

适应证：单药使用，或与其他口服降糖药物或胰岛素联合应用治疗 T2DM。

禁忌证或不适应证：孕妇，儿童，对 DPP- Ⅳ抑制剂有超敏反应的患者，T1DM 或 DKA 患者。

不良反应：总体不良反应发生率低，可能出现头痛、超敏反应、肝酶升高、上呼吸道感染、胰腺炎、关节痛等不良反应，多可耐受。DPP- Ⅳ抑制剂整体心血管安全性良好，阿格列汀和沙格列汀不增加心血管事件风险，但可能增加心力衰竭住院风险，尤其是对已经存在心脏或肾脏疾病的患者。

临床应用：目前在国内上市的有 5 种 DPP- Ⅳ抑制剂，包括沙格列汀 5 mg，每日 1 次；西格列汀 100 mg，每日 1 次；维格列汀 50 mg，每日 1 ～ 2 次；利格列汀 5 mg，每日 1 次；阿格列汀 25 mg，每日 1 次。肾功能不全的患者在使用时，除了利格列汀，应注意根据 eGFR 调整药物剂量。

（6）钠－葡萄糖共转运蛋白 2（SGLT-2）抑制剂　通过抑制近端肾小管管腔侧细胞膜上的 SGLT-2 的作用而抑制葡萄糖重吸收，降低肾糖阈，促进尿葡萄糖排泄，从而达到降低血糖的作用。

SGLT-2 抑制剂可降低 HbA1c 0.5% ～ 1.0%，还具有减轻体重和降低血压的作用。另外，SGLT-2 抑制剂可降低尿酸水平，减少尿蛋白排泄，降低 TG，同时升高 HDL-C 和 LDL-C。临床研究发现，SGLT-2 抑制剂恩格列净可降低合并心血管疾病的 T2DM 患者的全因死亡率和心血管死亡率；坎格列净可降低心血管复合终点、心衰住院风险和肾脏复合结局风险。SGLT-2 抑制剂单用不增加低血糖风险，联合胰岛素或磺脲类药物使用时，可增加低血糖发生风险。

适应证：单独使用，或与其他口服降糖药物及胰岛素联合使用治疗 T2DM。

禁忌证：T1DM 及 T2DM GFR ＜ 45 mL/min 者。

不良反应：总体不良反应发生率低。可能出现生殖泌尿道感染，多数为轻到中度，抗感染治疗有效。部分可能增加骨折风险和截肢风险。SGLT-2 抑制剂可能会引起酮症酸中毒，在使用期间应密切监测。明确诊断为 DKA 者应立即停用，并按 DKA 治疗原则处理。

临床应用：主要有达格列净 5 ～ 10 mg，每日 1 次，口服；坎格列净 100 ～ 300 mg，每日 1 次，口服；恩格列净 10 ～ 25 mg，每日 1 次，口服。从小剂量开始，根据血糖控制需求和是否耐受可调整至最大剂量。达格列净和恩格列净餐前或餐后服用均可，坎格列净需要在第一次正餐前口服。

2. 注射制剂

（1）胰岛素　胰岛素是控制高血糖的重要和有效手段。

1）适应证：① T1DM；②各种严重的糖尿病急性或慢性并发症；③手术、妊娠和分娩；④新发病且与 T1DM 鉴别困难的消瘦糖尿病患者；⑤新诊断的 T2DM 伴有明显高血糖或在糖尿病病程中无明显诱因出现体重显著下降者；⑥ T2DM β 细胞功能明显减退者；⑦某些特殊类型糖尿病。

2）胰岛素和胰岛素类似物的分类：根据来源和化学结构的不同，可分为动物胰岛素、人胰岛素和胰岛素类似物；按作用起效快慢和维持时间，胰岛素（包括人和动物）又可分为短效、中效、长效和预混胰岛素；胰岛素类似物分为速效、长效和预混胰岛素类似物。

短效胰岛素皮下注射后发生作用快，但持续时间短，可经静脉注射用于抢救DKA。短效胰岛素和速效胰岛素类似物皮下注射主要控制一餐饭后高血糖。中效胰岛素主要有低精蛋白胰岛素，主要用于提供基础胰岛素，可控制两餐饭后高血糖。长效制剂有精蛋白锌胰岛素注射液（PZI，鱼精蛋白锌胰岛素）和长效胰岛素类似物，长效胰岛素无明显作用高峰，主要提供基础胰岛素。

胰岛素类似物是通过应用DNA重组技术合成并对其氨基酸序列进行修饰，也能与胰岛素受体结合，功能及作用与人胰岛素相似。目前已有多种不同氨基酸序列及作用特性的胰岛素类似物，可提供符合临床需要的速效、长效和预混制剂。胰岛素类似物控制血糖的能力与人胰岛素相似，但在模拟生理性胰岛素分泌和减少低血糖发生风险方面优于人胰岛素。

速效胰岛素类似物：①赖脯胰岛素，将胰岛素B链28位的脯氨酸（Pro）与29位的赖氨酸（Lys）次序互换；②门冬胰岛素，胰岛素B链28位的脯氨酸被门冬氨酸（Asp）取代；③谷赖胰岛素，胰岛素B链3位的天冬酰胺被赖氨酸替代，29位赖氨酸被谷氨酸（Glu）替代。上述改变使胰岛素分子自我聚合能力减弱，能保持单聚体或二聚体状态，皮下注射后吸收加快，通常15分钟起效， 30～60分钟达峰，持续2～5小时，更符合进餐时的生理需求。速效胰岛素类似物可于进餐前注射。

长效胰岛素类似物：①甘精胰岛素，胰岛素A链21位的门冬氨酸换成甘氨酸，并在B链C末端加两分子精氨酸，使等电点偏向酸性，在生理pH体液中溶解度降低，皮下注射后局部形成沉淀，缓慢分解吸收；②地特胰岛素，在胰岛素B链29位的赖氨酸上接一个游离脂肪酸侧链，切去第30位苏氨酸，经修饰后可与血浆白蛋白结合而延长其作用；③德谷胰岛素，去掉其B链第30位的氨基酸，再通过1个谷氨酸连接子，将1个16碳脂肪二酸的侧链连接到B链第29位上，德谷胰岛素制剂中添加了苯酚和锌，使各个六聚体相互作用结合，形成稳定的多六聚体，从而达到缓慢释放进入血液循环的目的。长效胰岛素类似物提供的基础胰岛素水平较稳定，血糖控制较好，低血糖发生减少。

（2）GLP-1 受体激动剂　GLP-1 是由人胰高血糖素基因编码，并由肠道 L 细胞分泌的一种肽类激素。GLP-1 通过葡萄糖依赖方式作用于胰岛 β 细胞，促进胰岛素基因的转录，增加胰岛素的生物合成和分泌；刺激 β 细胞的增殖和分化，抑制 β 细胞凋亡，从而增加胰岛 β 细胞数量，抑制胰高血糖素的分泌，抑制食欲及摄食，延缓胃内容物排空等。这些功能都有利于降低餐后血糖并使血糖维持在恒定水平。GLP-1 受体激动剂具有类似 GLP-1 的作用，同时由于与天然 GLP-1 的结构差异可增强其作用时间。目前应用于临床的 GLP-1 受体激动剂主要有艾塞那肽和利拉鲁肽。

多项临床试验显示，在同等降糖作用情况下，GLP-1 受体激动剂具有其他降糖药物所没有的一些优点：首先，GLP-1 受体激动剂可延缓胃排空、减少摄食，使患者体重减轻，进一步改善糖尿病患者血脂水平；其次，GLP-1 受体激动剂对神经细胞、心肌细胞等有直接的保护作用，还能够减少血管损伤后内膜的增厚和平滑肌的增殖，有潜在的抗炎和抗动脉粥样硬化作用。

GLP-1 受体激动剂较为常见的不良反应是胃肠道不适，主要有恶心、呕吐、腹泻等症状，但多数患者随着使用时间的延长能够逐渐适应，使该不良反应得以减轻。在控制血糖方面，GLP-1 受体激动剂单独应用时较少引起低血糖。因此，患者依从性较好，GLP-1 受体激动剂以其独特的优势为控制糖尿病患者糖代谢异常提供了新的选择。

（六）T2DM 高血糖的管理策略和治疗流程

生活方式干预是 T2DM 的基础治疗措施，应该贯穿于糖尿病治疗的始终。如果单纯生活方式干预血糖不能达标，应开始药物治疗，首选二甲双胍，如果没有禁忌证，应一直保留在治疗方案中；不适合二甲双胍治疗者可选择其他种类药物；如单独使用二甲双胍治疗血糖未达标，可加用其他种类的降糖药物；基线 HbA1c 较高的患者，也可直接开始两种口服降糖药联合治疗；两种口服药联合治疗而血糖仍不达标者，可采用 3 种口服药联合治疗，或加用胰岛素治疗（每日 1 次基础胰岛素或每天 1 ～ 2 次预混胰岛素）或 GLP-1 受体激动剂；如血糖仍不达标，则应将治疗方案调整为多次胰岛素治疗或持续皮下胰岛素输注（CSII）；基线 HbA1c 很高的新诊断患者（≥ 9.0%）或 FPG ≥ 11.1mmol/L，可直接开始短期胰岛素强化降糖治疗；对于长期血糖控制不良且已有动脉粥样硬化性心血管疾病的T2DM患者，应该考虑联合SGLT-2或GLP-1受体激动剂治疗，因已证实这些药物加入标准治疗中可减少心血管死亡率和全因死亡率。

（七）代谢手术治疗糖尿病

体重管理是糖尿病综合管理的重要内容，超重或肥胖患者减重有助于血糖控制和减少对降糖药物的需求，首选生活方式干预，必要时可加用减重药物。选择降糖药物时，应考虑药物对体重的影响。如果生活方式干预联合或不联合药物治疗未能有效地减轻体重且血糖控制不佳者，可以考虑代谢手术。近年来研究证实，代谢手术可明显改善肥胖T2DM患者的体重、高血糖、血脂异常。代谢手术应该在具有多学科团队的有治疗糖尿病和胃肠外科疾病经验的大医院进行。术前要对患者进行全面评估，包括治疗的依从性、心理健康、是否有酒精或药物滥用史、相关精神疾病病史等；手术后的患者应该根据国内外专业学会的代谢手术术后管理指南接受长期生活方式支持，并定期监测微量营养素和营养状态，终身随访。但目前代谢手术治疗的适应证、禁忌证及具体术式尚未完全统一，且现有临床证据多来自非亚裔人群，在国内开展相关治疗应严格遵守手术的适应证，权衡利弊，保证治疗效果的同时降低手术长、短期并发症发生的风险。

（八）胰腺移植和胰岛细胞移植

单独胰腺移植或胰肾联合移植可解除对胰岛素的依赖，改善生活质量。治疗对象主要为T1DM患者，目前尚局限于伴终末期肾病的T1DM，或经胰岛素强化治疗仍难以达到控制目标且反复发生严重代谢紊乱者。然而，由于移植后发生免疫排斥反应，往往会导致移植失败，故必须长期应用免疫抑制剂。同种异体胰岛移植可使部分T1DM患者血糖水平维持正常达数年，但供体来源短缺和需要长期应用免疫抑制剂限制了该方案在临床广泛推广，且移植后患者体内功能性胰岛细胞的存活无法长期维持，移植后随访5年的患者中不依赖胰岛素治疗比率低于10%。近年来还发现采用造血干细胞或间充质干细胞治疗糖尿病具有潜在的应用价值，但此治疗方法目前尚处于临床前研究阶段。

（九）糖尿病慢性并发症的防治原则

糖尿病慢性并发症是患者致残、致死的主要原因，故强调早期防治。

T1DM 病程≥ 5 年者及所有 T2DM 患者确诊后应每年进行慢性并发症筛查。现有证据显示：仅严格控制血糖对预防和延缓 T2DM 患者，特别是那些病程长、已发生 ASCVD 或伴有多个心血管危险因子患者的慢性并发症的发生发展的作用有限。所以应早期、积极、全面地控制 ASCVD 危险因素，具体如下：

（1）所有患糖尿病的高血压患者应该在家监测血压。血压一般应控制在 130/80 mmHg 以下，可选择血管紧张素转化酶抑制剂（ACEI）、血管紧张素Ⅱ受体阻断剂（ARB）、钙离子拮抗剂（CCB）、小剂量利尿剂、选择性 β 受体阻断剂等药物，首选 ACEI 或 ARB，常需要多种降压药物联合应用。

（2）处理血脂异常前应进行 ASCVD 总体危险全面评估。调脂治疗的首要目标是 LDL–C。LDL–C 一般控制目标＜ 2.6 mmol/L，极高危患者＜ 1.8 mmol/L 或较基线降低 50%。首选他汀类药物并长期坚持使用；起始宜应用中等强度他汀，根据个体调脂疗效和耐受情况，适当调整剂量；如甘油三酯（TG）＞ 5.7 mmol/L，应先用贝特类药物，以减少发生急性胰腺炎的风险；如他汀类不能耐受或 LDL–C 未能降至目标值，或严重混合性血脂异常，可考虑他汀类与其他调脂药联合应用，以进一步降低心血管事件风险。

（3）小剂量阿司匹林（75 ～ 150 mg/d）作为有 ASCVD 病史的糖尿病患者的二级预防，对不适用阿司匹林者，可用氯吡格雷（75 mg/d）替代；对于伴有 ASCVD 危险因素、年龄≥ 50 岁的 T1DM 或 T2DM 患者，可考虑将小剂量阿司匹林作为一级预防策略。

（4）严格的血糖控制可预防或延缓 T1DM 和 T2DM 蛋白尿的发生和进展。已有微量白蛋白尿而血压正常的早期肾脏病患者应用 ACEI 或 ARB 也可延缓肾病的进展。一旦进展至临床肾病期，治疗的重点是矫正高血压和减慢 GFR 下降速度；ACEI 或 ARB 除可降低血压外，还可减轻蛋白尿和延缓 GFR 下降。临床肾病期患者以优质动物蛋白为主。GFR 进一步下降后加用复方 α – 酮酸。尽早使用促红细胞生成素（EPO）纠正贫血。治疗维生素 D– 钙磷失衡可明显改善进展期患者的生活质量和预后。应比非糖尿病肾病患者更早启动肾脏替代治疗。

（5）综合眼科检查包括散瞳后眼底检查、彩色眼底照相，必要时行荧光造影检查。重度非增殖性糖尿病视网膜病变应尽早接受视网膜光凝治疗；增殖性糖尿病视网膜病变患者存在威胁视力的情况时（如玻璃体积血不吸收、视网膜前出现纤维增殖、黄斑水肿或视网膜脱离等）应尽早行玻璃体切割手术；有威胁视力的糖尿病性黄斑水肿也可应用抗血管内皮生长因子玻璃体腔内注射，争取尽可能保存视力。妊娠期间更需严密随访。

（6）早期严格控制血糖并保持血糖稳定是糖尿病神经病变最重要和有效的防治方法，其他如甲钴胺、前列腺素类似物、醛糖还原酶抑制剂、α-硫辛酸等对防治糖尿病神经病变有一定的作用。痛性糖尿病神经病变可选用抗惊厥药、选择性5-羟色胺再摄取抑制剂、去甲肾上腺素再摄取抑制剂或三环类抗抑郁药等。

（7）所有患者都应定期行足部检查（包括足部体查、保护性感觉测试、下肢动脉病变检查等），并进行足部自我护理的教育。对高危足应防止外伤、感染，积极治疗血管和神经病变；对于足溃疡及高危足患者，推荐多学科管理，给予规范化处理，以降低截肢率和医疗费用。

（十）妊娠合并高血糖状态的管理

糖尿病合并妊娠以及GDM均与先兆子痫、大于胎龄儿、剖宫产及肩难产等母婴并发症有关，故整个妊娠期糖尿病控制对确保母婴安全至关重要。由于胎儿发生先天性畸形危险性最大的时期是停经9周前及受孕7周内，因而糖尿病妇女应在接受胰岛素治疗使血糖控制达标后才受孕。受孕前应进行全面检查，由糖尿病医师和妇产科医师共同评估是否适合妊娠。

尽早对GDM进行诊断，确诊后即按诊疗常规进行管理：①医学营养治疗原则与非妊娠患者相同，务必使孕妇体重正常增长。②应选用胰岛素控制血糖；虽然国外有文献报道二甲双胍和格列本脲应用于妊娠期患者安全、有效，但我国目前尚未批准任何口服降糖药用于妊娠期高血糖的管理。③密切监测血糖，孕期血糖控制在餐前3.3～5.3 mmol/L，餐后1hPG 7.8 mmol/L，2hPG ≤ 6.7 mmol/L；同时避免低血糖。④密切监测胎儿情况和孕妇的血压、肾功能、眼底等。⑤根据胎儿和母亲的具体情况，选择分娩时间和方式。⑥产后注意对新生儿低血糖症的预防和处理。⑦GDM患者应在产后4～12周筛查是否有永久性糖尿病，如果血糖正常，应至少每 3 年进行 1 次糖尿病筛查。

（十一）围术期管理

择期手术前应尽量将空腹血糖控制在 7.8 mmol/L 以内及餐后血糖在 10 mmol/L 以内，接受大、中型手术者术前改为胰岛素治疗，并对可能影响手术预后的糖尿病并发症进行全面评估。需急诊手术而又存在酸碱、水电解质平衡紊乱者应及时纠正。术中、术后密切监测血糖，围手术期患者血糖控制在 8.0 ～ 10.0 mmol/L 较安全。

（十二）免疫接种

根据年龄为儿童和成人糖尿病患者提供常规接种疫苗。病程≥ 6 个月的所有糖尿病患者均应每年接种流感疫苗。患者应常规接种乙肝疫苗。

第二节　糖尿病的中医诊断和辨证

一、概述

糖尿病属于中医的“消渴”范畴，是由先天禀赋不足、饮食不节、情志失调、劳倦内伤等导致阴虚内热，以多饮、多尿、乏力、消瘦或尿有甜味为主要症状的病证。其具有多尿、烦渴的临床特点。

二、病因

1. 禀赋不足

肾为先天之本，寓元阴元阳，主藏精。肾阴亏虚是消渴病机中最为关键的因素，先天禀赋不足、阴虚体质者最易罹患本病。肾阴亏虚，水竭火烈，上燔心肺则烦渴多饮；中灼脾胃则胃热消谷；肾失濡养，开阖固摄失权，则水谷精微直趋下泄，随小便排出体外，故尿多甜味。

2. 饮食失节

因长期过食肥甘、醇酒厚味、辛辣香燥之品，导致脾胃损伤。胃主腐熟水谷，脾主运化，为胃行其津液。燥热伤脾胃，胃火炽盛，脾阴不足，则口渴多饮，多食善饥；脾气虚，不能转输水谷精微，则水谷精微下流注入小便，则小便味甘；水谷精微不能濡养肌肉，则形体日渐消瘦。《素问·奇病论》云“此肥美之所发也，此人必数食甘美而多肥也，肥者令人内热，甘者令人中满，故其气上溢，转为消渴”，即指脾胃损伤可致运化失职，积热内蕴，化燥伤津，消谷耗液，进而发为消渴。

3. 情志失调

（1）上灼肺阴　肺为娇脏，为五脏之华盖，其生理功能为敷布津液，通调水道。当燥热伤肺则出现一系列病理变化。

（2）中伤胃阴　郁怒伤肝，肝火亢盛，胃火偏亢。脾本为胃行其津液，复因忧思伤脾，脾失健运，不能敷布津液，胃失濡养，燥热愈炽。

（3）下耗肾水　肝肾同源，肝火亢盛，暗耗肾水。肾水被耗，化源不足，水不能上承于肺，亦不能充养于胃，而致肺燥、胃热更甚，则出现口渴引饮无度，消谷易饥，小便浑如脂膏。

4. 劳欲过度

《外台秘要》曰：“房室过度，致令肾气虚耗，下焦生热，热则肾燥，肾燥则渴。”这里指的是房劳过度，损伤肾精，可致虚火内生，火因水竭益烈，水因火烈而益干，终致肾虚、肺燥、胃热俱现，发为消渴。

三、古代医家和现代医家对糖尿病的病机认识

（一）古代医家对糖尿病的病机认识

中医学对消渴的认识较早，且论述甚详。《黄帝内经》对消渴的认识是后世消渴理论发展的渊源。消渴之病名，首载于《素问·奇病论》，谓：“此人必数食甘美而多肥也，肥者令人内热，甘者令人中满，故其气上溢，转为消渴。”《素问·气厥论》曰：“肺消者饮一溲二”“大肠移热于胃，善食而瘦人”。《灵枢·师传》曰：“胃中热则消谷，令人悬心善饥。”其所描述的症状与糖尿病患者多饮、多食、多尿、形瘦等症状相吻合。总之，《黄帝内经》所记载消渴的相关论述，对现代临床颇有参考价值。汉代张仲景在《金匮要略》中认为胃热肾虚是消渴的主要病机，首创白虎加人参汤、肾气丸等方剂，至今仍为后世医家所推崇。隋代巢元方在《诸病源候论·消渴病诸候》中将消渴分为消渴候、消病候、大渴后虚发候等八种证候类型。金元时期，刘完素提倡的三消燥热学说，经朱丹溪的充实与发

展，形成了一套以养阴为主的消渴治疗体系。明代医家赵献可主张三消肾虚学说，提倡治三消当以治肾为本。清代郑钦安、黄坤载认为消渴病责之于肝，应当从肝论治，陈修园则在《医学实在易·三消症》中强调“消渴之病当以燥脾之药治之”。

（二）现代医家对糖尿病的病机认识

1. 阴虚燥热论

医家对消渴的传统看法大多一致，认为其病机关键在于阴津亏耗，燥热内盛，以阴虚为本，燥热为标。但消渴不可概以阴虚燥热论，应结合近年来消渴病的发病特点以及消渴病的不同证型而灵活辨证施治。

2. 气阴两虚论

燥热伤阴，阴损气耗，致气阴两虚。有学者认为肺、脾、肾三脏阴津亏损，加之消渴日久，正气亦虚，瘀血内生，指出消渴干眼症的根本病机为气阴两虚，瘀阻目络。有学者从气与血的角度阐述了糖尿病并发症的基本病机，认为气阴两虚为消渴的病机之本，气滞血瘀为其变证。有学者对所在医院 302 例 2 型糖尿病患者进行调查，发现气阴两虚证在 2 型糖尿病中医体质主证中最多，比例为 81.45%，具有显著性差异。

3. 气虚论

消渴主要与肺、脾、肾三脏相关。肺主气，为水之上源，正如《医学纲目·消瘅门》所说：“盖肺藏气，肺无病则气能管摄津液……肺病则津液无气管摄，而精微者亦随溲下，故饮一溲二。”脾为后天之本，主运化，为胃行其津液，脾气虚不能转输水谷精微，则水谷精微下流而为小便，故小便味甘。肾为先天之本，肾气虚则肾之开阖失司、固摄失权，水谷精微直趋下泄为小便，故尿多味甜，或混浊如脂膏。有学者指出脾虚运化失常与糖尿病病机密切相关，糖尿病发病之本为“脾不散精”或“散精障碍”，贯穿于糖尿病全过程。

4. 湿热论

有教授认为后天不良的生活方式是诱发消渴病的重要因素，现代人长期过食肥甘及辛辣之品，性味燥热则伤脾，脾失健运则生湿，湿郁日久化热，从而形成湿热之体。

5. 浊毒论

有学者认为浊毒在糖尿病的发展过程中发挥核心作用，提出糖尿病病机转变之要素为浊毒损害这一重要观点。

6. 瘀血论

自祝氏首次报道运用活血化瘀法治疗糖尿病以来，引起了广泛关注。吕仁和教授将 2 型糖尿病分为脾瘅期、消渴期、消瘅期三个阶段，并指出瘀血始终贯穿各个阶段。

7. 肝郁论

清代医家黄元御曾云："消渴者，足厥阴之病也。"现代医家亦提出消渴病"从肝论治"的新观点，有人认为消渴病产生的始动因素为肝失疏泄、肝郁气滞，而消渴病的病机之常则是阴虚燥热、气阴两虚。

四、诊断与鉴别诊断

1. 诊断

口渴多饮、多食易饥、尿频量多、形体消瘦或尿有甜味等具有特征性的临床症状，是诊断消渴病的主要依据。

有的患者"三多"症状不显著，但若于中年之后发病，且嗜食膏粱厚味、醇酒炙煿，以及病久并发眩晕、肺痨、胸痹、中风、雀目、疮痈等病证者，应考虑消渴的可能性。

由于本病的发生与禀赋不足有较为密切的关系，故消渴病的家族史可供诊断参考。

2. 鉴别诊断

（1）口渴症　口渴症是指口渴饮水的一个临床症状，可出现于多种疾病过程中，尤以外感热病为多见。但这类口渴各随其所患病证的不同而出现相应的临床症状，不伴多食、多尿、尿甜、消瘦等消渴的特点。

（2）瘿病　瘿病之气郁化火、阴虚火旺证，以情绪激动、多食易饥、形体日渐消瘦、心悸、眼突、颈部一侧或两侧肿大为特征。其中多食易饥、消瘦类似消渴病的中消，但眼球突出、颈前瘿肿有形则与消渴有别，且无消渴病的多饮、多尿、尿甜等症。

五、辨证论治

（一）分型论治

1. 上消（肺热津伤证）

主症：口渴多饮，口干舌燥，尿频量多，烦热多汗，舌边尖红，苔薄黄，脉洪数。

治法：清热润肺，生津止渴。

方药：消渴方。

本方由黄连、天花粉、人乳汁、藕汁、姜汁、生地黄汁、蜂蜜组成。若烦渴不止、小便频数，加麦冬、葛根；若兼多食易饥、大便干结、舌苔黄燥，可用白虎加人参汤；若热伤肺阴，脉细、苔少，方用玉泉丸或二冬汤。

2. 中消

（1）胃热炽盛证

主症：多食易饥，口渴，尿多，形体消瘦，大便干燥，苔黄，脉滑实有力。

治法：清胃泻火，养阴增液。

方药：玉女煎。

本方由生石膏、知母、熟地黄、麦冬、牛膝组成。若口苦、大便秘结不行，可重用石膏，加黄连、栀子；若口渴难耐、舌苔少津，加乌梅；若火旺伤阴，舌红而干、脉细数，方用竹叶石膏汤。

（2）气阴亏虚证

主症：口渴引饮，能食与便溏并见，或饮食减少，精神不振，四肢乏力，体瘦，舌质淡红，苔白而干，脉弱。

治法：益气健脾，生津止渴。

方药：七味白术散。

本方由人参、茯苓、白术、甘草、木香、葛根、藿香组成。若兼肺中燥热，加地骨皮、知母、黄芩；口渴明显者，加天花粉、地黄、乌梅；气短、汗多者，合生脉散；食少腹胀者，加砂仁、鸡内金。

3. 下消

（1）肾阴亏虚证

主症：尿频量多，混浊如脂膏，或尿甜，腰膝酸软，乏力，头晕耳鸣，口干唇燥，皮肤干燥、瘙痒，舌红苔少，脉细数。

治法：滋阴固肾。

方药：六味地黄丸。

本方由熟地黄、山茱萸、山药、茯苓、牡丹皮、泽泻组成。五心烦热、盗汗、失眠者，加知母、黄柏；尿量多而混浊者，加益智仁、桑螵蛸；气阴两虚而伴困倦、气短乏力、舌质淡红者，加党参、黄芪、黄精；水竭火烈，阴伤阳浮者，用生脉散加天冬、鳖甲、龟甲；若见神昏、肢厥、脉微细等阴竭阳亡危象者，合参附龙牡汤。

（2）阴阳两虚证

主症：小便频数，混浊如膏，甚至饮一溲一，面容憔悴，耳轮干枯，腰膝酸软，四肢欠温，畏寒肢冷，阳痿或月经不调，舌苔淡白而干，脉沉细无力。

治法：滋阴温阳，补肾固涩。

方药：金匮肾气丸。

本方由附子、桂枝、地黄、山茱萸、山药、茯苓、牡丹皮、泽泻组成。尿量多而混浊者，加益智仁、桑螵蛸、覆盆子、金樱子；身体困倦、气短乏力者，可加党参、黄芪、黄精；兼阳痿，加巴戟天、淫羊藿、肉苁蓉；畏寒甚者，加鹿茸粉。

（二）饮食疗法

1. 黄连研末，入猪肚内，蒸烂，捣如梧桐子大，随饭服下。清热生津，治消渴胃热盛者。

2. 鲜藕汁，顿服。清热滋阴，治消渴口渴喜饮者。

3. 生萝卜捣汁饮用，或用萝卜汁煮粥食用，治消渴湿热中阻者。

4. 南瓜 60 g，米粉 100 g。将南瓜煮熟后，剥去皮，捣烂和米粉混匀，揉成面饼，上屉蒸熟后即可食用。糖尿病患者经常食用，有降糖作用。

5. 苦瓜 30 g，切成薄片，加水 1000 mL，水煎至 500 mL，分 4 次口服。临睡前 1 次，连瓜加汤，一并服下，可起到降糖作用。

6. 薏苡仁 60 g，猪胰 1 条，共煮，1 次服，可常服。补阴健脾收摄，治脾虚消渴。

（三）针灸治疗

1. 体针

糖尿病患者易引发皮肤感染，进行针法治疗时要严格消毒，按三消辨证施针。

上消：取肺俞、脾俞、胰俞、尺泽、曲池、廉泉、承浆、足三里、三阴交，烦渴、口干加金津、玉液。

中消：取脾俞、胃俞、胰俞、足三里、三阴交、内庭、中脘、阴陵泉、曲池、合谷，大便秘结加天枢、支沟。

下消：取肾俞、关元、三阴交、太溪，视物模糊加太冲、光明。

2. 耳针

耳针、耳穴贴压以内分泌、肾上腺等穴位为主。耳针疗法取穴胰、内分泌、肾上腺、缘中、三焦、肾、神门、心、肝；配穴，偏上消者加肺、渴点，偏中消者加脾、胃，偏下消者加膀胱。

3. 灸法

一般慎用灸法，以免引起烧灼伤。取穴胰俞、肺俞、脾俞、足三里、关元、太溪。

（四）推拿治疗

肥胖或超重 DM 患者可腹部按摩中脘、水分、气海、关元、天枢、水道等穴位。点穴减肥常取合谷、内关、足三里、三阴交，也可推拿面颈部、胸背部、臀部、四肢等部位，以摩、揿、揉、按、捏、拿、合、分、轻拍等手法。

六、临证要点

1. 生活方式指导是消渴治疗之首要

（1）饮食控制 《景岳全书》云："消渴病……皆富贵人病之而贫贱者少有也。"消渴病与饮食不节密切相关，因此控制饮食对于消渴病的治疗具有重要意义。少数患者经过严格而合理的饮食控制，即能收到良好的效果。

（2）运动防治　古人早就认识到，适当运动是防治消渴病的有效措施之一，应“以不疲劳为度”，根据病情选择散步、导引、游泳、舞蹈等健身方式。

（3）情志疏导　消渴病的发生发展与心境愁郁相关，因而“节喜怒”“减思虑”，保持情志调畅，有利于病情的控制和康复。

2. 重视活血化瘀

消渴本症及并发症多伴有瘀血的病变，故对于三消中各种证型，尤其是对舌质紫暗或有瘀斑，脉涩或结或代，兼见其他瘀血证候者，均可在辨证论治的基础上酌加活血化瘀之品，如三七、蒲黄、丹参、川芎、郁金、红花、泽兰、鬼箭羽等，以提高疗效。

3. 综合治疗增强疗效

中医药在改善消渴症状、防治并发症方面较西医有明显优势，但就降低血糖言，不若西药见效迅速。因此，对于血糖难以纠正的患者，尤其西医诊断为 1 型糖尿病者，需配合西药，综合治疗，避免因血糖过高而发生呕吐、痉证、厥证等危象。

附　糖尿病前期

一、西医诊断与治疗

1. 概述

糖尿病前期指由血糖调节正常发展为血糖调节受损，血糖升高但尚未达到糖尿病诊断标准的阶段，包括空腹血糖受损（IFG）和糖耐量受损（IGT）。糖尿病前期的出现标志着未来发生糖尿病、心脑血管疾病、微血管病、肿瘤及痴呆等疾病的危险性增高。2010 年中华医学会糖尿病学分会组织完成的我国近 10 万成年人流行病学调查，估算糖尿病前期患病率为 50.1%。由于糖尿病前期一般无临床表现，故其受重视程度较低，及时发现糖尿病高危人群和糖尿病前期人群并进行有效管理是预防糖尿病发生的关键。

2. 危险因素

很多因素可导致糖尿病前期的进展。越来越多的证据显示遗传、家族史和糖尿病前期之间存在相关性。不过，不活动和腹部脂肪过多可能是糖尿病前期和2型糖尿病最常见病因。糖尿病前期和2型糖尿病危险因素有超重和肥胖、腹部多余脂肪、年龄、饮食、睡眠、家族史、压力、妊娠糖尿病、多囊卵巢综合征、种族、代谢综合征等。

3. 临床表现

患者表现为口干欲饮、食欲亢盛、腹部增大、腹胀、倦怠乏力等症状；无症状的糖尿病前期患者依靠理化检查方可诊断。糖尿病前期包括空腹血糖受损和糖耐量受损，两者可单独或合并出现。

4. 诊断

（1）病史　有糖尿病前期病史或诊断糖尿病前期的证据。

（2）临床表现　一般临床症状不典型，可表现为口干欲饮、食欲亢盛、腹部增大、腹胀、倦怠乏力等，多数患者在健康体检或因其他疾病检查时发现。

（3）体征　多形体肥胖或超重，可表现为腰臀比和体质指数异常升高，其他体征不明显。

（4）理化检查

1）IFG：FPG ≥ 6.1 mmol/L（110 mg/dL）且< 7.0 mmol/L（126 mg/dL）；OGTT 2小时静脉血浆血糖< 7.8 mmol/L（140 mg/dL）。

2）IGT：OGTT 2小时静脉血浆血糖≥ 7.8 mmol/L且< 11.1 mmol/L，且FPG < 7.0 mmol/L。

3）IFG + IGT：FPG ≥ 6.1 mmol/L且< 7.0 mmol/L；OGTT 2小时静脉血浆血糖≥ 7.8 mmol/L且< 11.1 mmol/L。

5. 治疗

应采取积极的生活方式干预。调整饮食，少食肥甘厚味、煎炸烧烤、膨化食品和碳酸饮料，饮食以清淡为主，适当食用粗粮，多食绿色蔬菜。适当运动，保持心情舒畅。

二、中医的诊断与辨证治疗

（一）概述

中医学对本病的认识源远流长，具有其独特的优势，并进行了大量的临床研究。但是由于中医学术流派的发展各具特色，文献中记载的中医证型、方药等缺乏统一标准，并且糖尿病前期的临床实践指南较为宽泛，缺乏有针对性的临床指导，因此，尚未形成易于掌握、可行性好的中医药循证临床实践指南。

中医学没有糖尿病前期这一病名，通常按患者症状可归为“脾瘅”范畴。《素问·奇病论》云:“有病口甘者，病名为何？何以得之？岐伯曰：此五气之溢也，名为脾瘅……此肥美之所发也，此人必数食甘美而多肥也，肥者令人热，甘者令人中满，故其气上溢，转为消渴。”《素问·奇病论》还提出脾瘅的治疗原则为“治之以兰，除陈气也”，可采用芳香醒脾之药，健脾祛湿，清化湿热，理气化浊。由于治疗方式多种多样、辨证分型和疗效判断标准不尽统一等原因，导致治法方药各异，虽有一定疗效，但临床应用时很难掌握。

（二）病因病机

1. 病因

（1）禀赋不足　《灵枢·五变》提出:“五脏皆柔弱者，善病消瘅。”《灵枢·本脏》曰:“五脏脆则善病消瘅。”《内经》的这一认识具有相当的前瞻性，分析五脏的生理病理表现，柔弱和脆弱者则以脾虚和肾虚最为多见，这是糖尿病前期重要的内在因素。

（2）饮食失节　《素问·奇病论》谓:“此人必数食甘美而多肥也，肥者令人内热，甘者令人中满，故其气上溢，转为消渴。”条文阐述了过食肥甘厚味，饮食不消，聚湿生痰，形体肥胖，最后发展成为消渴病。唐代孙思邈《千金方·消渴》认为嗜酒之人“三觞之后，制不由己，饮啖无度……积年长夜……遂使三焦猛热，五脏干燥”，从临床实际看，长期大量饮酒与消渴发生确有密切关系。

（3）情志失调　《灵枢·五变》曰“夫柔弱者，必有刚强，刚强多怒，柔者易伤也。怒则气上逆，胸中蓄积，血气逆留，宽皮充肌，血脉不行，转而为热，热则消肌肤，故为消瘅"，提示情志失调，精神紧张或喜怒不节，或卒然暴怒形成肝郁，最终导致消瘅。

（4）久坐少动　"久卧伤气，久坐伤肉"，伤气则气虚，伤肉则脾虚，加之饮食不节、活动过少而致水谷精微不归正化，酿成水湿痰浊。痰湿内聚日久，可聚血成瘀，使痰瘀相兼为病，形成脾瘅。

2. 病机

（1）糖尿病前期与脾胃　脾主运化，饮食入胃必赖脾的运化，将水谷精微转化为气血津液，转输供养全身，所谓"脾为胃行其津液"。当人体禀赋不足，脾气虚而运化无力，或饮食失节，长期饮食肥甘、醇酒厚味，又少运动，脾胃气机郁遏，运化失常均可导致脾不升清，精微物质不能布散周身，反化生痰浊；胃不降浊，浊阴留着体内，清浊不分，痰湿内停，郁而化热，形成脾瘅。有学者认为肥胖 2 型糖尿病前期、早期的核心病机是六郁和络滞并存。六郁是指以食郁为先导而形成的气郁、血郁、火郁、痰郁、湿郁的病理状态，络滞是由六郁交互作用而形成的络脉郁滞的病理状态。治疗上主张运用辛开苦降之法，调畅中焦大气，"大气一转，其气乃散"，使脾精得散，脾热得清。

（2）糖尿病前期与肝　长期抑郁恼怒、情志不遂而致肝失条达，气机不畅。肝郁气滞，久郁化火，肝火燔灼，耗伤阴液，则口干口渴；或木横克土，耗伤胃阴，胃火偏盛，则多食；肝失疏泄，中焦气机不得斡旋，食积停滞于中，则胸脘痞闷；脾胃不和，升清降浊失司，水谷精微不能正常化生输布，聚湿生痰，化为膏脂，沉积于皮肉脏腑之间，发为肥胖。有学者认为长期过度的精神刺激，如郁怒伤肝，肝气郁结，郁久化火，或劳心竭虑，营谋强思等，阳气过用，尤其是厥阴肝旺和少阳气郁体质之人，五志化火，火热内燔，消灼阴津，则发为消渴。主张疏肝行气，清解郁热，方用丹栀逍遥散、大柴胡汤加减。

（3）糖尿病前期与肾　禀赋不足是导致糖尿病前期的重要内在因素，其中阴虚体质者尤易罹患。由于先天禀赋不足，或房事不节、劳欲过度，导致肾阴不足，阴虚无力制阳，阳气躁动而生内热，火游于肺而上渴，火游于胃而中饥，因此阴虚燥热是糖尿病前期的主要病机之一。

（三）诊断

1. 病类诊断

临床表现为口干欲饮，食欲亢盛，脘腹胀满，或小便甜，倦怠乏力，形体肥胖或偏瘦等症状。

2. 证候诊断

湿热蕴脾证：口干口渴，或口中甜腻，脘腹胀满，身重困倦，小便短黄，舌质红，苔厚腻或微黄欠润，脉滑数。

脾虚湿盛证：形体肥胖，腹部增大，或见倦怠乏力，纳呆便溏，口淡无味或黏腻，舌质淡有齿痕，苔薄白或腻，脉濡缓。

肝郁气滞证：形体中等或偏瘦，口干口渴，情绪抑郁，喜太息，胁肋胀满，大便干结，舌淡红，苔薄白，脉弦。

气阴两虚证：形体偏瘦，倦怠乏力，口干口渴，夜间为甚，五心烦热，自汗，盗汗，气短懒言，心悸失眠。

3. 鉴别诊断

脾瘅与消渴：消渴是以口渴多饮、多食而瘦、尿多而甜为典型症状的病证；脾瘅以上症状不明显。无症状的糖尿病前期及糖尿病患者，需要理化检查进行鉴别。

（四）治疗

中医治疗时应注重辨证，首先应辨虚实：实证以湿热蕴脾、肝郁气滞为主，虚证以脾虚湿盛、气阴两虚为主。除口服中药汤剂外，当灵活选用口服中成药、针灸等方法，内外同治，以提高疗效。糖尿病前期重在早期预防，提倡“治未病”，阻止疾病进一步发展为糖尿病。

1. 分型论治

（1）湿热蕴脾证

治法：清热化湿。

主方：半夏泻心汤（《伤寒论》）加减。

常用药：半夏、黄连、厚朴、佩兰等。

加减：脘腹痞满，头晕沉重加佩兰、藿香、桑白皮，肺有燥热加地骨皮、知母。

（2）肝郁气滞证

治法：疏肝解郁。

主方：四逆散（《伤寒论》）加减。

常用药：柴胡、枳实、白芍、石斛等。

加减：纳呆加焦山楂、焦神曲、焦麦芽，抑郁易怒加牡丹皮、赤芍，睡眠差加炒酸枣仁、五味子。

（3）脾虚湿盛证

治法：健脾化湿。

主方：六君子汤（《校注妇人良方》）加减。

常用药：北沙参、白术、茯苓、陈皮、山药、佩兰等。

加减：倦怠乏力加黄芪，食欲缺乏加焦山楂、焦神曲、焦麦芽，口黏腻加薏苡仁、白豆蔻。

（4）气阴两虚证

治法：益气养阴。

主方：七味白术散（《医宗金鉴》）加减。

常用药：黄芪、北沙参、山药、白术、葛根、陈皮、麦冬等。

加减：气短汗多加五味子、山茱萸，口渴明显加天花粉、地黄。

2. 口服中成药

金芪降糖片：每片 0.42 g，成人剂量为每次 2 ～ 3 片，每日 3 次，饭前 30 分钟口服，8 周为 1 个疗程，用于湿热蕴脾证。

降糖消脂胶囊：每粒 0.42 g，成人剂量为每次 2 ～ 3 粒，每日 3 次，饭前 30 分钟口服，8 周为 1 个疗程，用于湿热蕴脾证。

越鞠丸：每 100 粒 6 g，成人剂量为每次 6 g，每日 2 次，饭前口服，8 周为 1 个疗程，用于肝郁气滞证。

参术调脾颗粒：每袋 7 g，成人剂量为每次 2 袋，每日 3 次，口服，8 周为 1 个疗程，用于脾虚痰湿证。

天芪降糖胶囊：每粒 0.32 g，成人剂量为每次 5 粒，每日 3 次，口服，8 周为 1 个疗程，用于气阴两虚证。

3. 针刺疗法

主穴：胰俞、脾俞、三阴交。

配穴：湿热蕴脾者，加曲池、内庭；肝郁气滞者，加太冲、天枢；脾虚湿盛者，加足三里、丰隆、阴陵泉；气阴两虚者，加足三里、内关、太溪。

手法：施捻转之平补平泻法，留针 30 分钟，间歇行针 2 次。隔日 1 次，10 ～ 15 次为 1 个疗程，或遵医嘱，用于各证型。

4. 物理疗法

（1）穴位敷贴

主穴：胰俞、脾俞、三阴交、足三里。

配穴：肺俞、肾俞、胃俞、膈俞。

操作方法：清洁皮肤，穴位敷贴治疗贴，24 小时后更换 1 次，10 ～ 15 次为 1 个疗程；或遵医嘱。用于各证型。

（2）耳迷走神经刺激仪　运用耳迷走神经刺激仪电针耳甲部“迷走穴”。输出电流 1 mA，脉冲频率 20 Hz，脉冲宽度≤ 1 ms，强度以能忍受而不产生疼痛为度，刺激时间为每次 20 分钟，每日 2 次，12 周为 1 个疗程；或遵医嘱。用于各证型。

5. 预防与调摄

（1）预防　做好四季养生，内养正气，外慎邪气。糖尿病高危人群和糖尿病前期患者应定期随访血糖变化情况，建议每年至少做 1 次 FPG 和（或）OGTT 检查。重视糖尿病前期及糖尿病防治知识的教育。

（2）调摄　保持心情舒畅，树立起战胜疾病的信心。饮食清淡，平衡膳食，戒烟限酒。适当规律运动养生，循序渐进，以舒适为度，疏通经络，调节气血，定期测体重。

第三节　典型医案荟萃

一、成人隐匿性自身免疫性糖尿病——气阴两虚型

入院情况：许某，女，20 岁。初诊日期：2019 年 1 月 15 日。

主诉：口渴多饮 1 年余。

现病史：患者1年前无明显诱因出现口渴多饮，伴多尿，体重下降，1个月内体重下降约5 kg，于石家庄市人民医院诊断为“成人隐匿性自身免疫性糖尿病”，并住院治疗。住院期间予以“谷赖胰岛素注射液4 IU，早餐前即刻，4 IU，午餐前即刻，4 IU，晚餐前即刻，皮下注射；甘精胰岛素注射液5 IU，晚21点，皮下注射；盐酸二甲双胍肠溶片，0.5 g，每日3次，口服”降血糖，自述平日空腹血糖控制在5.0 mmol/L左右，餐后2小时血糖控制在7.0 mmol/L左右。

刻下症：口渴多饮，日饮水约4000 mL，尿量频多，纳差，四肢乏力，月经先后不定期，经量正常，经色淡黯，寐可，大便干结，2～3天一行，舌红，苔少，脉细数。

辅助检查：糖化血红蛋白9.8%。葡萄糖耐量试验：葡萄糖5.99 mmol/L，餐后半小时血糖10.75 mmol/L，餐后1小时血糖17.22 mmol/L，餐后2小时血糖18.66 mmol/L。胰岛素测定：空腹胰岛素6.86 μIU/mL，半小时胰岛素13.38 μIU/mL，1小时胰岛素28.84 μIU/mL，2小时胰岛素24.36 μIU/mL。血清C肽测定：空腹C肽0.95 ng/mL，0.5小时C肽1.57 ng/mL，1小时C肽3.13 ng/mL，2小时C肽4.16 ng/mL。糖尿病相关抗体：抗胰岛素抗体1.75 U/mL，抗谷氨酸脱羧酶抗体75.8 U/mL，抗胰岛素细胞抗体4.69 U/mL，抗络氨酸磷酸酶抗体31.7 U/mL，锌转铁蛋白8抗体＜1.00 AU/mL，垂体激素、甲状腺功能未见明显异常。

查体：双肺呼吸音清，未闻及干湿性啰音，无胸膜摩擦音。心率67次/分，心律齐，心音不亢进，无心包摩擦音，各瓣膜听诊区未闻及病理性杂音，双下肢无水肿，双足背动脉搏动可。

西医诊断：成人隐匿性自身免疫性糖尿病。

中医诊断：消渴病。

辨证分型：气阴两虚证。

治法：益气健脾，滋阴补肾。

方药：生脉饮合六味地黄汤加减。党参15 g，黄芪15 g，麦冬30 g，五味子15 g，熟地黄15 g，山茱萸12 g，山药12 g，牡丹皮10 g，泽泻10 g，茯苓15 g，当归15 g，女贞子15 g，桑椹15 g，佩兰10 g，甘草3 g。10剂，水煎服，每天1剂，早晚温服。

二诊：2019 年 1 月 25 日。口渴症状减轻，饮水量减少，尿量减少。血糖监测：空腹血糖 5.9 mmol/L，早餐后血糖 15.5 mmol/L，午餐前血糖 4.2 mmol/L，午餐后血糖 7.0 mmol/L，晚餐前血糖 6.3 mmol/L，晚餐后血糖 12.9 mmol/L。调整治疗方案为：谷赖胰岛素注射液 4 IU，午餐前即刻，皮下注射；甘精胰岛素注射液 6 IU，晚 21 点，皮下注射；阿卡波糖片，早晚各 50 mg，餐前即刻口服，继续服用原方 1 个月。

三诊：2019 年 2 月 25 日。上述症状消失，月经周期正常。糖化血红蛋白 7.8%。葡萄糖耐量试验：葡萄糖 5.12 mmol/L，餐后半小时血糖 8.21 mmol/L，餐后 1 小时血糖 10.83 mmol/L，餐后 2 小时血糖 12.87 mmol/L。胰岛素测定：空腹胰岛素 5.17 μIU/mL，半小时胰岛素 19.31 μIU/mL，1 小时胰岛素 26.62 μIU/mL，2 小时胰岛素 55.24 μIU/mL。血清 C 肽测定：空腹 C 肽 1.21 ng/mL，0.5 小时 C 肽 2.57 ng/mL，1 小时 C 肽 3.56 ng/mL，2 小时 C 肽 5.97 ng/mL。调整治疗方案为：甘精胰岛素注射液 6 IU，晚 21 点，皮下注射；阿卡波糖片早晚各 50 mg，餐前即刻口服。

三诊后，患者胰岛功能较前明显改善，月经周期正常，经量正常，经色鲜红，后根据患者病情，以原方加减继服巩固治疗，追踪 3 个月，血糖稳定在正常范围。

【按语】糖尿病代谢异常，会影响到下丘脑－垂体－性腺轴，改变卵巢的活动周期。糖尿病患者自主神经功能紊乱，可使神经营养障碍，微循环障碍，卵泡供血供氧不足，发育受阻而致月经不调。而月经不调又可反馈性影响下丘脑、垂体功能，导致肾上腺素、去甲肾上腺素、生长激素等胰岛素对抗激素分泌增多，引起血糖升高。

女子以肝为先天，肝藏血，肾藏精，精化血，肾中天癸主生殖发育，肝肾同源，精血互生；冲为血海，任主胞胎，血海盈亏有常，冲任调畅，月经正常来潮。患者青年女性，肾气不充，开阖不利，冲任失调，血海蓄溢失常，为经行先后无定期的先天因素。患者病消瘅，虚火内扰，血不归经，故时见月经先期；阴损及阳，肾精亏损，则时见月经后期。

消渴的发生与先天禀赋相关，《灵枢·五变》曰："五脏皆柔弱者，善病消瘅。"而五脏之中，肾为先天之本，脾为后天之本，故脏腑虚弱最关乎脾肾，如《灵枢·邪气脏腑病形》云："肾脉微小为消瘅。"肾虚则脏腑先天不足，功能低下，脾虚则运化无力，若饮食不慎则更伤脾胃，令水谷难运，日久化热，可致胃热脾虚更甚。《脾胃论》云：“脾胃气虚，则下流于肾，阴火得以乘其土位。”其火邪为脾胃气虚下流于肾形成的阴火，虽见“大热”，实为虚火，脾肾两虚是其根本，故治疗时应注重调补脾肾。

脾胃虚弱，气血津液生化乏源，脾气不能散精上输于肺，肺津无以输布，则口渴多饮；脾虚不能为胃行其津液，燥热内盛，消杀水谷，则消谷善饥；脾虚不能转输水谷精微入肾，反循三焦水道下注膀胱，加之日久肾元亏耗，肾失封藏，则小便频多；肾元不足，不能温煦滋养脾胃，使得胃伤更加严重；脾主肌肉，运化不健，水谷精微下泄，不能濡养肌肉，故形体日趋消瘦。故健脾益气、滋阴补肾是本病必不可少的治法。李东垣云：“养脾则津液自生。脾胃得健，纳运有常，散精有力，灌溉四旁，脏腑得滋，四肢得养，精微无所滞，乏力自除，骨肉自长；脾气得健，中土得生，斡运有力，上下交通，清阳得生，浊阴得降，小便自调，口渴自除；脾为胃行其津液，则胃阴得源，胃热自消，消谷善饥得治。”

方中党参补中益气，止渴，健脾益肺，养血生津，为君药；黄芪补中益气，摄气生津为臣，与党参合用，以增强其补益中气之功；麦冬甘、微苦，微寒，可润肺清心，泻热生津；五味子可滋肾，生津，敛汗，涩精；熟地黄具有滋阴补肾、补精益髓的功效；山茱萸可补益肝肾；佐以山药，轻补而不骤，微香而不燥，既能补气，又能养阴，对消渴气阴两虚者尤宜；牡丹皮、泽泻、茯苓具有清热凉血、祛湿利水等功效。

消渴以“水谷不化为本，烦热阴虚为标”。在顾护脾胃的同时，需滋阴补肾，以茯苓、牡丹皮滋肾育阴。且该患者除血糖升高引起的口渴多饮、小便频多外，还以月经失调为主要表现，故方中以当归、熟地黄补血活血，滋阴调经；以女贞子、桑椹补益肝肾，滋阴润燥；佩兰芳香化湿，醒脾开胃。此方以益气为主，补肾为辅，气阴双补，诸药合用，使烦渴得解，小便得摄，月经得调。

二、2 型糖尿病——肺热津伤型

入院情况：王某，男，47 岁。初诊日期：2018 年 5 月 16 日。

主诉：口渴多饮 2 年余。

现病史：患者2016年体检发现血糖升高，口渴多饮，尿糖（+++），空腹血糖10.67 mmol/L，未予重视，未曾系统治疗。2天前患者无明显诱因口渴多饮症状加重，为求系统中西医结合治疗来我科门诊就诊。

刻下症：口渴多饮，日饮水量约4000 mL，尿量频多，乏力，纳可，寐可，大便干结，2～3日一行，舌红，苔燥，脉细数。

辅助检查：空腹血糖11.4 mmol/L，餐后2小时血糖13.6 mmol/L。

查体：双肺呼吸音清，未闻及干湿性罗音，无胸膜摩擦音。心率69次/分，心律齐，心音不亢进，无心包摩擦音，各瓣膜听诊区未闻及病理性杂音，双下肢无水肿，双足背动脉搏动可。

西医诊断：2型糖尿病。

中医诊断：消渴病。

辨证分型：肺热津伤证。

治法：清热泻火，滋阴润燥。

方药：白虎加人参汤加减。石膏10 g，知母10 g，人参10 g，甘草6 g，黄芪15 g，鸡内金10 g，葛根10 g，乌梅10 g，山药10 g，天花粉10 g。15剂，水煎服，每天1剂，早晚饭后半小时温服。

二诊：2018年5月31日。服药后诸症均减，口干明显减轻，饮水减少，乏力缓解不明显，舌红苔少，脉滑。尿糖（+），空腹血糖10.3 mmol/L，餐后2小时血糖12.5 mmol/L。前方加黄芪10 g，15剂，水煎服，每天1剂，早晚饭后半小时温服。

三诊：2018年6月15日。服药后，乏力好转，口渴多饮明显减轻，尿量逐渐恢复正常，纳可，寐安，大便可，舌红，苔白，脉滑。尿糖转为阴性，空腹血糖9.4 mmol/L，餐后2小时血糖10.6 mmol/L。上方继服15剂，水煎服，每天1剂，早晚饭后半小时温服。

四诊：2018年6月30日。服药后，乏力明显好转，口渴多饮明显减轻，尿量恢复正常，纳可，寐安，大便可，舌红，苔白，脉缓。空腹血糖8.7 mmol/L，餐后2小时血糖10.4 mmol/L。

四诊后以调糖茶饮调理巩固疗效，3个月后追踪患者，血糖控制良好。调糖茶饮处方如下：石膏5 g，知母5 g，人参2 g，葛根2 g，茉莉花1 g，由石家庄市中医院制备成袋泡茶，每天3袋，每次1袋，以沸水冲泡，每次约 100 mL，代茶饮。

【按语】消渴主要病变部位在肺、胃、肾，基本病机为阴津亏损，燥热偏盛，而以阴虚为本，燥热为标，两者互为因果，阴愈虚则燥热愈盛，燥热愈盛则阴愈虚。消渴病日久，病情失控，则阴损及阳，热灼津亏血瘀，而致气阴两伤，阴阳俱虚，络脉瘀阻，经脉失养，气血逆乱，脏腑器官受损而出现疖、痈、眩晕、胸痹、耳聋、目盲、肢体麻疼、下肢坏疽、肾衰水肿、中风昏迷等兼证。

本病有上、中、下三消之分，但《临证指南医案》云："三消一证，虽有上、中、下之分，其实不越阴亏阳亢，津涸热淫而已。"清代汪昂《素问灵枢类纂约注·病机第三》云："胃与大肠热结则消谷善饥。"久食肥甘厚腻，滞化火，邪火杀谷，而消谷善饥。胃火炽盛，脾胃受燥热所伤，脾阴不足，则口渴喜饮，多食善饥；脾虚不能转输水谷精微，则水谷精微下流注入小便，则小便甜；水谷精微不能濡养肌肉，而形体日渐消瘦。火可上炎刑肺，使肺热燥盛，又可下传于肾，使肾津亏虚，还可壅遏肌表，发为痈疽。日久壮火食气，燥热伤津，渐成气阴两伤之证。程钟龄认为："治上消者，宜润其肺，清其胃；治中消者，宜清胃，兼滋其肾，治下消者，宜滋其肾，兼补其肺。"在临床中，上、中、下三消的症状往往同时兼见，仅在程度上有轻重的不同，因此在治疗上就必须三者兼顾。

本案因肺热耗伤气阴，阳明气分热盛，故渴饮无度，小便频多，故在白虎汤清热生津的基础上，加人参以益气生津，两益气阴，清无形之邪热。方中石膏、知母、甘草乃白虎汤之意，清阳明胃热，张锡纯《医学衷中参西录》谓此方"以生山药代粳米，则其方愈稳妥，见效亦愈速"，山药味甘，性凉而润，轻补而不骤，微香而不燥，既能补气，又能养阴，对消渴病气阴两虚者尤宜；黄芪补气健脾，生津止渴；天花粉清胃润燥，止渴退烦热，利膈清心；鸡内金健脾消谷，并得人参、黄芪之力资助，使其助消化作用更强，直接腐熟水谷并化生为精微物质；乌梅生津敛阴止渴，葛根生津除烦热而止渴，且能鼓舞胃气上行，一散一敛，使津液输布而不耗散，邪热得清而阳气升发。全方清热与滋阴并用，补中有泻，清而兼润，各司其职，配合默契。

三、糖尿病视网膜病变

入院情况：刘某，女，58 岁。初诊日期：2019 年 3 月 19 日。

主诉：口干多饮 6 年，加重伴手脚麻凉刺痛 10 天。

现病史：患者于 6 年前无明显诱因出现口干多饮（日饮水约 1 L），伴小便发黏，周身乏力，患者未在意，未控制饮食。6 年来患者时有口干多饮，未系统诊治，亦未监测血糖。10 天前，患者无明显诱因出现口干多饮加重（日饮水约 1.5 L），伴视物模糊，手脚麻凉刺痛。

刻下症：口干口苦，伴视物模糊，手脚麻木刺痛，周身乏力，纳可，寐差，小便可，大便干，舌质暗，苔薄黄，脉弦细。

辅助检查：空腹血糖 11.8 mmol/L，尿糖（+++）。

眼科检查：右眼视力 0.5，左眼视力 0.7；双晶状体混浊（右侧＞左侧），玻璃体积血混浊（+），视网膜可见棉絮斑及出血斑。

西医诊断：1. 2 型糖尿病。

2. 糖尿病视网膜病变Ⅳ期。

中医诊断：消渴病。

辨证分型：阴虚肝旺，热伤络脉证。

治法：凉血止血，滋阴化瘀，养肝明目。

方药：蒲黄 9 g，车前子 10 g，牡丹皮 10 g，地黄 10 g，丹参 10 g，决明子 10 g，女贞子 10 g，墨旱莲 20 g，黄芩 10 g，菊花 10 g，赤芍 6 g，大黄 6 g（后下），陈皮 6 g。7 剂，水煎服，日 1 剂，早晚温服。

二诊：2019 年 3 月 26 日。患者口干口苦减轻，纳寐可，大便通畅，情绪平和，仍视物模糊。原方去大黄、陈皮，继续服用 14 剂。

三诊：2019 年 4 月 9 日。患者视物模糊改善，视力较前提高，右眼视力 0.7，左眼视力 0.8，眼底出血吸收，血糖基本稳定，继服上方 14 剂。

1 个月后随访，患者视物清晰，无明显不适。

【按语】糖尿病眼病是糖尿病患者常见的慢性并发症之一，临床以微小血管发生病变为主，包括糖尿病视网膜病变和非视网膜眼部并发症。非视网膜眼部并发症主要有白内障、波动性屈光不正、开角型青光眼、虹膜睫状体炎等眼部疾病，但临床以糖尿病视网膜病变较为多见。糖尿病视网膜病变有较高的致盲率，主要是由患者体内的高血糖导致视网膜组织局部缺血缺氧所致。患者的年龄越大，其临床发病的概率越高，所以糖尿病视网膜病变多见于老年人。糖尿病视网膜病变的治疗目标是最大限度地避免患者出现视力减退和失明。糖尿病视网膜病变的早期治疗效果较好，但是由于其起病隐匿，很难及时发现，所以对于糖尿病患者应进行定期筛查，做到早发现、早治疗。

本病属于中医学“视瞻昏渺”“暴盲”等范畴。古人认为本病为消渴病日久，阴虚燥热，阴精亏损，目窍失养所致，即精血亏损是形成本病的主要原因。《证治要诀》指出：“三消久之，精血既亏，或目无所见，或手足偏废。”刘河间《三消论》云“夫消渴者，多变聋盲、疮癣、痤痱之类，皆肠胃燥热怫郁，水液不能浸润于周身故也”，提出燥热伤阴是消渴目病之病机。早期病机多为气虚运血无力及阴虚血滞，使瘀血阻于目络；肾精亏虚，肝血不足，精血不能上荣于目，目络失养。病情发展则肝肾阴亏日甚，虚火上炎，灼伤目络，或气虚摄血无权，均可致血溢脉外，难止难愈。日久反复发作，离经之血瘀阻不去，进一步阻滞目络而导致失明。因此，本病以气阴两虚、肝肾阴亏为本，目络瘀阻与出血为标。

因此，糖尿病眼病治疗应以益气养阴、滋补肝肾、活血止血为原则，并强调活血化瘀贯穿于治疗的始终。早期应用可使瘀血消散，晚期可祛除视衣积血，止血期要活血与止血并用，做到活血不破血，止血不留瘀。

本病案中患者平素性情急躁，且消渴日久，证属阴虚肝旺，热伤络脉，故治疗上采用凉血止血、滋阴化瘀、养肝明目的治疗原则。本方主要由蒲黄、车前子、牡丹皮、地黄、丹参、决明子、女贞子、墨旱莲、赤芍、黄芩、菊花组成，具有凉血止血、养肝明目、滋阴养阴的功效。其中，蒲黄的主要作用是祛瘀止血；车前子具有清热利尿、止泻明目的功效；牡丹皮具有清热凉血、活血化瘀的作用；地黄的主要作用为清热凉血和益肾生津；丹参可调节血液循环，缓解疼痛和凉血；决明子具有清肝明目、利尿通便的功效；女贞子具有补肝、乌发、明目之功效；墨旱莲的主要功效为凉血止血，滋补肝肾；赤芍主要用于化瘀血、止痛、凉血；黄芩具有祛湿、止血解毒作用；菊花的主要功效为清热凉血，平肝明目。诸药合用，共奏滋阴补虚、凉血止血、养肝明目的作用，能改善患者的临床症状和视力情况。

研究显示，糖尿病微血管病变是器官损伤的病理基础，也是视网膜病变发展的基本因素，血液流变学异常会加重微血管病变发生。大部分眼底出血患者血液黏稠度高，而本方中的牡丹皮、丹参、赤芍等药物均具有活血化瘀、利水消肿之功效，能修复血管内皮细胞功能，有效改善患者血液流变学各指标，提高视网膜微血管循环，增强对眼底出血和渗出的吸收能力，从而改善视力。

四、糖耐量减低

入院情况：王某，女，51岁。初诊日期：2018年6月11日。

主诉：发现血糖升高2年。

现病史：患者2年前于当地社区医院体检空腹血糖6.7 mmol/L，诊断为“糖耐量异常”，平日控制饮食，餐后未适当运动，未规律监测血糖，血糖控制情况不详，今为求系统中西医结合治疗来我科门诊就诊。

刻下症：口干口苦，纳寐可，大便秘结，小便短黄，舌质红，舌苔黄，脉滑数。

实验室检查：糖化血红蛋白6.3%。葡萄糖耐量试验：空腹葡萄糖6.11 mmol/L，餐后半小时血糖9.16 mmol/L，餐后1小时血糖12.14 mmol/L，餐后2小时血糖9.37 mmol/L。胰岛素测定：空腹胰岛素11.3 μIU/mL，半小时胰岛素89.71 μIU/mL，1小时胰岛素112 μIU/mL，2小时胰岛素137 μIU/mL。血清C肽测定（化学发光法）：空腹C肽3.2 ng/mL，0.5小时C肽10.45 ng/mL，1小时C肽12.53 ng/mL，2小时C肽18.38 ng/mL。

查体：双肺呼吸音清，未闻及干湿性罗音，无胸膜摩擦音。心率97次/分，心律齐，心音不亢进，无心包摩擦音，各瓣膜听诊区未闻及病理性杂音。双下肢无水肿，双足背动脉搏动可。

西医诊断：糖耐量减低。

中医诊断：脾瘅。

辨证分型：胃热伤津证。

治法：清胃泻热，养阴生津。

方药：调糖茶饮。石膏5 g，知母5 g，人参2 g，葛根2 g，茉莉花1 g。

由石家庄市中医院制备成袋泡茶，每日 3 次，每次 1 袋，以沸水冲泡，每次约 100 mL，代茶饮。

嘱患者进行饮食控制，并且加强体育运动。以清淡、容易消化的食物为主，以减轻胰腺的负担，三餐能量配比为 1∶2∶2，配餐应保证患者每天所需的热量、糖分和蛋白质结构科学合理，在选择食物的烹饪方法上尽量少油少盐。选择骑自行车、跑步、打球、登山、太极等运动方式，每天坚持运动，且每次运动 30 ～ 35 分钟。

二诊：服药 15 剂后，口苦症状明显缓解，空腹血糖 6.3 mmol/L，餐后 2 小时血糖 8.2 mmol/L。

三诊：服药 30 剂后，以上诸症明显好转，空腹血糖 5.8 mmol/L，餐后 2 小时血糖 7.8 mmol/L。

四诊：上方继续服用 2 个月后，上述诸症基本消失。葡萄糖耐量试验示：葡萄糖 6.0 mmol/L，餐后半小时血糖 9.16 mmol/L，餐后 1 小时血糖 8.02 mmol/L，餐后 2 小时血糖 7.08 mmol/L。胰岛素测定：空腹胰岛素 19.12 μIU/mL，半小时胰岛素 73.51 μIU/mL，1 小时胰岛素 80.31 μIU/mL，2 小时胰岛素 95.16 μIU/mL。血清 C 肽测定（化学发光法）：空腹 C 肽 3.76 ng/mL，0.5 小时 C 肽 9.58 ng/mL，1 小时 C 肽 11.41 ng/mL，2 小时 C 肽 13.16 ng/mL。

【按语】脾瘅的发病，主要是由于饮食不节，如长期偏嗜肥甘厚味，日久则食积化热，导致胃热阴亏，损伤津液。《素问·奇病论》云："有病口干者，病名为何？何以得之？岐伯曰：此五气之溢也，名为脾瘅。夫五味入口藏于胃，脾为之行其精气，津液在脾，故口甘也。此人必数食甘美而多肥也，肥者令人内热，甘者令人中满，故其气上溢，转为消渴。"《素问·阴阳别论》曰："二阳结谓之消。"《素问集注》注曰："二阳，阳明胃气也。消，消渴也。"《素问·经节注解》曰："二阳为阳明大肠及胃之脉也，胃及大肠俱热结也，肠胃藏热则喜消水谷。"李东垣提出："津液不足，结而不润，皆燥为病。"

患者口干多饮，口苦，大便秘结，小便短黄，乃是二阳结所致。二阳，即手足阳明之胃肠。大肠手阳明之脉，主津液，津液不足则病消，故出现目黄、口舌干燥、大便结硬等症；胃足阳明之脉，主血，血中伏火，且耗伤阴血，血亦亏则病消，故善食而瘦。胃火炽盛，燥邪客居于胃与大肠，阴血日久则虚耗，津液受损，最终导致脾瘅形成。

张仲景《金匮要略》云："渴欲饮水，口干舌燥者，白虎加人参汤主之。"凡证属阳明，若渴欲饮水即为胃热，口干舌燥便属津枯。调糖茶饮是由白虎加人参汤化裁而成，用于治疗气分热盛而津气不足之证，恰合"二阳结谓之消"所提出的胃热伤津的病机，既可治疗胃肠燥热之标，又可治疗阴虚之本，故应用此方治疗胃热伤津型糖耐量减低可取得良好疗效。

方中生石膏辛、甘，大寒，其甘寒之性味有助于清阳明气分之郁热，又可养阴生津，止渴除烦，为君药；知母辛、苦，寒凉，既可助石膏清泻胃火，又可借苦寒润燥之性，救已损之阴，为臣药；两者相须为用，可增强清热生津之功效；人参甘、微苦，平，可以生脾化元，大补元气，益气生津，为佐药，人参和君药同用，可以清热补虚，增强益气生津之效，邪热自可顿消；葛根甘、辛，性凉，为解阳明温病热邪之要药，可泻胃火，止烦渴，为佐药，葛根偏凉的药性可以克制人参温燥的药性，葛根的发散之力可通过人参固涩之效来抑制，两者起到相辅相成的作用；茉莉花辛、甘，性温，为使药，可清热解毒，理气和中。诸药合用，共奏清胃泻火、养阴生津之效。

第五章 糖尿病常见并发症

第一节 糖尿病酮症酸中毒

一、西医诊断与治疗

（一）概述

糖尿病酮症酸中毒（DKA）为最常见的糖尿病急症，以高血糖、酮症和酸中毒为主要表现，是胰岛素不足和拮抗胰岛素激素过多共同作用所致的严重代谢紊乱综合征。酮体包括β-羟丁酸、乙酰乙酸和丙酮。糖尿病加重时，胰岛素缺乏致三大代谢紊乱，不仅血糖明显升高，而且脂肪分解增加，脂肪酸在肝脏经β氧化产生大量乙酰辅酶A，由于糖代谢紊乱，草酰乙酸不足，乙酰辅酶A不能进入三羧酸循环氧化供能而缩合成酮体；同时，由于蛋白质合成减少，分解增加，血中成糖、成酮氨基酸均增加，使血糖、血酮进一步升高。

（二）诱因

T1DM患者有自发DKA倾向，T2DM患者在一定诱因作用下也可发生DKA。DKA最常见的诱因是感染，其他诱因包括胰岛素治疗中断或不适当减量、各种应激、酗酒以及使用某些药物（如糖皮质激素、拟交感药物等），另有2%～10%原因不明。

（三）实验室检查

1. 尿酮

（1）参考范围　阴性。

（2）临床意义

1）糖尿病：由于利用葡萄糖的功能减退，脂肪大量被氧化，产生过多酮体而形成酮尿，一旦有酮尿出现，即应考虑到酮症酸中毒，并可能是发生酮症酸中毒昏迷的前兆；如患者已服用苯乙双胍，其血糖已正常却仍有酮尿时，可能为血糖不高性酮症，苯乙双胍具有抑制细胞呼吸的作用。

2）非糖尿病性酮尿：婴儿或儿童可因发热、严重呕吐、腹泻、不能进食等因素出现酮尿；妊娠妇女可因严重的妊娠反应、妊娠呕吐、子痫、不能进食、消化吸收障碍等因素出现酮尿；长期禁食的病人，或者饮食中缺乏糖类或脂肪摄入过多时，尿酮体也可呈阳性反应。

（3）尿酮体试验简介

1）粉试剂法：①于凹玻片孔内加入 1 小匙酮体试剂粉；②加新鲜尿液于粉剂中，完全浸湿；③试剂粉出现紫色为阳性，根据颜色出现快慢和颜色深浅报告弱阳性、阳性、强阳性；5 分钟内不出现紫色或仅出现淡黄色为阴性。

2）朗格（Langt）法：取新鲜尿液约 5 mL，置于试管内，加硝普钠约 250 mg，再加冰醋酸约 0.5 mL，反复振荡使其溶解、混合均匀，然后沿管壁缓慢加入 280 g/L 氢氧化铵液约 2 mL，使之与尿液形成界面，静置后观察结果。在试验中加少量冰乙酸可防止过量肌酐所引起的假阳性。

（4）检查原理　丙酮或乙酰酸在碱性溶液中与硝普钠作用后产生紫色化合物。

（5）影响因素

1）粉试剂法：本反应需在试剂与水分接触产热时才能使氨放出，因此冬季做本项试验最好保温。

2）朗格法：①许多因素可致尿酮体呈假阳性反应，如使用大剂量维生素 C、感冒冲剂、庆大霉素、氨甲苯酸等药物，故应在停用上述药物 2 天后再做此试验；尿中吲哚增高本试验呈棕色，应注意与阳性对照的颜色相区别；高浓度的尿酸和肌酐可呈假阳性反应，可先用冷沉淀法除去，具体方法同尿糖定性；②若紫红色反应产物于 5 分钟内褪色，仍属阴性；③试剂保管不当，如氨水瓶封口不严，粉剂受潮等可致假阴性；酮体粉应贮存在干燥容器内，用时重新拌匀。

2. 血

血糖增高，一般为 16.7 ～ 33.3 mmol/L，有时可达 55.5 mmol/L 以上。血酮体升高，大于 1.0 mmol/L 为高血酮，大于 3.0 mmol/L 提示可有酸中毒。血 β－羟丁酸升高。血实际 HCO_3^- 和标准 HCO_3^- 降低，CO_2 结合力降低，酸中毒失代偿后血 pH 下降；剩余碱负值增大，阴离子间隙增大，与 HCO_3^- 降低大致相等。血钾在治疗前可正常、偏低或偏高，治疗后若补钾不足可严重降低。血钠、血氯降低，血尿素氮和肌酐常偏高。血浆渗透压轻度上升。部分患者即使无胰腺炎存在，也可出现血清淀粉酶和脂肪酶升高，治疗后数天内降至正常。即使无合并感染，也可出现白细胞数及中性粒细胞比例升高。

（四）诊断与鉴别诊断

早期诊断是决定治疗成败的关键，临床上对于原因不明的恶心呕吐、酸中毒、失水、休克、昏迷的患者，尤其是呼吸有酮味（烂苹果味）、血压低而尿量多者，不论有无糖尿病病史，均应考虑到本病的可能性。立即查末梢血糖、血酮、尿糖、尿酮，同时抽血查血糖、血酮、β－羟丁酸、尿素氮、肌酐、电解质、血气分析等以肯定或排除本病。

如血糖＞ 11 mmol/L 伴酮尿和酮血症，血 pH 值＜ 7.3 及（或）血碳酸氢根＜ 15 mmol/L 可诊断为 DKA。

DKA 诊断明确后，尚需判断酸中毒严重程度：pH 值＜ 7.3 或碳酸氢根＜ 15 mmol/L 为轻度；pH 值＜ 7.2 或碳酸氢根＜ 10 mmol/L 为中度；pH 值＜ 7.1 或碳酸氢根＜ 5 mmol/L 则为严重酸中毒。

临床上凡出现高血糖、酮症和酸中毒表现之一者都应排除 DKA。鉴别诊断主要包括：①其他类型糖尿病昏迷，如低血糖昏迷、高渗高血糖综合征、乳酸性酸中毒；②其他疾病所致昏迷，如尿毒症、脑血管意外等。部分患者以 DKA 作为糖尿病的首发表现，某些病例因其他疾病或诱发因素为主诉，有些患者 DKA 与尿毒症或脑卒中共存等使病情更为复杂，应注意辨别。

（五）急救措施

1. 一般处理

（1）急抽血查血糖、血酮体、电解质、血气分析等。

（2）留尿标本查尿糖与酮体、尿常规。记录 24 小时尿量，昏迷者给予留置导尿。

（3）保持呼吸道通畅，持续吸氧。

（4）对于较重的 DKA 患者，尤其是儿童和老年人及有其他严重并发症的患者应尽量送入 ICU 进行抢救。

2. 补液

DKA 常伴严重脱水，可达体重的 10% 以上，血容量不足，组织微循环灌注不足。

（1）迅速纠正失水以改善微循环与肾功能是抢救 DKA 的首要措施。迅速建立两路静脉通道，一路为小剂量胰岛素治疗，一路为抗生素或纠正水和电解质失调。

（2）早期以补充生理盐水为主，避免输入低渗液而使血浆渗透压下降过速，诱发脑水肿。补液宜先快后慢，每天总量为 4000 ～ 6000 mL，严重脱水者日输液量可达 6000 ～ 8000 mL。

（3）发生休克或低血压者需补充胶体液如右旋糖酐、血浆或全血等，并给予其他抗休克治疗。

3. 胰岛素的应用

补充胰岛素为治疗 DKA 的主要措施，通过迅速补充胰岛素，纠正糖和脂肪代谢紊乱和因此而继发的高酮血症和酸中毒。主张选用短效胰岛素，小剂量静脉持续滴注法，以每小时 0.1 IU/kg 静脉维持（50 IU 胰岛素加入 0.9% 氯化钠注射液 500 mL，以 1 mL/min 速度持续滴入）。

对昏迷、高热、休克、酸中毒深大呼吸等患者，可用首次负荷量胰岛素 20 IU 静脉注射。当血糖降至 13.9 mmol/L 时，可改用 5% 葡萄糖注射液 500 mL 加胰岛素 12 IU 静脉滴注。按此浓度持续滴注使血糖维持在 11 mmol/L。此治疗方法优点为安全、有效，不易发生低血糖和低血钾，脑水肿的发生率低。

4. 纠正电解质及酸碱失衡

（1）纠正低血钾　补液和胰岛素应用治疗 1 ～ 4 小时，因血钾向细胞转移而容易发生低血钾。如患者有尿排出（≥ 40 mL/h），应在补液和胰岛素治疗的同时给予静脉补钾。在心电监护下，根据尿量和血钾水平，调整补钾的量和速度。每天补钾总量为 6 ～ 8 g，补钾后 2 小时必须及时复查血钾。由于钾进入细胞较慢，一般需 5 ～ 7 天方能纠正低血钾。

（2）纠正酸中毒　对于轻症的 DKA，经胰岛素治疗和补液后，不必补碱。当二氧化碳结合力 < 11 mmol/L，pH 值 < 7.1 时，应给予 5% 碳酸氢钠静脉滴注。

5. 处理诱发病和防治并发症

在抢救过程中要注意治疗措施之间的协调，从一开始就重视防治重要并发症，特别是脑水肿和肾衰竭，维持重要脏器功能。

（1）休克　如休克严重且经快速输液后仍不能纠正，应详细检查并分析原因，例如确定有无合并感染或急性心肌梗死，给予相应措施。

（2）严重感染　严重感染是本症常见诱因，亦可继发于本症。因 DKA 可引起低体温和血白细胞数升高，故不能以有无发热或血象改变来判断。应积极处理。

（3）心力衰竭、心律失常　年老或合并冠心病者补液过多可导致心力衰竭和肺水肿，应注意预防。可根据血压、心率、中心静脉压、尿量等调整输液量和速度，酌情应用利尿药和正性肌力药。血钾过低、过高均可引起严重心律失常，宜用心电监护，及时治疗。

（4）肾衰竭　肾衰竭是本症主要死亡原因之一，与原来有无肾病变、失水和休克程度及持续时间、有无延误治疗等密切相关。注意预防，治疗过程中密切观察尿量变化，及时处理。

（5）脑水肿　脑水肿病死率高，应着重预防、早期发现和治疗。脑水肿常与脑缺氧、补碱或补液不当、血糖下降过快等有关。如经治疗后血糖有所下降，酸中毒改善，但昏迷反而加重，或虽然一度清醒又再次昏迷，或出现烦躁、心率慢而血压偏高、肌张力增高，应警惕脑水肿的可能，可给予地塞米松、呋塞米，或给予白蛋白，慎用甘露醇。

（6）急性胃扩张　可用 1.25% 碳酸氢钠溶液洗胃，清除残留食物，预防吸入性肺炎。

二、中医辨证论治

（一）概述

古今医家对糖尿病酮症酸中毒未有统一的认识，以“形弊”“尸夺”“秽浊”“毒火”“神昏”等命名。

（二）病因病机

1. 饮食不节，湿热中阻——湿热糖毒

饮食不节，湿热中阻是DKA发病的重要因素。现代人多嗜食肥甘厚腻，觥筹交错，饮食结构早已改变，加之暴饮暴食，致脾胃运化失常，湿热内生，交互郁结，久则成毒，形成湿热糖毒，引发DKA。

2. 情志失调，内火自生——郁火糖毒

情志失调，内火自生亦是DKA发病的重要因素之一。中医讲究“形神合一”，心理与生理和谐，才能做到“精神内守，邪不可干”。

3. 起居失常，虚火内伤——虚火糖毒

外感六淫，燥火风热毒邪内侵散膏，旁及脏腑，化燥伤津，亦可发生消渴，如秦景明在《病因脉治》中将消渴病根据病因不同分为外感三消（燥火三消、湿火三消）和内伤三消（积热三消、精血三消）。长期饮酒损伤脾胃，积热内蕴，化燥伤津；或房事不节，劳伤过度，肾精亏损，虚火内生，灼伤阴津，均可发生本病。

（三）分型论治

1. 脾胃阳虚证

（1）病证表现

主要症状：不思饮食，恶心，呕吐。

辨证要点：倦怠乏力，口淡不渴，舌质淡，苔薄白，脉沉弱。

可能伴随的症状：手足不温，或畏寒怕冷，或头痛，或头晕目眩，或胃脘痞满，或腹胀，或腹痛，或大便溏泄等。

（2）治则与选方

温阳散寒，健脾益气，可选用桂枝人参汤合大半夏汤。

2. 心肾阳虚证

（1）病证表现

主要症状：心悸，尿多或尿少，腰酸。

辨证要点：倦怠乏力，口淡不渴，舌质淡，苔薄白，脉沉弱。

可能伴随的症状：手足不温，或畏寒怕冷，或失眠多梦，或头痛，或耳鸣，或意识障碍，或反应迟钝，或昏迷等。

（2）治则与选方

温补心肾，化生阳气，可选用茯苓四逆汤合真武汤。

3. 心肺气虚证

（1）病证表现

主要症状：心悸，气喘（呼吸深快），嗜睡，胸闷。

辨证要点：倦怠乏力，口淡不渴，舌质淡，苔薄白，脉沉弱。

可能伴随的症状：气喘，或动则喘甚，或咳嗽，或咳痰，或失眠多梦，或头痛，或意识障碍，或反应迟钝，或昏迷等。

（2）治则与选方

补益心肺，宣降气机，可选用参苓白术散合麻黄汤。

4. 肺肾气虚，水气内停证

（1）病证表现

主要症状：气喘（呼吸深快），呼气中有烂苹果味，尿少，腰酸。

辨证要点：倦怠乏力，口淡不渴，舌质淡，苔白腻，脉沉弱。

可能伴随的症状：头晕目眩，或头痛，或眼眶下陷，或动则喘甚，或咳嗽，或咳痰，或耳鸣，或肢体水肿，或反应迟钝，或尿多等。

（2）治则与选方

补益肺肾，温阳利水，可选用四君子汤、海蛤汤合真武汤。

5. 心脾虚弱，食积痰热证

（1）病证表现

主要症状：心悸，恶心呕吐，腹胀。

辨证要点：倦怠乏力，口苦，舌质淡红，苔黄腻，脉沉弱或沉滑。

可能伴随的症状：不思饮食，或头晕目眩，或头痛，或尿多，或嗳腐吞酸，或意识障碍，或反应迟钝，或大便不畅等。

（2）治则与选方

补益心脾，清热化痰，可选用四君子汤、小陷胸汤合三仙莱菔汤。

6. 气阴两虚，湿热浸淫证

（1）病证表现

主要症状：心悸，头晕目眩，尿少。

辨证要点：倦怠乏力，口干咽燥，肢体困重，舌红少苔，或舌质淡红，苔黄腻，脉沉细或沉滑。

可能伴随的症状：皮肤黏膜干燥，或眼眶下陷，或口渴不欲饮水，或嗜睡，或头痛，或尿多，或呼吸深快，或气喘，或反应迟钝，或大便不畅等。

（2）治则与选方

益气养阴，清热燥湿，可选用百合地黄汤、四君子汤合黄连解毒汤。

7. 心肺气虚，肝郁化热证

（1）病证表现

主要症状：呼吸深快，心悸，头晕目眩。

辨证要点：倦怠乏力，因情绪异常加重，舌质红，苔薄黄，脉弱或细弦。

可能伴随的症状：头痛，或嗜睡，或呼气中有烂苹果味，或尿少，或胸胁胀闷，或手足心热，或急躁易怒等。

（2）治则与选方

补益心肺，行气解郁，可选用四君子汤、栀子豉汤合四逆散。

8. 阴阳俱虚，痰热蕴结证

（1）病证表现

主要症状：呼吸深快，心悸，腰酸，头晕目眩。

辨证要点：倦怠乏力，五心烦热，或手足不温，肢体沉重，舌红少苔，或舌质淡，苔薄白，脉弱或细滑。

可能伴随的症状：盗汗，或自汗，或口干咽燥，或口淡不渴，或恶心，或呕吐，或多尿，或头痛，或嗜睡，或呼气中有烂苹果味，或尿少，或眼眶下陷，或皮肤黏膜干燥，或畏寒怕冷，或心胸烦热，或意识障碍，或反应迟钝，或昏迷等。

（2）治则与选方

滋补阴阳，清热化痰；可选用肾气丸合贝母瓜蒌散。

（四）其他疗法

1. 针刺疗法

（1）取水沟、承浆、金津、玉液、曲池、劳宫、太冲、行间、商丘、然谷、隐白等穴，有滋阴固脱的作用，适用于神昏、烦渴、尿量多者。每次留针 20 分钟。

（2）取手十二井穴、百会、水沟、涌泉、承浆、关元、四神聪、绝骨等穴。着重补涌泉、关元、绝骨，其余穴平补平泻，有救阴回阳之功效，适用于阴阳衰竭者，每次留针 20 分钟。

2. 耳针疗法

取穴胰、屏间、肾、三焦、肝、神门、心、耳迷根，每次选 2 ～ 5 穴，轻刺激，留针 20 分钟，或用耳穴埋压王不留行法，每日 1 次，并嘱患者轻轻按压。

3. 灸法

（1）取承浆、太溪、支正、阳池、照海、肾俞、小肠俞等穴及小手指尖，灸 20 分钟，有温阳补肾的作用，适用于肾阳虚者。

（2）取肺俞、脾俞、肾俞、三阴交、命门、关元等穴，每天用艾条灸治，有回阳救逆、补益脏腑的作用，适用于阳气衰者。

（3）重灸神阙、关元，用烧山火针涌泉、足三里，有回阳救逆的作用，适用于本病呈现亡阳证者。

（4）重灸神阀，用凉泻法针涌泉穴，有回阳固阴的作用，适用于本病属阴阳俱亡证者。

4. 敷贴疗法

吴茱萸适量，打碎加黄酒和匀浸泡后蒸热或炒热，用布包热熨背部第 6 ～ 8 胸椎处以及前额部，用于亡阳欲脱者。

5. 中药针剂

（1）清开灵注射液　40 ～ 60 mL，加入 0.9% 氯化钠注射液 250 mL，静脉滴注，每日 1 次。

（2）醒脑静注射液　20 ～ 40 mL，加入 0.9% 氯化钠注射液 250 mL，静脉滴注，每日 2 次，用于标实盛者。

（3）生脉注射液　60 ～ 80 mL，加入 0.9% 氯化钠注射液 500 mL，静脉滴注，每日 1 次。

（4）参附注射液　40 mL，加入 0.9% 氯化钠注射液 250 mL，静脉滴注，每日 1 次，用于本虚明显者。

（5）人参多糖注射液　每次 6 mL，加入 0.9% 氯化钠注射液 60 mL，静脉推注。

（6）四逆注射液　每次 10 mL，加入 0.9% 氯化钠注射液 500 mL，静脉滴注。

第二节　糖尿病微血管病变

一、糖尿病肾病

（一）西医诊断与治疗

1. 概述

糖尿病肾病（diabetic nephropathy，DN）主要指糖尿病性肾小球硬化症，是糖代谢异常引起的糖尿病特有的肾脏并发症。DN 起病隐匿，早期肾功能常正常，与糖尿病相比，缺少特异性症状，一旦进展为临床 DN，肾功能则进行性恶化，40% 的糖尿病患者最终进展为糖尿病肾病，本病与中医文献记载的“肾消”相关。

2. 发病机制

（1）糖代谢异常　在糖尿病状态下，全身脏器出现糖代谢障碍，其中肾脏、神经、眼等组织器官糖代谢明显增强，此时约 50% 的葡萄糖在肾脏代谢，一方面降低了机体发生酮症酸中毒、高渗性昏迷的风险，另一方面也加重了肾脏的糖负荷。肾脏葡萄糖代谢增加的原因包括：①肾细胞葡萄糖转运体 1（Glut 1）活性增强以及肾组织细胞胰岛素受体的数目、亲和力增加；②细胞内高糖引起各种损伤介质如 IGF−1、TGF−β_1、AngⅡ等产生过多，又促进 Glut 1 的活性增强，使更多葡萄糖进入细胞内；③高血糖导致活性氧产生增加；④多元醇途径的活化，二酰甘油－蛋白激酶 C（PKC）途径激活，氨基己糖途径改变；⑤蛋白质非酶糖基化（蛋白质糖基化终末产物）增加。

（2）肾脏血流动力学改变　肾小球高灌注、高跨膜压和高滤过在糖尿病肾病的发生中起关键作用。肾小球体积增大、毛细血管表面积增加，导致肾小球血流量及毛细血管压力升高，蛋白尿生成。

（3）氧化应激　糖尿病状态下，葡萄糖自身氧化造成线粒体超负荷，导致活性氧（ROS）产生过多；机体抗氧化能力下降，细胞内抗氧化的NADPH量不足。ROS可诱导多种损伤介质促进肾小球细胞外基质合成增多、降解减少，导致小球纤维化；ROS也可以造成上皮细胞黏附性消失，小管基底膜破坏和间质细胞浸润增加，导致小管间质纤维化。

（4）免疫炎症因素　天然免疫中补体系统和模式识别受体之间存在复杂的交互作用网络，可能在糖尿病肾病的发病机制中发挥了重要作用。此外，单核-巨噬细胞和肥大细胞、各种转录因子、趋化分子、黏附分子、炎症因子以及糖基化代谢终产物等均可能参与了致病机制。巨噬细胞和肿瘤坏死因子 α 有可能成为重要的干预靶点。

（5）遗传因素　目前认为糖尿病肾病是一种多基因病，遗传因素在决定糖尿病肾病易感性方面起着重要作用。

3. 临床表现与分期

本病主要表现为不同程度的蛋白尿及肾功能的进行性减退。由于1型糖尿病发病起始较明确，与2型糖尿病相比，高血压、动脉粥样硬化等并发症较少，目前根据1型糖尿病的临床过程予以分期：

Ⅰ期：临床无肾病表现，仅有血流动力学改变，此时GFR升高，肾脏体积增大，小球和小管肥大。在运动、应激、血糖控制不良时可有一过性微量蛋白尿。

Ⅱ期：持续性微量白蛋白尿，GFR正常或升高，临床无症状。肾脏病理示肾小球/肾小管基底膜增厚、系膜区增宽等。

Ⅲ期：蛋白尿、白蛋白尿明显增加（尿白蛋白排泄率＞200 mg/24h，蛋白尿＞0.5 g/24h），可有轻度高血压，GFR下降，但血肌酐正常。肾脏病理出现局灶/弥漫性硬化，K-W结节，入/出球小动脉透明样变等。

Ⅳ期：大量蛋白尿，可达肾病综合征程度。

Ⅴ期：肾功能持续减退直至终末期肾脏病。

2型糖尿病肾损害的过程与1型糖尿病基本相似，只是高血压出现早，发生率更高，其他并发症更多。

糖尿病肾病的其他临床表现可有：Ⅳ型肾小管酸中毒，特别是在RAS抑制的情况下更要谨慎；易发生尿路感染；单侧或双侧肾动脉狭窄；梗阻性肾病（神经源性膀胱）；肾乳头坏死等。

4. 诊断

1 型糖尿病发病后 5 年和 2 型糖尿病确诊时，出现持续微量白蛋白尿，就应怀疑糖尿病肾病，如病程更长，临床逐渐出现蛋白尿，甚至出现大量蛋白尿或肾病综合征，同时合并有糖尿病的其他并发症，如糖尿病眼底病变，就应考虑糖尿病肾病。

如果出现下列情况，应考虑糖尿病合并其他慢性肾脏病，建议肾活检确诊：①无糖尿病视网膜病变；②急性肾损伤；③短期内蛋白尿明显增加；④无高血压；⑤肾小球源性血尿。

5. 糖尿病肾病的筛查

根据 2013 年版《中国 2 型糖尿病防治指南》和 2014 年版《糖尿病肾病防治专家共识》，糖尿病肾病早期检测目前普遍采用的指标是尿白蛋白。

（1）*尿白蛋白*　微量白蛋白尿是糖尿病肾病早期的临床表现，也是诊断糖尿病肾病的主要依据。目前主要采用单位时间内的尿白蛋白排泄率（UAER）或晨尿、随机尿中白蛋白与肌酐比值（ACR）作为糖尿病肾病的筛查指标，UAER ＜ 20 μg/min 为正常。ACR 正常值为男性＜ 2.5 mg/mmol，女性＜ 3.5 mg/mmol。将 UAER 为 20 ～ 200 μg/min（30 ～ 300 mg/24h），或 ACR 为 2.5 ～ 30 mg/mmol（男性），3.5 ～ 30 mg/mmol（女性）定义为微量蛋白尿。当 UAER ＞ 200 μg/min（300 mg/24h）或 ACR ＞ 30 mg/mmol 定义为大量蛋白尿。还需注意的是 ACR 校正了由于脱水等原因引起的尿液浓度的变化。如果仅仅是测定随机尿白蛋白浓度，而未用尿肌酐进行校正，目前未被推荐用于糖尿病肾病的筛查和诊断。

但是影响尿白蛋白结果的因素较多，尿白蛋白需在 3 ～ 6 个月内复查，3 次结果中至少 2 次超过临界值，还须除外剧烈运动、感染、发热、心力衰竭、酮症、妊娠、尿路感染等可能影响尿白蛋白测定结果的因素。另外，在临床研究中发现有些糖尿病肾病患者尿白蛋白阴性，因而尿白蛋白检查不能作为诊断 2 型糖尿病肾病的唯一证据。

（2）*肾小球滤过率*　有研究发现，部分糖尿病患者尿白蛋白阴性，但已经出现 GFR 下降。因而多数指南及共识建议将估计肾小球滤过率

（eGFR）作为糖尿病肾病的筛查和诊断依据之一。估算糖尿病患者 eGFR 常用的计算公式有肾脏病膳食改良试验（MDRD）、Cockcroft-Gault（CG）公式、适用于中国人的改良 MDRD 等，患者出现肾功能下降时应根据患者 eGFR 水平选择临床用药。

根据 2014 年版《糖尿病肾病防治专家共识》建议，一旦诊断为糖尿病，应每年都进行尿白蛋白和 GFR 检查：①所有 2 型糖尿病患者应从确诊时、1 型糖尿病患者病程超过 5 年时，每年检查 1 次以评估尿白蛋白；②所有成人糖尿病患者，不管尿白蛋白如何，每年应至少检查 1 次血清肌酐，并用血清肌酐估计 eGFR，如果有慢性肾脏病，需进行分期。

6. 治疗

本病治疗包括早期干预各种危险因素和终末期肾脏病的肾脏替代治疗。

（1）饮食治疗　早期应限制蛋白质摄入量，对于肾功能正常患者，给予蛋白质 0.8 g/(kg·d)；对已有肾功能不全患者给予蛋白质 0.6 g/(kg·d)，以优质蛋白为主。透析患者、儿童及孕妇不宜过度限制蛋白质摄入。为防止营养不良的发生，应保证给予足够的热量。

（2）控制血糖　糖尿病肾病患者糖化血红蛋白应控制在 7% 左右。对于肾功能正常的患者，降糖药的使用主要根据患者胰岛的功能、血糖增高的特点以及是否存在肥胖来选择。肾功能异常时，谨慎乃至避免使用磺脲类和双胍类药物，应选用较少经肾排泄的药物，如阿卡波糖、吡格列酮等，但磺脲类中的格列喹酮仍可使用。中晚期患者建议停用所有口服降糖药，使用胰岛素。

（3）控制血压　应将血压控制在≤ 130/80 mmHg。以 ACEI 和 ARB 作为首选药物。血压控制不佳的患者，可加用钙通道阻滞剂、利尿剂、β 受体阻滞剂等。应用 ACEI、ARB 要观察患者肾功能、血清钾及血容量的变化，伴肾动脉狭窄者慎用。

（4）调脂治疗　调脂的目标为：TC < 4.5 mmol/L，LDL-C < 5 mmol/L，TG < 1.5 mmol/L，HDL-C > 1.1 mmol/L。

血清总胆固醇增高为主者，首选他汀类降脂药物。甘油三酯增高为主者，选用纤维酸衍生物类药物治疗，同时配合饮食治疗，少食动物脂肪，多食富含多聚不饱和脂肪酸的食物。

（5）并发症治疗　对并发高血压、动脉粥样硬化、心脑血管病、其他微血管病等的患者应给予相应处理，保护肾功能，尽量避免使用肾毒性药物。

（6）透析和移植　当 GFR < 15 mL/min，或伴有不易控制的心力衰竭、严重胃肠道症状、高血压等时，应根据条件选用透析、肾移植或胰肾联合移植。

（二）中医辨证论治

1. 概述

本病属中医消渴病继发“水肿”“虚劳”“关格”等范畴，早在《内经》中已有“水”“风水”“水胀”“石水”等名称记载，并对水肿的病因病机、临床表现和治则做了简要论述。《素问·水热穴论》云：“勇而劳甚，则肾汗出，肾汗出逢于风，内不得入于脏腑，外不得越于皮肤，客于玄府，行于皮里，传为胕肿，本之于肾，名曰风水。”

2. 病因病机

（1）病因　①肾元亏虚：中医理论认为糖尿病肾病的发病应责之于先天之肾。《太平圣惠方》云“三消者，本起肾虚”，提出肾虚是消渴病的根本原因。《三因极一病证方论》所载“盛壮之时，不自谨惜，快情纵欲，极意房中，年长肾衰，可发为消肾”，亦指出了肾虚是糖尿病肾病的发病基础。“五脏之伤，穷必极肾”，消渴日久，肾气虚衰，不能蒸化水液，水液潴留，故演变成水肿。②情志失调：忧郁伤肝，思虑伤脾，“盖五积者，因怒忧思七情之气，以伤五脏，遇传克不行而成疾也。”严重持久的精神抑郁或创伤，使体内阴阳失衡，从而导致五脏功能亏损。其原因或“因郁致病”，或“因病致郁”。抑郁恼怒，肝失疏泄，气机不畅，脉络受阻，气滞血瘀；郁怒伤肝滞脾，脾胃呆滞，运化传导功能障碍，气血生化不足，水湿内停；肝郁化火，肝阳上亢致眩晕、中风、晕厥等；从而使糖尿病肾病虚者更虚，湿阻、瘀结、毒热之实证更加明显。情感因素对糖尿病肾病晚期患者的影响更加显著，控制不当则疗效及生存质量大大降低。由此可见，情志失调可加速糖尿病肾病病情的进展。③饮食失宜：历代医家一致认为，饮食因素在消渴病的发生发展中起到了决定性的作用。《千金方》论消渴病调摄宜忌时曾明确指出“所慎者三：一饮酒、二房事、三咸食及面……不知此者，纵有金丹，亦不可救”，强调消渴病患者应注意限制面食、醇酒和咸食，若不加节制，可加速糖尿病并发症的发生——大量摄入豆类食物等植物蛋白，可加重肾脏负担，食盐摄入过多，可导致水钠潴留，对糖尿病尤其是合并肾病者极为不利。④失治误治：《兰室秘藏》云“高消、中消制之太急，速过病所，久而成中满之病”，认为过用寒药、峻药，损伤正气，脾肾衰败，可致中满、鼓胀等变证的发生。现代药理研究发现草乌、木通、益母草、雷公藤、苍耳子、蜈蚣等中药存在一定的肾毒性，在临床应用时应予以注意。临床上由糖尿病失治所导致的糖尿病肾病甚为多见，许多糖尿病患者，发现时就已发展至糖尿病肾病甚至肾衰阶段，错过了有利的治疗时机，对此应引起临床医生的高度重视。

（2）中医病机　糖尿病肾病初期临床症状多不明显，可见倦怠乏力、腰膝酸软，随着病情进展，可见尿浊、夜尿频多，进而下肢、颜面甚至全身水肿，最终少尿或无尿、恶心呕吐、心悸气短、胸闷喘憋不能平卧。其病机演变和症状特征分为 3 个阶段：①发病初期，气阴两虚，渐至肾络瘀阻，精微渗漏；肾主水，司开阖，糖尿病日久，耗气伤阴，而致肾阴亏损，肾气虚损，固摄无权，开阖失司，开多阖少则尿多尿频，开少阖多则少尿水肿；或肝肾阴虚，精血不能上承于目而致两目干涩、视物模糊；②进展期，脾肾阳虚，水湿潴留，泛溢肌肤，则足面水肿，甚至出现胸水、腹水；阳虚四末不得温煦，则畏寒肢冷；③晚期，肾体劳衰，肾用失司，浊毒内停，五脏受损，气血阴阳衰败；肾阳衰败，水湿泛滥，浊毒内停，重则上下格拒，变证蜂起；浊毒上泛，胃失和降，则恶心呕吐、食欲不振；水饮凌心射肺，则心悸气短、胸闷喘憋不能平卧；溺毒入脑，则神志恍惚、意识不清，甚则昏迷不醒；肾元衰竭，浊邪壅塞三焦，肾关不开，则少尿或无尿，并见呕恶，以致关格。

糖尿病肾病病位在肾，可涉及五脏六腑。糖尿病肾病为素体肾虚，糖尿病迁延日久，耗伤气阴，五脏受损。其病性为本虚标实，本虚为肝脾肾虚，五脏气血阴阳俱虚，标实为气滞、血瘀、痰浊、浊毒、湿热等。发病之初气阴两虚，渐至肝肾阴虚；病情迁延，阴损及阳，伤及脾肾；病变晚期肾阳衰败，浊毒内停，或见气血亏虚，五脏俱虚。

3. 分型论治

（1）气阴两虚证

主症：畏寒，手足心热而手指、足趾发凉，上半身燥热而下半身凉，神疲乏力，气短心烦，口干、口渴喜冷饮但含漱不欲咽或饮水不多，自汗，腰膝酸软，大便干或稀或先干后稀，舌质淡红，苔少，脉细弱。

治法：益气滋肾。

方药：参芪地黄汤合六味地黄汤加减。常用药有党参、黄芪、熟地黄、山药、茯苓、牡丹皮、泽泻、白术、山茱萸等。

方解：方中党参、黄芪、白术益气，熟地黄、山药、山茱萸补肾固肾，茯苓、牡丹皮、泽泻利湿泻热。兼有下肢水肿者，加车前子、冬葵子、防己；兼有湿热者，加白花蛇舌草、石韦；兼有瘀血者，加丹参、泽兰、红花。

（2）肝肾阴虚证

主症：面部及下肢浮肿，腰膝酸软，头晕耳鸣，两目干涩，心烦少寐，咽干口燥，大便干结，舌红，苔黄，脉弦细或滑数。

治法：滋补肝肾。

方药：归芍地黄汤合二至丸加减，常用药有当归、山茱萸、熟地黄、山药、牡丹皮、茯苓、白芍、泽泻等。

方解：方中当归、山茱萸、熟地黄、山药补肝滋肾，白芍养阴柔肝，泽泻、牡丹皮、茯苓清热利湿。若心悸、怔忡者，合用生脉饮；口苦、大便干结者，加大黄、黄芩、厚朴；失眠者，加柏子仁、酸枣仁。

（3）脾肾气（阳）虚证

主症：面色萎黄，少气乏力，浮肿较轻，食后脘腹痞满，腰膝酸困或冷痛，尿少，舌淡胖、有齿痕，苔白腻，脉沉细。

治法：健脾固肾。

方药：水陆二仙丹加减，常用药有金樱子、芡实、党参、白术、茯苓、葛根、五味子、木香等。

方解：方中党参、白术、茯苓、葛根健脾益气，金樱子、芡实、五味子收敛固肾。腰膝冷痛者，加狗脊、川牛膝；兼有下肢浮肿者，合防己黄芪汤。

（4）阴阳两虚证

主症：小便频数，浑浊如膏，面色黧黑，腰膝酸软，甚至阳痿，面足微肿，舌淡暗，苔白，脉细无力。

治法：益阴温阳，健脾补肾。

方药：金匮肾气丸加减。常用药有熟地黄、茯苓、牡丹皮、泽泻、山茱萸、制附子、桑螵蛸、金樱子等。

方解：方中熟地黄滋肾填精，山茱萸养阴涩精，山药补脾固精，以上三药配合能滋肾阴、养肝血、益脾阴而涩精止遗；泽泻能清泻肾火，并能防止熟地黄之滋腻作用；牡丹皮能清泻肝火，并能制约山茱萸的温燥性；茯苓淡渗脾湿，能助山药健脾之功效。兼有水湿者，用济生肾气丸；贫血明显者，加红参另煎汤兑服；浊毒甚者，加生大黄（后下）。

（5）阳衰湿浊瘀阻证

主症：神疲乏力，纳呆呕吐，胸闷气促，头晕目眩，面色黧黑或㿠白，尿少、浊如膏或尿闭，腰膝酸软，浮肿，阳痿，舌暗淡胖，苔白浊腻或黄腻，脉沉细。

治法：滋肾助阳，降浊化瘀。

方药：真武汤合二陈汤加减。常用药有附子、白术、半夏、茯苓、淫羊藿、何首乌、益母草、陈皮、肉桂等。

方解：方中附子、淫羊藿、何首乌、肉桂温肾助阳，化气行水，白术、半夏、茯苓、益母草、陈皮利水消肿。阳衰水泛明显者，可合五皮饮化气行水；浊阴不降、神倦嗜睡、恶心呕吐者，加枳实、石菖蒲、砂仁；皮肤瘙痒者，加地肤子、蝉蜕。

4. 其他疗法

（1）中成药

1）生脉饮：用于气阴两虚者，症见心悸气短，脉微自汗等。

2）附子理中丸：用于脾胃虚寒者，症见脘腹冷痛，呕吐泄泻。

3）济生肾气丸：用于肾阳不足、水湿内停所致的肾虚水肿，腰膝酸重等。

（2）中药保留灌肠　DN后期脾肾衰败，浊毒潴留，上犯脾胃，出现严重胃肠道症状，可用中药灌肠治疗。例如以大黄、附子、丹参、蒲公英、牡蛎等，水煎浓缩至 100 ～ 200 mL，高位保留灌肠，每日 1 ～ 2 次，适用于关格实证。

（3）针灸　DN 患者行针刺治疗应严格消毒，慎针禁灸。

1）气阴两虚证：取肾俞、脾俞、足三里、三阴交、志室、太溪、复溜、曲骨，针刺用补法，行间用泻法。

2）肝肾阴虚证：取肝俞、肾俞、期门、委中，针刺用补法。

3）阴阳两虚证：取脾俞、肾俞、命门、三阴交、气海、关元，针刺用补法。

4）脾肾阳虚证：取脾俞、肾俞、命门、三阴交、足三里、太溪、中极、关元，针刺用补法。

（4）经方

1）肾虚水停之消肾使用真武汤。该方具有温阳利水之功效，主要药物为附子、茯苓、白术、生姜。

2）阴阳两虚之消肾使用肾气丸。该方具有补阳益阴之功效，主要药物为附子、桂枝、茯苓、泽泻、牡丹皮、地黄。

3）脉络瘀阻之消肾使用抵当汤。该方具有破血逐瘀之功效，主要药物为水蛭、大黄、桃仁。

4）水热互结之消肾使用猪苓汤。该方具有育阴清热之功效，主要药物为猪苓、茯苓、泽泻、滑石。

5）肾阳不足之消肾使用瓜蒌瞿麦丸。该方具有温阳益肾之功效，主要药物为瓜蒌、瞿麦、附子、茯苓。

（5）饮食与中医药膳　DN 患者应食用以优质低蛋白、富含维生素为主的饮食，应该限制植物蛋白如豆类食品的摄入，水肿和高血压患者应限制钠盐的摄入。

肾阳虚者宜常食韭菜、羊骨、虾、肉桂等食物，肾阴虚者宜食枸杞子、桑椹、木耳、银耳等食物，脾虚者宜食白扁豆、薏苡仁、山药、莲子等，膀胱湿热者宜食马齿苋、鱼腥草、绿豆、赤小豆等。

此外，亦可针对患者病情选用食疗方剂，如脾肾两虚者可选用黄芪山药粥（黄芪、山药），水肿者可选用薏苡仁粥（薏苡仁、粳米）或黄芪冬瓜汤（黄芪、冬瓜）。

二、糖尿病视网膜病变

（一）西医诊断与治疗

1. 概述

糖尿病视网膜病变（DR）是常见的糖尿病慢性并发症之一，也是导致成人失明的主要原因之一。DR严重威胁着糖尿病患者的生存质量，同时给社会带来严重经济负担。中医学对糖尿病视网膜病变据其不同情况而各有所谓，如“暴盲”“云雾移睛”“莹星满目”“视瞻昏渺”等。

DR患病率因国家、地区、种族而异，其中，发展中国家较发达国家患病率低。研究显示，新加坡华人中糖尿病患者群DR患病率为20.1%，美国华人中糖尿病患者群DR患病率为25.7%。一项Meta分析纳入全球35项研究的22 896例糖尿病患者，结果显示DR患病率为34.6%，其中增生型DR（PDR）为6.96%，糖尿病性黄斑水肿（diabetic macular edema, DME）为6.81%，威胁视力的DR为10.2%。还有研究显示，我国大陆糖尿病患者群DR患病率为23%，其中非PDR（NPDR）为19.1%（13.6%～26.3%），PDR为2.8%（1.9%～4.2%），农村高于城市，北方高于南方和东部；而我国台湾地区DR患病率为35%，香港地区的DR患病率为18.2%。

2. 危险因素

DR的主要危险因素包括高血糖或明显血糖波动、高血压、高血脂、糖尿病病程长、糖尿病肾病、妊娠、肥胖、易感基因等。我国大陆人群中，已证实的DR易感基因包括CPVL/CHN2、SCAF8-CNKSR3、SCYL1BP1、API5、CRP和FNDC5等。我国台湾地区人群的DR全基因组关联分析提示5个染色体易感区域和含PLXDC2、RhoARHGAP22的基因与DR相关，后两个基因参与内皮细胞血管生成并改变毛细血管通透性。汉族人群研究提示染色体13q22.2、2q31.1和2q37.2存在3个潜在易感位点。

其他相关危险因素包括吸烟，亚临床甲状腺功能减低，睡眠呼吸暂停综合征，非酒精性脂肪性肝病，血清催乳素、脂联素及同型半胱氨酸水平等。

3. 分期

糖尿病视网膜病变分为非增殖期和增殖期，共有六期。1 期：有微动脉瘤或有小出血点；2 期：有黄白色“硬性渗出”或有出血斑；3 期：有白色“软性渗出”或有出血斑；4 期：眼底有新生血管或有玻璃体积血；5 期：眼底有新生血管和纤维增生；6 期：眼底有新生血管和纤维增生，并发视网膜脱离。其中 1、2、3 期为非增殖期（没有新生血管形成）；4、5、6 期为增殖期（有新生血管形成），是在非增殖型糖尿病视网膜病变的基础上进一步发展的结果。

4. 临床表现

微小动脉血管瘤、出血点、硬性物质渗出、棉绒斑、静脉串珠状、视网膜微血管异常和黄斑水肿是视网膜毛细血管病变的主要临床表现，缺血较广泛时新生血管会在视网膜或视盘管出现，造成视网膜前出血或出现牵拉性脱离，视力严重缺失。

5. 治疗

（1）健康教育　糖尿病患者应该早期进行眼底检查，并通过对糖尿病患者及其家属的健康教育，使其能够掌握 DR 危险因素相关知识，鼓励患者坚持健康的生活方式，遵循有效的随访计划，进而达到 DR 的早防早治。大庆研究的后续 20 年随访结果显示：与正常组相比，生活方式干预组具有更低的糖化血红蛋白水平，且严重视网膜病变的发病率降低 47%。对于暂无眼部症状的糖尿病患者，应全面告知：即使目前视力及眼底情况良好，仍有发生严重眼底疾病的可能，需要适当治疗；强调常规眼底检查及每年随访的重要性，早期、及时管理效果最佳；指导患者积极控制血糖、血脂、血压是防治 DR 及其进展的关键；若出现视网膜病变，需要转诊至眼科进一步治疗。

（2）代谢紊乱的控制　大量证据显示纠正代谢紊乱可改善 DR 状态，降低血糖、血压及调节血脂是防治 DR 的基本措施。①血糖的管理：血糖的波动以及低血糖会加重眼底病变，而良好的血糖控制，可以预防或延缓 DR 的发生及进展；推荐个体化的血糖控制目标，科学降糖，重视降糖的速度与幅度。②血压的控制：肾素 – 血管紧张素系统研究显示，肾素 – 血管紧张素系统阻断剂对 1 型糖尿病及 2 型糖尿病的 DR 发生和进展有保护作用，无论是血管紧张素转化酶抑制剂（依那普利）还是血管紧张素Ⅱ受体拮抗剂（氯沙坦），在 HbA1c ＞ 7.5% 的患者均可延缓 DR 进程，针对 HbA1c ＜ 7.5% 的患者尚需更大样本更长期的研究；此外，有系统性综述数据显示血压下降对 DR 有明显益处，但各种降压药物之间无明显区别。③血脂的调节：伴有高甘油三酯血症的轻度 NPDR 患者，可采用非诺贝特治疗；非诺贝特干预降低糖尿病事件（FIELD）研究显示，非诺贝特治疗组患者的首次激光治疗需求较安慰剂组减少 31%；控制糖尿病患者心血管风险行动研究眼科子研究结果显示，与辛伐他汀单药治疗相比，非诺贝特联合辛伐他汀治疗减少 DR 进展达 40%，对于基线有 DR 的患者，非诺贝特显著减少视网膜病变进展高达 57%；非诺贝特在调节脂代谢紊乱、炎症、氧化应激、血管新生和细胞凋亡等方面有一定作用，可能与延缓 DR 的发生发展相关。

（3）抗血小板治疗　系统性评估表明，阿司匹林治疗对 DR 的发病及进展无明显影响。需指出，DR 不是使用阿司匹林治疗的禁忌证，该治疗不会增加糖尿病视网膜出血风险。

（4）针对 DR 的内科治疗　①改善微循环、增加视网膜血流量：羟苯磺酸钙能降低血液的高黏滞性，抑制血小板聚集因子的合成和释放，能减轻或阻止视网膜微血管的渗漏，减少血管活性物质的合成，阻止微血管基底膜增厚；临床证据显示其可改善早期 DR，如微血管瘤、出血、硬性渗出，对中重度 DR 的效果等待进一步证实。②中医中药治疗：研究显示芪明颗粒、复方丹参滴丸、银杏叶片和复方血栓通胶囊等一些中药对 DR 有辅助治疗作用，但中成药的选用必须适合该品种药物的中医证型，应该规范使用。

（5）眼科治疗　①根据 DR 的严重程度以及是否合并 DME 来决定是否选择激光治疗，必要时可行玻璃体切除手术；② DME 的治疗方法包括激光治疗、抗血管内皮生长因子治疗和糖皮质激素治疗。

（6）妊娠合并 DR 的治疗　对于女性糖尿病患者，妊娠会加速 DR 的发生和发展，激光光凝术可用于治疗孕期重度 NPDR 和 PDR。

综上所述，DR 患病率高且危害严重，筛防工作极为重要，早筛早防可减少 DR 失明风险。未来可通过内科与眼科合作、免散瞳眼底相机的普及、远程读片、人工智能等手段，建立适合我国国情的DR筛查和分级诊疗模式，以期达到延缓DR的发生发展、降低失明率、提高患者生活质量的目的。

（二）中医辨证论治

1. 概述

糖尿病视网膜病变属于“视瞻昏渺”“云雾移睛”“暴盲”“青盲”“雀目”“血灌瞳神”等内障眼病范畴。视力下降不明显，眼前黑影飘舞，属云雾移睛；视力缓慢下降，视物模糊不清为视瞻昏渺；若起病急骤，视力骤降，则属暴盲或血灌瞳神。

2. 病因病机

（1）病因

1）饮食：①过度饮酒。《备急千金要方》指出，“凡积久饮酒，未有不成消渴……酣兴不解，遂使三焦猛热，五脏干燥，木石犹且焦枯，在人何能不渴。”饮酒过度或嗜酒成性，湿热蕴生，耗灼津液。②过食肥甘。《素问·奇病论》指出，“此人必数食甘美而多肥也。肥者令人内热，甘者令人中满，故其气上溢，转为消渴。”肥甘厚味，伤及脾胃，痰浊混杂中焦，郁久化热。

2）情志：《临证指南医案》指出，“心境愁郁，内火自燃。”情志失畅，五志化火，火热灼津，故成消渴证。

3）劳烦：《临证指南医案》指出，“肌肉瘦减，善饥渴饮，此久久烦劳，壮盛不觉，体衰病发……经营无有不劳心，心阳过动，而肾阴暗耗，液枯。阳愈燔灼……能食而肌肉消瘪。”劳烦过度，暗耗阴液，心肾阴虚，虚火内灼。

4）色欲：《备急千金要方》指出，“凡人生放恣者众……快情纵欲，极意房中，渐至年长，肾气虚竭，百病滋生。”《景岳全书》中指出，消渴病，皆膏粱肥甘之变，酒色劳伤过度，房劳过度，无以节制，相火妄动，肾阴内伤。

5）药石：《诸病源候论》中指出，“少服五石诸丸散，积经年岁，石势结于肾中，使人下焦虚热。及至年衰……肾为之燥。”多指滥用或过用温燥之类药物，耗伤阴精。

（2）中医病机　糖尿病视网膜病变为糖尿病日久，肝肾亏虚，目失濡养；阴虚致虚火上扰，灼伤目络；日久耗气伤阴，气阴两虚，瘀阻于目；阴损及阳，致阴阳两虚，寒凝血瘀，目络阻滞，痰瘀互结，最终均伤及于目。

对于糖尿病视网膜病变的病机，《证治要诀》指出："三消久之，精血既亏，或目无见，或手足偏废。"随着对糖尿病视网膜病变认识的不断深入，现代医家对其病机比较一致的看法是糖尿病视网膜病变存在着阴虚→气阴两虚→阴阳两虚的病机变化，瘀血、痰浊是其病理产物，反过来又加重病情。

3. 分型论治

（1）气阴两虚证

主症：倦怠乏力，气短懒言，五心烦热，舌体胖大，舌红少津，苔薄或花剥，脉细数。或伴有自汗盗汗，口渴喜饮，心悸失眠，溲赤便秘，脉弦细。

治法：养阴清热，益气生津。

方药：养阴益气汤。常用药有地黄、生石膏、玄参、玉竹、黄芪、麦冬、天冬等。

方解：方中地黄、生石膏、玄参、玉竹、麦冬、天冬滋阴润燥，黄芪补气。新鲜出血，血色鲜红，呈火焰状位于浅层者，多属阳明胃火上燔，则重用石膏、知母，选加白茅根、藕节、槐花炭；若血色紫红呈团状、片状位于深层者，多属瘀热在里，则加黄芩、黄连、黄柏；大便秘结，加大黄、芒硝。

（2）肝肾两虚证

主症：眼内干涩，视物昏蒙，头晕耳鸣，遗精腰酸，五心烦热，舌红苔薄，脉细微。

治法：补益肝肾，填精养血明目。

方药：杞菊地黄丸加减。常用药有枸杞子、菊花、熟地黄、山茱萸、山药、泽泻、牡丹皮等。

方解：本方由六味地黄丸加枸杞子、菊花而成。方中重用熟地黄为君，滋阴补肾，填精益髓；配伍山茱萸养肝涩精，山药补脾固精，二者都可协助熟地黄充复肾中阴精，共为臣药；又配泽泻泄肾利湿，并防熟地黄之滋腻；丹皮清泻肝火，并制山茱萸之温涩；茯苓健脾渗湿，以助山药补脾之功，共为佐药；枸杞子补肾益精，养肝明目；菊花善清利头目，宣散肝经之热。八种药物配伍，共同发挥滋阴、养肝、明目的作用。

（3）气滞血瘀证

主症：面色晦暗，肢体麻木或刺痛，夜间加重，唇紫，舌暗或有瘀斑，或舌下青筋紫暗怒张，脉沉涩。或伴有消瘦乏力，胸中闷痛，苔薄白，或少苔，脉弦。

治法：行气活血。

方药：活血化瘀方加减，常用药有桃仁、红花、赤芍、当归、川芎、丹参、墨旱莲、制胆南星、仙鹤草等。

方解：方中桃仁、红花、赤芍、当归、川芎、丹参活血行血，墨旱莲、仙鹤草行气活血。痰湿重可加海浮石、川贝母；心悸心慌加远志、柏子仁、琥珀；肾阴虚加紫河车、熟地黄；兼气虚加党参、白术，重用黄芪；热盛加黄芩、黄连、栀子。

（4）肾阴阳两虚证

主症：形寒怯冷，耳鸣腰酸，时或潮热盗汗，小便清长，视物不清，多病程较长，舌质淡红，舌体胖嫩，边有齿痕，脉沉细。

治法：温阳滋肾，固涩明目。

方药：金匮肾气丸加减，常用药有地黄、山药、山茱萸、石决明、泽泻、茯苓、牡丹皮、附子、桂枝等。

方解：方中重用地黄滋阴补肾；配伍山茱萸、山药补肝脾而益精血，共为臣药；再以泽泻、茯苓利水渗湿，配桂枝又善温化痰饮，牡丹皮苦辛而寒，擅入血分，配伍桂枝则可调血分之滞，三药寓泻于补，使邪去而补药得力，可制诸阴药可能助湿碍邪之虞。诸药合用，助阳之弱以化水，滋阴之虚以生气，使肾阳振奋，气化复常，则诸症自除。

4. 其他疗法

（1）基础治疗　视网膜有新生血管者，或出血较多以及有活动性玻璃体积血者，可适当运动，不可过用目力，减少眼球转动。

（2）中成药

1）明目地黄丸：用于肝肾阴虚、目涩畏光、视物模糊等，每次

8 ～ 10 丸，每日 3 次，口服。

2）石斛夜光丸：用于肝肾两亏、阴虚火旺、内障目暗、视物昏花等，每次 15 丸，每日 2 次，口服。

（3）针灸　对于出血较少者，可慎用针刺疗法。取太阳、阳白、攒竹、足三里、三阴交、光明、肝俞、肾俞等穴，可分两组轮流取用，每次取眼区穴 1 ～ 2 个，四肢及背部穴 3 ～ 5 个，平补平泻。

（4）外敷　中药外敷作为中医特色疗法，对糖尿病视网膜病变的治疗也有一定的疗效。有学者应用中药浓煎液（成分：野菊花、夜明砂、黄连、大黄、牡丹皮）外敷治疗本病，总有效率达 95%。

（5）电离子导入　本法采用电离子导入的方式，使中药制剂直接到达眼部的病灶组织，从而促进视网膜出血、渗出和水肿的吸收，该法具有方法简便、创伤小、作用直接等特点。

三、糖尿病性神经病

（一）西医诊断与治疗

1. 概述

糖尿病性神经病是糖尿病最常见的并发症之一，病变可累及中枢神经及周围神经，后者尤为常见。由于诊断标准和研究方法不统一，糖尿病性神经病的发病率文献报道差异很大，占糖尿病患者总数的 15% ～ 95%，而且可以侵及神经系统的各个部位，包括中枢神经、颅神经、感觉神经、运动神经和自主神经。糖尿病性神经病的发生与糖尿病控制情况、有无高血压、是否吸烟等因素有关。该病严重影响患者的生活质量，但目前临床尚缺乏特异性治疗方法。

2. 病理

糖尿病性神经病的病理改变较广泛，主要累及周围神经和自主神经系统，也可累及脑和脊髓，主要表现在神经组织本身和滋养神经的血管两方面。周围神经病变时，经腓肠神经活检，光镜下可见神经束膜下水肿或神经束减少，有髓纤维数量也减少；电镜下可见轴索内微管扩张，形成空泡，髓鞘变性，板层结构不明显，病情较重者，可见髓鞘板层破坏、溶解，在神经纤维变性的同时，可见有髓和无髓纤维再生，Schwann 细胞增生。自主神经受累时，表现为内脏自主神经及交感神经节细胞的变性。脊髓病变以后索损害为主，主要为变性改变。脑部病变中脑动脉硬化发生率高，且较早，严重者可发生脑软化。神经微血管受累时，表现为神经纤维束间毛细血管数目减少，内皮细胞增生、肥大；血管壁增厚，管腔变窄，透明变性；严重者可发生小血管闭塞。

3. 临床表现

糖尿病性神经病分为周围神经病变和中枢神经病变两大类，周围神经病变包括感觉神经病变、运动神经病变和自主神经病变，中枢神经病变包括缺血性脑病和各种类型的脊髓病。

（1）周围神经病变

1）单发性神经病变：好发于老年糖尿病患者，起病突然，伴疼痛，一般不对称，常受累的神经有动眼神经、外展神经、面神经、三叉神经、听神经等颅神经，出现上睑下垂、复视、斜视、神经性耳聋或突聋等。动眼神经麻痹的特点为只影响眼外肌，表现为上睑下垂，眼球向内、向上、向下活动障碍，可为完全性或不完全性麻痹，但不影响眼内肌，即瞳孔大小正常。因患糖尿病时动眼神经中心部位脱髓鞘及轴索变性，而周边部分不受影响，这与动眼神经的纤维排列有关（缩瞳纤维最靠外）。糖尿病性眼肌麻痹预后良好，一般 2 ～ 3 个月症状可逐渐减轻。上肢可累及正中神经、尺神经、桡神经，可发生腕管综合征。下肢可累及股神经、坐骨神经、股外侧皮神经等，出现腰痛、腿痛、皮肤疼痛、麻木、感觉减退甚至消失。累及单根迷走神经，可导致胃痉挛、胃疼痛等功能障碍。

2）多发性神经病变：分近端运动神经病变和远端对称性多神经病变。

近端运动神经病变也称糖尿病性肌萎缩，与慢性炎性多神经脱髓鞘病变、神经结构破坏、神经蛋白漏出引起自身免疫病变有关，主要发生在老年糖尿病患者，缓慢或突然起病，以大腿或髋骨骨盆疼痛为主诉，近端肌无力，不能从坐姿站起，必须用手支撑才能站立，严重的肌萎缩者可呈恶病质。

远端对称性多神经病变：①周围感觉神经病变是糖尿病神经病变最常见的类型，多从下肢开始，由足趾向上发展，上肢累及较晚。四肢远端本体觉、位置觉、振动觉、温度觉异常，患者有共济失调、步态不稳如踩棉花样，呈袜套式感觉障碍，常有神经病变分布范围内的自发性疼痛及感觉异常，如麻木、蚁行感、烧灼感。早期感觉过敏，后期感觉减退，甚至消失。②周围运动神经病变可导致对称性手指、足趾间小肌群萎缩无力。③痛性神经病变，其特征为自发性、顽固性剧痛，弥散而持续，可为急性（少于 6 个月）或慢性（持续半年以上），也可发作性加剧。疼痛可发生在躯体任何神经，最常见于下肢，并伴有明显的血管自主神经症状和皮肤营养障碍。一般为单侧病损，也可双侧不对称。以疼痛为突出表现，但除电生理检查可发现异常外，无阳性体征，临床容易误诊。因此，提高对糖尿病性疼痛的认识在临床实践中十分重要，对难以明确病因的顽固性疼痛，在除外其他器质性疾病的基础上，应想到有无糖尿病。

3）自主神经病变：糖尿病性自主神经病变是糖尿病常见的慢性并发症之一，患病率约为 60%，起病隐匿、缓慢，主要影响心血管系统、消化系统、泌尿生殖系统、血管舒缩功能、瞳孔和汗腺功能等，临床表现多种多样。

消化系统自主神经病变：在糖尿病自主神经病变中最常见。①食管反流征，可见食欲减退、腹胀、烧心；②胃轻瘫、胃麻痹、肠麻痹和麻痹性肠梗阻，可见恶心、呕吐、便秘；③肠激惹为顽固性夜间或餐后腹泻，大便呈水样，甚至大便失禁，X 线可见小肠功能紊乱；④腹泻、便秘交替出现。

泌尿生殖系统自主神经病变：膀胱功能紊乱，表现为排尿障碍，出现无张力性膀胱、尿潴留，残余尿多，有时尿失禁，容易并发尿路感染；骶神经自主神经病变表现为性功能障碍，男性性欲减退、阳痿、早泄，女性月经紊乱。

心血管系统自主神经病变：①安静时心率加快（> 90 次 / 分），而运动时心率不加快，少数有固定心率，即心率的变化不容易受刺激的影响，也不易被 β 受体阻滞剂纠正；②无痛性心肌梗死、心搏骤停或猝死（SD）、难治性心力衰竭；③卧位高血压、夜间高血压或体位性低血压；④ QT 间期延长综合征。

体温调节和出汗异常：表现为肢体干、凉、少汗甚至无汗，下肢及足部明显，而上半身常出汗过多。

周围血管：血管的舒张与收缩幅度减小，血管运动紧张性减弱；周围皮肤动、静脉分流开放，血流量增加，静脉及毛细血管床扩张，压力升高，周围皮肤水肿。

瞳孔：瞳孔缩小，对光反射迟钝或消失。

对代谢的影响：对低血糖感知减退或无反应，自行从低血糖中恢复的过程延长。

神经源性骨关节病：常合并下肢营养不良性关节病，又称夏科关节（Charcot 关节）。常累及足部及膝踝关节，逐渐肿胀，但无明显疼痛及感染征象，也常伴有无痛性溃疡。

（2）中枢神经系统病变

1）脑血管病：糖尿病性脑血管病与非糖尿病性脑血管病在临床表现上无特异性差别，但由于发病机制的特异性，糖尿病性脑血管病在发病率、发病年龄、不同类型脑血管病发生率的分布及治疗、预后有别于一般性脑血管病，有其本身的一些特点。

2）癫痫发作：在糖尿病性神经病中较少见，一般以大发作及局限性发作为主。糖尿病患者癫痫发作的病因及发病机制尚不清楚，有学者报道半数以上是由于胰岛素治疗引起低血糖所致，因急性低血糖时脑部葡萄糖供应不足，导致脑组织缺血、缺氧性损害；部分由于高血糖引起，因高血糖能加重脑缺血、缺氧，葡萄糖无氧酵解使细胞内乳酸水平增高，pH 值下降，导致细胞内酸中毒而损害神经元、胶质细胞及脑血管，引起癫痫发作。除上述缺血、缺氧因素外，也有报道高渗昏迷引起癫痫发作。另外，癫痫发作也可与脑血管病合并存在。

3）心理障碍及认知功能低下：糖尿病患者心理障碍发病率高达 30% ～ 50%。焦虑状态较多见，表现为焦虑、烦躁不安、苦闷、紧张、恐惧以及多汗、心悸、脉快等自主神经症状；还有情感不稳，表现为情感易变、波动、易激惹、脆弱、伤感等；部分患者出现神经衰弱症状群，表现为睡眠障碍、记忆力减退、注意力不集中等。糖尿病患者抑郁约占 1/5，并且复发率高。糖尿病患者发生心理障碍的原因，可能与糖尿病病程中产生对疾病的忧虑、恐惧、悲观、焦虑等心理因素有关。

糖尿病患者认知功能低下主要表现为语言学习、记忆能力、抽象推理及复杂精细运动的能力均降低。因此，糖尿病患者智商、记忆商测试常有异常改变，临床并非少见，特别在病程长的老年糖尿病患者中较多见。认知功能低下的机制尚不清楚，可能与糖尿病控制不良、长期高血糖、高糖基化血红蛋白以及反复发生的低血糖有关。因上述代谢控制不良常可导致脑缺氧，加速脑动脉硬化、脑萎缩的发生。

4）脊髓病变：起病缓慢，表现为横贯性感觉障碍，病理反射阳性。如后索受累明显，可出现感觉性共济失调；侧索损害以肢体无力、肌张力高、痉挛性步态、腱反射活跃为主要表现，可能为脊髓变性及血管病变所致。

4. 诊断

糖尿病性神经病，以往主要根据临床表现进行诊断，神经病变常发现较迟。近几年由于检查手段的不断完善，能及早地发现糖尿病性神经病，常用的检查方法有以下几种。

（1）神经电生理检查

1）针电极肌电图（EMG）：EMG在区分神经源性和肌源性损害上有一定助诊价值。有研究显示糖尿病患者肢体远端肌肉以神经源性损害为主；在肢体近端肌肉中则以肌源性损害为主。因此，兼测肢体远端、近端肌肉有助于全面判断肌肉受损状态。选择病变比较明显的肌肉进行检查，可提高检出阳性率。

2）神经传导速度（NCV）测定：NCV测定对诊断早期糖尿病性周围神经病变有重要价值，可发现亚临床神经损害。在糖尿病早期，甚至在出现临床体征之前NCV已有明显变化，故有早期诊断价值。其中感觉神经传导速度较运动神经传导速度减慢出现更早，且更为敏感。当近体段神经或神经根受累时，可检测F波。F波是继M波之后出现的一个小的肌肉动作电位，通过检测可了解上下肢近体段神经的传导速度。也有报道应用M波及F波同时测定法，可及早发现糖尿病常见的嵌压性损害。

3）诱发电位（EP）检查常见有以下几种。

视觉诱发电位（VEP）：记录视觉冲动经外侧膝状体投射到枕叶距状裂后部与枕后极的电活动。主要的视觉皮层电位有N_1、P_1（P100）和N_2三个主波，其中最有诊断价值的是P100波潜伏期延长。VEP异常可因屈光间质异常、侵及黄斑的视网膜病变、视神经通路及视区皮质损害引起。

脑干听觉诱发电位（BAEP）：记录听神经（Ⅰ波）、脑干耳蜗神经核至中脑下丘（Ⅱ～Ⅴ波）、丘脑内侧膝状体（Ⅵ波）、听放射（Ⅶ波）的电活动。其中Ⅰ、Ⅲ、Ⅴ波为最主要的波，凡Ⅰ波波峰潜伏期（PL）延长或波幅（AMP）降低，甚至分化不清或不能显示波形者，表明有外周听力减退；而波峰间期（IPL）延长常反映脑干病变导致其听觉通路传导受累。另外，应考虑椎－基底动脉供血障碍所致的脑干缺血的可能性。因此，在糖尿病患者中，IPL 延长较多见。

躯体感觉诱发电位（SEP）：分别刺激左右腕部正中神经及踝部胫后神经，刺激由相应神经及脊髓后索传导至顶叶皮质，并在其通路的不同部位直至颅顶部记录诱发电位。SEP 各波的命名尚不统一，目前多以各波潜伏期的毫秒数如 P14、N9、N20 等来表示。如潜伏期延长，常提示相应部位（从周围到中枢）的感觉传导功能受损。但在定位上 SEP 也有限度，因为对 SEP 各电位的起源还有待进一步确认。

有报道在糖尿病患者中，上述视、听、体感诱发电位阳性率高达 92%，其中 VEP 阳性率最高，BAEP 次之，SEP 最低，可能与糖尿病患者脊髓后索损害相对少见有关，并发现 EP 改变与高血糖持续时间及蛋白的糖基化作用有关。

运动诱发电位（MEP）：电流或磁场经颅或椎骨刺激人的大脑运动区或脊髓，所记录到的肌肉动作电位即 MEP。因磁刺激无电刺激产生的疼痛不适，且操作方便，已应用于临床诊断，主要用于检查中枢运动传导功能。中枢运动传导时间是一个重要的定量指标，对运动神经系统疾病诊断和预后判断有意义。当糖尿病近端神经损害时，也可用 MEP 刺激 Erb 点进行检测，如波幅减小到远端肌肉动作电位波幅的 50% 以下，常提示为传导阻滞。如结合 NCV 测定，对了解病损部位及程度可能更有帮助。

（2）心血管自主神经功能检查　自主神经功能检查对评价糖尿病患者心血管自主神经功能有一定价值。以往用传统心电图心脏自主神经功能试验，近些年引进电子计算机技术，通过心电频谱分析，反映心脏自主神经功能，具有简便、敏感、准确、可定量等优点。

1）乏氏动作比值：深吸气后掩鼻，用力吹与血压计连接的橡皮管，使水银柱上升达 5.33 kPa（40 mmHg），坚持 15 ～ 30 秒，即乏氏动作，然后放松，自然呼吸10秒，均同时记录心电图，测定乏氏动作后最大R–R间期与乏氏动作时最小R–R间期的比值，正常应大于1.21。

2）呼吸差：记录深呼吸30秒的心电图，计算每分钟深呼吸时最大与最小的R–R间距之差。60岁以下正常人应大于15次/分，随年龄增加而减少，60岁以上正常人大于10次/分。

3）30/15值：从卧位迅速直立时测量第30次与第15次心搏的R–R间期之比值，正常人应大于1.03。

4）卧立血压差：测量卧位时与迅速直立后的收缩压之差，正常人血压下降应＜4 kPa（30 mmHg）。

上述4项检查中，前3项异常主要反映副交感神经功能障碍；卧位血压差异常则提示交感神经功能障碍。在糖尿病患者中，以副交感神经损害较为明显；严重时，两种神经功能均受损。

（3）胃肠钡餐透视　对评价糖尿病患者胃肠自主神经功能紊乱有一定助诊价值。通过钡餐透视常发现有胃排空延迟、胃扩张、胃蠕动减弱及肠道吸收不良等改变。

（4）腰椎穿刺、超声、颅脑CT及MRI和磁共振血管成像（MRA）　当糖尿病患者伴有头痛、眼肌麻痹、癫痫发作或疑似脑血管病时，可酌情选择上述检查，有助确诊。

（5）肢体血流量测定　对糖尿病性肢体疼痛有一定助诊价值，且发现其肢体血流量较无疼痛的患者明显减少。

（6）腓肠神经活检　通过光镜、电镜检查有助于判断神经损害程度，此为有创性检查，用于复杂、疑难的病例。

总之，糖尿病神经病变的诊断必须有糖尿病的证据或至少有糖耐量减低，根据临床表现及有关实验室检查有神经病变的证据，除外其他原因引起的神经病变后才可确诊。

5. 治疗

（1）严格控制血糖　严格控制血糖是防治糖尿病神经病变的基本措施。近年来，许多临床试验证明严格的血糖控制能延缓糖尿病多发神经病变的发生和发展，同时发现血糖控制不良者，神经病变的发生率较高。已有严重神经病变的糖尿病患者，一般应采用胰岛素治疗，这是因为胰岛素除了能降低血糖纠正代谢紊乱外，其本身还是免疫调节剂及神经营养因子，对糖尿病神经病变有良好的治疗作用。对于神经病变较轻的 2 型糖尿病患者，如饮食控制和口服降糖药能达到满意控制血糖时，则不必改用胰岛素治疗，以免发生低血糖而加重或引发心脑血管病变。以空腹血糖控制在 7 mmol/L 以下，餐后血糖不超过 8 mmol/L，HbA1c $<$ 7% 为宜。

（2）控制血压、血脂及戒烟

（3）营养神经药物　可适当应用烟酸、辅酶 A、ATP、胞磷胆碱、神经妥乐平、小牛血去蛋白提取物和维生素 B_1、C、E。

甲钴胺片是一种活性维生素 B_{12} 制剂，较维生素 B_{12} 更易进入神经细胞内，参与卵磷脂、核酸、蛋白质的生物合成，前者是髓鞘的重要组成部分。临床研究证实，甲钴胺口服和肌肉注射皆对糖尿病神经病变有明显治疗作用，且改善糖尿病周围感觉神经损害的疗效优于运动神经。常用剂量，一般先肌肉注射甲钴胺 500 μg，每日或隔日 1 次，1 ～ 2 个月后改为口服甲钴胺 500 μg，每日 3 次。甲钴胺不良反应较少，个别患者有皮疹及胃肠道症状，停药后即可消失。

（4）其他治疗

1）钙拮抗剂：尼莫地平可增加神经内毛细血管密度，促进微血管生长，阻滞钙内流，故可促进神经血流量的增加，提高神经传导速度，改善神经缺血、缺氧。常用剂量为 20 ～ 40 mg，口服，每日 3 ～ 4 次。

2）神经生长因子（NGF）：NGF 是神经营养因子，是一种多肽物质。研究表明，使用人 NGF 6 个月后能改善糖尿病性神经病患者的症状。该药物相对安全，且不良反应少，偶有注射部位的疼痛或疼痛过敏，对改善神经症状、缓解肢体疼痛有一定疗效。常用剂量为重组人神经生长因子 100 IU，用生理盐水或注射用水 1 ～ 2 mL 稀释后肌内注射，每日 1 次，20 次为 1 个疗程。

3）神经节苷脂（GS）：GS 参与细胞膜的构成，能改善轴索形态，提高 Na^+-K^+-ATP 酶的活性，促进损伤后的神经再生，改善神经功能。神经节苷脂可明显提高神经传导速度，改善糖尿病患者的疼痛或感觉障碍。常用剂量为 20 ～ 40 mg，肌肉注射，每日 1 次，20 ～ 30 次为 1 个疗程。无明显不良反应，近期疗效较好。

4）肌醇：肌醇是神经髓鞘的组成成分，能维持神经组织能量代谢，改善神经冲动及神经症状。临床观察发现早期应用肌醇可有一定的疗效，但起效慢，因此对肌醇的临床应用还需进一步研究。

5）醛糖还原酶抑制剂（ARI）：ARI 可纠正代谢紊乱，降低神经组织中山梨醇水平，恢复肌醇及 Na^{+}–K^{+}–ATP 酶的活性，明显改善神经传导速度及神经的形态学异常。如托瑞司他（tolrestat），200 mg/d，早餐前服用，一般应用 4 ～ 8 周后有效，不良反应有头痛、腹痛、腹泻等，少数可致转氨酶升高。目前对 ARI 的疗效尚有争议，需进一步的临床研究。

6）小牛血去蛋白提取物：其是以小牛血清为原料制备的小分子量肽、核苷酸和寡糖类物质，其中肌醇磷酸寡糖具有类胰岛素活性，可以促进葡萄糖氧化和脂解作用，加速糖原合成，具有降血糖作用；还可以通过以上机制改善神经髓鞘细胞的代谢，改善微血管病变，使受损神经的功能有所恢复。常用剂量为小牛血去蛋白提取物注射液 800 ～ 1200 mg 加入生理盐水 250 mL 中静脉滴注，每日 1 次，15 次为 1 个疗程。

7）西洛他唑（Cilostazol）：西洛他唑为磷酸二酯酶 3 抑制剂，是一种兼有扩张血管平滑肌作用和抗血小板聚集的药物。研究发现西洛他唑能不同程度恢复糖尿病的神经病变，而且随着服用时间的延长，糖尿病神经病变的恢复在延续。常用剂量为西洛他唑 50 ～ 100 mg，每日 2 ～ 3 次，口服。主要不良反应为头晕、头痛和心悸。

8）改善神经微循环治疗：活血化瘀中药及提取物如丹参、川芎嗪、葛根素等具有镇痛、安神、改善神经微循环等作用，此外还有山莨菪碱、前列腺素 E_2 脂质体、金钠多注射液等。

9）物理治疗：采用高压氧治疗、机械性辅助循环治疗亦可取得一定疗效。有报道，经皮电刺激对糖尿病神经病变瘙痒和疼痛具有良好的作用；采用传统中医针灸、按摩治疗糖尿病神经病变，患者的症状得到明显改善。

（5）*疼痛的治疗*　糖尿病神经病变引起的疼痛治疗比较困难，一般止痛药常无满意效果，可用苯妥英钠 0.1 g，每日 2 ～ 3 次，口服，或卡马西平 0.1 ～ 0.2 g，每日 3 次，口服，还可选用硝西泮等治疗。如疼痛仍不能缓解，可选用下列药物：

1）三环类抗抑郁药能抑制神经突触对 5– 羟色胺或去甲肾上腺素的再

摄取，提高疼痛的阈值而起止痛作用。如丙米嗪 12.5 mg，每日 2 ～ 3 次，1 周后增至 25 mg，每日 2 ～ 3 次，口服，有阿托品样不良反应；同类药阿米替林和多塞平亦可选服，剂量均为 12.5 ～ 25 mg，每日 3 次，口服；如疼痛伴有焦虑者，也可服用阿普唑仑 0.4 mg，每日 2 次，或 0.8 mg，每晚 1 次，口服。

2）辣椒辣素（capsaicin）为一种天然的生物碱，具有复杂的生理药理作用。研究表明疼痛是由神经传导物质 P 物质进行传递的，P 物质广泛分布于感觉神经纤维、后根神经节和脊髓神经中，它能把疼痛由外周神经传入脊髓神经和高级中枢神经。辣椒辣素主要是影响 C 型感觉神经细胞的 P 物质。局部外用辣椒辣素作用于外周神经轴突，导致来自所有神经元（外周和中枢）的 P 物质减少。辣椒辣素也是一种具有抗感染作用的选择性 P 物质的拮抗剂。研究表明，糖尿病性神经病患者局部使用辣椒辣素软膏具有明显的止痛作用，且具有高效、安全、无不良反应等特点，主要用于皮肤和皮下感觉神经损伤所致的浅表性疼痛，同时也可用于其他慢性外周疼痛的治疗。用 0.075% 辣椒辣素乳剂在疼痛局部应用，每日 4 次，开始时疼痛可稍加重，但 2 ～ 3 周后即可缓解。

3）盐酸曲马多为非吗啡类镇痛药，为阿片受体激动剂，有吗啡样作用，但无呼吸抑制，对心血管及肝肾功能影响小。平均剂量为 210 mg/d，不良反应有恶心、便秘、头痛、嗜睡等。不宜和单胺氧化酶抑制剂同用。

4）胰岛素泵强化治疗，部分患者于 2 周内疼痛可缓解。

5）降钙素，100 IU/d，皮下注射，连续 2 周，1/3 的患者疼痛可缓解。

（6）直立性低血压　睡觉时抬高床头，变换姿势动作要缓慢，适当增加血容量，下肢用弹力绷带加压包扎或穿弹力袜增加外周阻力以提高血压。可用生脉散或补中益气汤，严重者可口服强的松 5 mg/d，并禁用外周血管扩张剂。降压药剂量调整以立位血压为准。

（7）胃肠功能紊乱

1）腹泻的治疗：不吃含粗纤维、谷胶及大量麸质的谷类。口服甲硝唑及抗生素治疗。①酪酸菌，该药含有耐酸性芽孢，对肠内的有益菌具有增生促进作用，对有害菌的增生具有抑制作用，可恢复和维持肠道内微生态系统的稳定和功能正常，故对肠道菌群有双向调节作用，既对止泻有效，又能治疗便秘；治疗中无不良反应，剂量 0.5 g，每日 3 次，口服，7 日为 1 个疗程，共服 2 个疗程。②十六角蒙脱石，保护消化道黏膜，维护其正常功能，帮助上皮细胞恢复和再生，平衡消化道寄生菌群，剂量 3 g，每日 3 次，口服。③洛哌丁胺，该药作用于肠壁神经的阿片受体，抑制乙酰胆碱释放而减弱肠蠕动；首剂量 4 mg，每次在不成形粪便后再服 2 mg，每天不超过 16 mg，逐渐调整剂量。④针灸，针刺脾俞、肾俞、胰俞、足三里等穴可止泻，常于 3 ～ 5 日见效，可能与针刺后血中内源性阿片样物质增加有关。

2）胃肠麻痹的治疗：少食多餐，食物宜少渣低脂。①多潘立酮为新型胃动力药，外周多巴胺受体阻滞剂，剂量 5 ～ 10 mg，每日 3 次，餐前 30 分钟服用。②西沙必利、莫沙比利可通过刺激肠肌层神经丛，增加乙酰胆碱释放而起作用，剂量 5 ～ 10 mg，每日 3 ～ 4 次，口服，4 周为 1 个疗程。③甲氧氯普胺，5 mg，每日 3 次，口服，此药兼有胆碱能和抗多巴胺能作用，易透过血脑屏障而出现锥体外系不良反应，不宜长期使用。

（8）*尿潴留*　目前无特殊治疗办法，主要对症处理。如尿潴留可下腹加压，定时排尿，肌内或皮下注射新斯的明 0.25 ～ 0.5 mg 以及针灸治疗；重症尿潴留可导尿或保留导尿管，必要时行外科手术膀胱造瘘。

（9）*性功能障碍*　糖尿病性功能障碍病因复杂，既有自主神经病变、血管病变的基础，也有心理因素和其他因素的影响，故治疗更为困难。

1）性心理治疗。

2）雄激素补充治疗：对于血清睾酮水平降低的患者，可考虑睾酮补充治疗。

3）口服药物：西地那非（sidenafil）是选择性磷酸二酯酶 –5 抑制剂，可改善患者勃起功能障碍。应注意凡是服用亚硝酸酯类药物的患者禁用西地那非。其他药物如曲唑酮（trazodone）、阿扑吗啡（apomorphine）也可应用。

4）局部用药：可将前列腺素 E_1 滴入尿道口内，或海绵体内注射血管活性药物，如将前列腺素 E_1、罂粟碱和（或）酚妥拉明注入一侧海绵体内，可使海绵体充血膨胀，联合用药可提高疗效。

5）真空负压装置：形状类似注射器的套筒，套在阴茎根部，利用负压将血液吸引到海绵体内，然后用橡皮环套住阴茎根部，阻止血液回流而维持勃起。

6）阴茎假体植入：当其他治疗方法失败时，阴茎假体植入是最后的有效手段。

（二）中医辨证论治

1. 概述

本病归属于中医学“麻木”“血痹”“痛证”“痹证”“痿证”等范畴。临床以四肢麻木、疼痛为主要表现。

2. 病因病机

（1）病因　本病是因糖尿病日久，耗伤气阴，阴阳气血亏虚，血行瘀滞，脉络痹阻所致，属本虚标实证。病位在络脉，涉及肝、肾、脾等脏腑，其本为气血亏虚，其标为瘀血痰浊阻络。

（2）病机　本病的病机是一个动态演变的过程，基本上随着糖尿病的发展按照气虚夹瘀或阴虚夹瘀→气阴两虚夹瘀→阴阳两虚夹瘀的规律而演变。阴亏是本病发生的关键，气虚是迁延不愈的症结，阳虚是发展的必然趋势，血瘀是造成本病的主要原因。本病大致可以分为如下四个阶段：

1）麻木为主期：多由于肺燥津伤，或胃热伤阴耗气，气阴两虚，血行被滞，或气虚血瘀，或阴虚血瘀，或气阴两虚致瘀，脉络瘀滞，肢体失荣。临床可见手足麻木时作如蚁行、步如踩棉、感觉减退等。

2）疼痛为主期：气虚血瘀、阴虚血瘀，迁延不愈，或由气损及阳，或阴损及阳，阳虚失煦，阴寒凝滞，血瘀为甚，或复因气不布津，阳不化气，痰浊内生，痰瘀互结，痹阻脉络，不通则痛。临床常呈刺痛、钻凿痛或剧痛如截肢，夜间加重，甚者彻夜不眠等。

3）肌肉萎缩为主期：该期多由于上述两期迁延所致。由于久病气血亏虚，阴阳俱虚，或因麻木而肢体活动长期受限，血行缓慢，脉络瘀滞，肢体、肌肉、筋脉失于充养，则肌肉日渐萎缩，肢体软弱无力，常伴有不同程度的麻木、疼痛等表现。

4）与糖尿病足并存期：本病常与糖尿病微血管病变、大血管病变交互为因果，因此，本病后期常与糖尿病足同时存在。一旦病至此期，则病情更为复杂，治疗当与糖尿病足的治疗互参互用，择优而治。

3. 分型论治

（1）气阴两虚证

主症：全身发麻，尤以手（足）指（趾）尖多见，可自行缓解，四肢乏力，肌肉胀，心悸气促，多梦，汗多，以头面部及胸部出汗尤多，动则汗出，腹泻，或便秘、排便乏力，或二便失约，舌红，苔薄白，脉细数。

治法：益气养阴，调和营卫。

方药：生脉散加味，常用药有太子参、黄芪、麦冬、白芍、茯苓、五味子等。

方解：方中人参甘温，益元气，补肺气，生津液，是为君药；麦冬甘寒，养阴清热，润肺生津，用以为臣；人参、麦冬合用，则益气养阴之功益彰；五味子酸温，敛肺止汗，生津止渴，为佐药；三药合用，一补一润一敛，益气养阴，生津止渴，敛阴止汗。汗出不止者加糯稻根、浮小麦，腹胀纳呆者加白扁豆、砂仁，大便秘结者加火麻仁、肉苁蓉，小便失禁者加益智仁，上肢痛甚者加桑枝、姜黄，下肢痛甚者加木瓜、牛膝、地龙，四肢痿软者合用补中益气汤。

（2）瘀血阻络证

主症：肌肤疼痛，以下肢多见，亦可有全身性疼痛，轻者隐隐作痛，以夜间为甚，可自行缓解，重者痛无休止，疼痛如针刺样、鸡啄样，或伴有烧灼感、胀感，并可有肌肤甲错，面色晦暗，胸胁刺痛，消瘦乏力，尿量增多，舌暗红边有瘀斑，或舌下静脉曲张，苔薄白，脉沉细而涩。

治法：活血祛瘀，理气通络。

方药：桃红四物汤加减，常用药有熟地黄、当归、丹参、葛根、桃仁、红花、川芎、赤芍、延胡索、田七等。

方解：方中以破血之品桃仁、红花为主，力主活血化瘀；以甘温之熟地黄、当归滋阴补肝，养血调经；赤芍养血和营，以增补血之力；川芎活血行气，调畅气血，以助活血之功。疼痛严重者加血竭、罂粟壳，伴烧灼感加牡丹皮、知母，有胀感加柴胡、枳壳，寒盛加川乌、桂枝，湿热加汉防己、赤小豆。

（3）痰瘀互结证

主症：手足麻木，感觉减退，可从一个或数个指尖或手指（足趾）开始，逐渐向四肢近端发展，在下肢者多有踏棉感，可呈靴套样感觉减退，在上肢者可呈手套样感觉减退，或同时伴有痛过敏，疼痛呈钝痛，局部肌肉萎缩无力，运动受限，大便或干或溏，舌淡胖，苔腻，脉滑。

治法：化痰祛瘀，理气通络。

方药：白芥子散加减，常用药有白芥子、胆南星、石菖蒲、桃仁、郁金、僵蚕、没药、桂心等。

方解：方中白芥子、胆南星、石菖蒲化痰通络，桃仁、郁金、没药、桂心活血祛瘀通络，僵蚕理气化痰通络。局部感染痈疡者，宜加五味消毒饮化裁；神疲困重、少动懒言者加苍术、佩兰、陈皮；伴大便秘结、年老体弱者加肉苁蓉、火麻仁，体质尚好或兼有热象者可用大黄；四肢不温、舌苔白腻者加川乌、草乌；神疲乏力者加太子参、黄芪。

（4）阴虚风动证

主症：四肢有烧灼感或灼痛感，过电样发麻，或有游走性针刺感，皮肤痛痒，有蚁行感，搔抓后留下痕迹，并有肌肉瞤动，头面部及胸部时时汗出，口干喜饮水，并有眩晕，舌红，少苔，脉细弦。

治法：滋阴潜阳，柔肝息风。

方药：三甲复脉汤加减，常用药有牡蛎、枸杞子、黄精、白芍、川芎、鳖甲、五味子、甘草等。

方解：本方是在炙甘草汤的基础上创立，有益气补血、滋阴复脉之作用，可使阴液补充，脉复于常。牡蛎、鳖甲滋阴潜阳；枸杞子、黄精、白芍、五味子、甘草柔肝养阴息风；川芎行血活血，息风通络。抓痕明显加滑石、知母，汗出过多加玄参、知母、白术、防风，口渴喜饮加葛根、芦根，阴虚肠燥加火麻仁、肉苁蓉，皮肤瘙痒加地肤子、防风，若兼见唇舌淡白等血虚表现者加当归、阿胶。

4. 其他疗法

（1）中成药

1）筋骨痛消丸：适用于血瘀寒凝引起的疼痛、肿胀等，每次 6 g，每日 2 次，口服。

2）活血通脉胶囊：适用于凡有瘀血阻络以痛为主者，每次 2 粒，每日 3 次，口服。

3）通心活络胶囊：适用于以气虚血瘀证为主，表现为疼痛、乏力者，每次 3 粒，每日 3 次，口服。

（2）针刺

1）体针：糖尿病患者进行针刺法治疗时要严格消毒，一般慎用灸法，以免引起烧灼伤。临床治疗糖尿病性神经病常用处方有：①气虚血瘀证处方，以血海、气海、足三里为主穴，施以平补平泻法；②阴虚血瘀证处方，以肝俞、肾俞、足三里为主穴，施以捻转之平补平泻法；③阳虚寒凝证处方，以肾俞、命门、腰阳关、关元为主穴，可配合环跳、阳陵泉、绝骨、照海、足临泣，施捻转之平补平泻法，出针后可随之配合灸法；④痰瘀阻络证处方，以胃俞、曲池、脾俞、足三里为主穴，可配合三焦俞、三阴交、丰隆、解溪、太冲，施以捻转之平补平泻法，出针后可随之配合灸法；⑤肝肾亏虚证处方，以肝俞、脾俞、肾俞为主穴，可配合足三里、三阴交、承山、伏兔，施以中等刺激，用补法，出针后可随之配合灸法。

2）耳针：取穴为肝、脾、肾、臀、坐骨神经、膝、神门、交感，每次选 2 ～ 3 穴，施以中强刺激，留针 15 ～ 30 分钟。

3）电针：取穴为髀关透伏兔、风市透伏兔、阳陵泉。前两者进针 3 ～ 4 寸，阳陵泉选择直刺，并连接脉冲电流，选用疏密波，电流强度以患者可以承受为度，每日 1 次，每次通电 15 ～ 20 分钟。

4）粗针：取穴为神道透至阳、命门透阳关、中府、足三里、手三里、合谷、环跳、绝骨。神道透至阳、命门透阳关用 0.8 mm 直径粗针，留针 2 小时，余穴强刺激不留针。

5）梅花针：取穴以脊柱两侧穴位为主，病变在上肢加刺臂内外侧、手掌、手背及指端点刺放血；病变在下肢加刺小腿内外侧、足背以及足趾端点刺放血。手法上施以中度或重度刺激。

（3）推拿疗法

1）上肢麻痛：拿肩井肌，揉捏臂臑、手三里、合谷部位的肌筋，点肩髃、曲池等穴，搓揉肩肌来回数遍。每次按摩时间为 20 ～ 30 分钟，每天 1 ～ 2 次。

2）下肢麻痛：拿阴廉、承山、昆仑肌筋，揉捏伏兔、承扶、殷门部位的肌筋，点腰阳关、环跳、足三里、委中、承山、解溪、三阴交、涌泉等穴，搓揉腓肠肌数十遍，刚柔相济，以深透为度，每次按摩时间为20～30分钟，每天1～2次。

（4）*药物外洗*　外洗方可选透骨草30 g，桂枝18 g，川椒30 g，艾叶10 g，木瓜30 g，苏木50 g，红花12 g，赤芍30 g，白芷12 g，川芎15 g，川乌10 g，草乌、麻黄各10 g。共入搪瓷盆中，加水5000 mL，浸泡100～200分钟，放火炉上煮沸后，文火再煮30分钟，离火后先熏手足，待药液温度降至50℃左右，再将手足入药液中浸泡20～30分钟，每日2次，每剂药可连用1～3天。

（5）*中频离子导入疗法*　方用川乌、草乌各6 g，透骨草30 g，白芥子10 g，鸡血藤30 g，赤芍、川牛膝、延胡索各20 g，红花10 g。水煎浓缩，取药液行中频离子导入治疗，每日1次，10次为1个疗程。

（6）*心理疗法*　本病患者长期受疼痛、麻木的困扰，因此90%的患者会出现急躁、易怒、忧郁、悲观的情绪表现，甚至会出现厌世的情绪，所以患者需要更多的关心开导，使其对自己的病情有一个正确的认识，解除不必要的恐惧、焦躁和消极悲观情绪。帮助其树立战胜疾病的信心，使其积极配合治疗，延缓疾病的发生及发展，以进一步提高患者的生存质量。

第三节　糖尿病大血管病变

一、糖尿病性脑血管病

（一）西医诊断与治疗

1. 概述

脑血管病是由各种血管源性病因引起的脑部疾病的总称，是脑部或供应脑的颈部动脉病变引起的脑局灶性血液循环障碍。本病是一种常见病、多发病，多发生在中年以上人群，在老年人中，它是一种主要的致死、致残的常见病，与心脏病、恶性肿瘤一起构成人类的三大致死病因。糖尿病合并脑血管病的发生率，国外报道为5.7%，国内报道为4.5%～11.4%，在老年糖尿病人群中脑血管病的发生率可达24.6%。缺血性脑血管病糖尿病患者是非糖尿病患者的 2 倍以上。糖尿病代谢紊乱导致的高血糖、高血脂、高胰岛素血症特有的微血管病变，加之高血压和高凝状态、血液瘀滞、缺氧等多种因素可能为糖尿病患者易患脑动脉硬化的有利条件。现已公认脑动脉硬化与糖尿病有密切关系，故将糖尿病患者出现的脑血管病称为糖尿病性脑血管病。糖尿病性脑血管病可分缺血性与出血性两大类，缺血性有脑血栓形成及短暂性脑缺血发作之分，其中尤以脑血栓形成发病率较高，而出血性较少见。

2. 病因及发病机制

在糖尿病合并脑血管疾病的众多病因中，高血压、心脏病、肥胖（超重）成为公认的主要危险因素。糖尿病合并脑血管疾病的发病机制主要有：

（1）高胰岛素血症　大多数 2 型糖尿病患者，虽有胰岛素相对血糖值缺乏，但其绝对值是增加的。采用胰岛素治疗的糖尿病患者血浆胰岛素量亦较正常时大，相对于体内血糖则为高胰岛素血症，它刺激动脉内膜层平滑肌的增生而促使动脉粥样硬化斑块形成。

（2）脂质代谢异常　糖尿病脂质代谢有以下特点：①未控制的糖尿病患者中甘油三酯多数增高，极低密度脂蛋白亦增高，胆固醇轻度升高，也可正常；②高密度脂蛋白胆固醇及其亚型 HDL2 往往降低，尤其女性更明显，降低的程度与甘油三酯增高有关。

（3）血小板功能异常　糖尿病患者的血小板黏附性增强。血小板功能异常糖尿病患者血栓素 A_2（TXA_2）合成增多，内皮细胞易被损伤，前列环素（PGI_2）合成酶减少甚至缺乏，而导致血小板聚集力增强，血管趋向痉挛，局部阻塞。

（4）血管病变　高血糖状态时，可以引起血管改变，包括大、中、小动脉的粥样硬化和微血管病变。在动脉粥样硬化的基础上发展的血栓形成栓子，引起病变动脉供血的大脑皮质或半球、小脑、脑干的局部功能丧失。高血糖还使多元醇途径代谢增快，可能因山梨醇和果糖的堆积引起动脉壁代谢异常，动脉硬化。

在上述基础上，加上糖尿病患者的血液黏稠度增高、红细胞聚集增快、红细胞变形能力降低、纤维蛋白溶解活性降低以及血红蛋白糖基化等诸多因素的影响，易导致血流瘀滞以及血栓形成。

3. 临床表现

（1）糖尿病性脑血管病的特点　糖尿病性脑血管病与非糖尿病性脑血管病在临床表现上无特异性差别，但由于其发病机制的特异性，糖尿病性脑血管病在发病率、发病年龄、不同类型脑血管病发生率的分布、治疗及预后有别于一般脑血管病，有其本身的一些特点。

糖尿病特别是 2 型糖尿病患者，在整个病程中，有 20% ～ 40% 最终发生脑血管病，并成为糖尿病主要死亡原因之一，15% 左右的 2 型糖尿病患者死于脑血管病。糖尿病合并脑血管疾病是非糖尿病的 2 ～ 4 倍，糖尿病脑卒中的死亡率比非糖尿病高 4 ～ 5 倍。

在发病年龄上，糖尿病所致脑血管病发病年龄较轻，与非糖尿病患者相比，其脑血管病发病年龄可提前 10 ～ 20 年。在临床上，对于发病年龄较轻的脑血管病患者，应警惕糖尿病存在的可能性。应特别指出的是，在糖耐量减退人群中心脑血管病的发病率显著高于一般人群。

糖尿病合并脑梗死者比合并脑出血者多。在脑梗死患者中，糖尿病患者人数为非糖尿病患者的 2 倍以上；而在脑出血患者中，糖尿病的患病率则与非糖尿病的患病率无明显差别，甚至还要低。

糖尿病性脑血管病的另一个特点是中、小梗死和多发性病灶较为多见，而且随着 MRI 的广泛应用，人们发现多发性脑梗死、腔隙性脑梗死的发病率增多。这种特点与糖尿病所致脑部大血管损害以及特征性的微血管病变有关。其临床症状往往较轻，但容易反复发生，并进行性加重，恢复困难。患者可由于反复轻度脑卒中发作而出现痴呆、假性延髓性麻痹、共济失调等。很多患者由于梗死灶较小或位于大脑相对无功能区，表现为无症状梗死，只是在行 CT、MRI 检查时发现梗死灶。该病病变范围广泛，以椎基底动脉系统支配区梗死者居多，尤以基底节区血管损害最多见。其次，有枕叶、丘脑、脑桥的深穿支分布区，大脑皮质和皮质下梗死为多见。

（2）不同动脉闭塞引起的临床表现

1）颈内动脉：颈内动脉闭塞引起的临床表现复杂多样，与眼动脉和颈外动脉吻合支是否开放有关。典型表现为患侧视力障碍，甚至失明、同向性偏盲、对侧偏瘫及偏身感觉障碍。在优势半球发生者还出现失语、失读、失算、失写等语言障碍。

2）大脑前动脉：如大脑前动脉闭塞发生在前交通动脉之前，可通过前交通动脉代偿供血而无任何症状和体征。若发生在前交通动脉之后的主干则出现对侧偏瘫，以下肢为主，对侧感觉障碍，累及旁中央小叶则出现尿失禁，额叶及胼胝体受损则出现精神症状，发生在优势半球可有运动性失语。

3）大脑中动脉：大脑中动脉及其分支是血栓形成的好发部位。大脑中动脉深穿支供应内囊和基底节，其梗死可引起对侧偏瘫、偏身感觉障碍及同向偏盲，优势半球病变有运动性失语，非优势半球病变有失用、失认及体像障碍。表浅支受累时对侧面部和上肢轻瘫。大脑中动脉主干闭塞，由于其供应的范围较大，故梗死面积亦较大，可因脑水肿甚至脑疝而致死。大脑中动脉主干闭塞可引起对侧严重偏瘫、偏身感觉障碍和偏盲，优势半球病变有失语、失写、失读、失算等语言障碍，非优势半球病变则出现失用、失认及体像障碍。

4）大脑后动脉：大脑后动脉是基底动脉的终末支，分深穿支和皮质支，分别供应丘脑、部分视辐射、中脑、基底节、内囊、颞叶和枕叶。因大脑后动脉与大脑前中动脉之间有丰富的侧支循环，故较少发生梗死。动脉闭塞出现相应区域脑功能的异常。供应枕叶的皮质支闭塞，可出现病变对侧同向偏盲、象限盲、幻觉等；双枕叶梗死出现皮质盲，即视力丧失、光反应存在；供应颞叶的皮质支受累，患者可出现各种记忆障碍；深穿支病变可出现对侧偏身感觉障碍、手足颤动、舞蹈样动作、震颤等。

5）椎－基底动脉：椎－基底动脉梗死是脑梗死中病情最重和表现最复杂的一种，病死率高。基底动脉在脑桥下缘由两侧椎动脉汇合而成，其主要分支为脑桥支、内听支、小脑前下动脉、小脑上动脉及大脑后动脉。基底动脉完全闭塞表现为闭锁综合征，即四肢瘫痪、失语、吞咽困难、神志清楚，仅能用眼球活动示意；脑桥旁中央动脉梗死可导致向病灶侧凝视麻痹及对侧偏身感觉障碍；小脑前下动脉梗死出现病侧小脑性共济失调、病侧神经性耳聋、病侧周围性面神经麻痹、病侧 Honner 综合征等；小脑上动脉梗死可出现眩晕、恶心、呕吐、病侧小脑性共济失调、病侧 Honner 综合征及病侧偏身感觉障碍；小脑后下动脉由椎动脉直接分出，供应延髓背外侧及小脑后下面皮层、小脑扁桃体等，小脑后下动脉阻塞表现为眩晕、延髓性麻痹（讲话不清、吞咽困难，病侧软腭麻痹）、眼球震颤、病侧 Horner 征和小脑性共济失调，面部及对侧肢体感觉障碍。

4. 辅助检查

（1）影像学检查

1）脑 CT 扫描：脑 CT 扫描可确定病灶部位、大小、性质（出血或缺血）。脑梗死多在 24 小时后显示低密度影，边界不清楚。5 周以后，较大的梗死灶呈永久性低密度影，边界清楚，无占位效应及造影剂增强现象。CT 对脑梗死的检出率达 70%。30% 的阴性率是由于病灶太小，病灶位于小脑或脑干，以及发病 24 小时内病灶未显现。

2）脑 MRI：急性脑梗死 MRI 可更早、更好地显示病灶，对脑梗死的检出率可达 95%，在中脑、脑桥、延髓梗死的检出率高于 CT，且可选择解剖平面成像。

3）MRA 及脑血管造影（DSA）：MRA 及 DSA 可发现闭塞血管及侧支循环情况。螺旋 CT 血管造影对血管病变，尤对 Willis 环显影敏感，扫描快且便宜，颅内有磁性物质者也可用。

4）经颅彩色多普勒超声（TCD）：TCD 可检测颅外血管血流动力学情况。经颅多普勒可诊断颅内血管痉挛、狭窄。经颅多普勒超声可发现颈动脉和颈内动脉的狭窄情况、动脉粥样硬化斑块的大小和厚度以及血栓形成。

5）正电子发射断层扫描（PET）：回旋加速器产生的 ^{18}F- 脱氧葡萄糖等能参与脑代谢并发出 γ 射线，经探头摄取，计算出脑代谢、血流和氧耗量并成像，用于超早期诊断，但价格昂贵。

（2）生化检查　可判断病情和预后及指导治疗。

1）血糖：应在治疗前或停止输液后空腹采样检查。患脑血管病时血糖升高，分为两种情况：一种是原有糖尿病，在发生急性脑血管病时，由于机体的应激状态，血糖明显升高，病情稳定后，血糖虽有一定程度下降，但仍高于正常；另一种情况是无糖尿病，仅是应激引起的血糖增高，随着病情的稳定，患者的血糖水平也逐渐下降，恢复正常水平。检测糖化血红蛋白及病情平稳后做糖耐量试验有助于鉴别诊断。患脑血管病时血糖水平与预后密切相关。

2）血脂：糖尿病性脑血管病常伴有脂代谢紊乱，表现为总胆固醇、甘油三酯、低密度脂蛋白升高，高密度脂蛋白降低。

3）血液流变学：血液流变学检查常提示血黏度增高。

4）血、尿常规：可见白细胞增高，与机体应激状态或感染有关，病情严重可诱发糖尿病酮症，尿常规出现酮体阳性。

5）血生化检查：了解血钾、钠、钙、磷，二氧化碳结合力，血渗透压，肝肾功能等情况。

5. 诊断和鉴别诊断

（1）诊断　糖尿病性脑血管病的临床诊断应该有糖尿病的依据，或至少有糖耐量减低，再根据临床表现及有关影像学证据如颅脑 CT、MRI 等，一般不难确诊。

（2）鉴别诊断

1）除外非糖尿病性脑卒中引起的应激性血糖增高：检测糖化血红蛋白及病情平稳后做糖耐量试验有助于鉴别诊断。

2）低血糖：在低血糖应激状态下，肾上腺素能神经系统功能反应性增加，交感神经活性增强，导致脑血管痉挛，脑供血减少，出现偏瘫及意识障碍。特别是在老年糖尿病患者中，肝肾功能的减退使药物半衰期延长，药物易在体内蓄积，更容易发生低血糖，诊断时要注意识别，在治疗过程中要定期监测血糖。

3）与糖尿病急性代谢并发症鉴别：糖尿病患者逐渐出现意识障碍还应注意除外糖尿病非酮症高渗性昏迷、糖尿病酮症酸中毒昏迷、糖尿病乳酸性酸中毒昏迷。

4）与非糖尿病引起的各种脑代谢异常鉴别：如电解质紊乱、感染中毒等所致的脑功能障碍。

6. 治疗

在治疗方面，糖尿病性脑血管病与非糖尿病性脑血管病原则上是相同的。降颅内压可选用 20% 甘露醇或 25% 山梨醇或 10% 甘油盐水，可合用呋塞米（速尿），尽量不用糖皮质激素；活血化瘀可选用丹参、川芎嗪、灯盏花、刺五加等；促进脑细胞代谢可选用脑活素、胞磷胆碱、脑通、去蛋白提取物等；有明确溶栓适应证而无禁忌者可给予溶栓治疗。但由于糖尿病性脑血管病的某些特殊性，在一些方面与一般脑血管病的处理有所区别，特别是脑卒中急性期的处理过程中，存在诸多引起血糖升高的因素，如何控制血糖、选择降糖药物应引起重视。

（1）血糖的控制与监测　血糖的过高与过低对糖尿病并发脑血管病都是不利的，都可影响脑卒中的恢复，甚至加重病情，增加死亡率。适宜的血糖控制方案是脑卒中的治疗基础。要严密的监测血糖，预防急性代谢紊乱的发生。

糖尿病并发急性脑梗死时，梗死灶的大小及死亡率的高低，均与血糖水平相关。高血糖损害脑部能量代谢，自由基增加加重脑组织损伤，促进脑水肿、加大梗死面积并降低脑血流量。糖尿病并发急性脑卒中时，多种因素可促使血糖进一步升高，如脑卒中急性期的应激状态，为纠正脑水肿而使用的利尿剂、脱水剂，因不能进食而静脉补充葡萄糖溶液，并发各种感染等。另外，降糖药物的应用不当，不能进食或进食较少，又易引发低血糖。低血糖可引起神经细胞的供能障碍，在短期内即可导致意识障碍，若不能及时发现、纠正，可导致脑水肿，甚至死亡。长期、多次的低血糖可引起神经细胞的缺氧、水肿、坏死，形成软化灶，易与脑卒中相混淆。多数学者认为，在脑卒中的急性期将血糖控制在 7.0 ～ 11.1 mmol/L（126 ～ 200 mg/dL）是适宜的。在治疗过程中应严密监测血糖，防止血糖过高或过低；逐渐缓慢降低血糖，防止血糖下降过快诱发颅内压升高或低血糖。

（2）降糖药物的选用　糖尿病并发急性脑卒中时，原则上应选用强化胰岛素治疗。强化胰岛素治疗方案包括 1 天 4 次法和胰岛素泵。1 天 4 次法，即每餐前用短效胰岛素和睡前应用中效胰岛素。睡前注射中效胰岛素可保持夜间胰岛素水平正常，每餐前的短效胰岛素可以很好地控制餐后血糖，从而使全天血糖得到较好的控制。根据餐前、餐后及睡前血糖，必要时测定凌晨 3 时血糖来调节各段胰岛素用量。胰岛素泵又称持续皮下胰岛素输注，模拟正常胰腺胰岛素分泌模式，24 小时不停地向患者体内输入微量胰岛素，即“基础量胰岛素”；进食前再按需要输入负荷量胰岛素，也称“餐前大剂量胰岛素”。患者应用胰岛素泵所需的胰岛素全天总量一般较使用前少 10% ～ 25%，将 50% 作为泵治疗的“基础量胰岛素”，另外 50% 用作“餐前大剂量胰岛素”。糖尿病并发急性脑卒中的患者，在采用皮下胰岛素注射时，要注意末梢循环情况。因严重的脱水状态可使周围血循环障碍，影响胰岛素的正常吸收，使胰岛素的注射剂量增大。一旦周围血供改善，胰岛素吸收加速，易引起低血糖的发生，应及时减量。常规情况下，如果没有合并糖尿病三大急性代谢紊乱——糖尿病酮症酸中毒、糖尿病非酮症高渗性昏迷、糖尿病乳酸性酸中毒，就没有必要静脉使用胰岛素，只需在输入葡萄糖液时，加入对抗剂量的胰岛素。所输葡萄糖液，尽量以等渗液为好，如5%葡萄糖液。在使用胰岛素的同时，要加强对电解质的监测，特别是钾离子，在糖尿病所并发的脑卒中急性期，存在低钾倾向，应注意对钾离子的补充与监测。

（二）中医辨证论治

1. 概述

糖尿病并发脑血管病，吕仁和教授称之为“消渴病脑病”，是消渴病发展到后期出现的脑系病变。初期可表现为头痛、眩晕等，急性发作则可表现为“中风”。糖尿病性脑血管病，包括闭塞性和出血性脑血管病，属中医“中风”范畴。

2. 病因病机

（1）病因　糖尿病日久，气阴两虚，心、肝、肾三脏阴阳失调，加之劳倦内伤，忧思恼怒，肥甘厚味变生痰瘀，痰热内蕴，或外邪侵袭等诱因，致气血运行受阻，肌肤筋脉失于濡养，风痰瘀血，上犯清窍，神气闭阻。消渴并发中风，是在消渴阴津不足、肝肾阴虚、阴阳失调的基础上，复因气、火、痰、瘀等原因，致肝阳暴张，气血上逆，挟痰挟火，横窜经络，蒙蔽清窍所致，可分为肝肾阴虚、肝阳上亢，五志过极、气火逆上，饮食不节、痰阻经络和禀赋不足、气虚血瘀。

（2）病机　糖尿病合并脑血管病的发生，主要在于糖尿病日久，气阴两虚，气虚运化无力，变生痰瘀，阻于脑脉，窍络滞塞，气血不相接续，神机失用；或阴亏于下，肝阳暴张，阳亢风动，血随气逆，挟痰挟火，横窜经络，挟风动肝，风痰瘀血，上犯清窍，而形成上实下虚，阴阳互不维系，闭脑卒中，神机失用。

糖尿病合并脑血管病病位在脑，涉及心、肝、肾诸脏。其病理因素有虚、火、风、痰、气、血六端，病性多为本虚标实，上盛下虚。

3. 分型论治

（1）中经络

1）阴虚阳亢、风阳上扰证

主症：素体阴虚，头痛头晕，耳鸣眼花，心烦健忘，失眠多梦，急躁易怒，肢体麻木，腰膝酸软，骤见口眼㖞斜，手足不遂，语言謇涩，舌质偏红，苔薄白。

治法：育阴潜阳，镇肝息风。

方药：镇肝熄风汤合天麻钩藤饮加减。方中以龙骨、牡蛎、天麻、钩藤镇肝息风，龟甲、芍药育阴潜阳，代赭石降逆平冲，天冬养阴清热。

加减：风痰重加天竺黄、川贝母、胆南星，头晕头痛甚加石决明、菊花、夏枯草，腰酸耳鸣甚加灵磁石、桑寄生。

2）气虚痰盛、痰浊阻络证

主症：眩晕，肢体麻木不仁，突然口眼㖞斜，口角流涎，舌强语涩，半身不遂，舌淡，苔白腻，脉弦滑。

治法：健脾燥湿，化痰通络。

方药：半夏白术天麻汤加减。方中以半夏燥湿化痰，降逆止呕；天麻平肝息风而止头眩；白术运脾燥湿，茯苓健脾渗湿；橘红、瓜蒌、地龙理气化痰；党参补气。

加减：眩晕较重伴恶心、呕吐加代赭石；痰郁化火，胸闷心烦，口苦苔黄腻加黄连；神昏嗜睡加石菖蒲。

3）气血不足、脉络瘀阻证

主症：面色苍白，头晕目眩，气短懒言，失眠多梦，健忘神呆，肢体麻木，突然半身不遂，口眼㖞斜，舌质暗淡或有瘀斑，苔薄白，脉濡细。

治法：益气补血，活血通络。

方药：四君子汤合桃红四物汤加减。方中以人参、白术、炙甘草补益中气；茯苓益气健脾；桃仁、红花活血化瘀；熟地黄、当归滋阴补肝养血；芍药养血和营，以增补血之力；川芎活血行气，调畅气血，以助活血之功。

加减：气短乏力明显加黄芪；肌肤甲错重用当归、川芎，加三棱、莪术以祛瘀生新。

4）痰热腑实、风痰上扰证

主症：突然半身不遂，偏身麻木，口眼㖞斜，便干，或头晕，或痰多，舌謇，舌苔黄或黄腻，脉弦滑。

治法：化痰通腑。

方药：星蒌承气汤加减。方中以生大黄荡涤肠胃，通腑泻热；芒硝咸寒软坚；枳实消痞；厚朴宽满；瓜蒌、胆南星清热化痰。腑气通后应清化痰热，活血通络，药用钩藤、胆南星、全瓜蒌、丹参、赤芍、鸡血藤。

加减：头晕重加菊花、珍珠母；舌质红而烦躁不安、彻夜不眠者，属痰热内蕴而兼阴虚，可适当选用鲜生地黄、北沙参、麦冬、玄参、茯苓、首乌藤等育阴安神之品。

（2）中脏腑

1）闭证

特点：突然昏仆，不省人事，牙关紧闭，口噤不开，两手握固，二便闭结，肢体强痉拘急。按有无热象分阳闭、阴闭。

①阳闭

主症：除见上症外，伴面红身热，气粗口臭，躁扰不宁，舌红，苔黄糙，脉弦滑数有力。

治法：辛凉开窍，清肝息风。

方药：先用局方至宝丹1粒化服，继用羚羊角汤加减。方中以牛黄清热解毒，息风止痉，化痰开窍；麝香芳香开窍；水牛角、玳瑁清热凉血，解毒定惊；冰片、安息香助麝香通窍开闭；朱砂、琥珀镇心定惊；雄黄辟秽解毒。

加减：血随气逆，面赤甚加牛膝，抽搐重加全蝎、僵蚕以息风止痉，痰涎壅盛加胆南星、天竺黄、竹沥，口臭加藿香以化浊辟秽，便秘加生大黄、枳实通腑泻热。

②阴闭

主症：除具闭证特点外，伴痰涎壅盛，四肢欠温，静卧不烦，口唇青紫，舌紫暗或有瘀斑，苔白腻，脉沉滑。

治法：辛温开窍，豁痰息风。

方药：先用苏合香丸1丸化服，继服导痰汤加减。方中以苏合香、安息香、麝香、冰片辛温芳香走窜，开窍醒脑；沉香、檀香行气止痛，散寒化浊；木香、香附理气解郁，调和止痛；乳香活血定痛；丁香、荜茇温中降逆，散寒止痛；白术燥湿化浊；朱砂镇惊安神；水牛角凉血清心；诃子温涩敛气，可防诸药辛散太过，耗伤正气。

加减：肢体强痉甚加僵蚕、全蝎、生石决明，痰涎壅盛加川贝母、天竺黄。

2）脱证

主症：骤然昏仆，不省人事，鼻鼾息微，手撒遗尿，肢体软瘫，汗多肢冷，目闭口开，舌淡，苔白，脉微欲绝。

治法：回阳固脱。

方药：参附汤加味。方中以人参甘温大补元气；附子大辛大热，温壮元阳。

加减：四肢厥逆，面红耳赤，脉浮大无根为阳脱阴竭，急于扶阳救阴，加山茱萸、熟地黄、甘草；汗出不止加煅龙牡；神昏加石菖蒲、远志。

（3）*后遗症*　糖尿病性脑血管病经救治后，常留下后遗症，如半身不遂、音哑、口眼㖞斜等。半身不遂即偏瘫，音哑为中枢性失语，口眼㖞斜即中枢性面神经麻痹。

1）半身不遂

①肝阳上亢、脉络瘀阻证

主症：头晕目眩，面赤耳鸣，肢体偏废，强硬拘急，舌红，苔薄黄，脉弦有力。

治法：平肝息风，活血通络。

方药：天麻钩藤饮加减。方中以天麻、钩藤平肝息风清热；石决明平肝潜阳；牛膝补肝肾，引血下行；栀子、黄芩清热；杜仲、桑寄生补肝肾；益母草活血；首乌藤养心安神，通络；茯苓宁心安神，健脾补中。

加减：肢体强痉较重加鸡血藤、伸筋草以舒筋活络，舌质紫暗、边有瘀斑加桃仁、红花、地龙，肢体麻木不仁加陈皮、胆南星、茯苓以化痰通络。

②气血两虚、瘀血阻络证

主症：面色萎黄，体倦神疲，瘫肢弛纵不收，软弱无力，舌胖质紫暗，苔薄白，脉虚细无力。

治法：益气养血，活血通络。

方药：补阳还五汤加味。方中重用黄芪，大补脾胃之元气，使气旺血行，瘀去络通；当归尾活血，兼能养血；赤芍、川芎、桃仁、红花助当归尾活血祛瘀；地龙通经活络。

加减：言语不利加石菖蒲、远志祛痰开窍；口眼㖞斜加制白附子、僵蚕、全蝎化痰祛风通络；下肢软弱加牛膝、杜仲、桑寄生补益肝肾，强健筋骨；大便秘结加火麻仁、郁李仁；小便失禁或夜尿多加覆盆子、益智仁、桑螵蛸补肾固涩。

2）音哑：音哑为失语，或言语謇涩，多与半身不遂、口眼㖞斜并存。分虚实两型。

①肾虚音哑

主症：心悸气短，音哑，下肢软弱，阳痿遗精，早泄，腰膝酸软，耳鸣，夜尿频多，舌淡，苔白，脉沉细。

治法：滋阴补肾，开音利窍。

方药：地黄饮子加减。方中以熟地黄、山茱萸滋补肾阴；肉苁蓉、巴戟天温补肾阳；附子、肉桂补肾阳且吸纳浮阳；麦冬、石斛、五味子滋阴敛液；石菖蒲、远志、茯苓交通心肾，开窍化痰；大枣、生姜、薄荷调和营卫。

加减：语言謇涩，痰涎壅盛加陈皮、胆南星、天竺黄以化痰开窍。

②痰阻音哑

主症：舌强语謇，肢体麻木，或半身不遂，口角流涎，舌红，苔黄，脉弦滑。

治法：祛风化痰，开窍通络。

方药：解语丹加减。方中以天麻、全蝎、白附子祛痰开窍；胆南星清热利窍，驱逐痰瘀醒脑；石菖蒲祛痰开窍醒神；茯苓健脾化湿；远志祛痰安神开窍。

加减：伴头痛加钩藤、菊花、龙骨、牡蛎以平肝息风。

3）口眼㖞斜

主症：口眼㖞斜，言语謇涩。

治法：祛风化痰通络。

方药：牵正散加味。方中以白附子祛风化痰止痉；僵蚕、全蝎息风止痉，全蝎长于通络，僵蚕并可化痰，共助君药祛风化痰止痉之力；用热酒调服，宣通血脉，以助药势，引药直达病所，而为佐使。

加减：面部抽搐加蜈蚣以祛风止痉。

4. 其他疗法

（1）中成药　银杏叶片，适用于瘀血阻络引起的胸痹心痛、中风、半身不遂等，每次 2 片，每日 3 次，口服。

（2）中药注射液　清开灵注射液，用于热病神昏，中风偏瘫，神志不清等。醒脑静注射液，用于热入营血，内陷心包，高热烦躁，神昏谵语等。

（3）针灸

1）体针取内关、神门、三阴交、天柱、尺泽、委中等穴。语謇加金津、玉液放血；口歪流涎，配颊车透地仓、下关透迎香；上肢病变取肩髃、曲池、外关、合谷；下肢病变加环跳、阳陵泉、足三里、昆仑；血压高加内庭、太冲。

2）耳针取皮质下、脑、心、肝、肾、神门及瘫痪等相应部位。每次 3 ～ 5 穴，中等刺激，每次 15 ～ 20 分钟。

3）头针取穴以对侧运动区为主。

（4）穴位注射　取肩髃、曲池、合谷、手三里、环跳、阳陵泉、髀关、解溪等穴，轮流选用，每穴注射当归注射液、丹参注射液等 1 ～ 2 mL。

（5）推拿　上肢取大椎、肩髎、臂臑、曲池、手三里、大陵、合谷；下肢取命门、阳关、居髎、环跳、阴市、阳陵泉、足三里、委中、承山、昆仑。用推、拿、按、搓、摇等手法。

二、糖尿病性心血管病

（一）西医诊断与治疗

1. 概述

糖尿病心脏病是指糖尿病患者所并发或伴发的心脏病，其中包括冠状动脉粥样硬化性心脏病（冠心病），糖尿病心肌病，微血管病变和自主神经功能紊乱所致的心律及心功能失常，如有高血压者还可包括高血压心脏病，但目前不少心血管病专家对此仍有异议，认为其应属冠心病范畴。

2. 病因及发病机制

糖尿病并发冠心病的原因很多，常见的危险因素有年龄、家族史、血脂异常、高血糖、高血压、吸烟、微量清蛋白尿、肥胖、血浆同型半胱氨酸增多等，其中高血糖起着重要的作用。

（1）高血糖和糖基化　糖尿病患者由于长期暴露于高血糖状态下，其蛋白质糖基化及氧化过程势必加剧。血糖通过与蛋白质氨基间的非酶促性可逆的链重排反应，产生一些糖基化早期产物，进一步与蛋白质游离氨基不可逆地反应，产生糖基化终末产物（AGE）。AGE 参与冠心病发病的主要机制如下：

1）AGE 能够与胶原及其他结构蛋白产生交联反应，增加胶原的刚性，使动脉壁的顺应性降低。

2）糖基化的胶原在血管壁上形成网状结构，通过同价捕获 LDL，使被捕获的 LDL 较易被自由基攻击从而发生氧化。

3）人类单核细胞表面具有 AGE 特异性受体，结合后促使单核细胞释放多种细胞因子及生长因子，如白介素 -1、肿瘤坏死因子 β（TNF- β）、血小板源生长因子（PDGF）等，使得血管组织增生。

4）AGE 还能消耗一氧化氮（NO），使依赖 NO 的血管扩张机制受损，造成血管张力增高，引起血压升高。

（2）脂代谢紊乱　糖尿病患者常伴有脂代谢紊乱，高血糖使胰岛素作用受损，直接影响脂蛋白的代谢，脂蛋白数量及组成发生改变，造成高甘油三酯血症、高低密度脂蛋白血症和低高密度脂蛋白血症。

（3）高胰岛素血症　血清中过高的胰岛素对动脉组织的效应如下：

1）刺激动脉平滑肌增生并由中层向内层移位，促进粥样硬化形成。

2）刺激结缔组织增生。

3）刺激各种生长因子在动脉壁沉积。

4）促进内皮细胞的内皮素 1 的基因表达，增加内皮素受体数量和内皮素的缩血管作用。

5）高胰岛素血症能提高血浆纤溶酶原激活物抑制剂 -1（PAI-1）浓度，

促进凝血，抑制纤溶，损伤血管内皮。

3. 临床表现

糖尿病心脏病的临床表现可无症状至严重心律失常、心源性休克或伴急性心肌梗死等非常复杂而严重的症候群，有时还可伴发酮症酸中毒和严重感染，或由这些并发症诱发心脏病症候群。典型表现有如下几点：

（1）休息期心动过速　在休息状态下心率超过 90 次 / 分，有时可达 120 次 / 分，此种心率较固定，不易受各种条件反射影响。由于糖尿病早期累及迷走神经，以致交感神经处于相对兴奋状态，故心率有增快倾向。

（2）体位性低血压　当患者由卧位起立时，如收缩期血压下降＞4 kPa（30 mmHg）、舒张压下降＞2.7 kPa（20 mmHg）时称体位性低血压或直立性低血压。当出现体位性低血压时患者常感头晕、软弱、心悸、大汗、视力障碍，甚至昏倒。体位性低血压是糖尿病神经病变中晚期表现，其发生可能由血压调节反射弧中传出神经损害所致。

（3）无痛性心肌梗死　据统计，糖尿病患者发生心肌梗死较非糖尿病患者多，且约 42% 的心肌梗死是无痛性。本病病死率高，且缓解后复发率较高。初次发生后，2 个月内病死率为 38%，再发的病死率为 54.7%，5 年后的生存率各为 7.8% 和 25%。患者仅有恶心、呕吐、心力衰竭，或心律失常，或心源性休克，或仅感疲乏等。无痛性心肌梗死主要由自主神经损害所致。

（4）猝死　糖尿病心脏病者偶因各种应激、感染、手术麻醉等原因致猝死。临床上呈严重心律失常、心源性休克，起病突然，有的患者仅感短暂胸闷心悸即迅速发展至严重休克或昏迷状态。

4. 辅助检查

（1）心电图检查　糖尿病心脏病心电图的变化无特异性，可有心室肥大与心肌缺血的心电图表现，尤其伴有冠心病的糖尿病患者，可呈心肌缺血或心肌梗死的心电图图形。房室传导阻滞、室内传导阻滞也常见，Q–T 间期也可延长。有研究表明，这可能是由糖尿病心肌病所致。有报道糖尿病患者自主神经系统功能紊乱，无症状心肌缺血发生率很高，高达全部缺血发作次数的 91%，并且发作规律亦有变化，24 小时动态心电图对无症状心肌缺血的检出有一定帮助。

（2）心率变异性的检查　此项检查对诊断糖尿病患者有无自主神经病变很有价值。心律的整齐程度和频率的高低受迷走神经和交感神经的调控。分析逐次心跳间期的微小变异，可定量评估心交感神经、迷走神经活动紧张性和均衡性的变化。心率变异性降低是心血管自主神经调节功能紊乱的表现。心肌梗死、充血性心力衰竭、糖尿病和高血压等疾病患者心率变异性较正常人显著降低。测定心率变异性的方法和指标有以下两种：

1）时域分析法：①立卧心率差，记录平卧和站立瞬间心电图，从R–R间期测得心率，计算站立即刻和平卧心率之差，正常立卧心率差≥15次/分（60岁以上≥10次/分）。②呼吸心率差，从深吸气、深呼气心电图上测量深吸气最短的R–R间期与深呼气时最长的R–R间期，推算出心率差值即为呼吸心率差，正常值≥15次/分钟（60岁以上者≥10次/分）。③乏氏指数，深吸气后掩鼻，用力吹与血压计水银柱连通的皮管，使压力上升达5.3 kPa（40 mmHg）坚持15秒以上，即乏氏动作。最小的R–R间期与最长R–R间期的比值即为乏氏动作反应指数，正常值为1.21，≤1.10为异常。④24小时动态心电图观察，24小时平均心动周期标准差（CLV）的正常值应＞100 ms，如＜50 ms为异常；相邻心动周期差＞50 ms的心搏数占总心搏的百分数（PRR50）；最长与最短R–R间期差DRR。

2）频域分析法：心率功率谱分析是应用微机对心率变异的速度与幅度做频域分析的一种心脏自主神经调节功能的定量检测方法。根据频率高低将波形分为超低频段（＜0.0033 Hz）、极低频段（0.0033～0.04 Hz）、低频段（0.04～0.10 Hz）、中频段（0.10～0.15 Hz）、高频段（0.15～0.40 Hz）。低频峰反映交感神经的活动或受交感迷走神经活动的共同影响，与外周血管舒缩有关。中频峰反映压力感受器反射功能。高频峰反映迷走神经的活动与呼吸周期有关。低频/高频（LF/HF）标志交感与迷走神经平衡的消长。糖尿病患者心率功率谱分析，低、中、高频成分降低提示其并发自主神经病变。心率功率谱是早期检出心脏自主神经病变的敏感方法。

（3）超声心动图检查　糖尿病患者即使无冠心病并发症，由于糖尿病心肌病变和间质纤维化，可出现早期左心室功能异常，尤其是舒张功能的异常，表现为左心室舒张末期内径减小，峰充盈率低下。

Esko Vanninen 在对新诊断的 2 型糖尿病患者应用多普勒和 M 型超声心动图评估其左室功能和容积的变化时，发现男性患者峰充盈率减低，女性患者左室重量增加。在观察 15 个月后，发现 2 型糖尿病患者在血糖水平降低的同时有收缩和舒张功能的改善，认为高血糖可能直接对左心室收缩功能起不良作用，左心室充盈可能与自主神经的功能有关。

（4）放射性核素检查　Mantysali 等最早报道，应用 ^{131}I–metaiodobenzylguanidine（^{131}I–MIBG）进行心肌断层显像检查糖尿病患者，发现有心脏自主神经病变的患者显示异常的 MIBG，有些无明显心自主神经病变的糖尿病患者，也出现较小范围的心肌 MIBG 摄取异常。Gerhard Kreiner 等也采用 MIBG 方法研究 1 型糖尿病患者心脏自主神经功能紊乱的流行情况，并与心血管反射试验比较，还观察心脏肾上腺素能神经支配与左心室功能的关系。研究结果不仅证实了 Mantysali 等的结果，而更强调，即使在一般心血管反射试验无自主神经病变的患者，也有相当一部分患者有心脏肾上腺素能神经支配的紊乱存在。MIBG 断层心肌显像作为直接评估心脏肾上腺素能神经支配完整性的方法，它可较早地指示亚临床期的病变。MIBG 断层心肌显像显示，心脏肾上腺素能神经支配紊乱与 1 型糖尿病患者亚临床左心室功能不全有关，在久病的 1 型糖尿病患者，较多出现单独的舒张功能不全或伴有收缩功能不全。舒张功能异常出现早于收缩功能异常。

5. 诊断与鉴别诊断

（1）诊断　糖尿病心脏病符合以下 4 项中任意一项者即可诊断。

1）符合冠心病诊断标准（采用 WHO 缺血性心脏病的命名及诊断标准）。

2）符合心脏自主神经功能紊乱诊断中任意一项者：①休息时心动过速，心率＞ 90 次 / 分；②深呼吸时每分钟心率差＜ 10 次 / 分；③立卧位时每分钟心率差≤ 10 次 / 分；④乏氏动作反应指数≤ 1.10；⑤ 30/15（即站立后第 30 次与第 15 次心搏 R–R 间期比例测定）值＜ 1.03；⑥卧立位血压差≥ 4.0 kPa（30 mmHg）。

3）符合糖尿病性心肌病诊断中任意一项者：①心功能测定（BEB/LVET）比值升高；② M 型超声心动图示右室短轴缩短速率下降，二尖瓣开放时间延迟，左室射血分数下降；③有心功能不全表现，X线示心影增大；心电图示心室肥厚，ST-T改变、异常，Q波或伴心律失常；超声心动图可见左、右心室增大，左心室射血分数和心排指数下降。

4）伴高血压心脏病者，最肯定的客观诊断是发现心肌有缺血的表现，同时可证明患者有冠状动脉粥样硬化性阻塞性病变。冠状动脉造影是诊断的金标准。

（2）鉴别诊断

1）自主神经功能失调：在肾上腺素能β受体兴奋性增高的类型中，患者心肌耗氧量增加，心电图可出现ST段压低和T波倒置等改变，患者多表现为精神紧张和心率增加。待心率减慢后再做心电图检查，可见ST段和T波恢复正常可鉴别。

2）ST段和T波改变：糖尿病患者如果同时存在心包病、心肌炎、电解质失调或药物作用等情况，都可以引起ST段和T波改变，根据其各自临床表现不同可以鉴别。

6. 治疗

（1）一般治疗　注意劳逸结合，低脂肪、高纤维饮食，戒烟酒，逐渐减肥，适当做有氧运动。

（2）药物治疗

1）糖尿病的治疗：高血糖是心血管疾病的危险因素之一，糖尿病患者患心血管疾病的危险性随血糖的升高而增加。随着HbA1c水平的增高，糖尿病患者心脏事件及并发症的发生率增加，但不存在明显的发生并发症的血糖阈值。①UKPDS研究的结果显示，非胰岛素依赖型糖尿病患者强化血糖控制可使心肌梗死等心血管终点事件发生的危险性明显降低，应采取各种积极措施将患者的血糖降至接近正常水平，但也要避免发生低血糖，因低血糖可诱发心绞痛或心肌梗死。为了预防动脉硬化，最重要的是正确选择治疗糖尿病的方法，饮食治疗是基本措施。不论糖尿病类型、病情轻重或有无并发症，也不论是否应用药物治疗，都应严格和长期执行。饮食总热量和营养成分须适应生理需要，进餐定时定量，以利于血糖水平的控制。②体育锻炼也是糖尿病治疗的一项基础措施，按年龄、性别、体力、有无并发症等不同条件，循序渐进和长期坚持。在饮食和运动治疗的基础上，选择适当的口服降糖药物或胰岛素，力争血糖控制在理想水平。在糖尿病本身的治疗中既要控制高血糖，纠正酮症酸中毒，又要防止低血糖反应的发生，以改善心肌代谢状态，并且要稳定和加强循环系统功能，以上都是治疗心血管并发症的基本措施。

2）控制高血压：UKPDS 研究表明，糖尿病伴高血压者，收缩压每下降 10 mmHg，并发症可明显减少，流行病学分析，严格控制血压所获益处优于一般控制，但收缩压与并发症发生间无明确阈值，建议理想控制血压为 130/85 mmHg 以下。近期公布的美国预防、检测、评估与治疗高血压全国联合委员会第七次报告（JNC7）建议控制糖尿病高血压应以血压值＜ 130/80 mmHg 为目标血压。由于使用短效降压药时 24 小时内血压波动较大，而血压波动是导致靶器官损害的重要因素。所以，近年来一般主张选用长效降压药，可选用血管紧张素转化酶抑制剂、钙通道阻滞剂和 β 受体阻滞剂，但应注意应用 β 受体阻滞剂可影响机体对低血糖的反应。

钙通道阻滞剂：除能降低血压外，还具有解除冠状动脉痉挛、改善心肌缺血、缓解心绞痛等作用。INSIGHT 表明，硝苯地平控释片可有效降低糖尿病高血压，不干扰血糖代谢，同时减少新生糖尿病的发生，保护靶器官及肾功能，减少终点事件的 50%。

β 受体阻滞剂：STOP、SHEP、MRC 等研究已证实，其与安慰剂相比可减少高血压患者的心血管患病率和病死率。β 受体阻滞剂除可降低血压外，还可减慢心率，降低心肌收缩力，从而减少心肌的氧耗量。用于糖尿病合并冠心病者有减轻症状、减少心绞痛发作次数的作用。但其对糖代谢和脂代谢有不良影响，而且可掩盖低血糖症状和延缓低血糖的恢复，可能延误低血糖的诊断和及时处理，使用时需注意。β 受体阻滞剂禁用于支气管哮喘、急性心力衰竭、病态窦房结综合征、休克和二度以上房室传导阻滞。

ACEI：除可降低血压、减轻心脏的后负荷外，还可预防或逆转左心室肌的肥厚，在急性心肌梗死患者可改善心功能和预后，缩小梗死面积，降低恶性心律失常、不稳定型心绞痛、再梗死的发生率，并改善左心室的重构，阻止充血性心力衰竭的发生和发展。心脏后果预防评价研究（HOPE）证明，使用雷米普利可显著降低心血管死亡、中风、心肌梗死、心力衰竭、血管重建术、新发糖尿病、糖尿病微血管并发症和糖尿病肾病的事件发生率。HOPE 的亚组研究（SECURE）证实雷米普利能有效延缓动脉粥样硬化的进展，其效果具有剂量相关性，10mg/d 疗效显著，且其延缓动脉粥样硬化的作用独立于降压作用。其另一个亚组研究（micro HOPE）证实，雷米普利可使高危的中老年糖尿病患者显著减少大血管、微血管病变血管重建和心力衰竭，其益处附加于现有药物治疗之上，且不影响长期血糖控制，应用雷米普利的益处远远大于血压降低带来的益处，ACEI 的预防作用可能是直接的血管保护带来的。

血管紧张素Ⅱ（AgⅡ）受体阻滞剂：血管紧张素Ⅱ是心肌细胞肥大和成纤维细胞重构的主要原因，且可作用于血管壁，促进血栓形成。AgⅡ受体阻滞剂可减轻心肌的肥厚，减缓充血性心力衰竭的发展和降低其病死率，减少急性心肌梗死的梗死面积，改善心室重构，且可明显减弱血管成形术后再狭窄的程度。高血压患者生存研究（LIFE）是来自 945 个中心，由研究者发起的前瞻性的以社区为基础的，多国家、双盲、双模拟、随机、活性药物对照的平行对照研究，其结论：氯沙坦与阿替洛尔相比，具有超越降压以外的更优越的降低心血管患病和死亡危险（包括脑卒中）的保护作用，对高危人群（如糖尿病）和低危人群（如非血管性）均具有保护作用，可降低新发生糖尿病的概率，氯沙坦比阿替洛尔有更好的耐受性。

3）纠正脂代谢紊乱：对防治动脉粥样硬化有效。在赫尔辛基研究中，应用吉非贝齐的 2 型糖尿病患者发展成心脏病者明显减少。在辛伐他汀的生存研究中，4444 名冠心病者中 201 人患糖尿病，糖尿病患者调脂治疗组冠状动脉事件发生率下降了 54%，而全组仅下降 30%；辛伐他汀治疗组病死率为 14%，而安慰剂组为 25%。在糖尿病动脉粥样硬化干预研究（DAIS）中给予具有 2 型糖尿病典型血脂谱的患者微粒化非诺贝特调脂干预治疗，可以预防动脉粥样硬化，降低糖尿病患者心血管疾病的发病率和病死率。非诺贝特通过 PPARα 调节在脂代谢中起主要作用的基因的表达使小而致密的低密度脂蛋白减少，甘油三酯分泌减少，富含甘油三酯的脂蛋白降解增加，高密度脂蛋白增加，微粒非诺贝特治疗可明显改善高危人群的动脉粥样硬化进展，使局部病变进展降低 40%，心血管事件降低

23%，且可用于2型糖尿病的长期调脂治疗，安全耐受性好。

（3）改善胰岛素抵抗，降低高胰岛素血症 已知糖尿病大血管病变的发生与胰岛素抵抗有关，后者是一种独立危险因素，故改善胰岛素抵抗有助于糖尿病血管并发症的防治。胰岛素增敏剂噻唑烷二酮类药物，如罗格列酮可增加胰岛素敏感性，改善血糖控制，显著降低血糖、游离脂肪酸和胰岛素水平。目前不断有证据表明，罗列格酮不仅对长期血糖控制有良好的作用，而且在减少心血管疾病风险方面也有潜在益处。

（4）心绞痛的治疗 在控制糖尿病的基础上，按一般治疗心绞痛的处理原则进行治疗，即改善冠状动脉的供血和减轻心肌的耗氧，同时治疗动脉粥样硬化。

1）发作时的治疗：①一般治疗，如止痛、吸氧、稳定血压、休息（发作时立即停止活动，一般患者休息后症状可立即消除）等。②药物治疗，较严重的发作，首选作用较快的硝酸制剂。这类药物除扩张冠状动脉、降低阻力、增加冠状动脉循环的血流量外，还通过对周围血管的扩张作用，减少静脉回流心脏的血量，降低心室容量、心腔内压，减低心脏前后负荷和心肌的需氧量，从而缓解心绞痛，常用制剂有硝酸甘油片0.3～0.6 mg和硝酸异山梨酯2.5～10 mg舌下含化，或硝酸甘油片1～3 mg置于颊黏膜处和硝酸异山梨酯口腔喷雾剂2喷，在应用快作用硝酸酯药物的同时，可考虑适当使用镇静药。

2）缓解期的治疗：①避免各种诱发因素、调节饮食结构。进食不宜过饱，禁烟酒，调整日常生活与工作量，减轻精神负担，保持适当的体育活动。一般不需卧床休息，但发作频繁、心肌梗死后心绞痛、疑为心肌梗死前奏的患者，应予休息一段时间。②药物治疗。使用作用持久的抗心绞痛药物，以防心绞痛发作，可单用、交替或联合应用作用持久的药物。常用制剂有硝酸酯制剂、β受体阻滞剂、钙拮抗剂、冠状动脉扩张药和近年来使用的改善心肌代谢类药等。

采用β受体阻滞剂治疗本病时应注意以下情况：有的糖尿病心脏病患者，心脏处于心力衰竭的临界状态，β受体阻滞剂可促发心力衰竭；使用非选择性β受体阻滞剂时应警惕发生低血糖；应用大剂量β受体阻滞剂时，若突然停药可诱发严重的心脏并发症，故应逐渐减量，若必须停药，可在医院内连续监护下进行。近年来应用精制蝮蛇抗栓酶治疗心绞痛取得较好疗效，应用大剂量（每天 2 IU，静脉滴注）治疗不稳定型心绞痛疗效更佳，由于该药具有抗凝、溶栓和扩血管等作用，故能缓解心绞痛。曲美他嗪能维持缺血或缺氧细胞线粒体能量代谢，防止细胞内 ATP 水平下降，保持 Na^{+}–K^{+}–ATP 酶（钠泵）正常功能和钾钠离子跨膜运动，增加心肌葡萄糖氧化，改善缺血心肌功能，从而增加心绞痛患者冠脉储备，显著减少心绞痛发作频率和硝酸甘油用量，每日 20 mg，每日 3 次，舌下含服。由于心绞痛发病机制复杂，宜以个体化治疗为原则。

以上为对稳定型心绞痛的处理措施，对于不稳定型心绞痛（UAP）患者，因其易发生急性心肌梗死（AMI）或猝死（SD），且发作时可能伴有恶性室性心律失常或心功能不全，故应住院密切观察治疗，尤其对危重患者应送入冠心病监护病房（CCU）中，按 AMI 患者监护，然后根据其具体情况采取相应的个体化治疗方案。

（5）心肌梗死的治疗　糖尿病患者发生心肌梗死的治疗按一般非糖尿病患者的治疗原则，包括入院前的就地抢救，住院期间的冠心病监护病房和普通病房的治疗，康复期的冠心病二级预防，即心肌梗死后的 ABC 治疗。如糖尿病合并急慢性并发症特别是酮症酸中毒时发生心肌梗死，应每天分次注射人胰岛素或根据临床情况而决定用量，每天要监测血糖，最好使血糖维持在 9 ～ 10.2 mmol/L，可避免低血糖的发生，心肌梗死合并心力衰竭时不能给予苯乙双胍，因此时血乳酸水平升高，可导致乳酸性酸中毒。糖尿病患者发生急性心肌梗死时，病情都较重，血糖升高明显，伴随这种应激反应，必然加重糖尿病病情，故此时应将口服药改为胰岛素治疗，有利于控制高血糖症。应用胰岛素后亦应注意避免低血糖症的发生。

1）入院前（就地抢救）治疗：① AMI 早期猝死的防治。约 65% 猝死发生在 AMI 起病后 1 小时内，大多数是由于心电不稳定所致的心室颤动（室颤）引起，可以没有广泛心肌损伤，经现场或最先到达的基层急救人员或医护人员进行除颤后，约 60% 以上患者可获救。②止痛和镇静。吗啡是解除 AMI 疼痛的首选药物，其作用于中枢阿片受体而发挥镇痛作用，并阻滞中枢交感冲动传出，导致外周动、静脉扩张，从而降低心脏前、后负荷及心肌耗氧量；使循环中儿茶酚胺释放减少，减慢心率。常用剂量为 5 ～ 10 mg，皮下注射，或 2 ～ 5 mg 静脉注射，必要时 15 ～ 30 分钟重复。吗啡可抑制呼吸，有慢性阻塞性肺病者慎用。如有发生呼吸抑制，可使用纳洛酮对抗，剂量为 0.4 mg 静脉注射，总量不超过 1.2 mg。哌替啶也有镇静和消除焦虑的作用，50 ～ 100 mg 皮下注射，或 25 mg 静脉注射。哌替啶有致心动过速和呕吐作用，可用阿托品 0.5 mg 静脉注射以对抗。③心动过缓及恶性心律失常治疗。心肌梗死早期极易并发心律失常，治疗上应视其具体类型和病情而定。有心动过缓者酌情使用适量阿托品（0.5 mg 静脉注射或 1 mg 肌内注射），有频发室性期前收缩或室性心动过速时可酌情给予利多卡因（1 mg/kg 静脉注射）进行转复。在运送途中发生室速或室颤，仍需及时电除颤；如发生心搏骤停，立即就地心肺复苏，待心律、血压、呼吸稳定后再送入院。④院外溶栓治疗。美国心脏协会（American Heart Association, AHA）及其他国家对有 Q 波心肌梗死的静脉溶栓治疗进行了重大改革。现已规定可由基层初级医护人员在入院前就地抢救现场早期施行静脉内溶栓治疗。这一治疗措施使心肌梗死相关动脉及早恢复灌注，对挽救缺血心肌、限制梗死范围、改善左心室功能、降低病死率具有重大临床意义。

2）住院期间治疗：包括 CCU 治疗及普通病房的治疗。CCU 的设置使 AMI 早期病死率降低 50%。AMI 患者进入 CCU 后，通过连续心电图、心泵功能、心肌酶谱的监测及用侵入性方法对血流动力学指标监测，宜尽早、尽快地实施溶栓治疗及其相关的抗凝治疗或进行 AMI 的急症经皮冠状动脉腔内成形术（percutaneous transluminal coronary angioplasty，PTCA）或冠状动脉旁路移植术（Coronary artery bypass grafting, CABG）等，旨在抢救梗死边缘区的缺血心肌和限制梗死范围，挽救了不少 AMI 伴严重心功能衰竭患者，使 AMI 的病死率进一步降低。

一般治疗：① AMI 早期患者应严格卧床休息 2 ～ 3 日后，视恢复情形逐步增加活动量；②饮食宜选择清淡、易消化食物，少吃多餐，禁绝烟酒，有高脂血症、糖尿病患者须用低脂、低胆固醇、低糖饮食；③卧床休息、食量减少和（或）用吗啡均易引起便秘，可适当给予润肠通便的药物［如可在睡前给予比沙可啶 5 ～ 10 mg 或甘油 / 氯化钠（开塞露）10 ～

20 mL 塞入肛门等]，以避免患者在床上用力解便时诱发肺水肿、肺梗死或心搏骤停；④对老年男性伴有前列腺肥大者，尽量让患者站或坐在床边或坐在便桶上解小便，应尽量避免插导尿管；⑤应尽快建立静脉通道，以保证迅速达到有效药物浓度及维持水电解质平衡，调整血容量，有条件者宜在血流动力学监测情况下进行补液、利尿等治疗；⑥同时应注意患者的心理护理，避免不良的精神刺激，消除患者的精神紧张等；⑦吸氧可减轻呼吸困难、胸痛和发绀，以及减轻 AMI 并发症，如充血性心力衰竭、肺水肿、心源性休克和肺动脉栓塞，可减轻焦虑、恐惧心理，有利于梗死边缘区缺血心肌的氧供，使受损心肌能更有效地泵血；⑧镇痛首选吗啡，亦可用作用较弱的哌替啶，必要时可考虑用人工冬眠（哌替啶 50 ～ 100 mg，异丙嗪 25 ～ 50 mg，双氢麦角碱 0.6 ～ 0.9 mg，加入 5% 葡萄糖液 500 mL 中静脉滴注）或亚冬眠（哌替啶 50 mg，异丙嗪 25 mg，肌内注射，4 ～ 6 小时重复）治疗。

控制血糖：发生急性心肌梗死时，由于应激反应，患者可出现血糖升高，甚至发生酮症酸中毒，后者反过来又可加重心肌梗死或诱发再梗死，所以要密切监测血糖，及时、恰当处理。在对比研究心肌梗死后使用降血糖药物与病死率的关系时发现，使用口服降糖药物，心肌梗死患者多死于早期的心室颤动，且其病死率均较胰岛素治疗组高。口服降血糖药物如磺脲类药物有减弱心肌收缩力的作用，增加浦肯野纤维的自律性，两者都可增加心肌梗死的范围和严重程度，导致室颤。因此，糖尿病患者的急性心肌梗死发生后，应立即开始胰岛素治疗，有降低心肌梗死病死率的作用，并对心肌收缩力和浦肯野纤维无影响。在处理高血糖时要慎防发生低血糖，低血糖可诱发再梗死，建议血糖维持在 8 ～ 10 mmol/L。

溶栓治疗：20 世纪 80 年代是 AMI 治疗的溶栓时代，溶栓疗法是心肌梗死治疗史上使病死率下降最显著的一项治疗措施。在心肌梗死的早期进行溶栓治疗，能迅速恢复冠脉血流，限制和缩小心肌梗死的面积，预防心室扩张和心力衰竭，降低病死率。研究显示，糖尿病并发心肌梗死者溶栓治疗的益处大于非糖尿病患者。应在胸痛发作的 6 小时内（最晚不超过 12 小时）进行，以尽快、尽早地恢复闭塞的冠状动脉血流，使梗死相关血管达到充分而持续再灌注，才能抢救大部分濒死缺血心肌，减少梗死范围，保存心功能和降低病死率。溶栓疗法分为静脉溶栓和冠脉内溶栓。静脉溶栓使用方便，费用较低，病死率也较低，可作为首选。溶栓疗法禁用于近2周内有活动性出血、各种血液病、出血性疾病或有出血倾向者、主动脉夹层动脉瘤、糖尿病性视网膜病变、严重高血压、妊娠、严重肝肾功能损害及恶性肿瘤等，常用药物包括尿激酶、链激酶和组织型纤溶酶原激活剂等。

抗凝和抗血小板聚集药：由于AMI溶栓治疗后抗凝治疗能减少再闭塞的发生，还可预防动脉栓塞和静脉血栓形成，明显降低病死率，防止透壁性梗死区内膜面附壁血栓形成，减少体循环栓塞，防止外周深静脉血栓形成，减少肺动脉栓塞等。禁用于有出血倾向或活动性出血、活动性溃疡、脑卒中、严重高血压、严重肝肾疾患、败血症（尤其是感染性心内膜炎者）、行有创性床旁检查或手术者（如胸腔穿刺、锁骨下静脉穿刺、Swan-Ganz导管检查等）、极度衰弱患者等。本类药物可在溶栓中或溶栓后开始应用。静脉使用者常用肝素，口服者常用阿司匹林、噻氯匹定、氯吡格雷或西洛他唑。抗凝前后须定期监测凝血时间、活化凝血时间（ACT）或活化部分凝血活酶时间（APTT），使上述各指标维持在其正常上限的1.5～2倍来调整肝素浓度。经国外多项大规模多中心的双盲随机试验证实，抗血小板药对溶栓后获成功再灌注患者及未溶栓的AMI患者均能降低AMI早期、晚期再梗死率及病死率，常用抗血小板药物有阿司匹林（160～300 mg/d）、双嘧达莫（常与阿司匹林合用，每次50 mg，每日2～3次）、噻氯匹定（每次250 mg，每日2次，持续2～4周后，改为每次250 mg，每日1次，共3个月）等。

ACEI：其作用机制包括抗心肌缺血（抑制血管紧张素Ⅱ生成，直接改善冠状动脉血流和心肌血流分布，抑制缓激肽降解，改善血管内皮依赖性舒张功能，抑制交感神经活性，增强迷走神经张力，降低心肌耗氧量，抗血小板作用）、改善心功能（降低外周血管阻力，使心脏后负荷降低，降低肺毛细血管楔压、肺动脉压和右心房压，可降低心脏前负荷，降低心室内压和室壁张力，ACEI抑制药引起外周血管扩张时不伴有反射性心率增加，从而降低血压心率乘积）、预防或减轻AMI后心室重塑。AMI后心室重塑指梗死部位室壁由于张力增大，心腔扩大而被拉长、变薄，严重则导致室壁瘤形成。非梗死部位重塑是指心肌细胞肥厚，心肌外基质成分增加而心肌毛细血管密度相对减少，可改善心肌梗死患者心功能，减低再梗死和不稳定型心绞痛的发生率。ACEI 减轻或预防 AMI 后心室重塑的作用已为多项大规模临床试验所证实，但其作用机制不清楚，推测可能是上述多因素共同作用的结果。可降低心肌梗死后心力衰竭的病死率，特别适用于有左室收缩功能障碍者，禁用于有低血压、严重房室传导阻滞者。AMI 伴心功能不全（除外低血压、心源性休克或血流动力学不稳定者）为 ACEI 治疗的肯定适应证。必须结合心功能不全的临床症状和射血分数（即 EF 值，每搏量与舒张末期容量的比值），筛选出合适的 ACEI 抑制药治疗对象。临床试验结果表明，AMI 后患者 EF 值越低，ACEI 治疗对预后改善的净效益越大。目前认为，早期 ACEI 治疗于 AMI 后 3 ～ 10 日内开始可能更为适宜，对降低患者总病死率及心脏病死亡危险性、预防心力衰竭进一步恶化、改善左心室功能均具有肯定作用。AMI 后 ACEI 治疗原则是从小剂量开始，逐渐增加至患者能耐受的剂量，避免发生低血压不良反应，且需长期维持治疗。常用药有卡托普利（目前，美国 FDA 已批准用于 AMI 后心功能不全治疗），开始剂量用 6.25 mg/d，做试验性治疗后，逐渐增加剂量至 75 ～ 150 mg/d，分 3 次服；依那普利开始剂量每次 2.5 mg，每日 2 次，口服，后逐渐增加至每次 5 ～ 10 mg，每日 2 次；培哚普利开始剂量 1 ～ 2 mg/d，口服，后逐渐加大至 4 ～ 8 mg/d；赖诺普利开始剂量每次 2.5 ～ 5 mg，每日 2 次，口服，后逐渐增加至每次 5 ～ 10 mg，每日 2 次等。

β 受体阻滞剂：早期应用可限制梗死范围，降低病死率，减少并发症的发生；后期给药能降低再梗死率和病死率。选用无内源性拟交感神经活性的选择性 β 受体阻滞剂为宜，如阿替洛尔和美托洛尔。对无 β 受体阻滞剂禁忌证的 AMI 患者，应用 β 受体阻滞剂原则为：尽早应用，从最小剂量开始，逐渐缓慢递增，直至患者达到最大耐受量为止，长期维持。在治疗中需注意患者个体化差异及监测心率、血压变化。普萘洛尔 1 mg 缓慢静脉注射，每次 5 ～ 10 分钟，直至总量达 0.1 mg/kg，继以口服 20 ～ 40 mg，每日 3 ～ 4 次；阿替洛尔 5 ～ 10 mg，缓慢静注，继以口服 12.5 ～ 25 mg，每日 2 次；美托洛尔 5 mg 静脉注射，每 2 ～ 3 分钟 1 次，总量达 15 mg，继以口服 25 ～ 50 mg，每日 2 次。以上药物长期治疗，应根据血压、心率调节剂量，保持患者休息时心率在 60 次 / 分左右。如出现以下情况应考虑停药：心率＜ 50 次 / 分，收缩压＜ 12 kPa（90 mmHg），P–R 间期≥ 0.26 秒，利尿药不能控制肺瘀血。禁忌证：窦性心动过缓，心率＜ 50 次 / 分，收缩压＜ 12 kPa（90 mmHg），严重充血性心力衰竭，房室传导阻滞（AVB），一度、二度Ⅰ型、二度Ⅱ型及三度 AVB，严重慢性阻塞性肺疾病。不良反应：心血管不良反应包括心力衰竭、严重窦缓、低血压、休克、AVB、雷诺症、间歇性跛行及外周循环障碍等；非血管性不良反应有疲乏、抑郁、嗜睡、眩晕、失眠、支气管痉挛、胃肠道不适、胰岛素治疗性低血糖及肾病所致急性肾功能不全等。

手术治疗：主要目的是使缺血的心肌重新获得较充足的血液供应，缓解心绞痛，改善生活质量和提高劳动能力，延长患者生命。可采用以下两种手术：PTCA 及冠状动脉内支架植入。PTCA 指经外周动脉将带有球囊的心导管送到冠状动脉的狭窄部位，通过扩张的球囊使动脉粥样硬化斑块撕裂、中层被牵拉而使之扩张。其优点是再灌注成功率高，残余狭窄轻，梗死后心绞痛发生率低，能明显改善左室功能，无溶栓药引起的全身纤维蛋白溶解不良反应，出血发生率低；缺点是与 PTCA 操作有关的并发症（内膜撕裂、夹层、冠状动脉痉挛及急性闭塞等）发生率较非 AMI 的 PTCA 为高，技术条件要求高，有一定风险，且费用昂贵。主要适用于有明确冠状动脉病变，反复心绞痛经药物治疗无效者。经治疗后大部分患者症状有不同程度改善，有效率达 80%。PTCA 具有不需体外循环、住院时间短、手术并发症少等优点，但不适用于左冠状动脉主干狭窄、多部位病变和慢性完全性阻塞性病变的患者。冠状动脉内支架植入为 AMI 急症 PTCA 的开展提供了保障，其最大优点是避免了 PTCA 操作时可能出现的内膜夹层所引起的冠状动脉急性闭塞。此外，高危 AMI 病死率及急症需要做 CABG 者较单独 PTCA 大大减少。

（6）*心律失常的治疗*　处理与非糖尿病患者并无差异，仅需注意用药时对糖尿病的影响和对动脉粥样硬化的不利，在治疗心律失常时必须兼顾糖尿病的治疗，在使用胰岛素、强效降血糖药和抗心律失常药物时应慎重考虑其不良反应。

（7）心力衰竭的治疗　治疗原则与非糖尿病患者相同，针对病理生理的异常进行相应的治疗措施，主要包括减轻心脏负荷和增强心肌收缩力。为减轻心脏负荷，患者需要休息，包括限制体力和心理活动，控制钠盐摄入，应用利尿药和血管扩张药，为增强心肌收缩力可选用洋地黄类药物及其他正性肌力药物。治疗过程还需注意某些药物对糖代谢的影响和其与降血糖药物之间相互作用的问题，如噻嗪类利尿药有升血糖作用，但停药后血糖即恢复正常。对患有肥胖症、高血压病、冠心病、脑动脉硬化的老年人尤应注意抗心力衰竭药物的升糖作用，严防低血糖、低血钾、直立性低血压、高血脂等的发生。合并心力衰竭时，要及时用胰岛素，因为胰岛素不仅可以对抗应激状态下的高血糖，也可使血糖下降，细胞外液容量减少，从而改善心力衰竭。

（二）中医辨证论治

1. 概述

糖尿病心脏病相当于中医学“消渴病”继发的“胸痹心痛”“心悸”“怔忡”“支饮”“水肿”等，临床可以统称为“消渴病心病”。

2. 病因病机

（1）病因

1）心血瘀阻：糖尿病合并心脏病为糖尿病迁延日久，累及心脏，因心气阴虚或心脾两虚，致痰浊、瘀血内阻心络；或素体阴阳两虚，或久病而致心肾阳虚，导致心血瘀阻。

2）痰湿瘀郁互结：发病初期为心之气阴不足，心脾两虚，心脉失养，或脾虚痰浊闭阻，胸阳不振；渐至伤及肝、肾，血瘀阻塞心络；病变晚期，心气衰微，水饮停胸，痰瘀水互结，脉络受阻，甚或阴损及阳，阴竭阳绝，阴阳离决。

3）情志失调：糖尿病患者在漫长的病程中，多有七情不畅，气机郁滞，导致肝郁脾虚、痰浊内生、心气郁结、血液瘀阻等病理过程，反过来又加重气机郁滞，因郁致病，形成恶性循环，使痰湿瘀郁互结于心脉，引发或加重糖尿病心脏病。

（2）病机　糖尿病心脏病的病机为阴虚燥热，心脾两虚。大多数糖尿病心脏病患者可见心悸气短、头晕乏力、胸闷或疼痛，进而胸痛彻背、背痛彻心，甚则心胸猝然大痛，或见晕厥，病变后期肢冷汗出、尿少水肿，重者腹大胀满喘促，不能平卧。根据病机演变和临床症状特征分以下三个阶段。

1）发病初期：消渴病经久不愈，心脏气阴耗伤，心阴不足，心火偏旺，心神不宁，或心脾两虚，气血亏虚，心脉失养则心悸、怔忡；脾虚失运，肺失治节，肾气失司，痰浊内生，或因阴虚燥热，灼津成痰，痰浊闭阻，气机不利，胸阳不振，弥漫心胸，发为胸痹。

2）病变进展期："久病伤络""久病必虚""久病必瘀"，气虚血瘀，血运不畅，或气滞血瘀，心络瘀阻，不通则痛，故胸中刺痛，甚者胸痛彻背、背痛彻心。阴损及阳，心脾阳虚，寒凝血瘀阻闭心脉，则发为胸痹心痛。病情进一步发展，络脉绌急，心络瘀塞不通，可见心胸猝然大痛，而发真心痛。

3）病变晚期：消渴病累及心脏日久，脾虚湿阻，阴阳俱虚，痰湿内盛，血液凝滞，痰瘀稽留脉络，瘀血与痰浊凝聚，壅塞心络，或由虚损至衰微，脏腑血脉瘀阻不通，肺络瘀阻，肺气受遏，失其肃降，心肾阳虚，水邪内停，水饮上凌心肺，则喘息、四肢逆冷青紫、尿少、水肿；重则阳虚欲脱，阴竭阳绝，阴阳离决而见大汗淋漓、四肢厥冷、脉微欲绝等。

3. 分型论治

（1）心气阴虚，郁瘀阻脉证

主症：心痛时作，心悸气短，胸闷憋气，疲乏无力，口干欲饮，大便偏干，少苔或薄白苔，脉细数或细弦数。

治法：益气养心，理气通脉。

方药：通脉理气汤。常用药有太子参、麦冬、五味子、白芍、香附、佛手、丹参、川芎等。

方解：方中太子参、麦冬、五味子益气养阴，香附、佛手、白芍理气通脉，丹参、川芎活血通络。全方共奏益气养心、理气通脉之效。

（2）心脾不足，痰气阻脉证

主症：心痛时作，心悸气短，乏力，胸胁苦满，脘腹痞胀，二便不爽，纳谷不佳，舌胖质淡暗，苔白厚腻，脉沉细而滑或弦滑。

治法：疏气化痰，益气通脉。

方药：疏化活血汤。常用药有紫苏梗、香附、乌药、厚朴、白术、川芎、丹参、白芍等。

方解：方中紫苏梗、香附、乌药、厚朴、白芍理气行气化痰，白术益气，川芎、丹参活血通络。全方共奏疏气化痰、益气通脉之效。

4. 其他疗法

（1）控制心血管危险因素　改善生活习惯，控制体重，戒烟，限钠，避免低血糖及低血钾。

（2）中成药

1）复方丹参滴丸：用于气滞血瘀所致的胸痹，症见胸闷、心前区刺痛或冠心病心绞痛者，每次 10 丸，每日 3 次，口服。

2）通心络胶囊：用于冠心病心绞痛证属心气虚乏、血瘀络阻者，每次 4 粒，每日 3 次，口服。

3）地奥心血康胶囊：用于预防和治疗冠心病、心绞痛以及瘀血内阻之心悸眩晕、胸闷胸痛等病症，每次 2 粒，每日 3 次，口服。

4）速效救心丸：用于气滞血瘀型冠心病、心绞痛急性发作，必要时 10 丸舌下含服。

5）参松养心胶囊：用于治疗气阴两虚、心络瘀阻引起的冠心病室性早搏，每次 4 粒，每日 3 次，口服。

6）芪苈强心胶囊：用于冠心病、高血压病所致轻、中度充血性心力衰竭证属阳气虚乏、络瘀水停者，每次 4 粒，每日 3 次，口服。

（3）中药注射剂

1）参附注射液：用于阳气暴脱的厥脱证之休克，也可用于阳（气）虚所致的惊悸、怔忡、喘咳、胃痛、泄泻、痹证。

2）参麦注射液：用于治疗气阴两虚型之休克、冠心病、病毒性心肌炎、慢性肺心病、粒细胞减少症。

3）丹参注射液：用于胸中憋闷、心绞痛等。

（4）针灸　针刺疗法以“盛则泻之”“虚则补之”“热则疾之”“寒则留之”“陷下则灸之”的基本理论为原则，采取体针分型施治。每日 1 次，10 ～ 15 日为 1 个疗程。

1）心律失常：选心俞、巨阙、内关、神门。功用：宁心安神定悸。

手法：平补平泻法，阳虚和血瘀者用温法。

2）冠心病心绞痛：选巨阙、膻中、心俞、厥阴俞、膈俞、内关。功用：益气活血，通阳化浊。手法：捻转手法，久留。

3）慢性心力衰竭：选心俞、厥阴俞、膏肓、膻中、大椎、内关。功用：补心气、温心阳。手法：先泻后补或配灸法。

（5）经方　阴阳俱虚者可用炙甘草汤来调补阴阳，主要药物组成为炙甘草、人参、生地黄、桂枝、麦冬。

第四节　糖尿病足

一、西医诊断与治疗

（一）概述

糖尿病足（diabetic foot）是糖尿病的一种特殊的、慢性的血管并发症，是糖尿病患者因周围神经病变而失去感觉或因缺血而失去活动能力，合并感染所致的足部疾患。糖尿病足病变是由周围神经病变（包括自主神经病变）、大血管病变和诸多因素之间复杂地相互作用所导致，各个因素所起作用的大小因人而异，并因种族而异。其发病率占糖尿病患者的15%。在亚洲人群中周围血管病变所起的作用可能会略轻一些，周围神经病变伴痛觉消失是足部溃疡最常见的原因。周围血管病变引起的足部溃疡容易出现疼痛，其溃疡难以愈合，可导致下肢截肢。本病最常见的后果是慢性溃疡，最严重的结局是截肢。

（二）病因及发病机制

1. 糖尿病足的诱因

本病的常见诱因有鞋子不合适、水疱病、鸡眼、足部肉赘、足趾间真菌感染、甲沟炎、趾甲损伤等。

2. 周围血管病变

糖尿病患者因体内代谢紊乱，机体长期持续处于高血糖与蛋白质的非酶糖化状态，脂代谢异常而造成动脉狭窄，病变顺序依次为股深动脉、腘动脉、胫动脉及趾动脉。糖尿病足患者动脉硬化造成下肢血供障碍，而侧支循环又不易建立，使足部营养供应减少，容易发生溃疡、坏死，感染不易控制。

3. 神经病变

神经病变包括运动神经病变、自主神经病变以及感觉神经病变。运动神经病变使糖尿病患者足易变成垂弓足、垂趾，如长期受压或创伤致骨质吸收破坏和关节变形，称营养不良性关节炎（亦称 charcot 关节）。自主神经病变可使足部皮肤干燥、破损，出现裂口；感觉神经病变使足部麻木、感觉异常及感觉迟钝（触觉、痛觉、温度觉、震动感），自我保护能力下降。糖尿病足神经病变会影响轴突反射，导致其他外来损伤进一步加重。

4. 感染

因神经病变或足部外伤后，下肢血供减少，使创伤不易愈合；而且糖尿病足易发生感染，其可能的原因：①糖尿病患者多核白细胞的趋向、移动、吞噬和细胞内杀伤作用受损；②糖尿病患者免疫功能减弱；③糖尿病患者伤口肉芽组织形成不好、愈合不良，使细菌容易侵入，感染持续时间延长。

（三）临床表现

1. 足部的一般症状

由于神经病变，患肢皮肤干而无汗、角化变脆，肢端刺痛，感觉迟钝或消失。因肢端营养不良，肌肉萎缩，屈肌和伸肌失去正常的牵引张力平衡，趾间关节变形，形成弓形足、鸡爪趾等畸形。周围血管病变可见足背动脉搏动消失、足部皮肤温度下降、休息时伴疼痛等。

间歇性跛行，是早期常见的下肢症状，行走一定距离后感觉下肢乏力、劳累、麻木，下蹲起立困难，夜间出现休息痛，肢端溃疡坏疽或坏死。

2. 糖尿病足的分级

经典的分级法为 Wagner 分级法。0 级：有发生足溃疡的危险，皮肤无开放性病灶。1 级：足表面有溃疡，临床上无感染。2 级：足部有较深的溃疡感染病灶，常合并软组织炎，无脓肿或骨的感染。3 级：足部深度感染，伴有骨组织病变或脓肿。4 级：骨质缺损，部分足趾坏疽。5 级：足的大部分或全部坏疽。

（四）诊断及鉴别诊断

糖尿病足早期表现为局部皮肤营养障碍、肌肉萎缩、关节变形和感觉障碍，严重时出现坏疽。具备上述临床表现可以诊断，但要与以下疾病相鉴别。

1. 血栓闭塞性脉管炎

血栓闭塞性脉管炎多发生于年轻男性，常并发血栓性静脉炎，病程进展慢，无动脉壁钙化。患者无糖尿病、高血压、高血脂等。

2. 雷诺病

雷诺病多发生于青中年妇女的手部，侵犯足者少见。

3. 闭塞性动脉硬化

闭塞性动脉硬化多见于40岁以上男性，往往有高血脂、高血压和血糖升高等病史，多累及下肢大中动脉，罕见累及上肢，无浅静脉炎，雷诺现象少见，组织病理有动脉壁粥样硬化和钙化。

4. 冻疮

手足均可发病，以暗紫色红肿、斑块、结节为主，可以破溃，常局限性分布，损害于整个冬季持续存在，气候转暖后自愈。

（五）治疗

1. 一般治疗

对患者及其家属进行宣传教育，让患者了解糖尿病的基本知识和治疗要求，学会饮食疗法，掌握降血糖药物的使用、胰岛素注射技术、尿糖测定和低血糖的早期识别及处理等。保持生活规律，注意个人卫生，预防各种感染，坚持参加适当体育锻炼或劳动，避免或减轻肥胖，以改善代谢状况和胰岛细胞储备功能。

2. 药物治疗

将血糖控制在正常范围是防止糖尿病性肢体缺血症发生、发展的基础，因此需根据患者的不同情况选用口服降糖药或胰岛素。

（1）控制感染　糖尿病性缺血的肢体，一旦遭受感染常引起广泛的坏疽，且病情发展迅速，出现严重的代谢紊乱，可危及肢体甚至生命。因此在合并感染时，控制感染和治疗糖尿病同样重要。根据细菌种类或药敏试验结果选用抗菌药物，且要适时、足量和综合用药。由于糖尿病患者合并感染不易控制，所致坏疽发展迅速，故一开始就应选用强力有效的抗生素，而不可逐步升级。但抗生素不能代替手术治疗，一旦感染就应果断、适时和充分地切开引流，包括皮肤、筋膜和腱鞘。切开引流宁早勿晚，只有通畅引流才能控制感染。

（2）改善末梢神经功能障碍　传统的神经营养药，如维生素 B_1、B_6、B_{12}，阿米替林，奋乃静，卡马西平等，可缓解神经痛。局部皮下注射胰岛素对神经病变和疼痛可能有疗效。改善肢体的微循环是治疗神经病变的基础。对足灼热综合征者可用阿司匹林、氯苯那敏和清热凉血的中药治疗。

（3）改善肢体血液循环　由微血管和低位动脉病变引起的缺血，药物治疗是主要的治疗方法。扩张血管、抗血小板和降低血黏度的药物都可应用，可以单独或联合用药。对于有血液高凝状态的患者，也可用抗凝剂和溶栓剂，常用的药物有前列腺素、抗栓酶及中药。

3. 外科治疗

（1）清创术　外科清创术宜在炎症控制后，且清创面积不宜过大。目前比较有前景的清创方法为蛆清创治疗和水凝胶清创治疗。蛆清创治疗主要用于难治性坏疽，特别是在抗生素与外科联用效果不好的情况下；而水凝胶清创主要是促进伤口愈合。

（2）外敷　外敷技术发展迅速，品种繁多，主要有半渗透性聚合膜、藻酸盐、透明质酸盐等。目前临床使用的银离子敷贴，对已形成的窦道、溃疡面都可使用，具有抗菌、促进伤口愈合等作用，取得了较好的治疗效果，但因其价格昂贵，尚难普及。

（3）介入治疗　①经皮腔内球囊扩张血管成形术：用带有扩张球囊功能的导管，在电视荧屏的导引下，对病变处的血管进行扩张。②经皮、动脉路径血管内旋切术：用具有旋转切割功能的导管装置，从股动脉进入将增厚呈粥样硬化的病变旋转切割，并通过导管将其吸出体外，使血管再通。③血管支架成形术：经血管腔将支架置入病变血管处，撑开狭窄的血管，解除病变部位血流通过障碍。

（4）动脉重建术　动脉重建术包括自体大隐静脉血管移植术和人造血

管移植血管重建术。但对于血管重建的作用，一直有争议。Bommayya 和 Edmonds 报道了 30 例因为糖尿病足溃疡和（或）坏疽接受下肢血管重建术的病例，强调了下肢血管重建术在挽救糖尿病足中的重要性。

（5）造血干细胞移植　根据干细胞及内皮祖细胞可以分化为血管内皮细胞，形成新生血管的原理，将患者自体骨髓或外周血里的干细胞及内皮祖细胞分离出来，移植到缺血的肢体肌肉里，使其逐渐分化为新的毛细血管，促使血管再生，改善和恢复下肢血流，达到治疗下肢缺血的目的。此治疗方法正处于探索阶段，还未用于临床。

（6）截肢术　在适当时机选择截肢术不仅是一种治疗方法，更重要的是能够挽救患者的生命，截肢前应行动脉造影术，以判断截肢平面。

4. 其他疗法

高压氧治疗能明显改善机体对氧的摄取和利用，使血氧含量增多，血氧分压增高，血氧弥散能力增强，从而改善全身的缺氧状态，改善组织供氧，降低血液黏度，抑制血液凝固系统，改善微循环调节功能，加速损伤组织修复。高压氧疗对糖尿病足组织皮肤修复和生长有明显促进作用，治疗后创面分泌物明显减少，新生组织肉芽新鲜，上皮生长快，加速了糖尿病足溃疡面的愈合。

二、中医辨证论治

（一）概述

中医学认为糖尿病足为“消渴”和“脱疽”，辨证为热毒炽盛（阳疮）和阳虚血凝（阴疮）。

（二）病因病机

中医认为其核心的病因是气虚、阳衰、寒凝。此病初期普遍存在麻、凉、痛等表现，气虚不能帅血，阳衰不能温煦，寒凝则血液瘀滞不行，久之则肢端坏死而成脱疽。据糖尿病足的临床表现，中医认为其病机有以下几方面：

1. 阴虚燥热，热毒蕴结

消渴病的基本病机为阴虚为本，燥热为标。燥热又伤阴液，使营阴亏耗，热壅血瘀。若外感邪毒蕴结，则发生肢端坏疽、肉腐、脱骨等。

2. 湿热兼瘀血阻滞

消渴病患者因过食肥甘厚味，损伤脾胃，脾失健运，湿浊内停，湿聚成痰，痰浊内生，或久病致脾气亏损，健运失职，津液不化，湿浊内生，阻滞气机，气滞则血行不畅，瘀血阻络，而湿性重浊黏滞，湿性趋下，故出现下肢红肿，或色暗、疼痛，甚则溃破坏疽。

3. 瘀血阻滞

消渴病患者燥热偏盛，热灼津液致血脉瘀缓而阻滞。病久燥热耗气伤阴，气虚行血无力而致瘀血；久病阴损及阳，阳虚不能温煦血脉而致寒凝血瘀。瘀血阻滞脉络，则局部组织失于气血温煦和濡养而出现发凉、色暗，甚则清水淋漓，久不敛口。

（三）分型论治

中医学认为本病乃消渴日久，燥热内结，营阴被灼，络脉瘀阻，蕴毒而发。笔者在临床中体会到本病不外乎“阳疮”和“阴疮”，而瘀血是其发生发展的重要病理基础。临床辨证为热毒炽盛、阳虚血凝和病灶愈合期。常用分型治疗方法如下。

1. 热毒炽盛（阳疮）

主症：轻者患肢皮肤潮红，肿胀发热，疼痛，局部有小的溃疡或坏疽；重者伴有发热，患足严重肿胀，皮肤发红或发暗、发黑，患处有热感，破溃出脓汁多，且有恶臭味。舌质红或绛，苔黄腻或黄燥而厚，脉洪数或滑数。

治法：清热利湿，养阴解毒，佐以活血化瘀。

方药：五味消毒饮合四妙勇安汤加减。金银花 30 g，连翘 15 g，紫花地丁 10 g，冬葵子 15 g，野菊花 30 g，蒲公英 30 g，牡丹皮 15 g，川牛膝 15 g，当归 20 g，白芍 15 g，天花粉 20 g，白芷 15 g，黄芩 15 g，三七 3 g。

加减：疼痛甚者加生乳香、生没药；瘀血较重，患肢皮肤色暗红或有紫斑者加赤芍、鸡血藤。

2. 阳虚血凝（阴疮）

主症：患肢畏寒喜暖，趾端紫暗，麻木冷痛，遇寒加重，步履不利，甚者趾端紫或黑，局部病灶腐烂，但脓水不多，腐肉干枯，甚至局部漫肿。舌嫩或紫暗，苔白或滑润，脉沉细。

治法：温阳益气，活血养血，佐以活血化瘀。

方药：阳和汤加减。熟地黄 30 g，肉桂 3 g，鹿角胶 9 g，白芥子 6 g，赤芍 20 g，黄芪 50 g，炮姜 6 g，当归 20 g，桃仁 15 g，穿山甲 6 g，三七 3 g。

加减：疼痛者加生乳香、生没药，气虚较甚者加党参、白术等。

3. 病灶愈合期

主症：本期为疮疡后期，疮面逐渐变小愈合，诸症缓解或消退，包括局部肿消、坏死肌肉脱净、肉芽上皮生长、热退脉静、舌嫩苔转薄等。

治法：益气养阴，活血通络，脱疮生肌，佐以活血化瘀。

方药：内托生肌散加减。黄芪 50 g，乳香 10 g，没药 10 g，白芍 15 g，天花粉 15 g，丹参 15 g，甘草 6 g，当归 15 g，党参 30 g，白术 20 g，三七 3 g。

（四）外治法

1. 熏洗法

中医熏洗疗法基于“切于皮肤，彻于肉理。摄于吸气，融于渗液”之理，通过热、药的双重作用，开腠理、松肌筋、活血脉、促生长、固正气，以达疗效。所选药物大多气味浓烈，含有大量挥发油成分，在热力协助下较易穿透皮肤进入肌肉，从而使中药性能得到充分发挥。糖尿病足早期，应重益气温经，配以活血通络；糖尿病足后期，因病久瘀血至甚，应重活血通络，舒筋止痛。

2. 足浴法

中医足浴是中医传统治疗方法。所谓“发育四末，药物难达”，中医足浴使中药在热能作用下通过肌腠直达患处而发挥疗效。血得热则行，足浴能促进血液循环、改善微循环，从而有效预防糖尿病足。足浴法多以补气活血为主，如补阳还五汤为足浴常用的基础方。由于中药足浴须将患处浸泡于药液数十分钟，故该法较适用于 0 级糖尿病足，即无开放性病灶，以免感染创口，使病情恶化。

3. 外敷膏药

能够在患处形成较为固定、持久的药物薄膜，或用无菌纱布包扎，每天换药 1 ～ 2 次，或根据分泌物多少增减，该法适用于已有开放性病灶的糖尿病足。此期糖尿病足病程日久，在长期气虚血瘀的基础上，血瘀生热，热毒极盛。在一般治疗以及彻底清创的基础上，运用具有活血止痛、解热消肿、敛疮生肌功效的中药膏剂外敷患足，如生肌膏、湿润烧伤膏等，加速坏死组织的清除和肉芽组织的生成，促进创口愈合，降低截肢率。注意换药时需将创面的膏药及液化物擦拭干净。

4. 外敷散剂

散剂性状为干燥细小颗粒，能够覆盖患处，对于有分泌物的糖尿病足尤为适用。散剂外敷避免了温热液体对患足的刺激，减少感染。多采用行血散瘀、祛腐生新、敛疮生肌的治法，旨在改善局部瘀血状态，改善局部微循环，促进坏死组织脱离和新生组织生成。

5. 湿敷法

湿敷法用药灵活，能巧妙联合中西药治疗糖尿病足。运用益气化瘀等方药，联合胰岛素调节局部组织代谢、维生素 B_6 营养神经等西药局部外敷，有利于损伤的细胞和组织的恢复。常用中药如黄芪功在益气补血，托毒排脓，敛疮生肌，药理研究提示其有扩血管、抑制血小板聚集、改善微循环、改善血管内皮细胞等作用；丹参可活血化瘀，药理研究证明其有降血糖的功效。

第五节　典型医案荟萃

一、糖尿病肾病——气阴两虚，湿热瘀阻证

入院情况：孙某，男，56 岁。初诊日期：2018 年 4 月 9 日。

主诉：倦怠乏力 12 年，加重 3 天。

现病史：血糖升高 12 年。2006 年患者体检时发现血糖升高，空腹血糖 8.7 mmol/L，就诊于当地医院，诊断为 2 型糖尿病，先后给予二甲双胍、格列齐特、瑞格列奈等药物口服治疗，近 1 年调整治疗方案为诺和灵 30R，日用量 28 IU，阿卡波糖早晚各 50 mg，午 100 mg，自述血糖控制在空腹血糖 7 ～ 9 mmol/L，餐后 2 小时血糖 11 ～ 13 mmol/L。3 天前患者无

明显诱因出现倦怠乏力，小便中大量泡沫。

刻下症：倦怠乏力，腰膝酸软，耳鸣，口干口苦，小便多泡沫，色黄，大便秘结，舌体瘦，舌质暗红，有瘀点，苔薄黄，脉细数。

辅助检查：空腹血糖 12.4 mmol/L，餐后 2 小时血糖 11.2 mmol/L。血生化示甘油三酯 5 mmol/L，总胆固醇 8.3 mmol/L。肾功能示白蛋白肾清除率 49.4 μg/min，糖蛋白 15.3 mg/24h，血清 β2 微球蛋白 0.19 pμg/mL。尿常规：蛋白质（+++），尿微量白蛋白 40.7 mg/L，尿微量白蛋白 / 尿肌酐值 30.64 mg/g，尿肌酐 11655 μmol/L。

西医诊断：糖尿病肾病。

中医诊断：消渴病。

辨证分型：气阴两虚，湿热瘀阻证。

治法：益气养阴，清热祛瘀。

方药：黄芪 15 g，白术 15 g，枸杞子 15 g，山茱萸 15 g，地黄 15 g，牡丹皮 15 g，女贞子 12 g，墨旱莲 12 g，丹参 15 g，赤芍 15 g，桃仁 15 g，红花 15 g，黄芩 10 g，车前草 30 g，薏苡仁 30 g，川芎 15 g，陈皮 6 g，焦山楂、焦神曲、焦麦芽各 15 g。14 剂，水煎服，每日 1 剂，早晚空腹温服。西药继续给予胰岛素联合口服药物治疗，并嘱其采用优质低蛋白、低盐、低糖饮食，慎起居，适劳逸，避风寒，畅情志，防感冒。

二诊：2018 年 4 月 23 日。服药后，患者症状有所减轻，乏力减轻，尿中有泡沫，大便正常。复查尿常规：蛋白质（+），尿微量白蛋白 30.8 mg/L，尿微量白蛋白 / 尿肌酐值正常。效不更方，14 剂，水煎服，每日 1 剂。

三诊：2018 年 5 月 7 日。服药后，患者症状明显好转，乏力消失，精神食欲好转，尿中有少量泡沫，大便正常。复查：空腹血糖 7.8 mmol/L。尿常规：蛋白质（±），尿微量白蛋白、尿微量白蛋白 / 尿肌酐值正常。继予上方为主，略有加减。

坚持原方治疗 3 个月余，定期监测血糖、尿常规、尿微量白蛋白、24 小时尿蛋白定量，继续给予中药益气养阴、补肾、活血化瘀治疗以巩固疗效，随访半年病情稳定。

【按语】糖尿病肾病在中医文献中，既属“消渴”，又归属于肾病范畴内的“水肿”“尿浊”“胀满”“关格”等，病机则以肾虚为主。初期精微外泄，久则气化不利，水湿内停，甚则浊毒内蕴，脏气虚衰，易生变证，总属本虚标实。以多饮、多食、多尿为典型症状，有上、中、下三消之分，从脏腑辨证以肺、脾、肾为病位，从阴阳属性观察以阴虚燥热、气阴耗伤为多见，然亦有属阳虚、湿热、血瘀者。

发展至糖尿病肾病，多以下消为主，阴虚燥热往往已发展为气阴两虚，乃至阴损及阳。并由消渴早期的以虚为主的证候，发展为虚实并重、因虚致实的虚实夹杂证。如阴损及阳，津液输布障碍，水饮内停而水肿，小便不利；久病入络，脉络瘀阻而为血瘀证，故治疗当虚实兼顾。

患者消渴病久耗伤气阴，且病程日久，穷必及肾，终致肾阴亏耗，气阴两虚，气虚不能固摄精微，机体失于濡养，故见倦怠，乏力；脾气虚不能摄精，肾虚不能泌别清浊，故见精微外泄；肾阴亏虚，腰为肾之府，腰失所养，故见腰膝酸软；肾开窍于耳与二阴，肾虚故见耳鸣；阴虚火旺，灼伤阴液，机体失于濡养故见口干、口苦；舌体瘦，舌质暗红，有瘀点，苔薄黄，脉细数系气阴两虚、湿热瘀阻之舌脉。

方中以黄芪益气为君；白术健脾益气为臣；枸杞子、山茱萸、地黄、牡丹皮、女贞子、墨旱莲滋阴补肾为使；患者为本虚标实之证，气虚之体夹有血瘀之证，故以丹参、赤芍、桃仁、红花活血化瘀；血瘀日久化热，湿热内蕴，佐以黄芩、车前草、薏苡仁、川芎清热利湿，以助浊外泄；加之陈皮、焦山楂、焦神曲、焦麦芽健脾护胃。诸药合用，随症加减，邪实得祛，正气得复，病终告愈。

二、糖尿病肾病——脾肾阳虚证

入院情况：周某，女，64岁。初诊日期：2019年3月11日。

主诉：发现血糖升高10年，周身乏力伴双下肢水肿1个月。

现病史：患者血糖升高10年。患者2007年因多食多饮于医院检查发现血糖升高（具体数值不详），诊为2型糖尿病。始服二甲双胍、格列喹酮，因血糖控制不佳，加服阿卡波糖。现服用二甲双胍0.5 g，每日3次，格列喹酮30 mg，每日3次，阿卡波糖100 mg，每日3次。近半年来血糖控制差，空腹血糖7～9 mmol/L，餐后2小时血糖11～13 mmol/L，不服药时餐后血糖＞16 mmol/L。1个月前患者无明显诱因出现周身乏力，双下肢水肿，自行服用利尿药，效果不理想，3 天前双下肢水肿加重，按之凹陷。

刻下症：下肢水肿，腰以下为甚，按之凹陷，全身倦怠乏力，腰膝酸软，畏寒，纳差，小便短少，大便时稀，舌质淡胖，舌苔白滑，脉沉细。

辅助检查：空腹血糖 13.8 mmol/L，血尿素氮 12 mmol/L，血清肌酐 180 mmol/L，尿蛋白（++ ～ +++），已持续半年余。

西医诊断：糖尿病肾病。

中医诊断：水肿。

辨证分型：脾肾阳虚证。

治法：健脾温肾，化气利水。

方药：附子 6 g，干姜 6 g，茯苓 15 g，白术 12 g，木瓜 6 g，厚朴 6 g，木香 3 g，草果 3 g，大腹皮 6 g，炙甘草 3 g，生姜 3 片，大枣 3 枚。7 剂，水煎服，日 1 剂，早晚温服。

二诊：2019 年 3 月 18 日。用药后水肿减轻，乏力、腰痛等症逐渐减轻，查尿蛋白仍（+++）。患者纳差缓解不明显，上方加陈皮 6 g，继服 7 剂。

三诊：2019 年 3 月 25 日。水肿明显减轻，乏力、腰痛等症状明显减轻，畏寒减轻，纳可，舌苔由腻转为薄白，继服上方 7 剂。

四诊：2019 年 4 月 1 日。患者水肿消退，诸症基本消失，复查空腹血糖 8.5 mmol/L，尿素氮、肌酐均在正常范围内，尿蛋白（–）。嘱患者间断服药治疗，随访半年，病情稳定。

【按语】中医认为，水肿的发生主要关乎肺、脾、肾三脏。《黄帝内经》云："三阴结，谓之水。"《景岳全书》则明确指出："凡水肿等证，乃肺脾肾三脏相干之病。盖水为至阴，故其本在肾，水化于气，故其标在肺，水惟畏土，故其制在脾。今肺虚则气不化精而化水，脾虚则土不制水而反克，肾虚则水无所主而妄行。"《医门法律》亦言水肿"以肺脾肾为三纲矣"。由于气、血、水三者生理上密切相关，病理方面亦相互影响。血行不畅，瘀血内阻可导致水肿发生，如《血证论》云："瘀血化水亦发水肿，是血病而兼水也。"气虚不化水，气滞水亦停，因此，气血功能失调亦可致水湿不化，泛滥为肿。气、血、水三者同病，往往交互影响，错杂为患，致病深痼结。

糖尿病肾病属中医学"消渴"范畴。一般认为该病初起多为阴虚燥热，日久发展为糖尿病肾病，此过程中脾肾阳虚多起着决定性作用，为其基本病机。糖尿病肾病的治疗关键在于能够早期诊断、及时防治，一旦伴发严重水肿，整个治疗就关系疾病转归，采取西医的支持疗法扩容、抗凝、利尿与中医辨证论治的中西医配合的积极治疗措施，特别是中医在强化人体自身功能，促进肺、脾、肾三脏气化，升降协调行水，对水湿的代谢更为加强，有利于控制并改善整个病情，疗效更显突出。《太平惠民和剂局方》中提到“三消者，本起肾虚，或食肥美之所发也。腰肾冷者阳气以衰……故成病矣”，明确指出了消渴病是由于肾虚及饮食不节引起，肾阳气虚衰，不能上助脾阳，故而发为本病。

此案患者以双下肢水肿为主症，乃是脾肾之阳无力气化蒸腾水湿，循三焦水道外泄，聚于体内，水湿互结，泛溢体表，发为水肿。中阳不振，健运失司，气不化水，以致下焦水邪泛滥；肾气虚衰，阳不化气，水湿下聚，故见腰以下肿甚，按之凹陷不起；全身乏力，纳呆，大便时稀，为脾运不健；阳虚不能温煦，故畏寒肢冷；脾肾阳虚，阳不化气，则水湿不行，见小便短少；舌质淡胖，舌苔白滑，脉沉细，均为阳虚水湿内停之症。治宜温补脾肾阳气，利水消肿。

本方以附子、干姜为君，附子温肾阳而助气化，干姜温脾阳而助运化，二药相合，温肾健脾，温补脾肾之阳；臣以茯苓、白术渗湿健脾，使水湿从小便而去；佐以木瓜除湿醒脾和中，厚朴、木香、大腹皮、草果行气导滞，气化则湿化，气顺则胀消，且草果、厚朴兼可燥湿，大腹皮兼能利水；甘草、生姜、大枣益脾和中，生姜兼温散水气之功，甘草能调和诸药，同为佐使。诸药相伍，脾肾同治，而以温脾阳为主，寓行气于温利之中，令气行则湿化。

三、糖尿病周围神经病变——寒凝经络，气虚血瘀证

入院情况：李某，女，62岁。初诊日期：2018年9月22日。

主诉：发现血糖升高5年，手足麻木疼痛1年，加重3天。

现病史：患者5年前体检时发现尿糖（+），继查空腹血糖11.2 mmol/L，就诊于当地医院，诊断为“2型糖尿病，糖尿病周围神经病变”，给予二甲双胍、阿卡波糖等药物口服治疗，自述血糖控制较差，空腹血糖10～

12 mmol/L，餐后 2 小时血糖 13 ～ 14 mmol/L。自诉双足趾麻木 3 年，渐向上发展，两小腿亦麻木，1 年前双手手指也见麻木疼痛，渐发展至肘关节。3 天前患者无明显诱因手足麻木疼痛加重。

刻下症：手足冰冷，疼痛，麻木，左侧为甚，乏力，腰酸痛，遇寒加重，纳寐可，小便清长，大便调，舌淡，苔薄白，舌下有瘀点，脉沉细。

辅助检查：空腹血糖 11.0 mmol/L，肌电图示正中神经、尺神经、腓总神经的感觉神经传导速度和运动神经传导速度减低。

查体：双肺呼吸音清，未闻及干湿性啰音，无胸膜摩擦音。心率 66 次 / 分，心律齐，心音不亢进，无心包摩擦音，各瓣膜听诊区未闻及病理性杂音。双下肢无水肿，双足背动脉搏动弱，双下肢定位觉减退。

西医诊断：糖尿病周围神经病变。

中医诊断：痹症。

辨证分型：寒凝经络，气虚血瘀证。

治法：益气养血，温阳散寒，活血通络。

方药：黄芪 60 g，三七 30 g，赤芍 30 g，延胡索（醋制）30 g，丹参 9 g，川芎 9 g，红花 30 g，苏木 15 g，鸡血藤 15 g，乳香 9 g，没药 9 g，羌活 15 g，独活 15 g，杜仲 15 g，肉苁蓉 15 g，炙甘草 9 g。14 剂，水煎服，日 1 剂，早晚温服。

二诊：2018 年 10 月 6 日。手足凉缓解不明显，麻木疼痛稍好转，乏力较前减轻，腰酸稍缓解，舌脉未见明显改变。原方加附子 5 g，继服 14 剂。

三诊：2018 年 10 月 20 日。手足凉稍好转，麻木疼痛进一步好转，乏力明显减轻，腰酸进一步缓解，舌下瘀点减少，脉沉细。上方改黄芪为 30 g，继服 14 剂。

四诊：2018 年 11 月 3 日。手足凉明显好转，麻木疼痛明显好转，腰酸明显缓解，舌下瘀点基本消退，脉沉弦。上方继服 14 剂。

五诊：2018 年 11 月 17 日。手足温，麻木疼痛减轻约 50%。上方去附子，继服 14 剂。

以五诊方加减治疗半年，患者再诊，手足麻木疼痛症状基本消失，改用丸剂调理，嘱患者控制血糖。

【按语】糖尿病周围神经病变是糖尿病最常见并发症之一，其病情隐匿，进展缓慢，多与糖尿病病程及血糖控制不良有关。临床表现可为对称，也可单发，一般下肢较上肢重，早期以感觉障碍为主，感觉肢体末端麻木，有踏棉感、蚁行感或痛觉过敏等感觉异常，也可表现为酸痛、灼痛、针刺痛等，当运动神经受累时，可有下肢软弱无力、行走困难等表现。目前，关于糖尿病神经病变的病因和机制尚不完全清楚，诊断主要通过神经电生理检查显示受累部位的运动或感觉神经传导速度减慢。临床主要应用钙拮抗剂、神经生长因子、醛糖还原酶抑制剂、神经节苷脂、肌醇及维生素等治疗，但疗效并不十分满意。

糖尿病周围神经病变涉及范围广泛，临床表现多种多样，相当于中医学消渴病继发“血痹”“痿证”“厥证”“痛证”“汗证”“阳痿”等病证。本病多见于郁热虚损四阶段中“虚”“损”阶段，因糖尿病日久，耗伤气阴，阴阳气血两虚，营卫不调，气血运行不畅，血行瘀滞，脉络痹阻，属本虚标实。病位在络，内及肝、肾、脾等脏，若为脉络病变，一般是多重因素（如高血压、高血脂、高血糖等）引起的大血管病变，情况复杂，治疗难度大，治疗周期长；若为络脉病变，则治疗相对较易。病机有虚有实，虚多在于阴津不足、气虚、阳损，实多为痰、湿、瘀。虚与实往往错杂相兼，治疗当标本兼治。

本案患者发病乃气血两亏，寒凝经络，血滞为瘀，阻于络脉，气血亏虚则见乏力，寒滞经络，不通则痛，失于温煦荣养则麻木发凉。故以益气养血、温阳散寒、活血通络为治疗原则。

气为血帅，气行则血行，气虚则无力运血，而致瘀滞。故方中以黄芪为君，用量较大，一则补气，以气行推动血行，二则可制约乳香、没药的走窜之力，防止其损伤正气，将补气与行气相结合；臣以三七、赤芍益气养血和营；延胡索、苏木、鸡血藤祛风湿，通经络，利关节；丹参、川芎、红花养血活血通络；乳香、没药行气散瘀，且患者手足皆有麻凉疼痛，故以羌活、独活上下相走，通行全身，加速血液流动，促进周身血液循环；患者腰酸痛，乃肝肾亏虚所致，加入杜仲、肉苁蓉可补肝肾，益筋骨，从根本上补其不足；患者年老，肾阳虚衰，虽有黄芪、桂枝等温补之品，但火不足以温煦四末，故后加入少量附子，宣通阳气以治四肢厥冷，四肢逐渐得温。痹症患者患病日久，且神经损伤难以修复，故在治疗原发病的同时，应坚持治疗半年甚至以上，才可见明显疗效，切勿心急，未见起效便频繁换方。

四、糖尿病周围神经病变——阳虚寒凝证

入院情况：吴某，男，83岁。初诊日期：2019年2月15日。

主诉：口干多饮25年，双下肢麻凉疼痛3天。

现病史：患者25年前无明显诱因出现口干多饮症状，就诊于某职工医院，测空腹血糖16 mmol/L，诊断为“2型糖尿病”，给予口服降糖药物治疗（具体不详），未定期监测血糖，血糖控制情况不详。5年前由于血糖控制欠佳，反复出现低血糖反应就诊于我院，调整降糖方案为门冬胰岛素30，早晚餐前各24 IU，皮下注射，血糖控制不详，偶有餐前低血糖症状；后间断于我院住院治疗，现应用门冬胰岛素30早28 IU晚28 IU，皮下注射，联合阿卡波糖50 mg，每日1次，口服，自诉餐前血糖7～9 mmol/L，餐后血糖8～14 mmol/L。3天前，患者无明显诱因出现双下肢疼痛，麻凉，以静息痛为主。

刻下症：口中不渴，双下肢麻木、刺痛、发凉，静息痛，纳寐可，二便可，舌淡，苔白，脉沉细或迟细。

查体：双足皮温低，双下肢无水肿，双侧足背动脉搏动减弱。双下肢10 g尼龙丝试验阳性。

辅助检查：糖化血红蛋白测定8.6%，葡萄糖8.7 mmol/L，尿常规示尿糖（++）。

西医诊断：1. 2型糖尿病。

2. 糖尿病周围神经病变。

中医诊断：消渴病。

辨证分型：阳虚寒凝证。

治法：温阳散寒，益气活血，祛瘀通脉。

方药：阳和汤加减。熟地黄30 g，肉桂3 g，麻黄3 g，鹿角胶9 g，白芥子6 g，炮姜3 g，生甘草3 g。14剂，水煎服，日1剂，早晚温服。

二诊：2019年3月2日。服药14剂后，双下肢麻木、刺痛、发凉感

略减，尿糖（+），舌脉如前。继服原方14剂。

三诊：2019年3月16日。服药14剂后，双下肢麻木、刺痛、发凉感较前明显缓解，尿糖（–），血糖降至正常，双足皮温恢复正常，舌淡，苔白，脉细。为巩固疗效，继续服用原方3个月。3个月后随访，病情稳定，精神状态良好。

【按语】叶天士提出："络乃聚血之所，久病必瘀闭。"由此可见久病入络、瘀毒内结是消渴脉痹的病机关键。消渴之证，以燥为主，失治误治或病势缠绵耗阴液，阴病日久伤阳耗气，可致阴虚血涩无以荣养，阳虚寒凝无以温煦，气虚衰弱无以推动，终至血停于络而为瘀。瘀久化毒，瘀毒内结，痹阻经脉，不通则痛，不荣则麻，发为脉痹，治疗必以益气活血、散瘀通脉为法。

本案中患者消渴日久，耗气伤阴，而致气阴两虚，阴虚日久伤阳，气虚无以行血，脉络瘀阻，经脉失养，故见肢体麻木、疼痛；阳气虚弱，寒凝血脉而致阳虚寒凝血瘀，阳虚无以温化水湿，痰湿流注经脉，故见肢体发凉、麻木、疼痛及静息痛。

阳和汤源于《外科证治全生集》，原治阴疽、贴骨疽和鹤膝风。方中君以熟地黄滋补阴血，鹿角胶补肾助阳，两者合用，滋阴养血以治本；臣以肉桂、炮姜温经散寒；佐以麻黄发越阳气，白芥子祛痰浊；使以生甘草解毒调和诸药。全方共奏温阳补血、散寒通滞之效。

第六章　甲状腺疾病

第一节　概　述

一、甲状腺

甲状腺是人体内最大的内分泌腺，位于颈部前下方气管两侧，分左右两叶，中间有峡部相连，正常人的甲状腺重 25 g 左右。

甲状腺外层被膜与气管筋膜相连，吞咽时甲状腺可随喉上下移动，正常的甲状腺看不到也摸不着。

甲状腺内含有许多大小不等的圆形或椭圆形腺泡。腺泡是由单层的上皮细胞围成的，腺泡腔内充满胶质。胶质是腺泡上皮细胞的分泌物，主要成分为甲状腺球蛋白。腺泡能分泌甲状腺素。甲状腺素对于调节人体的新陈代谢十分重要，若甲状腺功能亢进，甲状腺素分泌过多，则可引起心跳急促或心律不齐、血压升高、容易紧张、难以入睡或睡眠不深、出汗量变多、体重无故减轻、常觉得沮丧或心神不宁，此外还会导致眼球突出和视力方面的问题。若甲状腺功能减退，甲状腺素分泌不足，小儿常出现呆小病，成人则表现为氧耗量降低、基础代谢率降低、呆滞、昏睡、苍白、记忆力减退、精神萎靡。在甲状腺腺泡之间和腺泡上皮细胞之间有滤泡旁细胞，又称 C 细胞，分泌降钙素。

甲状腺的功能如下：①脂肪代谢。甲状腺激素高时可以使体内脂肪的分解大于合成，血中胆固醇、甘油三酯都呈低值；甲状腺激素低时，血中脂肪成分呈现高值。②维生素代谢。甲状腺激素多时体内水溶性维生素和脂溶性维生素量增加而使组织中的维生素相对减少，甲状腺激素少时有相反作用。③调节神经系统。甲状腺激素过多可以使人神经敏感、脾气不好控制、手抖、易流汗等，少则相反。④蛋白质代谢。中等剂量的甲状腺激素可促进蛋白质合成，对生长发育期的人而言是必需的，对发育期后期可以多些。而甲状腺激素多时则可抑制蛋白质的合成。⑤碳水化合物（主要指糖类）的代谢。少量的甲状腺激素可以增强肝糖的合成，量多时会使胰岛素加速分解，提高肾上腺激素对葡萄糖的新生作用和对肝糖的分解作用。

二、甲状腺激素

甲状腺激素的主要作用是促进物质与能量代谢，促进生长和发育过程。T_3 与 T_4 都具有生理作用，由于 T_4 在外周组织可转变为 T_3，T_3 的活性较大，因此 T_4 也可以看作 T_3 的激素原。甲状腺激素的作用机制十分复杂，既可与核受体结合影响基因转录过程，也可与核糖体、线粒体以及细胞膜上的受体结合，影响转录后的过程、线粒体的生物氧化以及膜的物质转运功能。

（一）对代谢的影响

1. 对能量代谢的影响

甲状腺激素能促进体内绝大多数组织的物质在线粒体的氧化，尤以心、肝、骨骼肌和肾等组织最为显著，从而提高耗氧量，增加产热使基础代谢率增高。研究表明，1mg T_4 可增加 4200 kJ 热量，提高基础代谢率的 28%。由于甲状腺激素的产热效应，临床上甲状腺功能亢进患者常有怕热多汗、食欲增加、体温偏高、基础代谢率明显升高等现象；而甲状腺功能低下患者则相反，出现基础代谢率降低、体温偏低、喜热怕冷。实验表明，甲状腺激素可增加靶细胞内线粒体数目和体积，促进解耦联蛋白和 Na^+–K^+–ATP 酶的表达等。因甲状腺激素的产热效应能被毒毛花苷抑制，故与 Na^+–K^+–ATP 酶的活性升高有关。

2. 对物质代谢的影响

（1）蛋白质代谢　甲状腺激素对蛋白质代谢的影响具有双相效应。在生理情况下，T_3、T_4 作用于核受体，激活 DNA 转录，促进 mRNA 形成，加速机体蛋白质合成，表现为正氮平衡。但 T_3 与 T_4 分泌过多则加速蛋白质分解，特别是骨与骨骼肌的蛋白质分解，出现肌无力、骨质疏松、血钙升高和尿钙增多等现象。当 T_3 与 T_4 分泌不足时，因蛋白质合成减少，肌肉乏力，但组织间的黏蛋白增多，结合大量的离子和水分子，形成无凹陷特点的水肿，称为黏液性水肿。

（2）糖代谢 甲状腺激素促进小肠黏膜对糖的吸收，增强糖原分解，糖异生增加，使血糖升高；同时又增强外周组织对糖的利用，使血糖降低，因此甲状腺功能亢进患者常常表现为餐后血糖升高，甚至出现糖尿，随后又迅速恢复正常。此外，甲状腺激素有协同肾上腺素、胰高血糖素、糖皮质激素和生长激素升高血糖的作用。

（3）脂肪代谢 甲状腺激素促进脂肪酸氧化，也协同脂解激素对脂肪的分解。对于胆固醇代谢，甲状腺激素既加速其分解，又促进其合成，但分解的速度超过合成，所以甲状腺功能亢进患者血中胆固醇含量常低于正常人。

由于甲状腺激素分泌过多时对糖、蛋白质和脂肪的分解代谢增强，在临床上，甲状腺功能亢进患者常表现为多食善饥，明显消瘦。

（二）对生长与发育的影响

甲状腺激素具有促进组织分化、生长与发育成熟的作用。切除甲状腺的蝌蚪生长与发育停滞，不能变成蛙，若及时给予甲状腺激素，又可恢复生长发育，包括长出肢体、尾巴脱落、躯体长大、发育成蛙。

甲状腺激素对人类脑和骨的发育尤为重要。甲状腺激素能促进未分化或正在分化的神经系统发育成熟。在胚胎期，甲状腺激素诱导神经生长因子和某些酶的合成、促进神经细胞生长、突起和突触的形成、胶质细胞的生长和神经髓鞘的形成。因此，甲状腺激素是脑正常生长与发育的关键激素，特别是对出生后 4 个月内婴幼儿的中枢神经系统发育成熟极为重要。甲状腺激素刺激骨的骨化中心正常发育成熟、软骨骨化、骨骺愈合等过程，促进长骨和牙齿的生长。胚胎期缺碘造成甲状腺激素合成不足或出生后甲状腺功能低下的婴幼儿，因其脑和骨的发育明显障碍，以致智力低下、身材矮小而称为呆小症（即克汀病，cretinism）。需要指出的是，在胚胎期，骨的生长并不必需甲状腺激素，所以胎儿出生时身高可以基本正常，但脑的发育已经受到不同程度的影响。因此，呆小症患者在出生后数周至 3 ～ 4 个月，就会出现明显的智力迟钝和长骨生长停滞。所以，预防缺碘地区呆小症的发生，应在妊娠期注意补碘。治疗呆小症也必须抓紧时机，应在出生后3个月内补充甲状腺激素，过迟则难以奏效。

在儿童生长发育的过程中，甲状腺激素与生长激素有协同作用，若甲状腺激素缺乏，生长激素的作用也会受到影响。这可能与甲状腺激素能增强SM的活性和骨更新率有关。

（三）对神经系统的影响

甲状腺激素不仅影响中枢神经系统的发育，而且对已分化成熟的神经系统有提高兴奋性的作用。甲状腺激素可易化儿茶酚胺的效应，使交感神经系统兴奋。甲状腺功能亢进时，患者中枢神经系统的兴奋性提高，表现为注意力不易集中、易激动、喜怒无常、烦躁不安、失眠多梦、肌肉震颤等。甲状腺功能低下时，中枢神经系统兴奋性降低，出现记忆力减退、说话和行动迟缓、淡漠无情与终日嗜睡等症状。

（四）对心血管活动的影响

甲状腺激素对心血管系统的活动也有明显的影响。T_3能增加心肌细胞膜上β受体的数量和亲和力，提高心肌对儿茶酚胺的敏感性，促进肌质网Ca^{2+}释放，导致心率增快；激活与心肌收缩有关的蛋白质，增强肌凝蛋白重链ATP酶的活性，使心肌收缩能力增强，心输出量与心脏做功增加，故甲状腺功能亢进患者常表现为心动过速、心肌肥大，甚至心力衰竭。甲状腺激素因增加产热量、耗氧量而间接使外周血管舒张，外周阻力降低。所以，甲状腺功能亢进患者的脉压常增大。

（五）对生殖功能的影响

甲状腺激素对生殖功能的影响也很明显。如甲状腺激素不足的动物，卵巢萎缩，附性器官退化，曲细精管退行性病变。在人类，呆小症患者生殖系统发育不全，妇女月经不规则，甚至闭经和不孕。

三、甲状腺功能与自身调节

甲状腺功能主要受下丘脑－腺垂体－甲状腺轴的调节，也受自主神经的调节，并对血碘水平有一定程度的自身调节。

1. 下丘脑－腺垂体－甲状腺轴的调节

（1）下丘脑－腺垂体对甲状腺的调节　下丘脑促垂体区内的TRH神经元能合成和释放TRH，通过垂体门脉系统运输到腺垂体，促进腺垂体合成 TSH 并释放入血，TSH 通过血液循环作用于甲状腺。TSH 是调节甲状腺功能的主要激素，分短期和长期效应。短期效应是指数分钟内促进甲状腺腺泡上皮细胞吞饮和水解甲状腺球蛋白，加速 T_3 与 T_4 的释放，随后增强碘的摄取和甲状腺激素的合成（可作用于甲状腺激素合成的每个环节）与释放；长期效应是刺激甲状腺腺泡上皮细胞内的核酸和蛋白质合成，使腺细胞增生、腺体肥大，此外，TSH 还能保护甲状腺细胞不发生凋亡。

下丘脑 TRH 神经元还接受神经系统其他部位传来的信息，如寒冷刺激的信息传到下丘脑体温调节中枢的同时，还能通过神经递质去甲肾上腺素来增强 TRH 神经元的活动，促进 TRH 释放，进而下丘脑－腺垂体－甲状腺轴的活性增强。当机体受到刺激时，下丘脑可释放较多的生长抑素，抑制腺垂体 TSH 的释放。另外，情绪反应也可影响 TRH 和 TSH 的分泌。

有些激素可影响腺垂体分泌 TSH，如雌激素可增强腺垂体对 TRH 的反应，从而使 TSH 分泌增加，而生长激素与糖皮质激素则对 TSH 的分泌有抑制作用。

（2）甲状腺激素的负反馈调节　腺垂体 TSH 细胞对血中游离的 T_3 与 T_4 浓度的变化十分敏感。血中 T_3 或 T_4 浓度升高可刺激腺垂体 TSH 细胞产生一种抑制蛋白，该蛋白可直接抑制 TSH 合成与释放，同时减少细胞膜上的 TRH 受体数，降低其对 TRH 的反应性，使 TSH 合成和分泌减少；反之，血中 T_3 与 T_4 浓度过低，对腺垂体的负反馈作用减弱，TSH 分泌增多。这种负反馈式的调节经常持续地作用，甚至血液 T_3 和 T_4 的浓度在正常范围内波动时，也会引起 TSH 的分泌发生相应的波动。关于 T_3 和 T_4 对下丘脑是否有负反馈调节，尚无定论。

由于食物及饮水缺碘，引起血中 T_3、T_4 降低，TSH 增多以及甲状腺肿大为特征的疾病称为地方性甲状腺肿。缺碘导致 T_3、T_4 合成不足，后者对腺垂体的负反馈作用减弱，以致 TRH 对腺垂体的作用增强，可出现 TSH 分泌增多和甲状腺增生、肥大。青春期、妊娠及授乳期的妇女，有时甲状腺也会出现生理性肿大，其机制与此相似，但此时血中 T_3、T_4 水平稍低是由于机体消耗较多甲状腺激素所致。

有些甲状腺功能亢进患者，血中可出现一种称为人类促甲状腺免疫球蛋白（human thyroid-stimulating immunoglobulin，HTSI）的物质，其化学结构和功能与 TSH 相似，也可与甲状腺腺泡细胞膜上的受体结合，刺激甲状腺分泌 T_3、T_4 增多和腺体增生肥大，引起甲状腺功能亢进。因血中 T_3 和 T_4 浓度增多，对腺垂体负反馈作用增强，故血中 TSH 减少。

2. 自主神经的调节作用

在甲状腺腺泡细胞膜上存在 α、β 和 M 受体，也受交感神经和副交感神经支配。刺激交感神经，则 T_3、T_4 合成和分泌增加；刺激副交感神经，则抑制 T_3、T_4 合成和分泌。前者确保应急状态下对高水平的 T_3、T_4 的需求，后者在甲状腺激素分泌过多时发挥抗衡作用。

3. 甲状腺的自身调节

在没有神经和体液因素影响的情况下，甲状腺能根据血碘水平调节自身对碘的摄取与合成甲状腺激素的能力，称为甲状腺的自身调节。这是一个有限度的缓慢的调节机制。当血碘含量不足时，甲状腺可增强其聚碘能力，并加强 T_3 和 T_4 的合成。当血碘浓度高于正常时，最初 T_3 和 T_4 的合成有所增加，但血碘浓度超过一定限度（1 mmol/L）后，甲状腺聚碘能力和 T_3、T_4 的合成速度反而下降。当血碘浓度达到 10 mmol/L 时，甲状腺聚碘作用完全消失。这种过量的碘所产生的抗甲状腺聚碘和 T_3、T_4 合成作用，称为碘阻断效应（wolff–Chaikoff 效应）。Wolff–Chaikoff 效应的产生机制尚不清楚，但通过这种自身调节，甲状腺的分泌活动不会因碘的供应量变化而呈现大的波动。若再持续加大碘的供应量，则 Wolff–Chaikoff 效应消失，T_3 和 T_4 合成再次增加，出现对高碘的适应，称为碘阻断“脱逸”。临床上常利用 Wolff–Chaikoff 效应，给予过量碘来处理甲状腺危象和进行甲状腺手术的术前准备。

第二节　单纯性甲状腺肿

一、西医诊断与治疗

（一）概述

单纯性甲状腺肿常见于离海较远的高原山区，因此亦称地方性甲状腺肿。我国多山各省，尤其在云贵高原和陕西、山西、宁夏回族自治区等地的居民，患此病的较多。

（二）病因病理

1. 病因

（1）碘缺乏 碘是合成甲状腺激素的必需元素，碘元素不足，机体不能合成足够的甲状腺激素，反馈刺激垂体 TSH 升高，升高的 TSH 促使甲状腺增生，引起甲状腺肿。

（2）酶缺陷 甲状腺激素合成过程中某些酶的先天性缺陷或获得性缺陷可引起单纯性甲状腺肿。

（3）药物 碘化物、氟化物、锂盐、氨基比林、氨鲁米特、磺胺类、保泰松、胺碘酮、磺胺丁脲、甲巯咪唑、丙硫氧嘧啶等药物可引起单纯性甲状腺肿。

（4）吸烟 可引起单纯性甲状腺肿，因为吸入物中含硫氰酸盐，这是一种致甲状腺肿物质，吸烟者血清甲状腺球蛋白水平要高于非吸烟者。

（5）遗传因素 流行病学资料表明，甲状腺肿常有家族聚集性。

（6）其他疾病 皮质醇增多症、肢端肥大症及终末期肾脏疾病患者可发生单纯性甲状腺肿。

2. 病理

单纯性甲状腺肿的最显著病变为滤泡的高度扩张，充满大量胶体，而滤泡壁细胞变为扁平，这是显示甲状腺功能不足的现象。虽然镜下可看到局部的增生状态表现为由柱状细胞所组成的突入滤泡腔的乳头状体，但此种增生状态仅为代偿性的，不会引起甲状腺功能亢进现象。

形态方面，单纯性甲状腺肿可分为弥漫性和结节性两种。前者多见于青春期，扩张的滤泡均匀地散在腺的各部。而后者多见于流行地区，扩张的滤泡集成一个或数个大小不等的结节，结节周围有不甚完整的纤维包膜。

结节性甲状腺肿（nodular goiter）经相当时期后，由于血循环不良，在结节内常发生退行性变，引起囊肿形成（往往并发囊内出血）和局部的纤维化、钙化等。

（三）临床表现

女性发病数较男性略高。一般都发生在青春期，在流行地区常出现于入学年龄。

甲状腺肿大小不等，形状不同。弥漫性肿大仍显示正常甲状腺形状，两侧常对称。结节性肿大一侧较显著。囊肿样变结节若并发囊内出血，结节可在短期内增大。腺体表面较平坦，质软；吞咽时，腺体随喉和气管上下移动。

单纯性甲状腺肿不呈功能上的改变，患者的基础代谢正常，但可压迫气管、食管、血管、神经等而引起下列各种症状。

1. 压迫气管

压迫气管比较常见。自一侧压迫，气管向他侧移位或变弯曲。自两侧压迫，气管变为扁平。由于气管内腔变窄，发生呼吸困难，尤其在胸骨后甲状腺肿时变形更严重。气管壁长时期受压，可以软化，引起窒息。

2. 压迫食管

压迫食管少见。仅胸骨后甲状腺肿可能压迫食管，引起吞咽时不适感，但不会引起梗阻症状。

3. 压迫喉返神经

压迫喉返神经可引起声带麻痹（多为一侧），患者发音嘶哑。压迫颈部交感神经节链，可引起霍纳（Horner）综合征，极为少见。

4. 压迫血管

巨大甲状腺肿，尤其是胸骨后甲状腺肿可压迫颈静脉、锁骨下静脉甚至上腔静脉，引起面部水肿、颈部和上胸部浅静脉扩张。

5. 压迫膈神经

胸骨后甲状腺肿可压迫膈神经，引起呃逆、膈膨升，膈神经受压较少见。

6. 压迫颈交感神经链

胸骨后甲状腺肿可压迫颈交感神经链，引起 Horner 综合征。

（四）诊断和鉴别诊断

1. 诊断

单纯性甲状腺肿的诊断主要根据患者有甲状腺肿大而临床或实验室

检查甲状腺功能基本正常。地方性甲状腺肿地区的流行病史有助于患者的诊断。单纯性甲状腺肿应与慢性淋巴细胞性甲状腺炎做鉴别，因后者也可仅表现为甲状腺肿大，但甲状腺球蛋白抗体与微粒体抗体常明显增高，可资鉴别。单纯性甲状腺肿出现结节时，特别当结节内出血，迅速增大，扫描显示冷结节，可误诊为甲状腺癌，应加以鉴别，必要时可做甲状腺穿刺活检。

（1）甲状腺弥漫性肿大，甲状腺功能基本正常。

（2）尿碘排出量减少，甲状腺对 ^{131} 碘的摄取率增高，正常为 10% ～ 25%，本病可高达 70% ～ 95%。

（3）是否生活在流行地区，可作诊断参考。

2. 鉴别诊断

（1）单纯性甲状腺肿伴神经症患者，应与甲状腺功能亢进症鉴别，甲状腺功能亢进症患者有心慌、兴奋、多汗、怕热等症状。

（2）甲状腺如发生出血、疼痛，应与甲状腺炎鉴别。

（3）如有压迫症状，应与颈部或上纵隔肿瘤鉴别。

（五）治疗

小于 25 岁的年轻人的弥漫性单纯性甲状腺肿，常是青春期甲状腺激素需要量激增的结果，多能在青春期过后自行缩小，不需手术治疗。手术治疗不但妨碍了此时期甲状腺的功能，且复发率极高，可高达 40%。对此类甲状腺肿，可给予干甲状腺片，每日口服 60 ～ 120 mg，或左甲状腺素钠片，每日口服 100 ～ 150 μg，连服 3 ～ 12 个月，以抑制垂体前叶促甲状腺激素的分泌，从而停止对甲状腺的刺激，常有良好疗效。

单纯性甲状腺肿压迫气管、食管、血管或神经等而引起临床症状时，应早期行手术治疗。有些患者虽还没有呼吸困难，但 X 线检查发现气管已变形或移位，或虽发音无明显改变，但喉镜检查已确定一侧声带麻痹，均应采用手术治疗。

巨大的单纯性甲状腺肿，虽没有引起压迫症状，但影响生活和工作，也应予以手术。

结节性单纯性甲状腺肿继发有甲状腺功能亢进的综合征，或怀疑有恶变的可能，应尽早施行手术治疗。

二、中医辨证论治

（一）概述

我国古代医家称单纯性甲状腺肿为“瘿瘤”，瘿与“婴”同音，是缠绕的意思，即在颈绕喉也。隋代巢元方早已指出，瘿瘤的发生与地区的水质有关；他著的《诸病源候论》说：“诸山水黑土中，出泉流者，不可久居，常食令人作瘿病。”明代李时珍著《本草纲目》中归纳海产植物（海藻、海带、昆布等）均主治瘿瘤，这些药物都富有碘。

（二）中医病因病机

1. 病因

（1）情志内伤　愤怒日久使肝气不舒，气机郁滞，肝气失于条达，则津液不得正常输出，聚而成痰，气与痰结于颈前。痰气凝结日久，使血液的运行受到障碍，血行瘀滞，则可致瘿肿较硬或有结节。《济生方·瘿瘤论治》说：“夫瘿瘤者，多由喜怒不节，忧思过度，而成斯疾焉。大抵人之气血，循环一身，常欲无滞留之患，调摄失宜，气滞血凝，为瘿为瘤。”

（2）饮食或水土失宜　饮食失调或居住于高山地区，一则影响脾胃功能，使脾失健运，湿聚而痰生；二则影响气血运行，导致气滞血瘀。《圣济总录·瘿瘤门》提到山区中瘿病发生率更高，“山居多瘿颈，处险而瘿也”。

（3）体质因素　妇女以肝为先天，妇女的经、带、胎、产等皆与肝经气血密切相关，情志、饮食等致病因素损害肝脏的功能，故本病女性多发。素体阴虚之人，痰气郁久易于化火，加重阴伤，使病情缠绵难愈。

2. 病机

瘿病初期多为气机郁滞，津凝痰聚，以致痰气搏结于颈前，日久会引起血脉瘀阻。情志内伤致肝气失于条达，气机郁滞，导致津液失于输布，易聚而成痰，气滞痰凝，壅结颈前；饮食或水土失宜，导致脾失健运，不能运化水湿，聚而生痰，进而影响气血运行，致气滞、痰凝、血瘀壅结颈前发为瘿病。妇女的经、孕、产、乳等生理特点与肝经气血密切相关，女性易发瘿病。

本病病位在肝脾，与心相关。肝郁导致气滞，脾伤出现气结，气滞则津停，脾虚蕴生痰湿，痰气交阻，血行不畅，最终气、痰、瘀三者合而发瘿。瘿病发病以实证较多，久病可由实证变为虚证，以致最后出现气虚、阴虚等虚实夹杂证。

（三）分型论治

1. 气郁痰阻证

主症：颈前正中肿大，质软不痛，颈部觉胀，胸闷，喜太息，或兼胸胁窜痛，病情的波动常与情志因素有关，苔薄白，脉弦。

治法：理气疏郁，化痰消瘿。

方药：四海舒郁丸加减。

方中以木香、陈皮疏肝理气，昆布、海带、海藻、海螵蛸、蛤壳化痰软坚，消瘿散结。胸闷、胁痛者，加柴胡、郁金、香附理气解郁；咽颈不适加桔梗、牛蒡子、木蝴蝶、射干利咽消肿。

2. 痰结血瘀证

主症：颈前出现肿块，按之较硬或有结节，肿块经久未消，胸闷，纳差，苔薄白或白腻，脉弦或涩。

治法：理气活血，化痰消瘿。

方药：海藻玉壶汤加减。

方中以海藻、昆布、海带化痰软坚，消瘿散结，青皮、陈皮、半夏、贝母、连翘、甘草理气化痰散结，当归、川芎养血活血，共同起到理气活血、化痰消瘿的作用。结块较硬及有结节者，可酌加黄药子、三棱、莪术、蜂房、穿山甲、丹参等，以增强活血软坚、消瘿散结的作用；胸闷不舒加郁金、香附理气开郁；郁久化火而见烦热、舌红、苔黄、脉数者，加夏枯草、牡丹皮、玄参以清热泻火；纳差便溏者，加白术、茯苓、怀山药健脾益气。

3. 肝火炽盛证

主症：颈前轻度或中度肿大，一般柔软、光滑，烦热，容易出汗，性情急躁易怒，眼球突出，手指颤抖，面部潮热，口苦，舌质红，苔薄黄，脉弦数。

治法：清肝泻火。

方药：栀子清肝汤合藻药散加减。

栀子清肝汤中，以柴胡、芍药疏肝解郁清热，茯苓、甘草、当归、川芎益脾养血活血，栀子、牡丹皮清泄肝火，配合牛蒡子散热利咽消肿。藻药散以海藻、黄药子消瘿散结，黄药子且有凉血降火的作用。肝火亢盛，烦躁易怒，脉弦数者，可加龙胆、夏枯草清肝泻火；风阳内盛，手指颤抖者，加石决明、钩藤、蒺藜、牡蛎平肝息风；兼见胃热内盛而见多食易饥者，加生石膏、知母清泄胃热。

4. 心肝阴虚证

主症：瘿肿或大或小，质软，病起缓慢，心悸不宁，心烦少寐，易出汗，手指颤动，眼干，目眩，倦怠乏力，舌质红，舌体颤动，脉弦细数。

治法：滋养阴精，宁心柔肝。

方药：天王补心丹加减。

方中以地黄、玄参、麦冬、天冬养阴清热，人参、茯苓、五味子、当归益气生血，丹参、酸枣仁、柏子仁、远志养心安神。肝阴亏虚、肝经不和而见胁痛隐隐者，可仿一贯煎加枸杞子、川楝子养肝疏肝；虚风内动，手指及舌体颤动者，加钩藤、蒺藜、白芍平肝息风；脾胃运化失调致大便稀溏，便次增加者，加白术、薏苡仁、怀山药、麦芽健运脾胃；肾阴亏虚而见耳鸣、腰酸膝软者，酌加龟甲、桑寄生、牛膝、菟丝子滋补肾阴；病久正气伤耗、精血不足而见消瘦乏力，妇女月经少或经闭，男子阳痿者，可酌加黄芪、山茱萸、熟地黄、枸杞子、制何首乌等补益正气，滋养精血。

瘿病的治疗一般以理气化痰、活血软坚、消瘿散结为主，但对于火旺及阴虚表现明显的瘿病，则应重在滋阴降火，此时若用消瘿散结的药物，一般多选用黄药子。

（四）其他治疗

1. 复方治疗

近年来，众多医家在中医理论的指导下，结合临床经验及现代药理实验研究成果，应用中药复方治疗单纯性甲状腺肿，临床验证多能取得满意的疗效，在此并列以供参考。

（1）四海舒郁丸　木香 15 g，陈皮 6 g，蛤粉 6 g，海带 60 g，海藻 60 g，昆布 60 g，海螵蛸 60 g。共研末为丸，如梧桐子大，每次 10 g，每日 3 次。

（2）半夏厚朴汤加减　半夏15 g，厚朴15 g，茯苓15 g，紫苏梗15 g，黄芩15 g，栀子15 g，香附15 g，白芥子15 g，浙贝母15 g，王不留行20 g，橘核20 g，红花10 g，川芎15 g。

（3）六海舒郁丸加减　海藻30 g，昆布30 g，海带30 g，蛤粉30 g，海螵蛸粉30 g，海浮石15 g，鳖甲15 g，青皮10 g，木香10 g，黄药子6 g，甘草5 g。胁痛者加柴胡、郁金，咽颈不适者加桔梗、射干，肝郁化火者加夏枯草、牡丹皮，纳差、便溏者加白术、山药。

（4）自拟消瘿汤加减　夏枯草50 g，柴胡、香附各25 g，昆布、海藻各20 g，海浮石、牡蛎、黄药子各30 g。气滞酌加青皮、槟榔、桔梗，血瘀加当归、川芎、丹参，夹热加黄芩、龙胆、连翘，夹痰加半夏、茯苓，体虚加党参、黄芪、当归。每日1剂，水煎分2次口服，30剂为1个疗程。

（5）自拟“甲肿康”方　柴胡15 g，川芎20 g，龙骨50 g，牡蛎50 g，海藻25 g，丹参30 g，郁金20 g。水煎服，每日1剂。甲状腺功能亢进症症状严重者，3剂服用2天；甲状腺功能亢进症症状不明显，以甲状腺肿大为主，需长期服药者，可改成散剂，每日服用15 g，分2～3次服。服药期间忌辛辣甜腻，尽可能避免情绪波动。以痰凝为主者，加半夏、瓜蒌；以气郁为主者，加薄荷、香附；血瘀者，加三棱、红花、莪术；痰热者，加桑白皮、竹茹；肝火盛者，加龙胆、夏枯草；精神不振者，加石菖蒲、郁金；呼吸带有紧勒感者，加厚朴、威灵仙；大便秘结者，加芒硝、玄参；眼突明显者，加决明子、蒺藜；食欲亢进者，加石膏、知母；心率加快者，加炒酸枣仁、磁石。

（6）甲消散　此散最早记载于《灵枢》，具有治疗甲状腺结节、甲状腺瘤、甲状腺肿大之效。

（7）单纯性甲状腺肿方剂　夏枯草20 g，鳖甲10 g，昆布10 g，海藻15 g，黄药子10 g，青皮5 g，陈皮5 g，红花5 g，三棱5 g，莪术5 g，龙胆5 g。

（8）单纯性甲状腺肿验方　小柴胡汤加味。柴胡15 g，黄芩15 g，半夏15 g，龙骨15 g，牡蛎15 g，党参10 g，炙甘草10 g，牡丹皮10 g，夏枯草20 g。咽干口渴者加麦冬、生地黄，心烦少寐者加酸枣仁、首乌藤。

（9）自拟消瘿汤　柴胡10 g，昆布30 g，海藻30 g，牡蛎30 g，海螵蛸30 g，黄药子10 g，玄参10 g，浙贝母10 g，夏枯草10 g，桔梗10 g，木香 8 g，陈皮 10 g。水煎服，日 1 剂。

（10）*海藻酒方* 最早记于唐代《外台秘要》，“瘿者，由忧恚气结所生，亦由饮沙水，沙随气入于脉搏颈下而成之。初作与瘿核相似，而当颈下也”“疗颈下卒结囊，渐大欲成瘿，海藻酒方。海藻（一斤去咸）、清酒（二升），上二味，以绢袋盛海藻酒渍，春夏二日，一服二合，稍稍含咽之，日三，酒尽更以酒二升渍，饮之如前。滓曝干末，服方寸匕，日三，尽更作，三剂佳。”

（11）*化瘿丹* 最早记载于《儒门事亲》，主要组成为：海带、海藻、海蛤、昆布（以上四味皆焙）、泽泻（炒）、连翘各等分，猪靥、羊靥各 10 枚。

（12）*消瘿汤* 最早记载于《寿世保元》。主要组成为：海藻（洗）、龙胆、蛤粉各 60 g，通草、昆布（烧存性）、白矾、松萝各 30 g，半夏 75 g，麦曲 45 g，白芷 30 g。服法：上药为末，每服 15 g，用酒煎服。兼吞加味蜡矾丸。功效：化痰消瘿，主要治疗瘿瘤、痈疽等。

（13）*瘿瘤破结散* 最早记载于《证治宝鉴》。主要组成为：海藻（热水洗净）、昆布（洗净）、海带、海螵蛸、蛤粉（飞过）、海螺（醋制过）、甘草，炼蜜为丸。

（14）*活血散瘿汤* 最早记载于《外科正宗》。主要组成为：白芍、当归、陈皮、川芎、半夏、熟地黄、人参、茯苓、牡丹皮各 3 g，红花、昆布、木香、甘草节各 1.5 g，青皮、肉桂各 1 g。水 2 盅，煎 8 分，量病上下服，再饮酒 1 小杯。功效：益气补血，化痰消瘿。治瘿瘤已成，日久渐大，无痛无痒，气血虚弱者。

（15）*二靥散* 最早记载于《圣济总录》。组成：猪、羊靥各 10 对（去内脂焙干），海藻、海带各 30 g，丁香、木香各 20 g，珍珠、麝香各 10 g。功用：软坚散结，活血消瘀。用法：上药为散剂，每服 1.5 g，以热酒送下，药后垂头一会儿。

（16）*点瘿法* 最早记载于《疡医大全》。组成：水银、鹰粪、绿矾、皂矾、轻粉、鹊粪、硼砂各 3 g，樟脑、冰片各 1.5 g，麝香 0.9 g。用法：上药共研为细末，瘿瘤上针刺一小孔，将药点上 0.3 g，每日 3 次，必有黄水渗出，3 天后便消。功效：腐蚀消瘿。

2. 中成药治疗

中成药具有便于携带、使用方便等特点，用于临床治疗依从性强。近年来的许多相关研究证明，应用中成药治疗单纯性甲状腺肿能取得较为满意的疗效。

（1）夏枯草口服液　含有夏枯草皂苷、熊果酸、齐墩果酸等，性寒，味苦、辛，具有清肝、明目、散结、消肿、止痛之功效，用于目赤肿痛、目珠夜痛、畏光流泪、头痛眩晕、瘿瘤、乳痈肿痛等。现代临床多用于治疗甲状腺肿大、淋巴结核、乳腺增生、高血压、肺结核、急性黄疸性传染性肝炎等疾病。夏枯草口服液的不良反应尚不明确。

（2）甲瘤丸　夏枯草 30 g，当归 30 g，牡蛎 30 g，珍珠母 30 g，昆布 15 g，丹参 15 g。上药研细为末，加蜜制成丸药，每丸 9 g，每天服用 1 丸，每日 2 次，用药 3 个月为 1 个疗程。

（3）消瘿丸　白芷 50 g，浙贝母 50 g，乌贼骨 50 g，青皮 50 g，夏枯草 90 g，蛤壳 90 g，黄药子 90 g，半夏 90 g，牡蛎 90 g，威灵仙 60 g，山慈菇 60 g，枳壳 60 g，当归 60 g，橘红 60 g，昆布 60 g，海藻 60 g，川芎 30 g，炮山甲 15 g。以上各药研末，混匀，水泛为丸。每次 6 g，每日 2 次，连服 3 个月为 1 个疗程。

（4）小金丸　其主要成分为麝香、乳香、没药、地龙、当归等，药理证实，小金丸对腺泡增生有明显的抑制作用，临床上多用于治疗腺体增生及慢性炎症、肿瘤等。左甲状腺素联合小金丸治疗单纯性甲状腺肿明显优于单用左甲状腺素治疗，更能缩小单纯性甲状腺肿患者甲状腺重量，满足人们对单纯性甲状腺肿治疗的要求。

（5）平消胶囊　主要成分为郁金、马钱子粉、仙鹤草、五灵脂、白矾、硝石、干漆、枳壳。每次 4 ～ 8 粒，每日 3 次。60 天为 1 个疗程。

（6）消瘿五海丸　其主要成分为浙贝母、昆布、海藻、蛤壳、桔梗、夏枯草等。功效：散结消瘿，活血化瘀。用于瘿瘤初起，甲状腺肿大。服法：每次 1 丸，每日 2 次。

（7）消瘿气瘰丸　其主要成分为夏枯草、海藻、昆布、海螵蛸、蛤壳（煅）、海胆、陈皮、枳壳、黄芩、玄参。功效：消瘿化痰。用于肝郁痰结引起的瘿瘤肿胀，瘰疬结核，甲状腺肿。服法：口服，每次 6 g（1 瓶），每日 2 次。

（8）消瘿顺气散　其主要成分为地黄 60 g，浙贝母 60 g，蛤粉（煅）45 g，海藻 45 g，昆布 45 g，浮海石（煅）45 g，海带 45 g。功效：平肝顺气，化瘰消瘿。服法：共研为细粉，过筛，每袋装 18 g。每次 6 g，每日 2 次，温开水冲服。

（9）五海瘿瘤丸　其主要成分为海带、海藻、海螵蛸、夏枯草、白芷、海螺、蛤壳、木香、川芎、昆布等，因为以海带、海藻、海螵蛸、海螺、蛤壳五味海产药材为主要成分，得名“五海”。功效：软坚散结，化核破瘀，化痰，消肿。主治：瘿瘤、瘰疬、乳中结核等症。服法：口服，成人每次 1 丸，每日 3 次。小儿减量。

（10）海藻玉壶丸　其主要成分为海藻 15 g，昆布 15 g，海带 20 g，半夏 12 g，陈皮 6 g，青皮 10 g，连翘 10 g，浙贝母 8 g，当归 10 g，川芎 6 g，独活 10 g，甘草 6 g。功效：理气消瘿，化痰散结。主治：颈部出现肿块，质硬，随吞咽而上下，瘿瘤、瘰疬等症。服法：成人每次 1 丸，每日 2 次。小儿减量。

（11）西（犀）黄丸　出自《外科全生集》。方由犀黄 15 g，麝香 75 g，乳香 500 g，没药 500 g 组成，其主要功效为消坚化结，解毒散痈，消肿止痛，治疗瘰疬、瘿瘤、乳岩等。

（12）内消瘰疬丸　出自《医学启蒙》，方由夏枯草 240 g，玄参 240 g，青盐 150 g，天花粉 30 g，甘草 30 g，白蔹 30 g，当归 30 g，海藻 30 g，枳壳 30 g，桔梗 30 g，浙贝母 30 g，大黄 30 g，薄荷 30 g，连翘 30 g，海蛤粉 30 g，硝石 30 g，地黄 30 g 组成。具有软坚散结、化痰消瘰之功，用于治疗气郁化火，痰凝瘀滞而致的瘰疬、痰核、瘿瘤，或肿或痛，皮色不变。

3. 针灸疗法

（1）体针

主穴：阿是穴、合谷、足三里。

配穴：胸闷、气短、泛恶者配内关，吞咽不适配天突，胸胁胀满配太冲，其他随症加减。

操作：患者采取仰卧位，合谷、内关、足三里、太冲等穴可按常规针刺。阿是穴在针刺时可根据不同病情采取不同的针刺方法。若颈部无明显结节肿块，可在相当于人迎穴上、下各 0.5 寸处，双侧共刺 4 针；若结节性肿块较大者采用围刺法——中心刺 1 针，沿肿块周围呈 45°角斜刺 3 ～ 4 针，均使针尖刺入肿块，如肿块通过针刺治疗明显缩小，仍需继续治疗，以消失为度。如遇弥漫性肿大者，也可用围刺法治疗，斜刺 0.5 ～ 0.8 寸，留针 30 分钟，中间行针 2 次，采用捻转运气法。每日或隔日针治 1 次，10 次为 1 个疗程，若肿块未消失，可继续按前法治疗。

（2）*灸法*　常用穴：膻中、天突、通天、云门、中封、风池、大椎、天府。膻中穴灸 7 壮，其余各穴各灸 18 壮。

（3）*耳针疗法*　耳穴：神门、甲状腺、内分泌，均取双侧。以上穴位可分为两组，交替使用，留针 30 分钟，每隔 10 分钟运针 1 次。

4. 外用

华南胡椒全株 2 份、野菊花 1 份，上药捣烂后加少许食盐再捣匀，取适量，隔水加热，等待温度适中后外敷于患处，涂药宜稍厚，外用纱布固定。每日换药 1 次。治疗瘿病气郁痰聚，郁久化热。

第三节　甲状腺功能亢进症与 Graves 病

一、西医诊断与治疗

（一）概述

甲状腺功能亢进症是由于甲状腺合成和分泌过多的甲状腺素（T_3、T_4）引起全身代谢和器官功能亢进的疾病。其病因主要是毒性弥漫性甲状腺肿（Graves 病）、毒性多结节性甲状腺肿和甲状腺自主高功能腺瘤（Plummer 病），其共同特征为甲状腺激素分泌增加而导致的高代谢和交感神经系统兴奋性增加，病因不同者各有其不同的临床表现。

（二）病因

该病病因尚未完全明了，目前认为与发病相关的因素有：①遗传因素，患者及其亲属中 HLA–B8 和 HLA–DR3 分布频率较高；②免疫因素，患者体内可测到多种甲状腺自身抗体如促甲状腺免疫球蛋白是甲状腺滤泡细胞受体或其成分的抗体，能与 TSH 受体结合，激活腺苷酸环化酶，使甲状腺滤泡内的 cAMP 增多，刺激甲状腺增生，甲状腺素合成和分泌增多。促甲状腺免疫球蛋白形成的机制未完全明了，可能诱发因素包括精神刺激、情绪波动、感染及青春发育等。约半数患者可检测出甲状腺球蛋白抗体，90% 患者可检测出微粒体抗体或甲状腺过氧化酶抗体，提示有自身免疫功能紊乱。

（三）临床表现

神经精神症状，表现为易激动、焦躁、注意力不集中，学龄儿因之学业退步。交感神经兴奋症状呈现心悸、震颤。胃肠道症状有食欲亢进、大便次数增多甚至大便稀溏。因代谢旺盛而消瘦、乏力、怕热、多汗。常见体征为突眼，甲状腺肿大一般为均质性，质柔韧，少数可有结节，并可闻及杂音，手足震颤，皮肤湿而热，心动过速，脉压增宽，收缩压增高。

甲状腺危象为甲状腺功能亢进症的严重表现，常由于甲状腺手术前内科控制甲状腺功能的准备不够充分，急性感染、精神刺激或疲劳等诱因致大量甲状腺素释放入血，表现为持续高热 39℃以上，恶心、呕吐、腹痛、腹泻、烦躁、气促、大汗淋漓，甚至谵妄、昏迷，可因休克、心力衰竭死亡。

（四）诊断与鉴别诊断

1. 实验室检查

（1）血 T_3、T_4 升高。部分仅 T_3 高而 T_4 正常，称为 T_3 型甲状腺功能亢进症。由于甲状腺结合球蛋白受影响因素较多，因此，游离 T_3、游离 T_4 水平升高对甲状腺功能亢进症诊断特异性更高。

（2）TSH 低下。

（3）甲状腺 ^{131}I 吸收率升高，峰值提前，目前儿科少用。

（4）甲状腺球蛋白抗体、微粒体抗体及甲状腺过氧化酶抗体可呈阳性。

2. 诊断

根据以上典型临床表现和实验室检查可确诊。

3. 鉴别诊断

（1）毒性结节性甲状腺肿：有多个结节或单个结节（毒性腺瘤），核素扫描提示局限性结节。

（2）亚急性甲状腺炎：甲状腺轻至中度肿大，可有触痛，一般 4 ～ 6 周后自然缓解，早期可有一过性甲状腺功能亢进症，但甲状腺吸 ^{131}I 率降低。

（3）甲状腺癌：甲状腺部位有结节性增大，质地较硬，周围可有淋巴结肿大，位置固定，行 B 超扫描和核素显像可助鉴别。

（五）治疗

1. 一般处理

急性期减少活动，避免情绪激动，严重者应卧床休息。

2. 抗甲状腺药物治疗

一般采用甲巯咪唑和丙硫氧嘧啶，阻断甲状腺细胞内碘离子氧化和碘化酪氨酸的结合，从而阻断 T_3、T_4 的生物合成，疗程一般分为 3 期。①控制期：甲巯咪唑开始剂量为每天 0.4 ～ 0.6 mg/kg，丙硫氧嘧啶开始剂量约为甲巯咪唑的 10 倍，分 3 ～ 4 次服用。贮存的甲状腺素一般在抗甲状腺药物治疗后 6 ～ 12 周才能耗尽，故一般 4 ～ 6 周方可见症状控制。②减药期：症状减轻，心率减慢，甲状腺功能恢复正常时开始减量，按原量减少 1/3 左右，观察 2 ～ 4 周，经过 2 ～ 3 个月病情仍然稳定者可进入维持治疗阶段。③维持治疗期：临床症状消失，T_3、T_4、游离 T_3、游离 T_4 和 TSH 维持正常，药物减至初始剂量的 1/4 ～ 1/3，每日 1 次顿服。维持治疗至少 1 年，多数 2 ～ 3 年，长者需 5 ～ 6 年。

抗甲状腺药物治疗较严重不良反应有粒细胞减少症，可伴发热，在治疗开始阶段应注意复查血常规，若白细胞低于 4×10^9/L，或中性粒细胞低于 2×10^9/L，应减少或停服抗甲状腺药物，并予升白细胞药，其他少见不良反应有皮疹、肝炎、血小板减少等。

3. β 肾上腺素能阻滞剂

心动过速明显者可服用普萘洛尔，每天 1 ～ 2 mg/kg，分 3 ～ 4 次服，其作用能减慢心率并抑制外周 T_4 向 T_3 转化。

4. 甲状腺素

非常规应用，适用于：①原来突眼严重或在治疗期间突眼加重，在甲状腺功能亢进症控制后可加用甲状腺素治疗，一般用干甲状腺片每天 20 ～ 40 mg；②治疗中因抗甲状腺药物量偏大或患者敏感，使甲功抑制呈现 TSH 升高甚至 T_4、T_3 下降伴甲状腺肿大，应在抗甲状腺药物减量维持同时加服干甲状腺片 20 ～ 40 mg/d。

5. 放射性 ^{131}I 治疗

儿科较少应用，因可能引起急性并发症如腮腺炎、胃肠不适等，或担忧放射会导致严重或永久性损害，故认为仅在药物治疗无效或禁忌者可给予 ^{131}I 治疗。治疗初可能会使甲状腺功能亢进症症状加重，远期并发症是发生甲状腺功能减退症。但近年来更多人认为 ^{131}I 治疗对儿童是安全的。

6. 手术治疗

抗甲状腺药物治疗、放射性 ^{131}I 治疗无效、疑有甲状腺恶变时考虑手术治疗。

7. 甲状腺危象治疗

（1）糖皮质激素，氢化可的松 5 mg/kg，每日 1 ～ 2 次。

（2）补充血容量。

（3）治疗诱发因素。

（4）抑制甲状腺素合成，丙硫氧嘧啶每次 3 mg/kg 或甲巯咪唑 1 mg/kg，每 6 ～ 8 小时 1 次，口服。

（5）抑制甲状腺中甲状腺素向血中释放，复方碘溶液 1 ～ 5 滴，每 6 ～ 8 小时 1 次，危象解除后再治疗 3 ～ 7 日停用。

（6）普萘洛尔每次 1 mg/kg，每 6 ～ 8 小时 1 次以降低儿茶酚胺效应。

（7）忌用阿司匹林以免使游离甲状腺素增加。

二、中医辨证论治

（一）概述

甲状腺功能亢进症属中医“瘿瘤”“心悸”等范畴。病因多为情志内伤，长期喜怒忧思、久郁不解，或突然遭受精神刺激，情志不遂，导致气滞血瘀、痰湿凝聚而发。病机为阳亢阴虚，而气郁、痰火血凝则为重要病理因素。本节主要论述 Graves 病。

（二）病因病机

1. 病因

（1）情志内伤　长期情志抑郁、精神创伤，致肝气郁结，失于疏泄，气机郁滞，津液输布失常，凝而化为痰浊；或气郁化火，生热伤阴，炼液为痰；或肝旺乘脾，聚湿成痰，痰气交阻，随肝气上逆，搏结颈前成瘿气，邪聚于目，上犯肝窍成突眼。肝郁化火则急躁易怒，面热目赤，口干而苦；胃火炽盛则多食善饥；肝气犯脾，脾失健运则便溏消瘦，倦怠乏力；火热伤阴，心阴不足，心神不宁则心悸，心烦不寐，自汗；久病及肾，水不涵木致阳亢风动则手抖舌颤。

（2）饮食及水土失宜　饮食失调或居住在高山地区，水土失宜，一是影响脾胃的功能，使脾失健运，不能运化水湿，聚而生痰；二是影响气血的正常运行，导致气滞、痰凝、血瘀颈前而发为瘿病。《杂病源流犀烛》中指出："西北方依山聚涧之民，食溪谷之水，受冷毒之气，其间妇女，往往生结囊如瘿。"《诸病源候论·瘿病》云，"饮沙水""诸山水黑土中"容易发生瘿病，均说明瘿病的发生与饮食及水土因素有密切的关系。

（3）体质因素　素体阴虚，肝肾不足，或先天禀赋不足，后天调摄不当，致肝肾阴虚，虚火妄动，煎熬津液成痰，凝聚颈部成瘿气。

2. 病机

气滞、痰凝、血瘀是本病的基本病机。初期多为气机郁滞，津凝痰聚，以致痰气搏结于颈前，日久会引起血脉瘀阻，进而气、痰、瘀三者合而为患。情志内伤致肝气失于条达，气机郁滞，导致津液失于输布，易聚而成痰，气滞痰凝，壅结颈前；饮食或水土失宜，导致脾失健运，不能运化水湿，聚而生痰，进而影响气血运行，致气滞、痰凝、血瘀壅结颈前发为瘿病。妇女的经、孕、产、乳等生理特点与肝经气血密切相关，素体阴虚之人易发瘿病。

甲状腺功能亢进症的病变部位主要在肝肾，与心有关。心失所养，见心悸，脉数；阴虚无以敛阳，见怕热汗出；肝火犯胃，胃火旺盛，则能食善饥；阴血不足，筋肉失养，则见形瘦；气、痰、瘀壅结颈前，加之肝经郁火上炎而致颈粗；血虚无以濡养筋脉，阴虚无以制阳，阳亢化风，肝风内动，故见手部震颤。本病以阴虚为本，相火旺盛为标，本病的病理性质早期以实证居多，后期久病由实致虚而致虚实夹杂。

（三）分型论治

1. 气郁痰结证

主症：瘿肿质软不痛，颈部觉胀，喉间如有物堵塞感，急躁易怒，胸闷胁痛，手指微颤，病情波动与情绪有关，舌淡红，苔薄白，脉弦滑。

治法：理气疏郁，化痰消瘿。

方药：四海舒郁丸加减。柴胡 15 g，青皮 10 g，陈皮 10 g，白芍 20 g，香附 10 g，郁金 10 g，牡蛎 30 g，珍珠母 30 g，海藻 10 g，昆布 10 g，浙贝母 10 g，法半夏 12 g。

2. 肝火犯胃证

主症：瘿肿呈中度肿大，质软光滑，烦渴多饮，多汗，眼突指颤，面部潮热，多食善饥，消瘦，便秘，舌红，苔黄，脉弦数。

治法：清泻肝胃，生津止渴。

方药：栀子清肝汤合白虎加人参汤加减。栀子 10 g，牡丹皮 10 g，龙胆 10 g，生石膏 30 g，知母 10 g，麦冬 10 g，玄参 12 g，柴胡 12 g，赤芍 12 g，当归 10 g，川芎 10 g，钩藤 30 g，蒺藜 10 g，牡蛎 30 g。

3. 阴虚火旺证

主症：头昏眼花，两目干涩，目赤刺痛，畏光，心悸失眠，烦躁少寐，肢端震颤，手足心热，口燥咽干，食多消瘦，月经不调，颈部肿大或可触及结节，眼球突出，舌红，少苔或苔剥，脉细而数。

治法：滋阴清热，平泻肝木。

方药：知柏地黄汤合当归六黄汤加减。生、熟地黄各 15 g，知母 10 g，黄柏 10 g，麦冬 15 g，白芍 10 g，山药 15 g，山茱萸 15 g，牡丹皮 10 g，泽泻 10 g，玄参 12 g，女贞子 15 g，墨旱莲 10 g，谷精草 30 g，黄连 10 g，黄芩 10 g，酸枣仁 30 g，当归 12 g，首乌藤 30 g，夏枯草 30 g，生牡蛎 30 g。

4. 气阴两虚证

主症：病情迁延日久，神疲乏力，气促汗多，口干咽燥，五心烦热，抑郁善忧，心悸喜忘，胸闷不舒，夜寐不安，食多便溏，腹胀泄泻，颈肿眼突，手颤身软，形体消瘦，面白唇淡，舌红，少苔，脉细数无力。

治法：益气养阴，软坚散结。

方药：生脉散合补中益气汤加减。太子参 30 g，麦冬 15 g，五味子 15 g，党参 30 g，黄芪 30 g，当归 10 g，甘草 10 g，柴胡 10 g，白术 15 g，枸杞子 15 g，生地黄 30 g，何首乌 15 g，山药 15 g，白芍 10 g，鳖甲 30 g，龟甲 30 g，珍珠母 15 g，玉竹 15 g，玄参 30 g，夏枯草 30 g。

（四）其他疗法

1. 针灸

（1）体针　主穴：内关、合谷、曲池、三阴交等穴。分为内关与合谷穴、曲池与三阴交穴两组，隔日针刺 1 次，两组交替使用，每次留针 15 ～ 30 分钟。配穴：心俞、肝俞、脾俞、肾俞、胃俞等穴。疗程：隔日针刺 1 次，3 个月为 1 个疗程。

（2）耳针　取神门、交感、胸、肾上腺、皮质下、胃、大肠、心、肺、肝、胆等穴。

2. 中成药

甲状腺功能亢进症灵片（药物组成为龙骨、牡蛎、山药、墨旱莲、丹参等），糖衣片，每片 0.25 g（含量相当于生药 5 g），每次 7 片，每日 3 次。活血化瘀，软坚散结，主治甲状腺功能亢进症伴甲状腺肿大。

3. 中药外敷

甲状腺肿明显者，可用瘿瘤膏外敷，药用麝香 10 g，冰片 15 g，三七、延胡索各 60 g，血竭 40 g，沉香 20 g，松香 35 g，桃仁、苦杏仁、火麻仁各 50 g，香油 550 mL，制成膏剂备用。每次取适量外敷双侧甲状腺部位，每日 1 次，可起到软坚散结消瘿之功效。

第四节　甲状腺功能减退症

一、西医诊断与治疗

（一）概述

甲状腺功能减退症（hypothyroidism）是由于甲状腺激素合成和分泌减少或组织作用减弱导致的全身代谢减低综合征，主要分为临床甲状腺功能减退症（overt hypothyroidism）和亚临床甲状腺功能减退症（subclinical hypothyroidism）。甲状腺功能减退症的患病率与TSH诊断切点值、年龄、性别、种族等因素有关。国外报道甲状腺功能减退症的患病率为5%～10%，亚临床甲状腺功能减退症患病率高于临床甲状腺功能减退症。

（二）流行病学

美国国家健康与营养状况调查（NHANES）以年龄＞12岁的普通人群为调查对象，TSH正常上限为4.5 mIU/L，亚临床甲状腺功能减退症的患病率为4.3%，临床甲状腺功能减退症患病率为0.3%。科罗拉多（Colorado）甲状腺疾病患病率调查以TSH 5.0 mIU/L为正常上限，亚临床甲状腺功能减退症及临床甲状腺功能减退症的患病率分别为8.5%和0.4%。在弗拉明翰（Framingham）研究中，年龄大于60岁的人群，TSH＞10 mIU/L的男性为5.9%，女性为2.3%。英国Whickham研究中，女性甲状腺功能减退症年发病率为3.5‰，男性为0.6‰。抗体阳性且TSH升高的女性甲状腺功能减退症的年发生风险为4%，而仅有抗体阳性或TSH升高者，年发病风险为2%～3%。根据2010年我国十城市甲状腺疾病患病率调查，以TSH＞4.2 mIU/L为诊断切点，甲状腺功能减退症的患病率为17.8%，其中亚临床甲状腺功能减退症患病率为16.7%，临床甲状腺功能减退症患病率为1.1%，女性患病率高于男性，随年龄增长患病率升高。我国甲状腺功能减退症年发病率为2.9‰。

（三）病因

甲状腺功能减退症病因复杂，以原发性甲状腺功能减退症最多见，此类甲状腺功能减退症约占全部甲状腺功能减退症的99%，其中自身免疫、甲状腺手术和甲状腺功能亢进症 ^{131}I治疗三大原因占90%以上。中枢性甲状腺功能减退症或继发性甲状腺功能减退症是由于下丘脑和垂体病变引起的TRH或者TSH产生和分泌减少所致的甲状腺功能减退症。垂体外照射、垂体大腺瘤、颅咽管瘤及垂体缺血性坏死是中枢性甲状腺功能减退症的较常见原因。消耗性甲状腺功能减退症是因为表达D3而致甲状腺激素灭活或丢失过多引起的甲状腺功能减退症。甲状腺激素抵抗综合征（RTH）是由于甲状腺激素在外周组织实现生物效应障碍引起的甲状腺功能减退症。

（四）临床表现

本病发病隐匿，病程较长，不少患者缺乏特异性症状和体征。临床表现主要以代谢率减低和交感神经兴奋性下降为主，病情轻的早期患者可以没有特异性症状。典型患者表现为畏寒，乏力，手足肿胀感，嗜睡，记忆力减退，少汗，关节疼痛，体重增加，便秘，女性月经紊乱或者月经过多、不孕。

典型患者还可有表情呆滞，反应迟钝，声音嘶哑，听力障碍，面色苍白，颜面或眼睑水肿，唇厚舌大、常有齿痕，皮肤干燥、粗糙、脱皮屑，皮肤温度低，水肿，手脚掌皮肤可呈姜黄色，毛发稀疏干燥，跟腱反射时间延长，脉率缓慢。少数病例出现胫前黏液性水肿。本病累及心脏可以出现心包积液和心力衰竭，重症患者可以发生黏液性水肿昏迷。

（五）辅助检查

1. 实验室检查

（1）血清甲状腺激素测定　正常情况下，循环中 T_4 约 99.97% 与特异的血浆蛋白相结合，包括 TBG（占 60% ～ 75%）、TBPA（占 15% ～ 30%）以及 Alb（占 10%），循环中 T_4 仅有约 0.03% 为游离状态（FT_4）；循环中 T_3 约 99.7% 特异性与 TBG 结合，约 0.3% 为游离状态（FT_3）。结合型甲状腺激素是激素的贮存和运输形式，游离型甲状腺激素则是甲状腺激素的活性部分，直接反映甲状腺的功能状态，不受血清 TBG 浓度变化的影响。结合型与游离型之和为总 T_4（TT_4）、总 T_3（TT_3）。

正常成人血清 TT_4 水平为 64 ～ 154 nmol/L（5 ～ 12 ng/dL），TT_3 为 1.2 ～ 2.9 nmol/L（80 ～ 190 ng/dL），不同实验室及试剂盒略有差异。目前多采用竞争免疫测定法，趋势为非核素标记（标记物为酶、荧光或化学发光物质）替代放射性核素标记。

正常成人血清 FT_4 为 9 ～ 25 pmol/L（0.7 ～ 1.9 ng/dL），FT_3 为 2.1 ～ 5.4 pmol/L（0.14 ～ 0.35 ng/dL），不同方法及实验室测定结果差异较大。将游离型激素与结合型激素进行物理分离（半透膜等渗透析、超滤、柱层析等）后行高敏感免疫测定被认为是本测定的金标准，但技术复杂，测定成本昂贵，不能在临床普遍使用。目前大多数临床实验室测定 FT_4 和 FT_3 所采用的方法并非直接测定游离激素，其测定结果在某种程度上仍受甲状腺激素结合蛋白浓度的影响，所以称之为游离激素估计值（free hormone estimate）。

凡是能引起血清 TBG 水平变化的因素均可影响 TT_4、TT_3 的测定结果，尤其对 TT_4 的影响较大，如妊娠、病毒性肝炎、遗传性 TBG 增多症和某些药物（雌激素、口服避孕药、三苯氧胺等）可使 TBG 增高而导致 TT_4 和 TT_3 测定结果假性增高；低蛋白血症、遗传性 TBG 缺乏症和多种药物（雄激素、糖皮质激素、生长激素等）则可降低 TBG，使 TT_4 和 TT_3 测定结果出现假性降低。有上述情况时应测定游离甲状腺激素。

rT_3 是由 T_4 在外周组织中经 5- 脱碘酶的作用脱碘形成。rT_3 是 T_4 降解产生的无生物活性产物。血清中 98% 的 rT_3 与 TBG 结合，故凡影响 TBG 的因素均可影响 rT_3 的浓度。在通常情况下，rT_3 的浓度与 TT_3 和 TT_4 的变化平行。在重度营养不良和各种急慢性疾病伴发的甲状腺功能正常的病态综合征（euthyroid sick syndrome，ESS）可出现所谓的“分离现象”，rT_3 可明显升高，而血清 T_3 明显降低，是因为 5′ – 脱碘酶活性下降，5- 脱碘酶活性上升，导致 T_4 向 rT_3 增多有关。另外，丙硫氧嘧啶、糖皮质激素、普萘洛尔、胺碘酮等药物，以及碘造影剂均可抑制 T_4 向 T_3 转化，从而使血清 rT_3 升高。测定血清 rT_3 水平用于 ESS 与甲状腺功能减退症鉴别，前者血清 T_3、T_4 降低，rT_3 增高，TSH 在正常水平；而后者 T_3、T_4、rT_3 均降低，TSH 升高。用 RIA 法测定正常成人血清总 rT_3 正常参考值为 0.2 ～ 0.8 nmol/L（13 ～ 53 ng/dL）。

（2）血清促甲状腺激素测定　血清 TSH 的检测是筛查甲状腺功能异常、原发性甲状腺功能减退症甲状腺激素替代治疗的主要方法。TSH 的分泌对血清中 FT_4 微小变化十分敏感，在发生甲状腺功能减退症早期，FT_4 还未检测到异常时，TSH 已经发生改变。血清 TSH 测定方法已经经历了三个阶段的改进。第一代 TSH 测定，主要采用放射免疫测定技术，灵敏度较差（1 ～ 2 mIU/L），下限值为 0 mIU/L，可以诊断原发性甲状腺功能减退症，但无法诊断甲状腺功能亢进症；第二代 TSH 测定以免疫放射法为代表，敏感性和特异性明显提高，灵敏度达 0.1 ～ 0.2 mIU/L，称为敏感 TSH（sensitive TSH，sTSH）测定，其正常值范围为 0.3 ～ 4.5 mIU/L，该方法已经能够诊断甲状腺功能亢进症；第三代 TSH 测定以免疫化学发光法为代表，灵敏度为 0.01 ～ 0.02 mIU/L，称为超敏感 TSH（ultrasensitive TSH，uTSH）测定。目前我国大多数实验室使用的是第二代和第三代 TSH 测定方法。建议选择第三代的测定方法。

TSH 每天都会在均值的 50% 左右波动，一天中同一时段连续采集血样，TSH 的变异率达 40%。TSH 最低值出现在傍晚，睡眠时最高。鉴于此，血清 TSH 水平在正常范围的 40% ～ 50% 波动时并不能反映甲状腺功能的变化。

（3）甲状腺自身抗体测定　甲状腺过氧化物酶抗体（TPOAb）、甲状腺球蛋白抗体（TgAb）是确定原发性甲状腺功能减退症病因的重要指标和诊断自身免疫性甲状腺炎（包括桥本甲状腺炎、萎缩性甲状腺炎等）的主要指标。一般认为 TPOAb 的意义较为肯定。日本学者经甲状腺细针穿刺细胞学检查证实，TPOAb 阳性者的甲状腺均有淋巴细胞浸润。如果 TPOAb 阳性伴血清 TSH 水平增高，说明甲状腺细胞已经发生损伤。TPOAb 阳性与甲状腺功能减退症有明显相关性，在亚临床甲状腺功能减退症人群中，高滴度 TPOAb 水平有助于预测向临床甲状腺功能减退症的进展。亚临床甲状腺功能减退症伴 TPOAb 阳性者每年进展为临床甲状腺功能减退症的概率为 4.3%，而伴抗体阴性者为 2.6%。TgAb 在自身免疫甲状腺炎患者的阳性率较低，敏感性不如 TPOAb，并且 TgAb 不能固定补体，被认为在甲状腺的损伤中没有明显作用；此外甲状腺癌的患者也可以有高滴度的 TgAb。因此，TgAb 的意义不如 TPOAb。但是，研究发现 TgAb 单独阳性的女性中，血 TSH 水平也显著升高。因此，对 TSH 升高而 TPOAb 阴性者应该检测 TgAb。我国学者经过对甲状腺抗体阳性、甲状腺功能正常的个体随访 5 年发现，初访时 TPOAb ＞ 50 U/mL 和 TgAb ＞ 40 U/mL 者，临床甲状腺功能减退症和亚临床甲状腺功能减退症的发生率显著增加。

2. 其他辅助检查

轻、中度正细胞正色素性贫血，可能与甲状腺激素不足，影响促红细胞生成素的合成有关。血总胆固醇、低密度脂蛋白胆固醇、脂蛋白 a（LPa）、甘油三酯升高，血肌酸激酶、天冬氨酸氨基转移酶、乳酸脱氢酶可以升高，但肌红蛋白升高并不明显，肌钙蛋白也无变化，血同型半胱氨酸增高。严重的原发性甲状腺功能减退症时可有高催乳素血症，甚至可伴有溢乳及蝶鞍增大，酷似垂体催乳素瘤，可能与TRH分泌增加有关。

（六）诊断与鉴别诊断

1. 诊断

临床上，凡有下列情况之一者，均要想到甲状腺功能减退症可能：①不明原因的乏力、虚弱、不耐寒或疲劳；②顽固性轻、中度贫血；③顽固性便秘；④不育症；⑤反应迟钝、记忆力和听力下降，尤其是与自己相比，有较明显变化者；⑥不明原因的虚浮和体重增加，“特发性浮肿”必须首先排除甲状腺功能减退症可能；⑦甲状腺肿大而无甲状腺功能亢进症表现（单纯性甲状腺肿要排除亚临床甲状腺功能减退症可能）；⑧血脂异常，尤其是总胆固醇、LDL–C增高伴同型半胱氨酸和肌酸激酶升高者更要排除甲状腺功能减退症可能；⑨心脏扩大，有心衰表现而心率不快，或伴心肌收缩力下降和血容量增多者。

2. 鉴别诊断

应与肾性水肿、贫血、充血性心力衰竭等相鉴别。根据 rT_3 及患者的原发病表现，与低 T_3 综合征鉴别，甲状腺功能减退症症状和溢乳症状应与催乳素瘤鉴别。

成人型甲状腺功能减退症用甲状腺激素替代治疗。从小剂量开始，以使TSH降至正常的最小剂量为维持量长期服用。年龄较大、病情重或伴心脏病患者，起始剂量宜更小，增加剂量宜更慢。

（七）治疗

1. 一般治疗

有贫血者补充铁剂、维生素 B_{12}、叶酸等。

2. 药物治疗

（1）呆小病　治疗愈早，疗效愈好。初生期呆小病最初口服三碘甲状腺原氨酸（T_3）5 μg，每8小时1次及左甲状腺素（LT_4）25 μg/d，3天后，LT_4 增加至37.5 μg/d，6天后 T_3 改至2.5 μg，每8小时1次；在治疗进程中 LT_4 增至每天50 μg，而 T_3 逐渐减量至停用。或单用 LT_4 治疗，首量25 μg/d，以后每周增加25 μg/d，3～4周后至100 μg/d，以后增加缓慢，使血清 T_4 保持115.83～154.4 mmol/L（9～12 μg/dL），如临床疗效不满意，可略加大剂量。年龄为9个月至2岁的婴幼儿每天需要50～100 μg LT_4，如果其骨骼生长和成熟没有加快，甲状腺激素应增加，治疗应持续终身。儿童甲状腺功能减退症完全替代 LT_4 剂量可达 4 μg/（kg·d）。

（2）幼年黏液性水肿　治疗与较大的呆小病患儿相同。

（3）成人黏液性水肿　甲状腺功能减退症的甲状腺激素替补疗法的原则要强调“早治”“正确维持”“适量起始”及“注意调整”等。① LT_4：起始剂量及随访间期可因患者的年龄、体重、心脏情况以及甲状腺功能减退症的病程和程度而不同。一般应从小剂量开始，每天 1～2 次，每次口服 25 μg，之后逐步增加，每次剂量调整后一般应在 6～8 周后检查甲状腺功能以及评价剂量是否适当，原发性甲状腺功能减退症患者在 TSH 降至正常范围后 6 个月复查 1 次，之后随访间期可延长至每年 1 次。一般维持量为 100～150 μg LT_4，成人甲状腺功能减退症完全替代 LT_4 剂量为 1.6～1.8 μg/（kg·d）。②甲状腺片（干甲状腺）应用普遍，从每天 20～40 mg 开始，根据症状缓解情况和甲状腺功能检查结果逐渐增加。③碘塞罗宁（三碘甲状腺原氨酸，T_3）20～25 μg 相当于甲状腺片 60 mg，每天剂量为 60～100 μg。④ T_4 和 T_3 的混合制剂。

（4）黏液性水肿昏迷的治疗　①甲状腺制剂：开始阶段最好选用快速作用制剂静脉注射制剂 L- 三碘甲状腺原氨酸，首次 40～120 μg，以 T_3 每 6 小时静注 5～15 μg，直至患者清醒后改为口服。如无此剂型，可将碘塞罗宁片剂研细加水鼻饲，每 4～6 小时 1 次，每次 20～30 μg。无快作用制剂时可采用 T_4，首次剂量 200～500 μg 静脉注射，以后静脉注射 25 μg，每 6 小时 1 次，或每日口服 100 μg。②给氧。③保暖。④肾上腺皮质激素：每 4～6 小时给氢化可的松 50～100 mg，清醒后递减或撤去。⑤积极控制感染。⑥升压药。⑦补给葡萄糖液及复合维生素 B。

二、中医辨证论治

（一）概述

甲状腺功能减退症主要表现为脏腑不足、气血亏虚、元气匮乏，故当属“虚劳”范畴。甲状腺功能减退症由甲状腺次全切除或放射性碘治疗后引起者，当属“虚损”范畴。黏液性水肿明显者，又可归属于《灵枢·水胀》的“肤胀”之列。

（二）病因病机

1. 病因

（1）情志内伤　情志失调，肝气郁结，疏泄失司，肝气犯脾，脾气不足，气血生化乏源。《素问·阴阳应象大论》指出“怒伤肝”“喜伤心”“思伤脾”“忧伤肺”“恐伤肾”。《诊家四要》云：“曲运神机则劳心，尽心谋虑则劳肝，意外过思则劳脾，遇事而忧则劳肺，色欲过度则劳肾。”

（2）劳倦过度　《素问·宣明五气》提出的“五劳所伤”，即久视、久卧、久立、久行、久坐，可损伤脏腑功能，导致脏腑功能虚损。另外，房事不节，恣情纵欲，耗损真阴，也可形成虚劳。

（3）饮食不节　饮食不节包括暴饮暴食、饥饱失常、嗜欲偏食及水土失宜。暴饮暴食损伤脾胃，脏腑气血失于濡养，或长期饥饿，生化无源，嗜欲偏食及水土失宜，损伤形脏，即《素问·生气通天论》“阴之所生，本在五味；阴之五宫，伤在五味”。

（4）起居失常　长期起居失常，如长期深夜工作，常易导致形气损伤。

（5）手术损伤　甲状腺手术或放射性碘治疗均伤及正气，损伤气血，导致脏腑功能，尤其是脾肾功能不足。

（6）药物及环境毒邪　药物及环境毒邪也能导致脏腑受损，脾肾亏虚。

（7）年老体衰　甲状腺功能减退症在老年人群中患病率较高。年老体衰，肾中精气及命门之火不足，最终导致肾阴阳俱衰。

2. 病机

本病的基本病机为脾肾阳气衰微，阳气不运，气化失司，导致痰浊、水湿、瘀血等阴邪留滞，这些病理产物又可导致气机不畅，气机阻滞，两者互为因果。肾脾为先后天之本。脾主肌肉，人体肌肉的壮实与否和脾胃的运化功能相关，若脾主肌肉功能减退，常出现肌无力、感觉障碍、手足麻木、肌肉疼痛或痉挛等症状；脾主统血，有赖于脾气的固摄，若脾不统血，则可出现贫血及女性月经过多等症状。肾主骨生髓，脑为髓之海、元神之府，“肾者主水，受五脏六腑之精而藏之”，若肾藏精功能减退，会出现健忘、脱发、性欲低下等肾虚表现。脾肾阳虚，气化不足，痰浊、水湿内停，还可导致心阳不足。脾肾阳虚，气滞血瘀，痰浊内停，蒙蔽心窍，可变生神昏窍闭之证。

（三）分型论治

1. 脾肾气虚证

主症：面色萎黄，神疲乏力，少气懒言，反应迟钝，纳呆便溏，腰膝酸软，小便频数，舌淡或胖，苔薄白，脉沉细弱。

治法：益气健脾补肾。

方药：补中益气汤合大补元煎加减。党参 15 g，黄芪 15 g，白术 10 g，茯苓 15 g，山药 15 g，陈皮 6 g，熟地黄 10 g，杜仲 10 g，当归 15 g，山茱萸 15 g，枸杞子 15 g，升麻 10 g，炙甘草 6 g。水煎服，日 1 剂。

2. 脾肾阳虚证

主症：神疲乏力，畏寒肢冷，面色苍白，记忆力减退，腰膝酸软，耳鸣耳聋，毛发干燥易落，厌食腹胀，腹中冷痛，男子遗精阳痿，女子月经量少，舌淡胖有齿痕，苔白滑，脉沉迟细弱。

治法：温补脾肾。

方药：附子理中丸合右归丸加减。附子 10 g（先煎），党参 15 g，白术 10 g，熟地黄 10 g，山茱萸 15 g，枸杞子 15 g，菟丝子 10 g，杜仲 10 g，当归 15 g，干姜 6 g，炙甘草 6 g。水煎服，日 1 剂。

3. 心肾阳虚证

主症：畏寒肢冷，心悸怔忡，表情淡漠，倦怠乏力，嗜睡息短，头晕耳鸣，肢体水肿，小便不利，或唇甲青紫，舌质淡暗或青紫，苔白滑，脉沉微细。

治法：温补心肾，利水消肿。

方药：真武汤合苓桂术甘汤加减。附子 15 g（先煎），茯苓 15 g，白术 10 g，山茱萸 15 g，芍药 10 g，桂枝 10 g，杜仲 10 g，泽泻 10 g，猪苓 15 g，干姜 6 g，炙甘草 6 g。水煎服，日 1 剂。

4. 阳气衰微证

主症：四肢厥冷，面色苍白，精神萎靡，头晕嗜睡，表情淡漠，动作迟缓，腰膝酸软乏力，毛发稀疏，全身水肿，小便不利，男子遗精阳痿，女子月经量少或闭经，舌淡胖，苔薄白，脉沉缓细弱。

治法：温补肾阳。

方药：金匮肾气丸加味。附子 15 g（先煎），桂枝 10 g，熟地黄 10 g，山茱萸 15 g，山药 15 g，茯苓 15 g，牡丹皮 10 g，泽泻 10 g，牛膝 10 g，车前子 10 g，杜仲 15 g，淫羊藿 10 g，炙甘草 6 g。水煎服，日 1 剂。

（四）其他治疗

1. 中成药

补中益气丸，每次 1 丸，口服，每日 3 次；或附子理中丸，每次 1 丸，口服，每日 3 次；或金匮肾气丸，每次 1 丸，口服，每日 2 次。

补中益气丸由黄芪、党参、白术、当归、升麻、柴胡、陈皮、炙甘草等组成，具有补中益气、升阳举陷的功效，适用于脾胃虚弱、中气下陷所致的体倦乏力、食少腹胀、便溏久泻、肛门下坠等。附子理中丸由白术、党参、附子、干姜、甘草等组成，具有温中健脾的功效，适用于脾胃虚寒、脘腹冷痛、呕吐泄泻、手足不温等。金匮肾气丸由地黄、山药、山茱萸、茯苓、牡丹皮、泽泻、桂枝、附子、牛膝、车前子等组成，具有温补肾阳、化气行水、引火归元的功效，适用于肾虚水肿、腰膝酸软、小便不利、畏寒肢冷等。

2. 针灸疗法

主穴：脾俞、肾俞、足三里、关元、气海。

手法：补法针刺或艾灸，每次留针 20 分钟左右。

加减：阴虚者加命门、阳陵泉，水肿少尿者加阴陵泉、三阴交等。

第五节 亚急性甲状腺炎

一、西医诊断与治疗

（一）概述

亚急性甲状腺炎是一种可自行恢复的甲状腺非细菌感染性疾病，多认为是病毒（包括流感病毒、柯萨奇病毒、腮腺炎病毒）感染后引起的变态反应，以短暂疼痛的破坏性甲状腺组织损伤伴全身炎性反应为特征，是最常见的甲状腺疼痛性疾病。

放射性痛和转移性痛为其特征，伴有甲状腺功能亢进症状、促甲状腺激素水平降低、甲状腺摄碘率降低和红细胞沉降率升高等。

（二）病因

亚急性甲状腺炎的病因尚不明确，多由病毒感染或病毒感染后的变态反应引发。多种病毒如流感病毒、柯萨奇病毒、腮腺炎病毒与本病有关，患者血液中通常可检出这些病毒的抗体。该病也可发生于非病毒感染之后。遗传因素可能参与发病，有与人白细胞抗原（HLA）B35相关的报道。

（三）临床表现

本病发病有明显的季节性，春、夏季节高发，30～50岁的中青年女性发病率高，是男性的3～6倍。本病的病因不明，通常于流行性感冒或感冒1～2周起病，起病较急，典型病例可分为急性期（伴甲状腺功能亢进）、缓解期（伴甲状腺功能减退，分过渡期和甲状腺功能减退期）和恢复期（甲状腺功能正常期），主要分为亚急性肉芽肿性和亚急性淋巴细胞性两种病理类型。

主要临床表现为发热、甲状腺肿痛及甲状腺功能异常。病程一般可持续2～3个月，少数患者可迁延1～2年。甲状腺功能一般均能恢复正常，极少数发生永久性甲状腺功能减退。

（四）诊断与鉴别诊断

1. 诊断

依据病史、症状、体征和实验室检查，一般诊断多无困难，但不典型病例常易误诊，国内报道误诊率为12%～48%。

（1）甲状腺肿大、疼痛、质硬、触痛，常伴上呼吸道感染症状和体征（发热、乏力、食欲缺乏、颈淋巴结肿大等）。

（2）血沉增快。

（3）甲状腺摄碘率受抑制。

（4）一过性甲状腺毒症。

（5）血清TgAb和（或）TPOAb阴性或低滴度。

（6）FNAC或活组织检查可见多核巨细胞或肉芽肿改变。

符合上述4项即可诊断亚急性甲状腺炎。对于临床表现不典型者，应进行FNAC检查以明确诊断，尤其病变局限于单个结节或单个侧叶者。

2. 鉴别诊断

（1）*疼痛性桥本甲状腺炎* 血沉正常，血 TPO 和 TgAb 水平明显增高，甲状腺活检是淋巴滤泡形成。

（2）*甲状腺癌* 快速生长可出现局部疼痛，但无全身中毒症状。甲状腺质硬、表面不光滑、活动性差，可出现区域淋巴结肿大，FNAC 检查可见肿瘤细胞。

（五）治疗

1. 早期治疗

以减轻炎症反应及缓解疼痛为目的。轻症可用阿司匹林（1 ～ 3 g/d，分次口服）、非甾体抗炎药（NSAIDS，如吲哚美辛 75 ～ 150 mg/d，分次口服）等。

2. 急性期

首选肾上腺皮质激素类药物，泼尼松初始剂量 30 ～ 40 mg/d，维持 1 ～ 2 周，根据症状、体征及血沉变化缓慢减少剂量，总疗程 6 ～ 8 周以上。过快减量、过早停药可使病情反复，根据红细胞沉降率调整激素用量，当红细胞沉降率下降或恢复正常时，泼尼松开始减量。

甲状腺毒症明显者，可使用 β 肾上腺素受体阻滞剂。当甲状腺滤泡组织遭受破坏后，释放大量甲状腺素，可出现一过性“甲状腺功能亢进期”，可不处理或给予小剂量普萘洛尔，无须用抗甲状腺功能亢进的药物，症状缓解即停药。甲状腺激素可用于甲状腺功能减退症症状明显、持续时间久者；由于 TSH 降低不利于甲状腺细胞恢复，故宜短期、小剂量使用，而大剂量应用甲状腺激素可能过度抑制 TSH。永久性甲状腺功能减退症需长期替代治疗。

二、中医辨证论治

（一）概述

传统中医对本病并没有明确的记载，但现代中医认为，本病存在的咽喉痛、头痛、发热、甲状腺肿大及疼痛等症状属中医“瘿痈”“瘿瘤”等范畴。

（二）病因病机

1. 病因

（1）外感病邪　风温、风热客于肺胃，内有肝郁胃热，夹痰蕴结，积热上扰，以致痰气交凝，郁而化热，风热毒邪蕴结，气血壅滞发为瘿痛。

（2）情志因素　情志内伤是瘿痛发病的主要内因之一。《济生方·瘿瘤论治》曰："夫瘿瘤者，多由喜怒不节，忧思过度，而成斯疾焉。大抵人之气血，循环一身，常欲无滞留之患，调摄失宜，气凝血滞，为瘿为瘤。"情志久郁不疏，加之素体气虚，卫表不固，热毒之邪乘虚入侵，热毒壅盛，气滞血瘀，故产生结块疼痛。

2. 病机

本病基本病机为热毒壅盛，气滞、痰凝、血瘀结颈前。热盛阴伤，阴虚火旺可以表现为甲状腺功能亢进症；久则阴损及阳，而致阴阳两虚或阳气不足表现为甲状腺功能减退症。病变初起，风温、风热客于肺胃，肝郁胃热，积热上扰，夹痰蕴结，以致痰气交凝，郁而化热，风热毒邪蕴结，气血壅滞发为瘿痛。情志久郁不疏，加之素体气虚，卫表不固，热毒之邪乘虚而入，热毒雍盛，气滞血瘀，故产生结块疼痛。

本病的病位在颈前，累及肝、脾、肾、心。本病初期多为邪实，后期则为正虚。

（三）分型论治

1. 风热夹痰证

主症：颈前结块，痛连耳后枕部，皮色不变，灼热，按之疼痛，恶寒发热，头痛身楚，口苦咽干，甚则声音嘶哑，舌红，苔薄黄，脉浮数。

治法：疏风清热，化痰散结。

方药：牛蒡解肌汤合银翘散加减。牛蒡子 10 g，薄荷 10 g，荆芥 10 g，连翘 10 g，栀子 10 g，牡丹皮 10 g，石斛 10 g，玄参 15 g，夏枯草 10 g，甘草 3 g。

2. 肝郁痰热证

主症：咽喉结块肿硬、疼痛，痛连耳后枕部，吞咽时加重，肿块灼热感，按之疼痛，壮热不退，口干口苦，烦躁易怒，便秘溲赤，舌红，苔黄，脉滑数。

治法：清肝泻热，化痰散结。

方药：柴胡清肝汤加减。柴胡 10 g，黄芩 10 g，栀子 10 g，牛蒡子 10 g，连翘 10 g，防风 10 g，当归 10 g，川芎 10 g，赤芍 10 g，甘草 3 g。

（四）其他治疗

1. 针灸治疗

（1）体针　早期辨证为肝郁化火、气滞血瘀经络者，辨证当在肝胃二经，取人迎、足三里、太冲、阳陵泉针刺以泻肝火，化瘀散结。后期为心脾两虚、肾阳不足者，病位在心、脾、肾三经，故针刺取内关、神门、足三里、三阴交、肾俞。

（2）耳针　局部肿痛明显者，可加用针刺耳穴神门、交感。

2. 敷贴法

（1）甲肿巴布贴　外敷于甲状腺肿大并有疼痛处可减轻症状，适用于肝火炽盛的亚急性甲状腺炎。

（2）黄连膏外敷　药物组成有柴胡、黄芩、延胡索、川楝子、乳香、没药、制天南星、浙贝母、天葵子等，有清热泻火、散结止痛之功。

（3）其他　如用如意金黄散、大青膏、消瘿膏等外敷于肿大的甲状腺处，可消肿止痛。

第六节　甲状腺结节

一、西医诊断与治疗

（一）概述

甲状腺结节为一般人群常见的甲状腺疾病，由于对甲状腺结节的定义、研究人群及年龄不同，甲状腺结节发病率明显不同。检查方式不同疾病发生率亦有差别，如颈部敏感超声（19% ～ 35%）或尸检（8% ～ 65%）相比触诊（2% ～ 6%），可发现更多甲状腺结节。甲状腺结节一般由患者或临床医生体检时偶然发现，对甲状腺结节患者应仔细进行临床评估，包括结节良恶性（恶变发生率为 4.0% ～ 6.5%）、甲状腺功能状态及颈部受压症状等。

（二）病因

甲状腺良性结节的病因包括良性腺瘤，局灶性甲状腺炎，多结节性甲状腺肿的突出部分，甲状腺、甲状旁腺和甲状腺舌管囊肿，单叶甲状腺发育不全导致对侧叶增生，手术后或 ^{131}I 治疗后甲状腺残余组织的瘢痕和增生等。除甲状腺组织增生和少数滤泡状腺瘤外，以上原因的结节在核素扫描时都表现为“冷结节”。大多数的甲状腺结节是无症状的。研究显示，尸检和超声对无症状的甲状腺结节的检出率分别为 50% 和 67%。甲状腺超声对甲状腺结节的检出率是触诊的 5 倍，当结节直径大于 2 cm 时，其检出率是触诊的 2 倍。甲状腺结节的患病率受检查方式及被检人群的性别、年龄、碘摄入量、放射线照射等环境因素的影响。

（三）流行病学及患病影响因素

由于结节定义、研究人群及年龄不同，甲状腺结节发病率明显不同。颈部敏感超声或尸检可发现更多的甲状腺结节，而触诊其发生率明显降低，而且触诊为甲状腺孤立结节者，采用超声检查常为多发性结节。

1. 性别

男性的甲状腺体积大于女性，而女性甲状腺肿和甲状腺结节患病率显著高于男性。有研究显示，70 ～ 74 岁的人群中女性和男性甲状腺结节的患病率分别为 52% 和 29%。

2. 年龄

大量研究表明，甲状腺结节的患病率随年龄增长而不断增高，其中单发性结节的患病率在不同年龄组间无显著差异，而多发性结节的患病率随年龄增长不断增高。

3. 遗传因素

甲状腺结节和各类甲状腺癌的发生可能与某些癌基因、抑癌基因的突变、激活、抑制、缺失等有关。

4. 碘摄入量

碘摄入量对甲状腺结节的患病率存在明显影响。

5. 放射性接触史

电离辐射是甲状腺结节形成和肿瘤发生的重要危险因素。医学放射治疗，特别是儿科群体对放射产生的不良反应极为敏感。

6. 其他

自身免疫、吸烟、体重在甲状腺结节的发生中也有一定的影响，而饮酒可以使甲状腺结节的患病率下降，具体机制尚未阐明。

（四）临床表现

绝大多数甲状腺结节发病隐匿，较少有明显的症状和体征，常常是通过体格检查、自身触摸或影像学检查而发现。临床上，发现甲状腺结节后必须对甲状腺及其周围的淋巴结仔细检查和评估，并收集完整的病史资料。提示甲状腺恶性结节的临床证据包括以下几点：

（1）颈部接受大剂量放射线辐射或射线治疗史。

（2）有甲状腺髓样癌、多发性内分泌腺瘤综合征或乳头状甲状腺癌家族史。

（3）年龄＜ 20 岁或＞ 70 岁。

（4）男性患者甲状腺结节更可能是恶性病变。

（5）结节增长迅速，且直径超过 2 cm。

（6）伴持续性声音嘶哑、发音困难、吞咽困难和呼吸困难。

（7）结节质地硬，形状不规则，位置固定。

（8）伴颈部淋巴结肿大。

（五）诊断与鉴别诊断

1. 诊断

甲状腺结节的诊断，关键在于根据临床表现和辅助检查判断结节的性质和甲状腺的功能状态。

（1）血清甲状腺激素和 TSH 的测定　用以确定甲状腺的功能。一般功能不受影响，高功能腺瘤甲状腺激素水平升高，慢性淋巴细胞性甲状腺炎后期甲状腺激素水平可正常或降低。

（2）甲状腺核素扫描　高功能腺瘤多为热结节。温结节大多为结节性增生、腺瘤，良性居多，但少数也可为恶性。凉结节或冷结节须除外恶性病变，但腺瘤和囊肿亦可为凉结节或冷结节。

（3）超声波检查　超声波检查有助于诊断结节的性质。囊性常为甲状腺囊肿；混合性应考虑慢性淋巴细胞性甲状腺炎；甲状腺癌多为实性结节，少数有部分囊性变。

（4）甲状腺结节穿刺活检及针吸细胞学检查 对鉴别良性和恶性意义较大，但有可能遗漏癌肿。假阴性和假阳性发生率因方法和技术水平差异而不同，必要时可重复检测。

（5）血清 TgAb 和 TPOAb 检测结果阳性提示慢性淋巴细胞性甲状腺炎，但不排除恶变。甲状腺髓样癌有降钙素特征性分泌，故可测定血清降钙素作鉴别。

（6）颈部 X 线检查 乳头状癌组织中常见钙化灶。

（7）Tg 测定 分化良好的甲状腺癌及其手术切除后复发或转移时，血清 Tg 测定值常升高。

2. 鉴别诊断

（1）Graves 病 本病患者多有不同程度的甲状腺肿，常伴有甲状腺功能亢进的表现，如神经过敏、体重减轻、明显乏力、肌肉萎缩等。突眼征是本病的典型体征，胫前黏液性水肿也是本病的特征之一，但较少见。实验室检查总甲状腺素与游离甲状腺素均增高，甲状腺摄 ^{131}I 功能不能被抑制，而甲状腺微粒体抗体、甲状腺球蛋白抗体检测很少为阳性，即使检测到，滴度也是相当低的。

（2）地方性甲状腺肿 患者除颈呈弥漫性肿大外，往往无自觉症状。病程越长，甲状腺肿大越显著，并可出现多个结节，其诊断主要依靠流行病学资料。患者甲状腺功能多在正常范围，甲状腺摄 ^{131}I 率增高，但可被三碘甲状腺原氨酸抑制，尿碘减少。慢性淋巴细胞性甲状腺炎患者的甲状腺也呈弥漫性肿大，但血清甲状腺球蛋白抗体、甲状腺微粒体抗体效价增高，红细胞沉降率加速，血丙种球蛋白增高，都可鉴别，必要时还可做甲状腺穿刺活检帮助确诊。

（3）甲状腺癌 慢性甲状腺炎患者的甲状腺可出现多个结节，质地较硬，应与甲状腺癌鉴别。后者结节较硬，在短期内明显增大，可转移至附近淋巴结，常与周围组织固定，并可压迫喉返神经引起声音嘶哑，甲状腺扫描常显示“冷结节”，但血清甲状腺抗体多为阴性，必要时做甲状腺穿刺活检即可鉴别。

（4）甲状腺腺瘤 本病是一种常见病，多见于青年及中老年女性，单发结节居多，边缘清楚，生长缓慢；有时突然增大疼痛，见于囊内出血。

（5）亚急性甲状腺炎　慢性淋巴细胞性甲状腺炎有时起病较急，偶可见甲状腺局部疼痛与压痛，与亚急性甲状腺炎不同之处在于甲状腺常呈弥漫性肿大，甲状腺摄碘率无明显降低，一般无发热等全身症状。但亚急性甲状腺炎常出现一侧甲状腺结节性肿大，后又转移至另一侧，呈交替发作。甲状腺摄碘率常明显降低，但多可自行缓解，而甲状腺功能一般不受影响，也无自身抗体出现。

（6）瘰疬　瘰疬多发生于颈项、颌下及锁骨下部位。肿块一般较小，每个约蚕豆大，个数多少不等，多者可呈串珠状，相互粘连，活动度小，失于治疗可酿脓、溃破，排出干酪样坏死物，久不愈合，伴消瘦、潮热、盗汗等阴虚火旺症状。甲状腺结节肿块恰在颈部正前方，肿块较大，且随吞咽而上下移动，一般全身症状不明显，重症者可见畏寒、手足欠温、浮肿等脾肾阳虚症状，两者是可以区分的。

（7）慢性淋巴细胞性甲状腺炎　根据临床表现与实验室检查，本病的诊断不难确定。凡中年妇女出现弥漫性甲状腺肿或结节性甲状腺肿，质地坚韧，排除其他甲状腺肿大的因素，不论其甲状腺功能如何，均应考虑本病的可能性。因为血清甲状腺抗体，尤其是甲状腺微粒体抗体与慢性淋巴细胞性甲状腺炎的诊断符合率较高。如甲状腺球蛋白抗体与甲状腺微粒体抗体明显增高，基本可确诊。需进一步明确诊断者，可行穿刺细胞学检查。个别不典型病例可做活体组织检查，以证实诊断，过氯酸盐释放试验呈阳性也有助于本病的诊断。若实验室条件不足，可利用甲状腺激素试验帮助确诊，即试验性服用甲状腺片 1 ～ 2 周后，甲状腺肿明显缩小，症状缓解者，基本可确诊。

（六）治疗

甲状腺功能正常（或减退）的良性结节，主要治疗是给予甲状腺激素。甲状腺激素能抑制 TSH 的分泌，使良性结节缩小，一般不用碘剂治疗。

温结节可考虑先用甲状腺激素抑制治疗，随访血 TSH 是否被有效抑制。严密观察 2 ～ 3 个月，如结节缩小，多为良性病变；如结节无明显变化或增大，应予细针穿刺活检或手术切除，术后长期服用甲状腺激素以防复发。

冷结节应先行细针穿刺活检，未能证实恶性者不一定立即手术，亦可先试用甲状腺激素治疗，密切观察，对高度怀疑恶性肿瘤者应首选手术治疗。

甲状腺囊肿经穿刺活检排除恶性者，体积较小者可不处理，较大者需配合囊肿穿刺排液后注入硬化剂治疗或手术切除。

二、中医辨证论治

（一）概述

甲状腺结节主要分为增生性结节性甲状腺肿、肿瘤性结节、囊肿及炎症性结节。根据甲状腺结节的主要临床表现，如颈部肿块、颈部胀闷、咽有阻塞感，或伴有声音嘶哑等，当归属于中医学“瘿病”“瘿瘤”“石瘿”范畴。

（二）病因病机

1. 病因

（1）素体因素　素有先天禀赋不足（如胸腺功能不全）者，复因精神抑郁或猝然恼怒过度，以致肝气疏泄不及，气机阻滞，停津为痰，聚于颈部而成本病。因此正气不足是本病发生的内在依据。通常女性的经、孕、产、乳过程与肝经气血密切相关，在致病因素作用下，易引起气郁痰结、气滞血瘀等病理变化，故女性较易患本病。

（2）情志因素　长期忧思抑郁或恼怒气结，既影响肝之疏泄而气机不畅，又损伤脾之运化，使气机郁滞，气不行津，凝聚成痰，壅于颈前，则成本病。久之血行受滞，瘿肿加甚，肝病侮犯脾土，甚则久病及肾，出现脾肾亏虚之象。

（3）饮食失调　一则影响脾胃功能，使脾失健运，不能运化水湿，聚而生痰；二则影响气血的正常运行，痰气瘀结颈前而发为瘿瘤。

2. 病机

本病是因长期忧思恼怒，肝气不疏，气机郁滞，或素体气虚，不能运化水湿，聚湿成痰，凝于颈前。气郁痰凝日久，血液运行障碍，可出现血瘀，或火热灼伤脉络，迫血妄行，离经之血瘀于脉外。由于饮食水土失宜，影响脾胃功能，脾失健运，运化水湿失职，聚而成痰。气血运行不畅，郁而化火；素体阴虚，或火热伤阴，可致阴虚火旺。病理产物不外气、瘀、痰、火四端。

（三）分型论治

1. 气郁痰阻证

主症：颈前喉结两旁结块肿大，质软不痛，颈部胀感，胸胁胀闷，情志抑郁，喜叹息，病情常随情志变化而波动，舌质淡红，舌苔薄白，脉弦。

治法：理气疏郁，化痰散结。

方药：四海舒郁丸加减。木香 10 g，陈皮 9 g，蛤壳 20 g，海带 15 g，海藻 15 g，昆布 15 g，海螵蛸 15 g，柴胡 10 g，枳壳 10 g，茯苓 15 g，郁金 10 g。水煎服，日 1 剂。

2. 痰结血瘀证

主症：颈前喉结两旁结块肿大，按之较硬或有结节，肿块经久不消，胸闷，纳呆，舌质紫暗，或有瘀斑，舌苔薄白或白腻，脉弦涩。

治法：理气活血，化痰散结。

方药：海藻玉壶汤加减。海藻 20 g，昆布 15 g，海带 20 g，青皮 6 g，陈皮 10 g，法半夏 9 g，浙贝母 15 g，当归 15 g，川芎 10 g，丹参 15 g，僵蚕 10 g，三棱 10 g，甘草 6 g。水煎服，日 1 剂。

（四）其他疗法

1. 中成药

（1）小金丸（小金胶囊） 散结消肿，化瘀止痛，长于温通止痛，用于阳虚痰凝证，每次 1.2 ～ 3 g，每日 2 次，口服。

（2）平消片（平消胶囊） 活血化瘀，止痛散结，清热解毒，扶正祛邪，长于祛邪解毒，用于瘀热互结、邪毒内盛证，每次 4 ～ 8 片（粒），每日 3 次，口服。

（3）西（犀）黄丸 消坚化结，解毒散痈，消肿止痛，用于火郁痰凝、血瘀气滞证，每次 3 g，每日 2 次，口服。

（4）夏枯草胶囊（片、口服液、颗粒） 清肝明目，散结消肿，用于肝郁化火、痰凝血瘀证，每次 2 粒，每日 2 次，口服。

（5）大黄䗪虫丸 活血消癥，祛瘀生新，用于正虚血瘀证，每次 1 ～ 2 丸，每日 1 ～ 2 次，口服。

（6）*内消瘰疬丸*　软坚散结，化痰散结，用于气滞痰凝证，每次8丸，每日3次，口服。

（7）*消瘿五海丸*　软坚消肿，消痰散结，用于痰瘀互结证，每次1丸，每日2次，口服。

（8）*五海瘿瘤丸*　软坚消肿，消痰散结，用于痰瘀互结证，每次4 g，每日2次，口服。

2. 针灸疗法

主穴：合谷、曲池、足三里、气瘿、天突。

手法：平补平泻法，每次留针15分钟左右。

3. 耳穴贴压磁珠治疗

取穴：根据耳穴名称与部位的国家标准方案，分别取内分泌、颈、肝、脾、心等耳穴。

操作：将磁珠耳贴敷在双耳选用的耳穴上，每天自行按压3～5次，每次每穴按压30～60秒，刺激强度适中，每周更换1次。

4. 甲状腺外敷

使用外敷法治疗本病可选用理气消瘿膏。

5. 中药离子导入

药物组成：桃仁、半夏、玄参、川楝子、橘核、浙贝母、昆布、僵蚕、海藻各10 g，鳖甲20 g，川芎6 g，牡蛎30 g，夏枯草15 g。

方法：上述药物浸泡1小时后，煎煮30分钟，萃取后制剂，于甲状腺结节部位放置浸泡药物后的药垫，由药物离子导入仪将药物离子化渗透到甲状腺组织中，2天治疗1次，每次半小时，1个月为1个疗程。

第七节　甲状腺恶性肿瘤

一、概述

甲状腺恶性肿瘤中最常见的是甲状腺癌，极少数有恶性淋巴瘤及转移瘤，甲状腺癌占全身恶性肿瘤的1%。除髓样癌外，绝大部分甲状腺癌起源于滤泡上皮细胞。甲状腺癌的发病率与地区、种族、性别有一定关系。

美国的甲状腺癌发病率较高。

二、发病机制

1. 癌基因及生长因子

近代研究表明，许多动物及人类肿瘤的发生与原癌基因序列的过度表达、突变或缺失有关。

2. 电离辐射

目前已查明，头颈部的外放射是甲状腺的重要致癌因素。

3. 遗传因素

部分甲状腺髓样癌是常染色体显性遗传病，在一些甲状腺癌患者中，常可询及家族史。

4. 缺碘

早在 20 世纪初，即有人提出缺碘可导致甲状腺肿瘤的观点。

5. 雌激素

近些年的研究提示，雌激素可影响甲状腺的生长主要是通过促使垂体释放 TSH 而作用于甲状腺，因为当血浆中雌激素水平升高时，TSH 水平也升高。至于雌激素是否直接作用于甲状腺，尚不明确。

三、甲状腺癌的诊断与治疗

（一）西医诊断与治疗

1. 概述

甲状腺癌（thyroid carcinoma）是头颈部比较常见的恶性肿瘤，约占全身恶性肿瘤的 0.2%（男性）～ 1%（女性）。国内普查报道，其发生率为 11.44/10 万，其中男性 5.98/10 万，女性 14.56/10 万。值得注意的是，甲状腺癌的真实发病率可能要高于报道，因为在尸检中发现了不少在临床上不易发现的隐性癌病例，而且很少是患者的直接死因。甲状腺癌的病理类型较多，生物学特性差异很大。低度恶性的甲状腺癌有时可自然生存 10 年以上，甚至有些患者在出现肺部转移后还能带瘤生存 5 年左右，但高度恶性的甲状腺癌患者可以在短期内死亡。甲状腺癌可发生在任何年龄，但与一般癌肿好发于老年人的特点不同，甲状腺癌多发生在青壮年。

2. 病因

和其他恶性肿瘤一样，甲状腺癌的确切病因不明，可能与下列因素有关：

（1）放射线 颈部的放射线外照射可导致甲状腺癌已得到证实。婴儿和儿童对放射线外照射较成年人敏感。放射线一方面引起甲状腺细胞的异常分裂，导致癌变；另一方面导致甲状腺腺体破坏，甲状腺功能障碍，甲状腺素分泌减少，由此引起促甲状腺激素大量分泌，从而促使甲状腺细胞癌变。

（2）碘的影响 无论是缺碘还是过量摄取碘均可使甲状腺功能发生改变，促甲状腺激素大量分泌可导致甲状腺增生而形成结节，并可能导致癌变。

（3）甲状腺良性病变 有时在临床上诊断为甲状腺囊肿或甲状腺腺瘤的病例，术后病检中发现了隐性癌，两者之间的关系还有待证实。

（4）遗传因素 有 5% ～ 10% 的甲状腺髓样癌有明显的家族史，属常染色体显性遗传性疾病。

（5）致癌基因和抑癌基因的激活、突变、失活 研究结果表明，甲状腺癌可能是由多种基因突变所致。

3. 病理

绝大部分甲状腺癌发生于滤泡上皮，少数来源于滤泡旁细胞，极少数来源于甲状腺的间质。甲状腺癌主要为原发癌，也可见继发癌或转移癌。关于甲状腺癌的组织学分类，至今还未完全统一。甲状腺的恶性淋巴瘤、肉瘤（恶性血管内皮细胞瘤）、其他原发肿瘤（如鳞状细胞癌、黏液腺癌、嗜酸性滤泡状癌、圆柱细胞癌等）及转移癌较少见。因此目前通常将甲状腺癌分为四型：

（1）乳头状癌 乳头状癌约占成年人甲状腺癌的 60% 和儿童甲状腺癌的全部。成年人中常为年轻人，且多为 30 ～ 45 岁的女性。乳头状癌恶性程度较低，生长缓慢，约 80% 肿瘤为多中心性，约 1/3 累及双侧甲状腺。乳头状癌常发生淋巴管浸润，亦可通过淋巴管在甲状腺内扩散，并可通过峡部累及甲状腺周围的淋巴结。乳头状癌易转移至颈部淋巴结，有时原发癌很小，未被觉察，但颈部转移的淋巴结已很大。乳头状癌虽较早便出现颈淋巴结转移，但预后较好。

（2）滤泡状癌　滤泡状癌是以滤泡结构为主要组织特征的另一种分化较好的甲状腺腺癌，约占甲状腺癌总数的20%，常见于50岁左右的中老年人。肿瘤常为孤立性结节，呈圆形、卵圆形或分叶状，有包膜，包膜上常密布着丰富的血管网。癌细胞常侵犯包膜外的腺体组织或血管。肿瘤生长较快，属中度恶性，33%可经过血行转移至肺、肝、骨及中枢神经系统。颈淋巴结转移仅占10%，预后不如乳头状癌好。

（3）未分化癌　未分化癌约占甲状腺癌总数的10%，多见于70岁左右的老年人。甲状腺未分化癌是一种高度恶性的肿瘤，肿瘤质硬，边界不清，常侵犯周围组织，不少病例的甲状腺几乎全被癌肿所取代。肿瘤生长迅速，约50%病例早期便有颈淋巴结转移。肿瘤除侵犯气管、喉返神经或食管外，还能经血行远端转移至肺和骨。未分化癌预后很差，平均存活3～6个月，1年存活率仅5%～15%。未分化癌按其细胞形态又可分为小细胞和梭形细胞（巨细胞）两个亚型，小细胞型未分化癌须与原发于甲状腺的恶性淋巴瘤相鉴别。

（4）髓样癌　髓样癌约占甲状腺癌总数的7%，可发生在任何年龄，以50～60岁居多，男女发病率相似。肿瘤来源于甲状腺滤泡旁降钙素分泌细胞（C细胞），癌细胞呈卵圆形、多边形或梭形，核分裂少见，细胞排列成巢状或囊状，无乳头或滤泡结构，呈未分化状，瘤内有淀粉样物沉积。免疫组化发现胞质内有嗜银和染银颗粒。电子显微镜下可见癌细胞具有神经内分泌现象。髓样癌可经淋巴和血行转移，预后不如乳头状癌好。甲状腺髓样癌又可分散发性及家族性两大类。前者无其他部位的内分泌肿瘤，没有特殊的临床表现。后者有明显家族性，又可分为两种亚型：一种为多发性内分泌肿瘤ⅡA型（multiple endocrine neoplasia ⅡA，MEN ⅡA），此型包括甲状腺髓样癌、嗜铬细胞瘤和甲状旁腺肿瘤，因最早由Sipple描述，故被称为Sipple综合征；另一种为多发性内分泌肿瘤ⅡB型（MEN ⅡB），此型包括甲状腺髓样癌、嗜铬细胞瘤及伴有多发性黏膜神经瘤，并有特征性的面部表现（嘴唇肥厚、宽鼻梁及睑外翻等）。

4. 临床表现

甲状腺内发现肿块、质地硬而固定、表面不平是各种类型甲状腺癌的共同特征。癌肿局限于甲状腺腺叶内者称为腺内型，浸润至腺叶以外者称为腺外型。分化良好的甲状腺癌（多为腺内型）生长缓慢，常表现为局限于甲状腺单叶或峡部的孤立的无痛性肿块。如乳头状癌，可缓慢生长多年而无任何症状，患者多因偶然发现甲状腺区或颈部出现一个或多个肿块而就诊，或因颈部肿块切除后病检报告为甲状腺转移癌才引起患者的高度重视。恶性程度高的癌肿（多为腺外型），如未分化癌，则表现为肿块在短期内迅速增大，质地变硬，且肿块随吞咽上下移动度减少，患者常感颈部不适、胀满感。肿瘤侵犯甲状腺邻近组织和器官可产生一系列严重的症状和体征，如侵犯喉返神经而出现声音嘶哑，侵犯或压迫气管而出现呼吸困难、咯血等，侵犯食管则出现吞咽困难。颈淋巴结广泛转移，甚至可转移至上纵隔淋巴结，颈交感神经受压则引起 Horner 综合征，侵犯颈丛可出现耳、枕、肩等处疼痛，远端转移主要至扁骨（颅骨、椎骨、胸骨、盆骨等）和肺。

甲状腺髓样癌常有家族史。由于肿瘤本身可产生激素样活性物质（5–羟色胺和降钙素），因此在临床上除出现甲状腺肿块和压迫、侵犯周围组织和器官的症状外，还可出现顽固性腹泻、心悸、面色潮红和低血钙等症状体征。此外，也可伴有其他内分泌腺的增生，如嗜铬细胞瘤、甲状旁腺增生等。

5. 诊断与鉴别诊断

（1）诊断　约 80% 的甲状腺癌为分化较好的腺癌，早期发现并予以手术治疗，5 年生存率可达 75% 以上。

1）病史及体检结果：遇下列情况时，应警惕有甲状腺癌的可能：①非地方性甲状腺肿流行地区的儿童甲状腺结节；②成年男性甲状腺内的单发结节；③多年存在的甲状腺结节，短期内明显增大、质地变硬、表面不平、活动度减少时；④曾有颈部放射治疗史，甲状腺结节活动受限或固定，坚硬及形状不规则者；⑤较大囊实性肿块，颈部 X 线片上见到散在小点状钙化灶者。

2）放射性核素检查：本检查是诊断甲状腺疾病的常规手段之一，通过检查可以明确甲状腺的形态，甲状腺肿块的位置、大小和功能。甲状腺内的结节在核素扫描时可表现为热、温、凉、冷四种结节图像。热结节：

甲状腺结节区 ^{131}I 或 ^{99m}Tc 的浓度高于周围正常组织。温结节：甲状腺结节摄取 ^{131}I 或 ^{99m}Tc 后显示的浓度与周围正常的甲状腺组织相似。凉结节：结节区的吸 ^{131}I 或 ^{99m}Tc 的浓度低于周围正常的甲状腺组织。冷结节：结节区的吸 ^{131}I 或 ^{99m}Tc 的浓度明显低于周围正常的甲状腺组织，甚至无吸取核素功能。甲状腺恶性肿瘤的结节可表现为冷、凉或温性结节，以冷结节最为常见，约占 85%。

3）超声波检查：B 超检查不仅可探测甲状腺肿块的形态、大小和数量，还可确定其为囊性还是实质性，对于甲状腺疾病的诊断具有重要的价值。一般来讲，多发性结节常为良性病变，而孤立性结节中有 4% ～ 5% 为甲状腺癌；实质性结节并呈强烈不规则反射，则恶性的可能更大；实质性结节核素扫描如为冷结节，则有 10% ～ 20% 可能为癌肿。

4）细针抽吸细胞学检查：此方法简单易行，诊断正确率可达 80% 以上，但最终确诊仍依靠病理切片检查。

5）CT 或 MRI 检查：CT 片上甲状腺癌呈不规则低密度或等密度影，增强扫描可见明显坏死。CT 和 MRI 检查还能显示肿瘤与食管、气管、血管的关系以及颈部淋巴结转移情况。

（2）鉴别诊断

1）亚急性甲状腺炎：本病多有上呼吸道感染病史，血清中 T_3、T_4 浓度升高，放射性碘的摄取量却显著降低。试用小剂量泼尼松后，颈部疼痛很快缓解，甲状腺肿胀消退。

2）慢性淋巴细胞性甲状腺炎：本病多发生在女性，病程较长，甲状腺呈弥漫性、对称性肿大，表面光滑，试用甲状腺制剂后腺体常可明显缩小。

3）乳突状囊性腺瘤：原有腺瘤，重体力劳动或剧烈咳嗽后，由于囊内出血，短期内甲状腺腺体可迅速增大，细针抽吸细胞学检查有助于鉴别诊断。

6. 治疗

（1）手术治疗　手术是公认的治疗甲状腺癌的首选方法，手术的范围和疗效与肿瘤的病理类型有关。由于甲状腺癌 90% 为高分化癌，虽有气管、喉受侵，但切除病灶后患者仍能长期生存，故此类局限于颈部的甲状腺癌，包括已有喉、气管受侵犯者，采取肿瘤手术切除治疗仍被认为是外科治疗的“金标准”。对乳头状腺癌，如果没有颈淋巴结转移，癌肿局限在一侧腺体内，则行患侧腺叶和峡部切除。如癌肿已侵及左右两侧腺体，则应做全甲状腺切除。行甲状腺腺叶切除提倡术中常规解剖喉返神经，如用神经监护仪全程监护，可减少或避免喉返神经损伤。同时应切除同侧气管、食管周围淋巴结。行全甲状腺切除时要注意：至少要保留一侧的甲状旁腺，同时应注意保护甲状旁腺的血供，以免术后甲状旁腺功能减退。乳头状腺癌如无颈淋巴结转移，可先密切观察，待出现颈淋巴结转移后再行颈淋巴结清扫术，仍可获得较好的疗效。如已有颈淋巴结转移，则应在切除原发癌的同时行功能性颈淋巴结清扫术，反对仅摘除转移的淋巴结。乳头状腺癌也常转移至上纵隔淋巴结。如转移淋巴结不大且活动，只需将无名静脉以上的转移淋巴结清除即可；如转移淋巴结较大且多、固定者，则需劈开胸骨暴露上纵隔，将所有淋巴结清扫。滤泡状腺癌虽属低度恶性癌，早期即可发生血行转移，即使癌肿尚局限在一侧的腺体内，也应行甲状腺全切除。有颈淋巴结转移者则应同时行颈淋巴结清扫术。未分化癌属高度恶性的甲状腺癌，发展甚快，大多数病例在确诊时已出现局部广泛侵犯或远端转移，手术难以彻底切除。即使勉强切除，也会很快复发。目前主张以放疗为主，可配合化疗。髓样癌恶性程度中等，常有颈淋巴结转移，多主张行甲状腺全切除加选择性颈淋巴结清扫术。

（2）*放射治疗*　为甲状腺癌的一种辅助治疗手段。外放射对高分化癌和髓样癌无效，仅适用于未分化癌。甲状腺癌绝大多数属于高分化腺癌，甲状腺周围组织对放射线耐受性差，大剂量照射可造成并发症，因此放疗不宜作为常规治疗。应用放射性碘治疗甲状腺癌，其疗效完全视癌细胞摄取放射性碘的多少而定，而癌细胞摄取放射性碘的多少，与其分化程度成正比。甲状腺未分化癌和髓样癌恶性程度高、易转移，但由于不摄碘故不能用 ^{131}I 治疗。腺癌的远端转移，只能在切除全部甲状腺后才能摄取放射性碘。因此，目前多用放射性碘来治疗复发癌或甲状腺全切除后的远端转移。

（3）*内分泌治疗*　所有甲状腺癌患者无论手术与否均应长期服用甲状腺素片，特别是已经行甲状腺全切除者。因甲状腺全切除后，甲状腺功能减退，垂体前叶促甲状腺激素的分泌增多，可促使远端转移。术后服用甲状腺素可抑制、纠正内分泌紊乱，防止肿瘤复发。

（4）高危年龄组（男性40岁以上，女性50岁以上） 晚期的甲状腺癌已广泛地侵入邻近组织和器官者，有条件时也应采取积极的治疗措施，包括甲状腺全切除和术后放射性核素治疗。对已不能手术彻底切除的癌肿，如出现呼吸困难，则可切除压迫气管的癌肿部分，以减轻患者的痛苦。如已发生严重的呼吸困难，则应立即行气管切开术。

（二）中医辨证论治

1. 病因病机

（1）素体因素 有先天禀赋不足（如胸腺功能不全）者，复因精神抑郁或猝然恼怒过度，以致肝气疏泄不及，气机阻滞，停津为痰，聚于颈部而成本病，因此正气不足是本病发生的内在依据。通常女性的经、孕、产、乳过程与肝经气血密切相关，在致病因素作用下，易引起气郁痰结、气滞血瘀等病理变化，故女性较易患本病。

（2）情志因素 长期忧思、抑郁或恼怒，既影响肝之疏泄而气机不畅，又损伤脾之运化，使气机郁滞，气不行津，凝聚成痰，壅于颈前，则成本病。久之血行受滞，瘿肿加甚，肝病侮犯脾土，甚则久病及肾，出现脾肾亏虚之象。

由上可知，本病主要由于素体虚弱及内伤七情，致使肝气郁结，失于条达，气滞、痰凝、血瘀，交阻于颈前而成。若肝木疏泄太过，则致肝火、肝阳过亢，甚至有的心火亦亢，表现为机体代谢功能亢进，产生心悸、手颤、心烦易怒、消谷善饥、消瘦等一系列郁火伤阴症状。若肝木疏泄不及，可致脾肾功能减弱，甚则脾肾亏虚，导致机体代谢功能减低，表现有肢体肿胀、面色萎黄、肢冷、手足欠温等一系列脾肾阳虚症状。肝郁气滞，血行不畅，可致血瘀；脾肾不足，水湿运化失常，可形成痰浊。三者互为因果，由实致虚，成为虚实夹杂之证。

本病主要涉及肝脾，早期以邪实为主，治以疏肝理气，健脾利湿化痰，消瘿散结；中晚期以正虚为主，治疗上更注重扶正，治以健脾益气，养阴生血，扶正祛邪。

2. 分型论治

（1）肝气郁结证

主症：颈部肿大，局部肿胀不适，触之质软，未触及明显肿块，伴胸胁胀满不适，乳房胀痛，舌质淡红，苔薄白，脉弦。

治法：疏肝理气，消瘿散结。

代表方剂：四逆散加减。

常用药：柴胡、陈皮、香附、昆布、海藻、海螵蛸、蛤壳、天葵子、黄药子。

（2）痰湿凝结证

主症：颈部正中肿块，质地不坚，胸闷嗳气，伴体倦乏力，大便溏稀，舌苔白腻，脉弦滑。

治法：健脾理气，化痰散结。

代表方剂：逍遥散合参苓白术散加减。

常用药：柴胡、白芍、当归、怀山药、白术、茯苓、生姜。

加减：热象较甚者可加牡丹皮、栀子；肿块较硬者，可加赤芍、丹参等。

（3）痰瘀互结证

主症：颈部肿大，可扪及肿块，肿块偏于一侧或两侧，质地较韧或较硬，可伴有局部疼痛或胀痛不适，胸脘痞闷，苔白或白腻，脉弦或滑。

治法：理气化痰，散瘀破结。

代表方剂：海藻玉壶汤加减。

常用药：海藻、昆布、青皮、陈皮、半夏、当归、川芎。

加减：胸闷不舒者，加郁金、香附；肿甚者，加黄药子、丹参等；烦热甚者，加牡丹皮、夏枯草等；抗癌用半枝莲、白花蛇舌草等。

3. 其他疗法

（1）体针疗法　取内关、合谷、脾俞、肾俞、关元、气海、足三里、三阴交等穴，隔日针刺 1 次，每次留针 30 分钟。

（2）灸法

1）将以上体穴分为腹部、腰背部、四肢穴位，分别施灸，每天灸治 1 次，交替运用。通常腰背部穴位施灸时，时间可长些，壮数可多些。

2）药灸法取穴为两组，一组是膻中、中脘、关元，另一组是大椎、肾俞、命门。两组穴位交替使用，每次每穴灸五壮，50次为1个疗程。根据患者病情，可在附子饼下加益气温阳与活血化瘀中药粉末。也可在体针疗法的腰背部及腹部穴位采用隔姜灸或附子灸，加强温补脾肾的作用。

（3）耳针疗法　取穴可用甲状腺与内分泌，每次留针30～60分钟，每隔10分钟捻转1次，以加强刺激，耳郭有炎症或冻伤者，忌针刺。

第八节　典型医案荟萃

一、甲状腺功能亢进症

入院情况：张某，女，16岁，未婚。初诊日期：2018年9月30日。

主诉：眼睑浮肿伴眼球突出1个月。

现病史：患者1个月前无明显诱因出现眼睑浮肿伴眼球突出症状，患者未予重视。近1个月来，患者症状逐渐加重，并出现目胀、视物模糊，为求治疗遂来我院门诊就诊。

刻下症：眼睑浮肿，眼球突出，目胀，两目干涩，畏光流泪，视物模糊，烦躁易怒，胁肋隐隐作痛，腰膝酸软，五心烦热，月经量少，纳可，寐差，多梦，二便可，舌红，少苔，脉细数。

体格检查：精神差，形体偏瘦，眼睑浮肿，睑结膜无苍白，巩膜无黄染，浅表淋巴结不大，眼球轻度突出，Stellwag征（–），Von Graefe征（–），Joffroy征（–），Mobius征（–），双侧甲状腺Ⅱ度肿大，可闻及血管性杂音，心肺腹未见明显异常。

辅助检查：甲功七项示促甲状腺激素0.01 mIU/L，甲状腺球蛋白抗体4000.00 IU/mL，抗甲状腺过氧化物酶抗体58.58 mIU/L，促甲状腺受体抗体6.85 U/L。血常规未见明显异常。（石家庄市中医院2018年9月30日）

西医诊断：1. Graves眼病。

2. 亚临床甲状腺功能亢进症。

3. 桥本甲状腺炎。

中医诊断：瘿病。

辨证论治：肝肾阴虚证。

治法：清肝滋肾，泻火益目。

方药：柴胡 10 g，白芍 15 g，夏枯草 15 g，菊花 10 g，白术 15 g，茯苓 10 g，川芎 10 g，当归 15 g，黄芩 10 g，蒺藜 15 g，熟地黄 15 g，枸杞子 15 g，桑叶 10 g，密蒙花 15 g，女贞子 15 g，甘草 5 g。共 7 剂，每日 1 剂，水煎取汁 300 mL，早晚饭后半小时温服。

复诊：2019 年 1 月 10 日。根据症状，在上方基础上进行加减，服药 3 个月，诸症逐渐消失。复查结果如下：促甲状腺激素 2.30 mIU/L，甲状腺球蛋白抗体 2430 U/mL，抗甲状腺过氧化物酶抗体 43.56 mIU/L，促甲状腺受体抗体 0.95 U/L。血常规未见明显异常。（2018 年 12 月 10 日）

【按语】Graves 眼病在祖国医学的目疾中属于“鹘眼凝睛”“鱼睛不夜”“目突出眶”“状如鱼胞”等范畴。《黄帝内经》曰：“肝开窍于目。”患者为青春期女孩，心思细腻敏感，早期因情志不舒，长期忧思郁虑、情志过极，肝气郁结，失于疏泄，导致气机失调，气郁化火。《儒门事亲》亦指出：“目不因火则不病。”随着疾病的进展，肝火旺盛日久，耗伤肝阴，乙癸同源，伤及肾阴，终致肝肾阴虚。针对本病的基本病机，确定以清肝滋肾、泻火益目为基本治则进行治疗。中药在滋补肝肾方面有独到之处，Graves 眼病更是中药治疗的优势病种，且安全有效，易被患者接受。在一项研究中显示中药与西药联合应用对于眼部症状的改善比较明显，在眼胀、眼痛、流泪、复视、突眼度的显效率及降低复发率方面的疗效优于单用西药。

本案方用自拟清肝滋肾益目方，由柴胡、白芍、夏枯草、菊花、白术、茯苓、川芎、当归、黄芩、蒺藜、熟地黄、枸杞子、桑叶、密蒙花、女贞子、甘草等药物组成。

柴胡，味苦、辛，性微寒，归肝、胆经。功效：解表退热，疏肝解郁，升举阳气，尤善条达肝气，为少阳、厥阴引经药也。《本草纲目》引张元素语：“治阳气下陷，平肝、胆、三焦、包络相火……小儿痘疹余热，五疳羸热。”

当归，味甘，性温，归心、肝、脾经。功效：补血活血，调经止痛，润肠通便。《本草纲目》引甄权语："治一切风、一切血，补一切劳，破恶血，养新血，及癥癖，肠胃冷。"当归味甘而重，故能补血，其气轻而辛，故又能行血，补中有动，行中有补，为血中之要药。

白芍，味苦、酸，性微寒，归肝、脾经。功效：柔肝敛阴，止汗，止痛，平抑肝阳。《本草求真》曰："赤芍与白芍主治略同，但白则有敛阴益营之力，赤则有散邪行血之意；白则能于土中泻木，赤则能于血中活滞。"

白术，味苦、甘，性温，归脾、胃经。功效：善补气以运脾，燥湿除邪，为"脾脏补气健脾第一要药"。《医学启源》载其可除湿益燥，和中益气，温中，祛脾胃湿，除胃热，强脾胃，进饮食，安胎。《长沙药解》曰："味甘、微苦，入足阳明胃、足太阴脾经。补中燥湿，止渴生津，最益脾精，大养胃气，降浊阴而进饮食，善止呕吐，升清阳而消水谷，能医泄利。"

密蒙花，味甘，性微寒，归肝经。功效：清热利湿，解毒明目。《本草择要纲目》曰："青盲肤翳，赤肿多眵泪，消目中赤脉，小儿麸口及疳气攻眼。"密蒙花为传统中药材中重要的眼科用药，《中国药典》收载该药，常用于目赤肿痛、目生翳膜等眼部疾病。

茯苓，味甘、淡，性平，归心、肺、脾、肾经。功效：健脾和胃，渗湿利水。茯苓配白术补脾而助健运，上三药合用泄湿浊而降相火。

熟地黄，味甘，性微温，归肝、肾经。功效：滋补肾阴，益精填髓。《本草从新》曰："滋肾水，封填骨髓，利血脉，补益真阴，聪耳明目，黑发乌须。又能补脾阴，止久泻。治劳伤风痹，阴亏发热，干咳痰嗽，气短喘促，胃中空虚觉馁，病后胫股酸痛，产后脐腹急疼，感证阴亏，无汗便秘，诸种动血，一切肝肾阴亏，虚损百病，为壮水之主药。"

枸杞子，味甘，性平，归肺、肝、肾经。功效：滋补肝肾，偏于养肝养血补精。枸杞子甘平而润，性滋补，能补肾润肺、生精益气，乃平补之药。现代药理研究应用中，主要将其与菊花等药物配伍使用，治疗眼干、眼涩、视物模糊等，女贞子滋补肝肾、明目，三药合用以滋补肝肾。

黄芩，味苦，性寒，归脾、胃、肝、胆、大肠、小肠经。功效：清热燥湿，泻火解毒，止血安胎。其气寒以胜热，其性清肃以除邪，其味苦以燥湿。《本草汇言》曰："清肌退热，柴胡最佳，然无黄芩不能凉肌达表……以助柴胡之功效。”

夏枯草，味苦、辛，性寒，入肝、胆经。功效：清肝明目，散结消肿。《本草通玄》曰：“夏枯草，补养厥阴血脉，又能疏通结气。目痛、瘰疬皆系肝症，故建神功。”

桑叶，味甘，性寒，归胃、大肠经。功效：清肝明目，平抑肝阳。《本草求真》曰：“清泻肺胃，凉血燥湿，去风明目。”

炒蒺藜，味辛、苦，性微温，有小毒，归肝经。功效：平抑肝阳，疏肝明目。

川芎，行气活血化瘀，为血中之气药，可通达气血。

郁金，味辛，性温，归肝、胆、心包经。功效：活血行气解郁。

甘草，味甘，性平，归心、肺、脾、胃经，调和诸药。

全方共奏清肝滋肾、泻火明目之功，并使邪化于无形之中。

二、甲状腺功能减退症

入院情况：聂某，女，45岁，已婚。初诊日期：2018年10月19日。

主诉：既往甲状腺功能异常3年，伴月经量多3个月。

现病史：患者3年前体检发现甲功七项存在异常（具体结果不详），诊断为“桥本甲状腺炎”，患者未予重视，未系统治疗。3月前患者出现月经量多、神疲乏力，症状逐渐加重，遂来我院门诊就诊。

刻下症：面白无华，月经量多，神疲乏力，气短，头晕，记忆力减退，心悸，时有腹胀，腰酸，手脚怕冷，纳差，寐差，睡后易醒，小便可，大便干。舌淡胖有齿痕，苔白滑，脉沉迟细弱。

体格检查：双侧甲状腺Ⅰ度肿大，峡部稍大，未闻及血管性杂音，心肺腹未见明显异常。

辅助检查：甲状腺彩超示甲状腺未见明显异常。甲功七项示促甲状腺激素9.463 mIU/L，抗甲状腺过氧化物酶抗体＞1300 mIU/L。血常规未见明显异常。（石家庄市中医院，2018年10月19日）

西医诊断：1. 甲状腺功能减退症。

2. 桥本甲状腺炎。

中医诊断：瘿病。

辨证分型：脾肾阳虚证。

治法：温补脾肾，益气补血。

方药：黄芪 30 g，白术 15 g，茯苓 15 g，川芎 10 g，当归 15 g，丹参 15 g，熟地黄 15 g，枸杞子 15 g，鹿角霜 10 g，杜仲 15 g，炒麦芽 15 g，砂仁 6 g（后下），夏枯草 15 g。共 7 剂，每日 1 剂，水煎取汁 300 mL，分早晚饭后半小时温服。

复诊：2018 年 4 月 10 日。患者服药半年，根据症状，在上方基础上进行辨证加减，诸症逐渐消失，西药左甲状腺素钠片逐渐停用。服药期间复查结果及治疗如下：

（1）2018 年 11 月 2 日检查甲功七项示促甲状腺激素 5.185 mIU/L，抗甲状腺过氧化物酶抗体＞1300 mIU/L；血常规示淋巴细胞绝对值 1.04×10^{9}/L。治疗予左甲状腺素钠片，1/2 片，每日 1 次，口服；中药，每日 2 次。

（2）2018 年 12 月 18 日检查甲功七项示促甲状腺激素 5.987 mIU/L，甲状腺球蛋白抗体 92 U/mL，抗甲状腺过氧化物酶抗体＞1300 mIU/L；血常规未见明显异常。治疗予左甲状腺素钠片，3/4 片，每日 1 次；硒酵母胶囊，2 粒，每日 2 次，口服；中药，每日 2 次。

（3）2019 年 1 月 7 日检查甲功四项示促甲状腺激素 4.53 mIU/L，抗甲状腺过氧化物酶抗体 412.60 mIU/L。治疗予左甲状腺素钠片，3/4 片，每日 1 次，口服；中药，每日 2 次。

（4）2019 年 2 月 18 日检查甲功七项示促甲状腺激素 2.3 mIU/L，甲状腺球蛋白抗体 128 U/mL，抗甲状腺过氧化物酶抗体 372.10 mIU/L；血常规示白细胞 3.16×10^{9}/L，淋巴细胞绝对值 0.88×10^{9}/L。治疗予左甲状腺素钠片，3/4 片，每日 1 次，口服；中药，每日 2 次。

（5）2019 年 3 月 17 日检查甲功三项示促甲状腺激素 0.08 mIU/L，血常规未见明显异常。治疗予左甲状腺素钠片，1/4 片，每日 1 次，口服；中药，每日 2 次。

（6）2019 年 4 月 10 日检查甲功七项示促甲状腺激素 0.314 mIU/L，抗甲状腺过氧化物酶抗体＞1300 mIU/L；血常规未见明显异常。治疗予中药，每日 2 次。

【按语】该患者女性，既往桥本甲状腺炎病史3年，因甲状腺组织被破坏而出现甲状腺功能减退症，治疗上应给予LT_4替代治疗，从小剂量开始，逐渐增加至维持量。在治疗过程中，我们采用中西医结合的方法，在补充左甲状腺素钠片的同时，四诊合参给予中药调理，最终结果西药停服、长期中药维持，取得了满意的疗效。

甲状腺功能减退症以阳虚为主要病机，发病时多呈本虚标实。本虚为阳气虚衰，病位在肾，涉及多个脏腑。在阳虚基础上产生瘀血、痰浊、水湿等病理产物，瘀血、痰浊、水湿的产生又会进一步加重阳虚，甚至阳损及阴，导致甲状腺功能减退症证候虚实夹杂。因此治疗甲状腺功能减退症，应当标本兼顾，在补阳的同时，不忘活血祛湿。

该患者素体阳虚。肾为先天之本，肾阳虚衰，故见腰酸、记忆力减退。肾阳虚衰，不能温煦脾胃，脾主运化，脾胃为气血生化之源，脾失健运，故见纳差、腹胀；气血生化乏源，故见神疲乏力，气短；血虚不能上行头目，故见头晕；心主血，藏神，血虚则心神失养，故见心悸、寐差；营血亏虚，则面部、唇舌、爪甲失于濡养，故色淡无华；脾主统血，气能摄血，脾胃气虚，则月经量多；脾主四肢，脾阳不足，故见手脚怕冷。方以芎归胶艾汤为主方进行加减。方中重用黄芪为君，补气摄血，补气生血。脾为气血生化之源，白术、茯苓健脾益气，和胃化湿，共为臣药，与黄芪合用，增强健脾益气、补气摄血之效。熟地黄甘温、味厚质润，长于滋养阴血，补肾填精，为补血要药；当归甘辛温，为补血良药，兼具活血作用，且为妇科调经要药；川芎、丹参活血行气；熟地黄、当归、川芎、丹参共为臣药，四药配伍增强补血调血之功，调补冲任。佐以枸杞子、杜仲滋补肝肾，益精养血；鹿角霜代阿胶，为血肉有情之品，温肾助阳，收敛止血；炒麦芽、砂仁行气调中，和胃醒脾；夏枯草散结消肿。诸药配伍，共奏温补脾肾、益气养血摄血、填精补髓之功。

三、甲状腺恶性肿瘤术后

入院情况：武某，女，43岁。初诊日期：2013年4月5日。

主诉：甲状腺癌术后5个月。

现病史：患者诉5个月前发现颈部包块，在某医院诊断为甲状腺癌，行手术治疗，病理切片显示甲状腺滤泡状癌。目前口服左甲状腺素钠片 112.5 μg，每日 1 次，查甲状腺功能正常。现来我院寻求中医治疗。

刻下症：疲倦乏力，精神萎靡，咽干，无声音嘶哑，五心烦热，心悸气短，纳可，寐差，多梦，大便干，2 ～ 3 日一行，小便可，舌质暗红，苔少，脉沉细。

体格检查：血压 120/80 mmHg，眼突（－），颈前可见长约 4 cm 手术瘢痕，手抖（－），心肺腹未见明显异常。

辅助检查：TSH 9.46 mIU/L，FT_3 3.12 pmol/L，FT_4 1.25 pmol/L。

西医诊断：1. 甲状腺癌术后。

2. 甲状腺功能减退症。

中医诊断：石瘿。

辨证分型：气阴两虚证。

西医治法：口服左甲状腺素钠片 112.5 μg，每日 1 次。

中医治法：益气养阴，扶正解毒。

方药：北沙参 10 g，麦冬 10 g，天花粉 15 g，玉竹 12 g，女贞子 10 g，墨旱莲 12 g，枸杞子 10 g，鳖甲 9 g，地龙 6 g，玄参 10 g，党参 12 g，黄芪 20 g，山药 15 g，黄精 12 g，白花蛇舌草 15 g，半枝莲 15 g，首乌藤 15 g，酸枣仁 10 g，火麻仁 12 g，甘草 6 g。每日 1 剂，水煎，分早晚 2 次温服。

复诊：经上方加减治疗半年，患者症状逐渐改善，至今未见复发。

【按语】甲状腺癌属于中医“瘿瘤”“石瘿”的范畴。宋代陈无择所著《三因极一病证方论》有云：“坚硬不可移者名曰石瘿，皮色不变即名肉瘿，筋脉露结者名筋瘿，赤脉交络者名血瘿，随忧愁消长者名气瘿。”其中石瘿与甲状腺癌相似，喉结两侧有结块，坚硬如石，表面高低不平，推之不移为其主要特点。在病因病机上石瘿多由气滞、痰浊、瘀毒痼结颈前而成，但病久常因郁久化火，灼伤阴津，病程日久，耗伤阴血，气血双亏，则由实转虚，以气虚、阴虚证多见。癌毒伤正为病变之源，癌毒走注为传变之因，癌毒有耗伤气阴的病理趋向。甲状腺癌患者手术治疗可导致气血津液的大量耗伤，造成全身虚弱的状态。手术后用甲状腺激素治疗，左甲状腺素钠片“性温”，易耗伤气阴，故患者出现疲倦乏力、咽干、五心烦热等症状。

根据“虚者补之，结者散之”“正气存内，邪不可干”“邪之所凑，其气必虚”的原则，拟定“益气养阴、扶正解毒”的基本治法，在沙参麦冬汤合二至丸的基础上进行加减。方中北沙参、麦冬、天花粉、玉竹养阴生津；女贞子、墨旱莲、枸杞子补肝肾之阴；鳖甲、地龙、玄参既能养阴清热，又可软坚散结。甲状腺癌术后由于局部组织受损、结缔组织增生、血管淋巴结阻塞性破坏，使软组织弹性下降，形成临床上常见的瘢痕，在辨证基础上加用动物类中药，如鳖甲、地龙，取其通经活络、软坚散结之功，可软化局部瘢痕。党参、黄芪补气生津，兼能补气生血，顾护正气，扶正祛邪；山药、黄精补脾肺肾之气阴，以益气血生化之源；白花蛇舌草、半枝莲增强身体免疫力，抗癌解毒，防止复发；首乌藤、酸枣仁养血安神；火麻仁润肠通便；甘草调和诸药。有研究认为活血化瘀类中药，尤其是有破血功效的药物，可以加速淋巴结转移，方中未用活血化瘀类中药，以防甲状腺癌的复发。中医药联合左甲状腺素钠片治疗，不仅可以减少左甲状腺素钠片的用量，还可以减轻毒副反应。术后甲状腺功能减退症当属肾阴肾阳失衡，兼以养阴温肾治之，平衡阴阳，临床收到良好效果。

四、亚急性甲状腺炎急性期

入院情况：张某，男，41 岁，已婚。初诊日期：2016 年 12 月 17 日。

主诉：颈前区反复疼痛伴低热 1 个月余。

现病史：患者于 1 个月前出现颈部左侧甲状腺部位疼痛难忍，连及左耳后，疼痛时体温升高，最高达 37.8℃。就诊于当地医院，诊断为亚急性甲状腺炎，予以激素治疗 20 天，左颈部症状略有缓解，但随后右颈部出现剧烈疼痛。遂来我院门诊就诊。

刻下症：颈部疼痛，右侧甲状腺压痛明显，体温正常，轻微怕热出汗，口干口渴，急躁易怒，大便次数增多，舌淡红，苔黄，脉弦。

体格检查：甲状腺Ⅰ度肿大，质硬，右侧触痛明显，未闻及血管性杂音，心肺腹未见明显异常。

辅助检查：甲功七项示三碘甲状原氨酸 3.59 nmol/L，甲状腺素 208.0 nmol/L，促甲状腺激素 0.006 μIU/mL，甲状腺球蛋白抗体 3.2 U/mL，抗甲状腺过氧化物酶抗体 40.10 U/mL，游离三碘甲状腺原氨酸 12.00 pmol/L，游离甲状腺素 37.58 pmol/L。红细胞沉降率测定 52 mm/h。甲状腺超声示甲状腺实质部分回声减低，符合亚急性甲状腺炎表现。（石家庄市中医院 2016 年 12 月 17 日）

西医诊断：亚急性甲状腺炎急性期。

中医诊断：瘿病。

辨证分型：热毒壅盛证。

治法：清热凉血，解毒散结。

方药：金银花 15 g，当归 10 g，玄参 10 g，甘草 10 g，蒲公英 15 g，牡丹皮 10 g，生地黄 15 g，延胡索 10 g，柴胡 10 g，夏枯草 15 g，枳壳 10 g，荔枝核 15 g，牡蛎 20 g，皂角刺 10 g。共 7 剂，每日 1 剂，水煎取汁 300 mL，分早晚饭后半小时温服。在中药汤剂的基础上结合强的松 10 mg，每日 3 次，以增强疗效，嘱 7 天后复查。

二诊：2016 年 12 月 24 日。患者左侧甲状腺疼痛不明显，右侧疼痛减轻，活动后略有心慌出汗症状，口干，舌红，苔薄黄，脉弦。复查红细胞沉降率 30 mm/h。症状减轻，此为风热渐去，仍有邪毒蕴结于颈前，仍服用上方（解毒消瘿止痛汤），7 剂，水煎服，每日 1 剂。同时强的松减量为 10 mg，每日 2 次，嘱 7 天后复查。

三诊：2016 年 12 月 31 日。患者两侧甲状腺无明显疼痛，无心慌出汗症状，仍有口干，饮食可，二便调，舌淡红，苔薄白，脉弦。复查甲状腺功能示促甲状腺激素 0.39 μIU/mL，游离三碘甲状腺原氨酸 3.56 pmol/L，游离甲状腺素 9.47 pmol/L；红细胞沉降率 9 mm/h。此为热毒消散，正气不足，阴虚内热，给予解毒消瘿止痛汤去荔枝核、皂角刺、赤芍，加麦冬 10 g，生地黄 20 g。7 剂，水煎服，每日 1 剂。停强的松，嘱患者不适随诊。

四诊：2017 年 1 月 25 日。患者诉两侧甲状腺疼痛消失，无其他不适，复查甲状腺功能正常，已恢复正常工作和生活。

【按语】目前，运用糖皮质激素治疗亚急性甲状腺炎急性期为临床上最为常用的方法，可以起到快速缓解疼痛、减轻甲状腺毒症的作用。但单纯运用激素不仅疗程较长、毒副作用大，且复发率较高，远期效果欠佳。

王娟教授临床创制解毒消瘿止痛汤：金银花 15 g，当归 10 g，玄参 10 g，甘草 10 g，蒲公英 15 g，牡丹皮 10 g，生地黄 15 g，延胡索 10 g，柴胡 10 g，夏枯草 15 g，枳壳 10 g，荔枝核 15 g，牡蛎 20 g，皂角刺 10 g。该方的基础方四妙勇安汤，最早收录于《验方新编》，具有清热解毒、活血通脉的功效，能使毒解、血行、肿消、痛止，被后世医家广泛应用于治疗脱疽、痛风、心血管疾病等，临床均取得显著疗效。王娟教授采取“异病同治”的思想，在此方基础上进行加减，创制出了适合治疗亚急性甲状腺炎的解毒消瘿止痛汤，并结合现代药理学研究，发现金银花与玄参配伍，不仅清热解毒、疏风凉血，还能抗感染、解热、镇静；甘草生用，一则助金银花泻火解毒，二则合当归、玄参养阴散结；蒲公英清热解毒，消肿散结，亦可激发机体免疫力；牡丹皮清热凉血，与生地黄、延胡索配伍可活血止痛；柴胡疏肝解郁，配伍夏枯草、荔枝核、牡蛎、枳壳共奏软坚散结、理气止痛之效，针对性治疗亚急性甲状腺炎患者颈部肿大不适；皂角刺消肿排脓，为治痈毒要药。综观全方，合清热、止痛、消肿、解毒于一方，使风热得散，郁结得疏，瘿肿得通，则肿消而痛止，为治疗亚急性甲状腺炎的有效方剂。本方配合糖皮质激素应用，不仅可以加快缓解甲状腺疼痛、退热、消除甲状腺肿，还能减少激素的使用剂量，减少其不良反应，在短期内达到停药的效果，且停药后不易复发，明显降低甲状腺功能减退症发生率。

五、反复发作性亚急性甲状腺炎

入院情况：康某，女，47 岁，已婚。初诊日期：2018 年 10 月 10 日。

主诉：间断性颈前疼痛 8 个月，加重伴周身乏力 10 天。

现病史：患者 8 个月前无明显诱因出现颈前疼痛，伴有咽痛，低热，体温最高达 37.5℃，自行服用抗病毒口服液、利咽解毒颗粒效不佳，就诊于社区门诊，先后给予罗红霉素、阿莫西林、炎琥宁，咽痛缓解，但仍有颈前疼痛，反复低热，于我院内分泌科住院治疗，经检查诊断为“瘿病、亚急性甲状腺炎”，给予激素止痛、活血化瘀、抗感染、清热解毒、消瘿散结、提高免疫力，并配合灸法以及口服中药等综合治疗，患者病情好转后出院。出院后患者间断口服醋酸泼尼松 10 mg，每日 1 次，后又反复出现颈部疼痛，发热，多次在我院门诊就诊。10天前患者无明显诱因出现上述症状加重，并出现周身乏力症状，遂就诊于我院门诊。

刻下症：颈前疼痛，周身乏力，口干，时有头痛，周身酸痛，时有心慌、胸闷气短，脱发，时有头蒙如裹，纳可，寐差，入睡困难，二便调，舌暗红有瘀斑，舌底静脉瘀曲，苔薄黄，脉沉弦。

体格检查：甲状腺Ⅰ度肿大，轻度压痛，未闻及血管性杂音，气管居中，心肺腹未见明显异常。

辅助检查：甲功三项示促甲状腺激素3.59 mIU/L，游离三碘甲状腺原氨酸4.20 pmol/L，游离甲状腺素17.95 pmol/L。血常规未见明显异常。红细胞沉降率1 mm/h。甲状腺彩超见甲状腺轮廓清楚，峡部厚4.1 mm，左侧叶30 mm×28 mm，右侧叶12 mm×12 mm，右侧叶内部回声不均匀，可见多发片状低回声区，较大者范围约9 mm×4 mm，CDFI未见明显异常血流信号，还可见大小约5 mm×3 mm低回声结节，CDFI未见明显血流信号；左侧叶内部回声弥漫性减低、不均匀，CDFI示血流不丰富。彩超提示甲状腺左侧叶弥漫性回声减低、不均，甲状腺右侧叶片状低回声区——亚急性甲状腺炎？甲状腺右侧叶结节。（石家庄市中医院2018年10月10日）

西医诊断：反复发作性亚急性甲状腺炎。

中医诊断：瘿病。

辨证分型：气滞血瘀证。

治法：理气活血，化瘀消瘿。

方药：桃仁（炒）15 g，红花15 g，当归6 g，生地黄12 g，赤芍6 g，桔梗9 g，柴胡10 g，枳壳6 g，玄参3 g，甘草9 g，黄芪15 g，党参15 g，白术10 g，陈皮10 g。共7剂，每日1剂，水煎取汁300 mL，分早晚饭后半小时温服。

复诊：2019年1月12日。根据症状，在原方基础上进行辨证加减，服药3个月，诸症逐渐消失，病情未再反复。

【按语】《医学入门》称："人皆知百病生于气，而不知血为百病之始也。"久病入络、入血，亚急性甲状腺炎复发或缠绵不愈，往往不能忽视"瘀血"为患，尤其是平素情绪较为焦虑或抑郁的女性患者，应抓住"气滞血瘀"的病机。临床表现常见颈前甲状腺部位或刺痛，或疼痛稍减，胸闷不适，肢体麻木，女性患者可有经期推迟，月经有血块，或痛经，舌暗红，苔薄黄，舌底络脉曲张，脉弦数，治宜理气活血，化瘀止痛。

本患者为围绝经期女性，平素焦虑抑郁，气滞血瘀，气郁痰阻，痰气郁结颈前，故见颈部疼痛不适。瘀血阻滞，清阳不升，浊气不降，影响气机升降，故周身乏力，时有头蒙；患者素体阳虚，久病伤阳，加之激素的广泛使用，更易耗伤人体阳气，心阳不足，故出现时有心慌、胸闷气短等症状；舌暗红有瘀斑，舌底静脉瘀曲，苔薄黄，脉沉弦等均为气滞血瘀之证。

方选会厌逐瘀汤合补中益气汤加减。会厌逐瘀汤源自清代王清任《医林改错》，原治“瘟毒烧炼会厌，血凝不能盖严气门，故饮水渗入即呛”，谓此方能“化开会厌中瘀血”。本方由《伤寒论》四逆散以枳壳易枳实，合桃红四物汤去川芎加玄参、桔梗而成。四逆散能调气血，利升降；桃红四物汤为养血活血方；去川芎者，因其辛温性燥，恐伤阴津；增入玄参意在助生地黄以滋阴生津，又能清热凉血，化瘀散结；方中桃仁、红花活血化瘀，当归补血活血，地黄、赤芍清热凉血，诸药合用，理全身之血；“气为血之帅，气行则血行，气滞则血滞”，对瘀血的治疗离不开治气，方中以桔梗、柴胡、枳壳调畅气机以助血行，桔梗升肺气，载药上行直达咽喉；黄芪味甘微温，入脾肺经，补中益气，升阳固表，白术健脾，陈皮理气和胃，补而不滞；甘草调和诸药。全方共奏益气活血、化瘀止痛之功。

六、多发性甲状腺结节

入院情况：郑某，女，66 岁，已婚。初诊日期：2018 年 7 月 15 日。

主诉：体检发现甲状腺结节 4 年，伴头晕头蒙 7 天。

现病史：患者 4 年前体检发现甲状腺结节，未予重视，未干预治疗。7 天前患者与家人发生争执后出现头晕头蒙症状，遂来我院门诊就诊。

刻下症：头晕头蒙，面白少华，神疲乏力，口苦，平素胸闷喜太息，胁肋部时有疼痛，纳差，失眠，小便可，大便稀，舌质淡暗胖大，有瘀斑，苔白腻，脉弱。

体格检查：颈部对称，无颈静脉怒张及颈动脉异常搏动，颈软无抵抗，气管居中，双侧甲状腺Ⅲ度肿大，左侧可触及大豆大小结节，右侧可触及花生米大小结节，质硬，未闻及血管性杂音，心肺腹未见明显异常。

辅助检查：甲状腺彩超示甲状腺轮廓清楚，峡部厚 4.5 mm，左侧叶 39 mm×22 mm，其内可见一 23 mm×15 mm 结节；右侧叶 46 mm×21 mm，内可见多个结节，其中最大者 16 mm×11 mm，CDFI 未见异常血流信号。甲功七项示甲状腺球蛋白抗体 276.70 U/mL，血常规未见明显异常。（石家庄市中医院 2018 年 7 月 15 日）

西医诊断：甲状腺结节。

中医诊断：瘿病。

辨证分型：肝郁脾虚，痰瘀互结证。

治法：疏肝健脾，活血化瘀，软坚散结。

方药：柴胡 10 g，黄芩 10 g，白芍 15 g，白术 15 g，茯苓 15 g，川芎 15 g，当归 15 g，莪术 10 g，夏枯草 15 g，牡蛎 20 g，猫爪草 20 g，荔枝核 15 g，青皮 10 g，陈皮 10 g，甘草 5 g。共 7 剂，每日 1 剂，水煎取汁 300 mL，分早晚饭后半小时温服。

复诊：2018 年 1 月 20 日。根据症状，在上方基础上进行辨证加减，服药半年，患者诸症逐渐消失。服药期间复查结果如下：

服药 3 个月后复查甲状腺彩超示甲状腺轮廓清楚，峡部厚 2.5 mm，左侧叶 32 mm×15 mm，其内可见一 15 mm×8 mm 结节，右侧叶 35 mm×17 mm，内可见多个结节，其中最大者 10 mm×6 mm，CDFI 未见异常血流信号。甲功七项示甲状腺球蛋白抗体 217.90 U/mL，肝肾功能未见明显异常。

服药 6 个月后复查甲状腺彩超示甲状腺轮廓清楚，峡部厚 2.1 mm，左侧叶 14 mm×13 mm，右侧叶 13 mm×13 mm，内部回声尚均匀，CDFI 未见异常血流信号。甲功七项示甲状腺球蛋白抗体 188.60 U/mL，肝肾功能未见明显异常。

【按语】甲状腺结节主要由于素体虚弱及内伤七情，致使肝气郁结，气机不畅，气滞、痰凝、血瘀交阻于颈前部而成。若肝木疏泄太过，则致肝火、肝阳过亢，甚至有的心火亦亢，表现为机体代谢功能亢进，产生心悸、手颤、心烦易怒、消谷善饥、消瘦等一系列郁火伤阴证候。若肝木疏泄不及，可致脾肾功能减弱，甚则脾肾亏虚，导致机体代谢功能减低，表现有肢体肿胀、面色萎黄、肢体寒冷、手足欠温等一系列脾肾阳虚症状。肝郁气滞，血行不畅，可致血瘀，脾肾不足，水湿运化失常，可形成痰浊。三者常互为因果，由实致虚，成为虚实夹杂之证。

该患者女性，年老体弱，久病脾气亏虚，不能化生水谷，故见面白少华，神疲乏力。脾气亏虚，运化失职，故见纳差，便溏。患者因生气，肝气不疏，故见头蒙头晕、胸闷太息，胁肋部时有疼痛不适。肝郁脾虚，脾失健运，津液失于布散，凝聚成痰，加之肝气不畅，失于条达，气滞血瘀，痰瘀相互搏结，交阻于颈，故见瘿瘤。本方为自拟消瘿散结方，它是以逍遥散为底方化裁而来。《诸病源候论》曰："瘿者，由忧恚气结所生。"足厥阴肝经"布胁肋，循喉咙之后，上入颃颡，连目系，上出额，与督脉会于巅"，故甲状腺结节的发病与肝关系密切。方中柴胡气清善疏，黄芩味厚善清，柴胡引黄芩入少阳，两药相伍，既能疏利肝胆气机，又可清解少阳邪热；当归辛苦温，养血和血；川芎辛温香燥，活血祛瘀，行气开郁；白芍酸苦微寒，养血敛阴，柔肝缓急；当归、川芎、白芍、柴胡同用，补肝体而助肝用，使血和则肝和，血充则肝柔。"见肝知病，知肝传脾"，脾为生痰之本，木盛土虚，疏肝的同时必须健运脾胃，故以白术、茯苓、甘草健运脾气，使脾健痰消。甲状腺结节的病理基础为痰瘀互结，故应当佐以软坚散结中药。方中夏枯草清热泻火，平肝散结；牡蛎、莪术、猫爪草、荔枝核行气破血，软坚散结。气为血之帅，气行则血行，青皮、陈皮相须为用，理气行气，有助于瘀血的排出。诸药配伍，共奏疏肝健脾、活血化瘀、软坚散结之功。

七、疑似甲状腺癌

入院情况：张某，女，55 岁，已婚。初诊日期：2017 年 2 月 7 日。

主诉：体检发现甲状腺结节 3 个月，伴心烦失眠 1 个月。

现病史：患者 3 个月前体检，甲状腺彩超提示甲状腺多发结节，结甲伴部分结节腺瘤样变，诊断为"甲状腺结节，桥本甲状腺炎"，医生建议手术治疗，患者拒绝手术，未进行干预。1 个月前，患者无明显诱因出现心烦失眠症状，后症状逐渐加重，影响生活，遂来我院门诊就诊。

刻下症：心烦，心悸不宁，易出汗，手指颤动，眼干，目眩，倦怠，周身乏力，纳可，寐差，入睡困难，二便可，舌质红，舌体颤动，脉弦细数。

体格检查：双侧甲状腺Ⅰ度肿大，左侧可触及花生米大小结节，质硬，活动度可，右侧可触及黄豆大小结节，质硬，活动度差，未闻及血管性杂音，心肺腹未见明显异常。

辅助检查：甲状腺彩超见甲状腺形态饱满，腺体内可见多发结节，右侧大者位于中部外侧，呈不均质回声，大小约 0.9 cm×0.6 cm，边界尚清，内可见少许透声区，CDFI 示其内可见环状血流信号，左侧大者位于下极，呈不均质中等回声，约 1.3 cm×1.0 cm×1.1 cm，边界尚清，周边可见环状血流信号，另于右侧上极可见一含钙化偏低回声结节，大小约 0.8 cm×0.5 cm×0.6 cm，边界欠清，内可见斑点状强回声，后伴声影；余腺体实质回声不均匀，彩色多普勒血流显像显示腺体内血流信号未见明显异常；双颈部未见明显异常淋巴结。超声提示甲状腺多发结节，结甲伴部分结节腺瘤样变，甲状腺右上叶上级含钙化结节，建议定期复查。甲功七项示血清甲状腺素 89.2 nmol/L，血清三碘甲状腺原氨酸 1.70 nmol/L，血清游离 T_3 4.41 pmol/L，血清游离 T_4 12.58 pmol/L，血清促甲状腺激素 2.51 mIU/L，抗甲状腺球蛋白抗体 15.3 U/mL，抗甲状腺过氧化物酶抗体 282.0 U/mL。（解放军总医院 2016 年 12 月 15 日）

西医诊断：1. 甲状腺结节。

2. 桥本甲状腺炎。

中医诊断：瘿病。

辨证分型：心肝阴虚证。

治法：滋养阴精，宁心柔肝。

方药：酸枣仁 12 g，柏子仁 10 g，当归 10 g，天冬 9 g，麦冬 10 g，生地黄 30 g，丹参 10 g，玄参 10 g，五味子 10 g，夏枯草 15 g，淫羊藿 15 g，猫爪草 30 g，蛇床子 10 g，红花 10 g，三棱 10 g，全蝎 10 g。共 7 剂，每日 1 剂，水煎取汁 300 mL，分早晚饭后半小时温服。

复诊：2019 年 3 月 10 日。根据症状，在原方基础上进行辨证加减，服药 2 年余，诸症改善至消失，服药期间复查结果如下：

2017年2月21日甲状腺彩超见：甲状腺形态饱满，峡部厚约0.4 cm，双侧腺体内可见多发结节，右侧大者位于中部外侧，呈不均质回声，大小约1.0 cm×0.6 cm×1.1 cm，边界尚清，内可见少许透声区，CDFI示其内未见血流信号；左侧大者位于下级，呈不均质中等回声，大小约1.1 cm×0.7 cm×0.9 cm，边界尚清，CDFI示周边可见环状血流信号；另于右侧上级可见一偏低回声结节，大小约0.6 cm×0.5 cm×0.5 cm，边界欠清，内可见斑状强回声，后伴声影，CDFI示其内未见血流信号，余腺体实质回声欠均匀，CDFI示腺体内血流信号稍丰富；双颈部未见明显异常淋巴结。超声：①甲状腺多发结节，结甲伴部分结节腺瘤样变；②甲状腺右叶上极含钙化结节，建议定期复查；③甲状腺弥漫性病变，请结合甲功七项化验。甲功七项示甲状腺球蛋白抗体105.50 mIU/L，抗甲状腺过氧化物酶抗体250.90 mIU/L。血常规未见明显异常。

2018年4月19日甲状腺彩超示：甲状腺形态饱满，双侧腺体内可见多发结节，右侧大者位于中部，呈囊实性，大小约1.3 cm×0.7 cm×0.9 cm，边界尚清，CDFI示周边可见环状血流信号；左侧大者位于下极，呈不均质高回声，大小约0.9 cm×0.6 cm×0.8 cm，边界尚清，CDFI示周边及其内血流信号较丰富；另于右侧上级可见一偏低回声结节，大小约0.5 cm×0.3 cm×0.3 cm，边界欠清，内可见粗大斑状强回声，CDFI示其内未见血流信号，余腺体实质回声欠均匀，CDFI示腺体内血流信号稍丰富；双侧颈部未见明显异常淋巴结。甲状腺超声：①甲状腺多发结节，结甲伴部分结节斑状钙化及腺瘤样变；②甲状腺弥漫性病变，请结合甲功七项化验。

【按语】甲状腺结节是临床最常见的甲状腺疾病，临床上我们应当鉴别结节的良恶性。甲状腺癌多表现为实性、低回声或极低回声，边界不清，纵横比≥1，微小钙化和血流信号丰富，TI-RADS分级可有助于我们的诊疗。临床上对于手术意愿不强的患者，我们可以发挥中医的优势，减轻患者痛苦。

中医认为甲状腺癌的发病除气滞、痰凝、血瘀外，还有癌毒内生，痰气瘀毒合而为患。本患者怀疑甲状腺癌，患者拒绝接受手术，遂保守治疗。患者老年女性，平素易焦虑，思虑太过，暗耗阴血，肝气不疏，日久痰气郁结颈前，故渐起瘿瘤；火郁伤阴，心阴亏耗，心失所养，故心悸不宁，心烦少寐；肝开窍于目，肝失所养，则眼干，目眩；肝阴亏虚，虚风内动，则手指颤动，舌体颤动。方选天王补心丹加减进行治疗。方中重用甘寒之生地黄，入心能养血，入肾能滋阴，故能滋阴养血，壮水之主以制阳光；天冬、麦冬滋阴清热，酸枣仁、柏子仁养心安神，当归补血润燥，共助生地黄滋阴补血，并养心安神；玄参滋阴降火；五味子酸以敛心气，安心神；丹参清心活血，合补血药使补而不滞，则心血易生；患者甲状腺结节（怀疑甲状腺癌），配以夏枯草、猫爪草、全蝎清热解毒，散结消瘿；淫羊藿、蛇床子补肾壮阳；红花、三棱活血化瘀。全方共奏滋阴清热、活血解毒消瘿之功。

第七章　卵巢疾病

第一节　概　述

一、卵巢

女性有两个卵巢，位于子宫两侧，呈椭圆形，约核桃大小。成熟女性的卵巢外观呈灰白色，组织柔软。卵巢位于输卵管的下方，外侧以漏斗韧带连于骨盆壁，内侧以骨盆卵巢固有韧带与子宫相连。卵巢表面无腹膜，其内有一层纤维组织即卵巢白膜。白膜下的卵巢组织可分为皮质和髓质两部分。皮质在外层，其中有数以万计的原始卵泡及致密的结缔组织；髓质在卵巢的中心部分，其内没有卵泡，含有疏松结缔组织及丰富的血管、神经、淋巴管及少量与卵巢悬韧带相连续的平滑肌纤维。

青春期前，卵巢表面光滑；青春期开始排卵后，卵巢表面逐渐凹凸不平。成年女性的卵巢约 4 cm×3 cm×1 cm 大小，重 5 ～ 6 g，呈灰白色；绝经期后卵巢萎缩变小、变硬。

卵巢作为女性主要的性腺器官，主要功能在于排卵和分泌性激素。排卵大多发生在两次月经中间，在每个月经周期里，可以同时有 8 ～ 10 个卵泡发育，但一般只有一个卵泡成熟，而其余卵泡先后退化，形成闭锁卵泡。成熟卵泡突出在卵巢表面，卵泡破裂而使卵子从卵巢内排出。

卵巢排卵后，卵巢内残存的卵泡壁塌陷，血管壁破裂，血液流入腔内结成血块，称为血体。卵泡壁的破口很快被纤维蛋白封口，留下的卵泡壁细胞增生，这些细胞体内出现许多黄色颗粒，从而形成了黄体，它分泌孕激素和雌激素。这时，如果卵子和精子结合形成受精卵，黄体就在绒毛膜促性腺激素（GTH）的支持下发育成妊娠黄体，以提供妊娠所需的孕激素和雌激素，并一直维持到妊娠 4 ～ 6 个月，后才逐渐退化。如果排出的卵子在48小时内没有受精，黄体则在排卵后的第9～10天开始萎缩纤维化，变成白体至消失，卵巢分泌女性激素的功能也随之减退，从而使月经来潮，而卵巢中又开始有新的卵泡发育。于是，又开始了下一个新的周期。

除产生生殖细胞外，卵巢的功能还有分泌性激素，包括雌激素、孕激素和少量的雄激素。这些激素水平对保持女性生殖系统功能正常起着决定性作用。卵巢发育不良以及自身的疾病均可影响性激素的分泌和排卵，导致不孕和其他各种妇科疾病。

二、卵巢激素

卵巢分泌的雌二醇、孕酮等激素对GTH的分泌都呈现刺激和抑制作用，即正反馈和负反馈效应，依各自发挥作用的时限、浓度及部位的差异而表现不同，进而调节着女性生殖活动的周期性节律。

1. 雌二醇的反馈作用

在卵泡早期，血浆中低水平的雌二醇对垂体GTH的基础分泌呈负反馈调节。如切除动物的卵巢或是绝经期妇女，则表现为血中促黄体生成素（LH）和促卵泡激素（FSH）水平增高，此时若给予小剂量雌二醇，1小时内即可抑制LH和FSH的释放。可见，当雌二醇在血循环中的浓度较低时，对GTH分泌表现较迅速的抑制作用。

与此相反，高浓度的雌二醇的持续作用对GTH分泌呈正反馈效应，排卵前LH和FSH峰的出现主要是成熟卵泡分泌大量雌二醇的结果。月经周期中期LH峰出现的前一天，血中首先出现明显的雌二醇峰，如用抗雌二醇血清阻断雌二醇作用，便可抑制LH峰的出现，从而抑制排卵。

2. 孕酮的反馈作用

孕酮对LH和FSH分泌的反馈控制却与雌二醇相反。孕酮的主要作用是在黄体期高浓度情况下，抑制雌二醇引起的LH和FSH分泌，阻断雌二醇的正反馈作用，使GTH分泌维持在较低的基础水平。在黄体期给妇女注射雌二醇也不能出现LH峰。然而，在排卵前孕酮水平较低的时候，它却表现出对LH分泌的正反馈效应，与雌二醇的作用相似，两者协同作用，促进LH分泌高峰的形成。孕酮反馈效应的作用部位与雌二醇相似，在垂体和下丘脑的视前区，正中隆起都存在着孕酮结合位点，所以它可以直接作用于垂体改变促性腺激素分泌细胞对促性腺激素释放激素（GnRH）的反应性，也可以作用于下丘脑 GnRH 细胞或通过中枢其他递质传递系统改变 GnRH 脉冲释放的频率和幅度，进而控制 GTH 的分泌。

3. 其他卵巢激素

近年来发现，存在于卵泡液中的抑制素（inhibin）可特异性地抑制垂体释放 FSH，而不影响 LH 分泌。随后从猪的卵泡液中又发现了两种具有刺激 FSH 分泌的蛋白因子，一种被称为卵泡刺激素释放蛋白（FRP），另一种为刺激素（activin）。抑制素和刺激素的发现，还为解释 GnRH 对 LH 和 FSH 释放控制的分离现象提出了新的途径。FSH 和刺激素与 GnRH 作用有许多不同之处：①既刺激 FSH 释放，也刺激 FSH 合成；②不影响 LH 释放；③作用开始时间较 GnRH 晚，作用缓慢；④用 GnRH 受体阻断剂不能阻断 FRP 的作用，说明这种刺激作用不是通过 GnRH 受体实现的。

综上所述，下丘脑弓状核是月经周期神经分泌的调控系统的中枢，产生 GnRH，每隔 1 ～ 2 小时发出一次脉冲式释放到达腺垂体，引起 GTH 脉冲式分泌。GTH 作用于卵巢，使卵泡开始发育，产生雌二醇，卵泡初期这些雌二醇抑制垂体对 GnRH 的反应性，使 FSH 和 LH 分泌不致过多。随着卵泡发育成熟，在 FSH 和 LH 共同作用下，雌二醇分泌急剧增多，孕酮的分泌也有所增加，当血中雌二醇超过 200 ng/mL 的阈值，持续 36 小时以上，负反馈作用中断，雌二醇和孕酮使腺垂体对 GnRH 反应迅速增强，触发了排卵前 LH 峰。

成熟卵泡在 GTH 峰作用下，排卵，转变成黄体，分泌大量孕酮，孕酮一方面抑制卵巢内的卵泡发育，另一方面抑制垂体 GTH 的释放，直至黄体退化后，孕酮分泌减少，GTH 分泌开始增多，新的卵泡才开始发育，开始新的周期。在整个周期中，由于雌激素和孕激素的作用，子宫内膜也出现周期性变化，直至黄体退化，孕激素迅速下降，内膜脱落，子宫出血，即月经出现，成为新周期开始的明显标志。

三、卵巢功能与月经生理的内分泌调节

1. 定义

月经是女性在一定年龄阶段内周期性、有规律的子宫出血。因其月月

如期，经常不变，中医妇科学又有“月信”“月汛”“月事”之称，其实质是卵巢功能与子宫内膜周期性变化和剥脱的反映。

2. 月经的临床表现

月经初潮、月经周期、经期、经量、经色、经质及月经期的伴随症状。

（1）月经初潮　女性一生中第1次月经来潮称月经初潮。一般发生在13～15岁，可早至11～12岁，晚至17～18岁，初潮年龄可受人种、遗传、地域、气候营养等诸多因素的影响。

（2）月经周期　出血第1天为月经周期第1天，到下次月经的前1天，为1个月经周期，一般是28～30天。周期提前或延后3～5天，即23～37天仍属正常范围。

偶尔有“并月”“季经”“避年”者（并月指月经每2个月来潮1次，季经指月经每3个月1次，避年即月经1年1次），若有其周期规律性，且无其他病态，也属正常。

（3）月经经期　月经经期指1次月经持续的时间，一般为3～5天，不超过7天。

（4）经量　经量指1次行经的出血量，50～80 mL。以第2～3天出血最多，可占整个经期出血的90%左右。

（5）经色与经质　经血颜色多是暗红色，除含血液外，还含子宫内膜碎片、宫颈黏液及脱落的阴道上皮细胞。经血的特点是不凝固，偶尔有些小凝块。

目前认为经血在刚离开血循环时是凝固的，受剥落的子宫内膜中激活剂的作用，经血中的纤溶酶原激活为纤溶酶，将已凝固的纤维蛋白裂解为流动的降解产物，经血以液态排出。

（6）月经期的症状　有些女性于月经来潮前或经期，可有轻微的小腹疼痛或腰骶部坠胀，或有乳房轻微发胀，或出现轻度的头痛、失眠或情绪易波动等自主神经系统不稳定症状。

尚有少许女性有轻度恶心、呕吐、便秘或腹泻等胃肠功能轻度紊乱的现象。

这些症状因程度轻、时间短，一般不至于影响正常的工作、学习和生活。

3. 月经产生机制的西医学认识

西医学认为月经是卵巢内卵泡成熟、排卵、黄体形成和退化、子宫内膜受卵巢激素影响而发生从增生到分泌反应，最终脱落的结果。卵巢的主要功能是排卵及分泌（女）性激素。排卵是卵巢的生殖功能，分泌性激素是卵巢的内分泌功能。

4. 卵巢功能的周期性变化

卵巢功能的周期性变化主要发生于月经初潮以后至绝经以前。这种变化包括卵巢形态和功能上的周期性变化，称为“卵巢周期”（ovarian cycle），又称“性周期”。

5. 生殖功能的周期性变化

（1）卵泡的发育与成熟　新生儿出生时大约有 200 万个原始卵泡，到青春期只剩下约 30 万个。

生育期每月都有一批卵泡发育，经过征募和选择，一般仅有一个优势卵泡能够最终发育成熟并排出卵子，其余的卵泡发育到一定程度则通过细胞凋亡机制而自行退化，称为卵泡闭锁。

原始卵泡发育时，周围的单层菱形或扁平细胞变为方形，并增生成复层，逐渐发育为窦前卵泡、窦状卵泡和排卵前成熟卵泡。

成熟卵泡体积显著增大，直径达 15 ～ 20 mm，卵细胞移向一侧。

成熟卵泡的结构，从外向内依次为：①卵泡外膜，为致密的卵巢间质组织；②卵泡内膜，血管丰富，细胞呈多边形，较颗粒细胞大；③颗粒细胞（granulosa cell），无血管存在，细胞呈立方形，营养来自卵泡内膜；④卵泡腔，充满清澈的卵泡液；⑤卵丘（cumulus oophorus），突出于卵泡腔中，内藏卵细胞；⑥放射冠（radiate corona），围绕卵细胞的一层颗粒细胞，因呈放射状排列而得名；⑦透明带（zone pellucida），为放射冠和卵细胞之间一层很薄的透明膜；⑧卵细胞。

（2）排卵（ovulation）　当突出于卵巢表面的成熟卵泡发生卵泡膜和卵巢包膜的溶解和破裂，卵泡液溢出，卵母细胞及其周围的卵丘颗粒细胞、透明带和放射冠被缓慢挤出，此过程称为排卵。

导致排卵的内分泌调节为排卵前血 LH、FSH 峰的出现，LH 峰使卵母细胞重新启动和完成第一次减数分裂，排出第一极体，初级卵母细胞成熟为次级卵母细胞。

成熟卵泡破裂的原因为：①卵泡内的蛋白溶解酶、淀粉酶、胶原蛋白溶解酶等，使卵泡壁溶解；②成熟卵泡能分泌前列腺素 $F_{2\alpha}$（$PGF_{2\alpha}$），$PGF_{2\alpha}$ 能使成熟卵泡周围间质内的平滑肌纤维收缩，促使卵泡破裂。

排卵的时间多发生在两次月经中间，一般在下次月经来潮前 14 天左右（12 ～ 16 天）。卵子可由两侧卵巢轮流排出，也可由一侧卵巢连续排出。一般每个周期排卵 1 个。

排出的卵子经输卵管伞端的捡拾、输卵管壁的蠕动、输卵管黏膜纤毛的摆动，到输卵管壶腹部等待受精，并循管腔向子宫运行。

（3）黄体（corpus lutein）形成　卵细胞排出后的卵泡，卵泡壁塌陷，血管壁破裂，血液流入卵泡腔凝成血块，而称血体。

卵泡壁的破口很快由纤维蛋白封闭，残留的颗粒细胞变大，胞质内含黄色颗粒状类脂质，血体变成黄体。

排卵后 7 ～ 8 天，黄体发育达最高峰，直径为 1 ～ 2 cm，称为成熟黄体（mature corpus lutein）。

成熟黄体突出于卵巢表面，外观色黄，能分泌大量孕激素和雌激素，至排卵后 7 ～ 8 天达高峰。

（4）黄体退化　如排出的卵子受了精，则黄体在胚胎滋养细胞分泌的人绒毛膜促性腺激素作用下继续增大，转变为妊娠黄体以维持妊娠，至妊娠 3 个月末被胎盘取代后才退化。

排出的卵子若未受精，则排卵后 9 ～ 10 天黄体开始萎缩，血管减少，细胞呈脂肪变性，黄色消退。一般黄体寿命为 12 ～ 16 天，平均 14 天。

黄体衰退后月经来潮，卵巢中新的卵泡发育，开始新的周期。

前一周期的黄体需 8 ～ 10 周才能完成其退化的全过程，最后细胞被吸收，组织纤维化，外观色白，称白体（corpus albicans）。

6. 内分泌功能及性激素

卵巢主要合成与分泌两种性激素，即雌激素和孕激素，同时卵泡膜和卵巢间质可合成分泌少量雄激素。

目前认为：排卵前，雌激素主要来源于卵泡内膜细胞；排卵后，孕激素与雌激素由黄体细胞分泌。

女性体内的雄激素包括睾酮和雄烯二酮，主要来自肾上腺，少量来自卵巢。

排卵前血循环中雄激素升高，既可促使非优势卵泡闭锁，又可增强性欲。

7. 内分泌功能的周期性变化

（1）雌激素、孕激素的周期性变化

1）雌激素：卵泡开始发育至卵泡渐趋成熟，雌激素由少渐多，排卵前形成第一个高峰。排卵后雌激素减少，至排卵后 7 ～ 8 天黄体成熟时，雌激素形成第二个较平坦的高峰。黄体萎缩时，雌激素急剧下降，月经前达最低水平。

2）孕激素：排卵后孕激素开始增加。排卵后 7 ～ 8 天黄体成熟时分泌达最高峰，以后逐渐减少，月经来潮时回复到排卵前水平。

（2）甾体激素（类固醇激素）的生物合成

卵巢组织能将含 2 个碳原子的醋酸盐转化为胆固醇，也能直接摄取血循环中的胆固醇，作为合成性激素的基础结构。由胆固醇合成的孕烯醇酮是雄烯二酮及睾酮的前身，雄烯二酮和睾酮又是雌酮和雌二醇的前身，三者基本结构极其相近，但作用不同。至于激素合成到哪一步为止，最终产物是什么，受卵巢组织中不同细胞内所含的特定酶的影响。

8. 雌激素的生理作用

（1）子宫（肌）　雌激素促使子宫发育，肌层变厚，血运增加，增加子宫平滑肌对催产素的敏感性。

（2）子宫内膜　使子宫内膜功能层的上皮细胞和腺细胞呈增生期变化。

（3）子宫颈　使子宫颈口松弛，宫颈管内膜腺体分泌黏液量增多，拉丝度强，稀薄透明，有利于精子穿透，涂片干燥后于显微镜下可见羊齿植物叶状结晶。

（4）输卵管　雌激素促进输卵管发育，使输卵管内膜的上皮细胞分泌增加和纤毛生长，加强输卵管节律性收缩的振幅。

（5）阴道、外阴　雌激素使大、小阴唇增大和色素沉着，使阴道黏膜上皮细胞增生和角化，黏膜变厚，使细胞内糖原含量增加和阴道 pH 值降低，局部的抵抗力增强。

（6）乳腺　雌激素使乳腺腺管增生，与孕激素、催乳素和肾上腺皮质激素协同作用，促进乳腺发育和乳房的脂肪沉着，雌激素使乳头、乳晕着色。

（7）性腺轴　促使卵巢中原始卵泡发育为成熟卵泡，并有助于卵巢积储胆固醇。雌激素既有抑制性负反馈作用，也有促进性正反馈作用，即抑制脑垂体促卵泡素的分泌，促进脑垂体产生促黄体生成素。

（8）对代谢的作用　①促进钠、水潴留，使青春期女性的脂肪主要分布于胸、肩、臀等部位，形成女性特有体态；②刺激肝脏胆固醇代谢酶合成，使总胆固醇有下降趋势，P- 脂蛋白减少，胆固醇与磷脂的比例下降，防止动脉粥样硬化；③促进骨中钙的沉积，青春期使骨骺闭合，绝经期后因雌激素下降而发生骨质疏松。

9. 雌激素、孕激素的协同和拮抗作用

（1）协同作用　雌激素促使女性生殖器官和乳房的发育，孕激素则在此基础上，进一步促使它们发育，为妊娠准备条件。

（2）拮抗作用　对子宫的收缩、输卵管的蠕动、宫颈黏液的变化、阴道上皮细胞角化和脱落起作用。

（3）钠、水的潴留与排泄

10. 雄激素的生理功能

雄激素是合成雌激素的前体，包括睾酮、脱氢表雄酮、雄烯二酮，三者有效程度之比为 100 : 33 : 10。雄激素能促进阴毛、腋毛生长和阴唇、阴蒂发育，少女青春期迅速生长；促进蛋白合成、肌肉生长和长骨骨基质生长，在性成熟后可使骨骺闭合、生长停止；刺激骨髓中红细胞的生成；抑制阴道上皮增生和角化；减缓子宫的发育和内膜的增生；还可能与性欲有关，过多时可出现男性化体征。

11. 卵巢功能的调节

卵巢功能受下丘脑和腺垂体所分泌生殖调节激素的控制，而卵巢激素对下丘脑和垂体激素的分泌又具有反馈作用，此为下丘脑 – 垂体 – 卵巢轴。

下丘脑生殖调节激素由神经细胞分泌，此神经细胞的特点是可将其接受的神经冲动在细胞内转化为合成激素的信息，从而合成激素并释放到血液系统发挥生理作用，故生殖轴的调节属神经内分泌调节。

第二节　女性围绝经期综合征

一、西医诊断与治疗

（一）概述

女性围绝经期综合征是指妇女在绝经前后由于卵巢功能衰退的内分泌变化所引起的一系列躯体和精神心理的症状。这些症状始于卵巢功能衰退开始时，持续至绝经后，可干扰妇女正常生活，并影响身体健康。

（二）病因

女性围绝经期综合征出现的根本原因是生理性，或病理性，或手术而引起的卵巢功能衰竭。女性特征和生理功能都与卵巢所分泌的雌激素有密切关系，卵巢功能一旦衰竭或被切除和破坏，卵巢分泌的雌激素就会显著减少。现代医学研究发现，女性全身有 400 多种雌激素受体，这些受体分布在几乎女性全身所有的组织和器官，接受雌激素的控制和支配，一旦体内分泌的雌激素减少，就会引发器官和组织的退行性变化，出现一系列的症状。

（三）临床表现

女性围绝经期症状包括月经紊乱及雌激素下降引起的一系列症状。

1. 月经紊乱

多数妇女绝经前经历 2 ～ 8 年无排卵性月经。由于卵泡发育和闭锁交替无规律，月经多不规则。雌激素水平波动而无排卵，加之雌激素水平增高，临床上出现子宫内膜增生过长及严重的功能失调性子宫出血。因此，月经紊乱是绝经过渡期的常见症状，此期月经紊乱称为绝经过渡期功血。

2. 雌激素下降症状

（1）*血管舒缩症状*　潮热一直被视为妇女卵巢功能衰退的标志性症状。潮热的特点是头部、颈部和胸部的皮肤突然有强烈的发热感觉和大量出汗；发作一次持续时间短至几秒钟，长至数分钟，发作频率可以几天一次至几分钟一次频频发作。潮热以夜间发作严重和频繁，干扰睡眠和影响精神状态。应激也可诱发潮热症状发作，凉爽的环境可减少潮热发作的频率、强度及持续时间。

（2）精神神经症状　包括情绪、记忆及认知功能症状等。

（3）心血管疾病　雌激素对女性心血管系统有保护作用。

（4）骨矿密度改变及骨质疏松

（5）泌尿生殖道萎缩症状　出现阴道干燥、阴道缩小狭窄、性生活困难等症状及反复阴道感染、尿路感染，雌激素治疗可能改善或治愈尿失禁。

（四）诊断与鉴别诊断

1. 诊断

根据病史及伴随症状，不难诊断，实验室检查将有助于诊断。

（1）FSH 基础值测定　FSH ＞ 10 U/L 提示卵巢储备功能下降，处于绝经过渡期，FSH ＞ 40 U/L 提示卵巢功能衰竭。

（2）氯米芬兴奋试验　于月经第 5 天开始连续服氯米芬 5 天，每天 50 mg，于停药第 1 天测血 FSH 值，若＞ 12 U/L 提示月经紊乱的病因是卵巢储备功能下降。

2. 鉴别诊断

（1）冠心病　围绝经期综合征由于自主神经功能紊乱使血管舒缩功能失调，也会出现心前区疼痛、心悸等酷似冠心病心绞痛的症状，但根据以下方面不难鉴别：①心绞痛的特点是胸前下段或心前区突发的压榨性或窒息性疼痛，且向左臂放射，持续时间很少超过 15 分钟，口服硝酸甘油后 1 ～ 2 分钟疼痛可缓解或消失。围绝经期综合征心前区疼痛是持续性钝痛，口服硝酸甘油后疼痛不能缓解。②心绞痛与体力活动和情绪激动有关，而围绝经期综合征与体力活动无关，仅与情绪、精神有关。③心电图检查，冠心病多有改变，围绝经期综合征无变化。

（2）高血压病　围绝经期综合征出现血压升高者为数不少，但与高血压病不同，其主要鉴别点在于：①高血压病血压升高呈持续性，收缩压、舒张压都超过正常水平；围绝经期综合征仅收缩压升高，舒张压正常，一天中波动较大，睡眠后血压往往降至正常范围；②高血压病常伴有头晕、头痛、心悸等心血管症状，而围绝经期综合征则伴有潮热、多汗等自主神经功能紊乱的症状；③高血压病常有胆固醇升高、眼底或心电图改变，围绝经期综合征则有雌激素（或睾酮）水平下降，眼底血管及心电图多无变化。

（3）食管癌　有些围绝经期综合征的患者常常感到咽喉部有异物感，吞之不下，吐之不出，但不影响吞咽，经各种检查也找不到器质性病变，这种现象是由于内分泌功能紊乱，使中枢神经系统控制失调，造成自主神经功能紊乱而引起的咽部或食管上段肌肉异常收缩。此时应与食管癌相鉴别，食管癌的症状是进行性吞咽困难，患者多有进行性消瘦，食管钡餐X线检查、纤维食管镜或食管拉网检查等可发现病理改变。

（4）宫颈及子宫肿瘤　女性围绝经期综合征多发生于绝经前期。此时也是宫颈癌和子宫肌瘤好发年龄，因此也应注意鉴别。只要定期做妇科检查，必要时做宫颈刮片活检和子宫内膜活检不难排除。

（五）治疗

1. 一般治疗

心理治疗，必要时可选用镇静药以助睡眠，如地西泮 2.5 mg，睡前服用；谷维素 20 mg，每日 3 次，口服。老年妇女应坚持体格锻炼，增加日晒时间，摄入含钙丰富食物，并补充钙剂。

2. 激素替代治疗

激素替代治疗（HRT）临床应用基本原则见表 7–1。

表 7–1　HRT 临床应用基本原则

项目	具体内容
适应证	绝经相关症状
	泌尿生殖道萎缩问题
	低骨量及绝经后骨质疏松症
开始应用时机	在卵巢功能开始减退及出现相关症状后即可应用
禁忌证	已知或怀疑妊娠
	原因不明的阴道流血或子宫内膜增生
	已知或怀疑患有乳腺癌

续表

项目	特点
禁忌证	已知或怀疑患有与性激素相关的恶性肿瘤
	6个月内患有活动性静脉或动脉血栓栓塞性疾病
	严重肝肾功能障碍
	血卟啉症、耳硬化症、系统性红斑狼疮
	与孕激素相关的脑膜瘤
慎用情况	子宫肌瘤
	子宫内膜异位症
	尚未控制的糖尿病及严重高血压
	有血栓栓塞性疾病史或血栓形成倾向
	胆囊疾病、癫痫、偏头痛、哮喘、高催乳素血症
	乳腺良性疾病
	乳腺癌家族史

3. HRT 的常用药物

（1）雌激素

1）口服制剂用法：①结合雌激素，妊马雌酮（0.3 mg 或 0.625 mg），1 片，每日 1 次；戊酸雌二醇 1 mg，每日 1 次，每月连用 21 天，停 7 天；②乙炔雌三醇环戊醚，每 2 周 1 ～ 2 mg。

2）经皮肤给药用法：雌二醇（含天然雌激素 0.6 mg/g）2.5 g，每日 1 次，涂抹于皮肤。

3）皮下埋植剂用法：雌二醇 25 ～ 50 μg，可维持 5 ～ 12 个月。

4）阴道给药：妊马雌酮（含雌激素 0.625 mg/g)0.5 ～ 2 g，每日 1 次。

（2）孕激素　甲羟孕酮 2.5 ～ 5 mg/d。

（3）雌、孕、雄激素复方药物　甲基异炔诺酮（每片含 7– 甲基异炔诺酮 2.5 mg）1.25 ～ 2.5 mg/d。

4. 非激素类药物

（1）钙剂　有轻微的骨吸收抑制作用，通常作为各种药物的辅助或基础用药。用雌激素者，钙摄入量 1000 mg/d；不用雌激素者，钙摄入量为 1500 mg/d。

（2）维生素D　每日口服400～500 IU，与钙剂合用有利于钙的完全吸收。

（3）降钙素　用于骨质疏松症，100 IU肌内或皮下注射，每日或隔日1次，2周后改为50 IU，皮下注射，每月2～3次。

（4）双膦酸盐类　抑制破骨细胞，有较强的抗骨吸收作用，用于骨质疏松症，每日口服10 mg。

二、中医辨证论治

（一）概述

祖国医学无围绝经期综合征的病名，历代医家根据不同临床表现，将该病归属于“心悸”“失眠”“脏躁”“郁证”“百合病”等范畴，现代中医将本病命名为“经断前后诸症”。

中医认为，女性经行、经断由“肾精”“天癸”所决定，正如《素问·上古天真论》所述，“女子七岁，肾气盛，齿更发长；二七，而天癸至，任脉通，太冲脉盛，月事以时下，故有子；三七，肾气平均，故真牙生而长极；四七，筋骨坚，发长极，身体盛壮；五七，阳明脉衰，面始焦，发始堕；六七，三阳脉衰于上，面始焦，发始白；七七，任脉虚，太冲脉衰少，天癸竭，地道不通，故形坏而无子也。”女子七七，肾精渐亏，天癸渐竭，生殖能力减退直至丧失，与现代医学报道的围绝经期综合征平均年龄49.2岁相符。

金元医家刘完素所论“妇人童幼天癸未行之间，皆属少阴；天癸既行，皆从厥阴论之；天癸已绝，乃属太阴经也”，不仅成为后世中医妇科“少女治肾、中年治肝、老年治脾”的理论依据，也为当今研究女性不同时期生理特征，从中医理论方面提供了一条值得探索的途径。

（二）中医病因病机

中医认为，围绝经期综合征发病的病因病机是肾精渐亏，天癸衰竭，冲任二脉虚衰，以肾虚为本，但与其他各脏腑有密切联系。

肾精于下，水不涵木，致肝郁气滞，气血运行不畅，以肝气郁滞为其发病特点。肝主疏泄，调节气血的运行，和情志活动密切相关，若肝郁气滞，气血运行不畅，气机升降出入平衡失调，因郁致病，产生各种病理变化，因而围绝经期综合征女性出现一系列精神情志异常的临床表现。

肝藏血，女子以血为用，与女性天癸、月经、胎产等功能密切相关，肝肾同居下焦，乙癸同源，肾水亏虚，肝血不足，进一步影响肝的疏泄功能，引起虚实夹杂之病证。故《灵枢·天年》云："五十岁，肝气始衰，肝叶始薄。"精血屡伤，肝血亏虚，肝阴不足，失其柔润之性，易使肝气疏泄不利，而发生情志病变。

脾为后天之本，人体各脏腑均依赖于脾胃运化水谷所化生之精微的濡养。女子肝血肾精亦由水谷精微所充养。脾主运化，若脾胃受损，运化失常，不能化生水谷与运化水湿，则精微不能输布并濡养肝脏，致肝血亏虚；脾虚水湿不化，聚湿成痰，则肝之疏泄功能失常。

肾为先天之本，脾乃后天之本，先后天相互资生，肾中所藏之精气有赖于脾胃化生水谷之精气的不断充养，而肾气亏虚，肾阳虚衰，不能温煦脾阳，又可致脾阳不振，运化不利，最终导致脾肾两虚。此乃《河间六书》所云"天癸既绝，乃属太阴也"。故健脾益气，使脾胃健强，气血化生有源，肝血肾精得充，五脏六腑得养，则人身气血调和，诸症得愈。

（三）分型论治

1. 肝肾阴虚证

主症：眩晕耳鸣，头面阵发性潮热，汗出，腰膝酸软，心烦易怒，失眠多梦，双目干涩，大便秘结，尿少，月经先期或先后不定期，舌红，少苔，脉细数。

治法：滋肾养肝，平肝潜阳。

方药：杞菊地黄丸合一贯煎加减。药用熟地黄、山茱萸、山药、泽泻、牡丹皮、茯苓、枸杞子、菊花、北沙参、麦冬、当归、地黄、川楝子等。

2. 脾肾阳虚证

主症：面色晦暗，精神萎靡，形寒肢冷，面浮肢肿，头晕目眩，腰膝酸冷，尿频便溏，经行量少或淋漓不断，舌质胖嫩，舌淡，苔白，脉沉缓。

治法：温肾健脾扶阳。

方药：右归丸合二仙汤加补骨脂。药用熟地黄、山药、山茱萸、枸杞子、鹿角胶、菟丝子、杜仲、当归、肉桂、附子、仙茅、淫羊藿、巴戟天、当归、黄柏、知母、补骨脂等。

3. 心脾两虚证

主症：面色萎黄，食少体倦，头晕心悸，失眠多梦，自汗盗汗，经来量多或经来血流不止或伴水肿，舌淡，苔薄，脉细弱。

治法：益气健脾，养心安神。

方药：归脾汤。药用白术、当归、茯苓、黄芪、龙眼肉、远志、酸枣仁、木香、甘草、人参等。

（四）其他疗法

1. 耳穴疗法

取内分泌、缘中、皮质下、卵巢、神门、交感、肝、肾、心、内生殖器等穴，用王不留行贴压耳穴，两耳交替进行，往往效验。

2. 足部疗法

足部按摩法是中医的特色外治法，通过按摩足底穴位，激发经气，疏通经络，促进气血运行，从而调节人体阴阳平衡与脏腑功能。采用全足按摩，重点加强的方法，针对肾上腺、垂体、生殖腺、子宫、肾、卵巢、小脑、脑干、颈椎、胸椎、腰椎、骶骨、心、肝、腹腔神经丛等重点反射区加大力度反复按摩，效果良好。

3. 食疗方案

（1）菊花枸杞茶　菊花 10 g，枸杞子 15 g，泡茶饮。

（2）莲子百合粥　莲子 40 g，百合 30 g，粳米 30 g，以上三味同煮粥后食用。

（3）甘麦大枣汤　甘草 10 g，生小麦 30 g，大枣 5 枚，上三味用水煎煮后代茶饮。

4. 推拿治疗

推、揉、压、拨、擦等按摩手法具有平衡阴阳、滋阴补肾、健脾和胃、调理气血之功效。可采用推拿手法，配取心经原穴神门，调心经经气以宁心安神，配三阴交协调足之三阴经，使阴平阳秘，脏腑调和，心神得安。

5. 灸法

命门穴化脓灸治围绝经期综合征：将艾绒做成麦粒大小，在命门穴上灸九壮，灸后封好灸口，等待化脓，直待自然收口。

6. 中成药

肾阴虚或肝肾阴虚者选用六味地黄丸，阴虚火旺者选用知柏地黄丸，肾阳虚者选用金匮肾气丸，脾肾阳虚者选用龙凤宝胶囊，脾肾气虚者选用更年康，肝郁气滞者选用逍遥丸，心神失养者选用安神补心丹，气血两虚者选用乌鸡白凤丸。

7. 体育疗法

可练习呼吸行步功，即自然呼吸慢步行走，每日 2 ～ 3 次，每次 30 ～ 60 分钟。

第三节　多囊卵巢综合征

一、概述

（一）概述

多囊卵巢综合征（PCOS）是一种育龄女性常见的内分泌疾病，多起病于青春期。其主要表现为高雄激素、无排卵、卵巢多囊样改变、不孕、多毛、肥胖，常并发高胰岛素血症、高血脂、糖尿病和心血管疾病，是一种代谢综合征。本病的持续时间较长，缠绵难愈，患者的多囊卵巢综合征状态可持续一生。

（二）病因

多囊卵巢综合征的病因至今仍不清楚。到目前为止，人们了解到的可能与该病有关的因素包括遗传因素、下丘脑 – 垂体功能失调、环境等，但到目前为止，没有单一因素可以解释多囊卵巢综合征的发病。可能是几个关键基因与环境因素共同作用的结果，也可能存在其他未知因素。

（三）病理

1. 卵巢变化

肉眼观：卵巢增大，多为双侧性，表面坚韧，呈灰白色，包膜增厚，有新生血管，切面见包膜较正常厚 3 ～ 4 倍。包膜下见许多大小不等的囊性卵泡，直径多< 1 cm，数量≥ 10 个，以及各种不同发育阶段及萎缩的卵泡。

显微镜检查：白膜增厚，白膜下见多个不成熟阶段呈囊性扩张的卵泡及闭锁卵泡，无排卵迹象。覆盖囊性卵泡的卵泡膜细胞显著增生与黄素化，卵巢间质有时可见黄素化间质细胞。

2. 子宫内膜

由于无排卵，子宫内膜长期受雌激素影响，可表现为不同程度的增生性改变，如单纯性增生、复杂性增生，甚至不典型增生，发生子宫内膜癌的危险增加。

（四）临床表现

多囊卵巢综合征多发生于青春期及生育年龄妇女，常见的临床表现如下：

1. 症状

无排卵或稀发排卵。由于长期慢性排卵障碍，可导致月经过少、稀发、闭经，少数表现为月经过多或不规则出血。生育期妇女排卵障碍还可导致不孕。

2. 体征

（1）高雄激素表现　多毛，如体毛丰盛、阴毛男性分布、痤疮和肥胖。

（2）高胰岛素表现　肥胖和黑棘皮症。后者为胰岛素抵抗、高胰岛素血症和高雄激素的特征性皮肤改变，表现为阴唇、颈背部、腋下、乳房下、腹股沟等处皮肤灰褐色色素沉着，对称，皮肤增厚，轻软如天鹅绒。

3. 实验室检查

（1）高雄激素　以卵巢睾酮、雄烯二酮为主，有时肾上腺激素如脱氢表雄酮（DHEA）及其硫酸盐（DHEA-S）轻度升高。

（2）高胰岛素　空腹及糖负荷后血胰岛素水平增高。

（3）雌激素改变　E_2 水平正常或稍升高，缺乏周期性改变，E_1 水平上升，E_1/E_2 值高于正常周期。

（4）LH/FSH 值　LH 水平可升高，导致 LH/FSH 值升高，但并非特征性改变。

上述多囊卵巢综合征的激素改变可概括为其特有的“三高”，即高雄激素、高胰岛素、高雌激素。

（五）诊断与鉴别诊断

1. 诊断依据

（1）病史询问　现病史：患者年龄、就诊的主要原因、月经情况［如有月经异常应仔细询问异常的类型（稀发、闭经、不规则出血），月经情况有无变化，月经异常的始发年龄等］、婚姻状况、有无不孕病史和目前是否有生育要求。一般情况：体重的改变（超重或肥胖患者应详细询问体重改变情况）、饮食和生活习惯。既往史：既往就诊的情况、相关检查的结果、治疗措施及治疗效果。家族史：家族中糖尿病、肥胖、高血压、体毛过多的病史，以及女性亲属的月经异常情况、生育状况、妇科肿瘤病史等。

（2）体格检查　全身体格检查：身高、体重、腰围、臀围、血压、乳房发育、有无挤压溢乳、体毛多少与分布、有无黑棘皮症、痤疮。妇科检查：阴毛分布及阴蒂大小。

高雄激素的主要临床表现为多毛，特别是男性型黑粗毛，但须考虑种族差异，汉族人群常见于上唇、下腹部、大腿内侧等，乳晕、脐部周围见粗毛也可诊断为多毛。相对于青春期痤疮，PCOS 患者痤疮为炎症性皮损，主要累及面颊下部、颈部、前胸和上背部。

（3）盆腔超声检查　多囊卵巢（PCOM）是超声检查对卵巢形态的描述。PCOM 超声相的定义：一侧或双侧卵巢内直径 2 ～ 9 mm 的卵泡数≥ 12 个，和（或）卵巢体积≥ 10 mL（卵巢体积按 0.5× 长径 × 横径 × 前后径计算）。

超声检查前应停用性激素类药物至少 1 个月。稀发排卵患者若有卵泡直径＞ 10 mm 或有黄体出现，应在以后的月经周期进行复查。无性生活者，可选择经直肠超声检查或腹部超声检查，其他患者应选择经阴道超声检查。

PCOM 并非 PCOS 患者所特有，正常育龄期妇女中 20% ～ 30% 可有 PCOM，也可见于口服避孕药后、闭经等情况时。

（4）实验室检查

1）高雄激素血症：血清总睾酮水平正常或轻度升高，通常不超过正常范围上限的 2 倍，可伴有雄烯二酮水平升高，脱氢表雄酮、硫酸脱氢表雄酮水平正常或轻度升高。

2）抗米勒管激素：PCOS 患者的血清抗米勒管激素水平较正常人明显增高。

3）其他生殖内分泌激素：非肥胖 PCOS 患者多伴有 LH/FSH 值≥ 2。20% ～ 35% 的 PCOS 患者可伴有血清催乳素水平轻度增高。

4）代谢指标的评估：口服葡萄糖耐量试验，测定空腹血糖、服糖后 2 小时血糖水平，空腹血脂指标测定，肝功能检查。

5）其他内分泌激素：酌情选择甲状腺功能、胰岛素释放试验、皮质醇、肾上腺皮质激素释放激素、17- 羟孕酮测定。

2. 诊断标准

（1）育龄期及围绝经期 PCOS 的诊断　根据 2011 年中国 PCOS 的诊断标准，采用以下诊断名称：

1）疑似 PCOS：月经稀发，或闭经，或不规则子宫出血是诊断的必需条件。另外，再符合下列 2 项中的 1 项：①高雄激素临床表现或高雄激素血症；②超声下表现为 PCOM。

2）确诊 PCOS：具备上述疑似 PCOS 诊断条件后还必须逐一排除其他可能引起高雄激素的疾病和引起排卵异常的疾病才能确定 PCOS 的诊断。

（2）青春期 PCOS 的诊断　对于青春期 PCOS 的诊断必须同时符合以下 3 个指标，包括：①初潮后月经稀发持续至少 2 年或闭经；②高雄激素临床表现或高雄激素血症；③超声下卵巢 PCOM 表现，同时应排除其他疾病。

3. 鉴别诊断

（1）高雄激素血症或高雄激素症状的鉴别诊断

1）库欣综合征：本病是由多种病因引起的以高皮质醇血症为特征的临床综合征。约 80% 的患者会出现月经周期紊乱，并常出现多毛体征。根据测定血皮质醇水平的昼夜节律、24 小时尿游离皮质醇、小剂量地塞米松抑制试验可确诊库欣综合征。

2）非经典型先天性肾上腺皮质增生（NCCAH）：本病占高雄激素血症女性的 1% ～ 10%。临床主要表现为血清雄激素水平和（或）17- 羟孕酮、孕酮水平的升高，部分患者可出现超声下的 PCOM 及月经紊乱。根据血基础 17α 羟孕酮水平［≥ 6.06 nmol/L（2 ng/mL）］和 ACTH 刺激 60 分钟后 17α 羟孕酮反应［≥ 30.3 nmol/L（10 ng/mL）］可诊断 NCCAH。鉴于以上相关检查须具备特殊的检查条件，可转至上级医院内分泌科会诊以协助鉴别诊断。

3）卵巢或肾上腺分泌雄激素的肿瘤：患者快速出现男性化体征，血清睾酮或脱氢表雄酮水平显著升高，如血清睾酮水平高于 6.94 nmol/L（200 ng/dL）或高于检测实验室上限的 2.5 倍，可通过超声、MRI 等影像学检查协助鉴别诊断。

4）其他：药物性高雄激素血症须有服药史，特发性多毛有阳性家族史，血睾酮水平及卵巢超声检查均正常。

（2）排卵障碍的鉴别诊断

1）功能性下丘脑性闭经：通常血清 FSH、LH 水平低或正常，FSH 水平高于 LH 水平，雌二醇相当于或低于早卵泡期水平，无高雄激素血症，在闭经前常有快速体重减轻或精神心理障碍、压力大等诱因。

2）甲状腺疾病：根据甲状腺功能测定和抗甲状腺抗体测定可诊断。建议疑似 PCOS 的患者常规检测血清促甲状腺激素水平及抗甲状腺抗体。

3）高 PRL 血症：血清 PRL 水平升高较明显，而 LH、FSH 水平偏低，有雌激素水平下降或缺乏的表现，垂体 MRI 检查可能显示垂体占位性病变。

4）卵巢早衰：主要表现为 40 岁之前出现月经异常（闭经或月经稀发）、促性腺激素水平升高（如 FSH ＞ 25 U/L）、雌激素缺乏。

（六）治疗

PCOS 病因不明，无有效的治愈方案，以对症治疗为主，且需长期的健康管理。

1. 治疗目的

由于 PCOS 患者不同的年龄和治疗需求、临床表现的高度异质性，所以临床处理应该根据患者主诉、治疗需求、代谢改变等采取个体化对症治疗措施，以达到缓解临床症状、解决生育问题、维护健康和提高生命质量的目的。

2. 治疗方法

（1）生活方式干预　生活方式干预是 PCOS 患者首选的基础治疗，尤其是对合并超重或肥胖的 PCOS 患者。生活方式干预应在药物治疗之前或与药物治疗同时进行。生活方式干预包括饮食控制、运动和行为干预。生活方式干预可有效改善超重或肥胖 PCOS 患者健康相关的生命质量。

1）饮食控制：饮食控制包括坚持低热量饮食、调整主要的营养成分、替代饮食等。监测热量的摄入和健康食物的选择是饮食控制的主要组成部分，长期限制热量摄入，选用低糖、高纤维饮食，以不饱和脂肪酸代替饱和脂肪酸。改变不良的饮食习惯、减少精神应激、戒烟、少酒、少咖啡。医师、社会、家庭应给予患者鼓励和支持，使其能够长期坚持而不使体重反弹。

2）运动：运动可有效减轻体重和预防体重增加。适量规律的耗能体格锻炼（30 分钟 / 天，每周至少 5 次）及减少久坐的行为，是减重最有效的方法。应予个体化方案，根据个人意愿和考虑到个人体力的限度而制定。

3）行为干预：生活方式干预应包含加强对低热量饮食计划和增加运动的措施依从性的行为干预。行为干预包括对肥胖认知和行为两方面的调整，是在临床医师、心理医师、护士、营养学家等团队的指导和监督下，使患者逐步改变易于引起疾病的生活习惯（不运动、摄入酒精和吸烟等）和心理状态（如压力、沮丧和抑郁等）。行为干预能使传统的饮食控制或增加运动的措施更有效。

（2）调整月经周期　适用于青春期、育龄期无生育要求、因排卵障碍引起月经紊乱的患者。对于月经稀发但有规律排卵的患者，如无生育或避孕要求，周期长度短于 2 个月，可观察随诊，无须用药。

1）周期性使用孕激素：本法可以作为青春期、围绝经期 PCOS 患者的首选，也可用于育龄期有妊娠计划的 PCOS 患者。推荐使用天然孕激素或地屈孕酮，其优点是不抑制卵巢轴的功能或抑制较轻，更适合于青春期患者，且对代谢影响小。缺点是无降低雄激素、治疗多毛及避孕的作用。用药时间一般为每周期 10 ～ 14 天。具体药物有地屈孕酮（10 ～ 20 mg/d）、微粒化黄体酮（100 ～ 200 mg/d）、醋酸甲羟孕酮（10 mg/d）、黄体酮（肌内注射 20 mg/d，每月 3 ～ 5 天）。推荐首选口服制剂。

2）短效复方口服避孕药：短效复方口服避孕药（combined oral contraceptive，COC）不仅可调整月经周期、预防子宫内膜增生，还可使高雄激素症状减轻，可作为育龄期无生育要求的 PCOS 患者的首选；青春期患者酌情可用；围绝经期可用于无血栓高危因素的患者，但应慎用，不作为首选。3 ～ 6 个周期后可停药观察，症状复发后可再用药（如无生育要求，育龄期推荐持续使用）。用药时需注意 COC 的禁忌证。

3）雌孕激素周期序贯治疗：极少数 PCOS 患者胰岛素抵抗严重，雌激素水平较低，子宫内膜薄，单一孕激素治疗后子宫内膜无撤药出血反应，需要采取雌孕激素序贯治疗。本治疗也用于雌激素水平偏低、有生育要求或有围绝经期症状的 PCOS 患者。可口服雌二醇 1 ～ 2 mg/d（每月 21 ～ 28 天），周期的后 10 ～ 14 天加用孕激素，孕激素的选择和用法同上述的"周期性使用孕激素"。本法对伴有低雌激素症状的青春期、围绝经期 PCOS 患者可作为首选，既可控制月经紊乱，又可缓解低雌激素症状。

（3）高雄激素的治疗　缓解高雄激素症状是治疗的主要目的。

1）短效 COC：建议 COC 作为青春期和育龄期 PCOS 患者高雄激素血症及多毛、痤疮的首选治疗。对于有高雄激素临床表现的初潮前女孩，若青春期发育已进入晚期（如乳房发育≥ Tanner Ⅳ级），如有需求也可选用 COC 治疗。治疗痤疮，一般用药 3 ～ 6 个月可见效；如为治疗性毛过多，服药至少需要 6 个月才显效，这是由于体毛的生长有固有的周期；停药后可能复发。有中重度痤疮或性毛过多，要求治疗的患者也可到皮肤科就诊，配合相关的药物局部治疗或物理治疗。

2）螺内酯：适用于 COC 治疗效果不佳、有 COC 禁忌或不能耐受 COC 的高雄激素患者。使用剂量 50 ～ 200 mg/d，推荐剂量为 100 mg/d，至少使用 6 个月才见效。但在大剂量使用时，须注意高钾血症，建议定期复查血钾。育龄期患者在服药期间建议采取避孕措施。

（4）代谢调整　适用于有代谢异常的 PCOS 患者。

1）调整生活方式、减少体脂：调整生活方式、减少体脂的治疗是肥胖 PCOS 患者的基础治疗方案。基础治疗控制不好的肥胖患者可以选择奥利司他口服治疗以减少脂肪吸收。

2）二甲双胍：为胰岛素增敏剂，能抑制肠道葡萄糖的吸收、肝糖原异生和输出，增加组织对葡萄糖的摄取利用，提高胰岛素敏感性，有降低高血糖的作用，但不降低正常血糖。适应于：① PCOS 伴胰岛素抵抗的患者；② PCOS 不孕、枸橼酸氯米酚（clomiphene citrate，CC）抵抗患者促性腺激素促排卵前的预治疗。禁忌证：心肝肾功能不全、酗酒等。

3）吡格列酮：吡格列酮为噻唑烷二酮类胰岛素增敏剂，不仅能提高胰岛素敏感性，还具有改善血脂代谢、抗感染、保护血管内皮细胞功能等作用，联合二甲双胍具有协同治疗效果。吡格列酮常作为双胍类药物疗效不佳时的联合用药选择，常用于无生育要求的患者。

4）阿卡波糖：阿卡波糖为新型口服降糖药，在肠道内竞争性抑制葡萄糖苷水解酶，抑制多糖及蔗糖分解成葡萄糖，使糖的吸收相应减缓，具有使餐后血糖降低的作用。一般单用，或与其他口服降糖药或胰岛素合用，配合餐饮，治疗胰岛素依赖型或非依赖型糖尿病。

（5）促进生育

1）孕前咨询：PCOS 不孕患者促进生育治疗之前应先对夫妇双方进行检查，确认和尽量纠正可能引起生育失败的危险因素，如肥胖、未控制的糖耐量异常、糖尿病、高血压等。具体措施包括减轻体重、戒烟酒、控制血糖血压等，并指出减重是肥胖 PCOS 不孕患者促进生育的基础治疗。在代谢和健康问题改善后仍未排卵者，可予药物促排卵。

2）诱导排卵：适用于有生育要求但持续性无排卵或稀发排卵的 PCOS 患者。用药前应排除其他导致不孕的因素和不宜妊娠的疾病。

3）腹腔镜卵巢打孔术：腹腔镜卵巢打孔术（laparoscopic ovarian drilling，LOD），不常规推荐，主要适用于 CC 抵抗、来曲唑治疗无效、顽固性 LH 分泌过多、因其他疾病需腹腔镜检查盆腔、随诊条件差不能进行促性腺激素治疗监测者。建议选择 BMI $\leqslant$ 34 kg/m^2、基础 LH $>$ 10 U/L、游离睾酮水平高的患者作为 LOD 的治疗对象。LOD 可能出现的问题包括治疗无效、盆腔粘连、卵巢功能不全等。

4）体外受精 - 胚胎移植：体外受精 - 胚胎移植（IVF–ET）是 PCOS 不孕患者的三线治疗方案。PCOS 患者经上述治疗均无效时或者合并其他不孕因素（如高龄、输卵管因素或男性因素等）时需采用 IVF–ET 治疗。

5）体外成熟培养：未成熟卵母细胞体外成熟（in vitro maturation，IVM）技术在 PCOS 患者辅助生殖治疗中的应用仍有争议。IVM 在 PCOS 患者辅助生殖治疗中的主要适应证为：①对促排卵药物不敏感，如对 CC 抵抗、对低剂量促性腺激素长时间不反应，而导致卵泡发育或生长时间过长者；②既往在常规低剂量的促性腺激素作用下，发生过中重度卵巢过度刺激综合征的患者。

6）胰岛素增敏剂在辅助生殖治疗中的应用：推荐在 PCOS 患者辅助生殖治疗过程中使用二甲双胍。二甲双胍目前在治疗 PCOS 中的方案有：①单独应用，适用于非肥胖的 PCOS 患者（BMI < 30 kg/m^2）；②与 CC 联合应用，适用于肥胖的 PCOS 患者；③与人类绝经促性腺激素（HMG）或 rFSH 联合应用；④与 CC 或促性腺激素联合应用，适用于 CC 抵抗患者。

（6）远期并发症的预防与随访管理　对于 PCOS 患者的治疗不能仅局限于解决当前的生育或月经问题，还需要重视远期并发症的预防，应对患者建立起一套长期的健康管理策略，对一些与并发症密切相关的生理指标进行随访，例如糖尿病、代谢综合征、心血管疾病，做到疾病治疗与并发症预防相结合。

年轻、长期不排卵的 PCOS 患者，子宫内膜增生或子宫内膜癌的发生率明显增加，应引起重视。进入围绝经期后，因无排卵导致的孕激素缺乏会增加子宫内膜病变的发生风险，而雌激素的下降则会在已有的基础上加重代谢异常，使用绝经激素治疗时应格外注意 PCOS 患者。

（7）心理疏导　由于激素紊乱、体形改变、不孕恐惧心理等多方面因素的联合作用，PCOS 患者的生命质量降低，心理负担增加。

心理疏导是借助言语的沟通技巧进行心理泄压和引导，从而改善个体的自我认知水平、提高行为能力、改善自我发展的方法。在 PCOS 患者的临床诊疗过程中，相关的医务人员应在尊重隐私和良好沟通的基础上，评估其心理状态并积极引导，调整、消除患者的心理障碍，并在必要时结合实际情况，通过咨询指导或互助小组等形式给予患者合理的心理支持及干预，尤其是对于有暴饮暴食、自卑、有形体担忧的肥胖 PCOS 患者。

二、中医辨证论治

（一）概述

传统医学对此病没有形成系统认识，由于其临床表现多种多样，现今中医学界对其命名仍然未达成共识，故多囊卵巢综合征的临床表现散见于

“月经后期”“闭经”“崩漏”“癥瘕”“不孕”等疾病中，属于上述疾病的范畴。

（二）病因病机

按“辨证求因”原则可分虚实两端。虚者精血不足，血海空虚，无血可下；实者邪气阻隔，脉道不通，经血不得下行。虚者多因肝肾不足，气血虚弱，阴虚血燥而成经闭；实者多由气滞血瘀，痰湿阻滞导致闭经。因此，肝肾不足、气血虚弱、阴虚血燥、气滞血瘀、痰湿阻滞皆可导致闭经。“不孕”，《校注妇人良方·求嗣门》曰：“妇人之不孕，亦有因六淫七情之邪，有伤冲任，或宿疾淹留，传遗脏腑，或子宫虚冷，或气旺血衰，或血中伏热，又有脾胃虚损，不能营养冲任。”肾主生殖，不孕与肾的关系密切，也与天癸、冲任、子宫的功能失调，或脏腑气血不和，影响胞宫功能有关。肾气不充，阳虚不能温煦子宫，子宫虚冷不能摄精成孕；情志不畅，肝失疏泄，气血冲任不能相资，以致不孕；脾虚痰湿不运，气机受阻不孕；寒凝血瘀，胞脉阻滞以致不孕。因此，对于多囊卵巢综合征的发病机制，不可笼统地归结于肾，诸脏腑功能调节失常也是其重要的病理环节。

（三）分型论治

1. 肾精亏虚证

主症：月经周期延迟，经量少，色淡质稀，渐至经闭，或月经周期紊乱，经量多或淋漓不净，或婚久不孕，腰腿酸软，头晕耳鸣，面色不华，神疲倦怠，畏寒，便溏，舌淡，苔薄，脉沉细。

治法：益肾调冲。

方药：右归丸加减。熟地黄 15 g，山药 15 g，山茱萸 15 g，枸杞子 15 g，鹿角胶 15 g，菟丝子 15 g，杜仲 15 g，当归 10 g，肉桂 10 g，制附子 6 g（先煎）。水煎服，日 1 剂。

2. 痰湿阻滞证

主症：月经周期延后，经量少，色淡，质黏稠，渐至闭经，或婚久不孕，带下量多，胸闷泛恶，形体丰满或肥胖，喉间多痰，毛发浓密，神疲肢重，苔白腻，脉滑或沉滑。

治法：化痰燥湿，活血调经。

方药：苍附导痰丸加减。茯苓 15 g，半夏 15 g，陈皮 15 g，苍术 15 g，香附 15 g，天南星 9 g，枳壳 15 g，生姜 15 g，神曲 15 g，甘草 6 g。水煎服，日 1 剂。

3. 气滞血瘀证

主症：月经周期延后，经量多或少，经期淋漓不净，色暗红，质稠或有血块，渐至闭经，或婚久不孕，伴乳房胀痛，小腹胀痛拒按，胸胁胀痛，舌暗红或有瘀点，苔薄，脉沉涩。

治法：理气活血，祛瘀通经。

方药：膈下逐瘀汤加减。当归 15 g，川芎 10 g，赤芍 10 g，桃仁 15 g，枳壳 15 g，延胡索 15 g，五灵脂 15 g，牡丹皮 15 g，乌药 15 g，香附 10 g，甘草 6 g。水煎服，日 1 剂。

4. 肝经湿热证

主症：月经稀发，月经稀少或闭经，或月经紊乱，婚久不孕，体形壮实，毛发浓密，面部痤疮，经前乳房胀痛，大便秘结，苔薄黄，脉弦或弦数。

治法：泻肝清热，除湿调经。

方药：龙胆泻肝汤加减。

（四）中西医结合治疗

近 30 多年来，中医研究认为，PCOS 主要是肾 – 冲任 – 胞宫之间生克制化关系失调，其病机与肝、肾、脾三脏功能失调及痰湿、血瘀密切相关。目前对 PCOS 尚无统一的诊断及辨证分型标准。临床主要以脏腑辨证为主，根据其兼证不同辨证分型，分为肾虚痰实、肾虚血瘀、肾虚或肾虚兼血瘀痰阻、肾虚兼肝胆郁热、肝火旺、痰实、脾肾阳虚夹痰和脾肾阴虚兼郁等不同证型。治疗上，采用预防、治疗相结合，辨证辨病相结合的方法，将中医、西医治疗作用的特点有机结合进行治疗。

1. 中医辨证分型治疗

以辨病与辨证结合的中医基础理论为依据进行中医辨证、中药序贯周期治疗，选方用药上以补肾调经、疏肝清热、化痰通络、活血祛瘀等为主。

2. 中医专方专药治疗

在辨证的基础上选用经典方剂如六味地黄丸合苍附导痰丸、左归饮合二仙汤、四逆散合四物汤、启宫丸、龙胆泻肝汤、葆癸胶囊等治疗。

3. 中医的其他疗法结合西医治疗

使用针刺促排、艾灸、耳穴压豆、中药外敷等配合治疗。

第四节　卵巢早衰

一、西医诊断与治疗

（一）概述

卵巢早衰（POF）是指女性在40岁前发生的卵巢功能衰竭，临床表现为高促性腺激素性性腺功能减退症。但在发生卵巢功能衰竭前，其青春期发育和月经均正常，故卵巢早衰与慢性无排卵状态不同。中国妇女的平均绝经年龄为50岁，约1%的女性月经可持续到60岁，而另有1%～5%的正常女性的绝经年龄可提前至40岁，因此，40～50岁发生的绝经可能属正常现象或病理表现。

（二）病因

1. 多数患者的病因未明

卵巢早衰的流行具有种族和家族聚集现象，说明遗传因素在本病的发生中起了重要作用。因为抑制素对垂体FSH和卵巢的配子发生（gametogenesis）均有调节作用，所以抑制素是卵巢早衰的候选因子。抑制素的α亚基错义突变引起卵巢早衰，其他的候选基因包括NOBOX、NR5A、FIGLA、PGRMC1。

2.FSH不敏感综合征

FSH-β突变或FSHR突变与基因多态性引起FSH不敏感。女性人群中，卵巢组织对FSH的敏感性存在明显差异，其原因主要来源于FSH受体（如Ser680Asn与Thr307Ala）和雌激素信号途径中多种因子的多态性，患者以闭经和第二性征发育差及卵巢早衰为特征。卵巢大体标本形态和大小均正常，仅少数患者的一侧卵巢呈条索状或发育不良。月经逐渐变得不规则，最后在40岁前闭经。在月经停潮过程中，可出现阵发性脸潮红和微汗等围绝经期综合征症状。

3. 感染与理化因素

儿童期、青春期患流行性腮腺炎可并发病毒性卵巢炎，导致卵巢功能丧失。严重的化脓性、淋菌性盆腔炎也可以造成卵巢功能减退。能引起卵巢早衰的物理化学因素很多，如化疗、放疗等。半乳糖血症虽罕见，但半乳糖血症导致的卵巢早衰却很常见，卵巢早衰主要与半乳糖 –1– 磷酸对卵泡的毒性有关。

环境中的内分泌干扰剂如噪声，纺织染料，染发剂，干洗制剂，杀虫剂，镉、砷、汞污染与卵巢早衰有一定关系。随着环境污染加剧，食品、生活用品中类雌激素化合物均对易感人群具有不可忽视的影响。氯丙嗪、甲基多巴和 5–HT 增加 PRL 释放，抑制卵巢排卵。某些抗癌药如 5– 氟尿嘧啶、环磷酰胺和甲氨蝶呤等也可引起 FSH、LH 升高，E_2 可高可低，排卵受抑制，易出现卵巢功能早衰。化疗药物致使体内自由基产生增多，引起的脂质过氧化是化疗药物导致性腺损伤的主要原因。某些麻醉剂可改变下丘脑 – 垂体对促性腺激素及 PRL 的调控，进而影响生育功能、性腺功能及月经周期。

4. 自身免疫因素

有些患者可能合并了其他自身免疫性疾病，如自身免疫性甲旁减、自身免疫性肾上腺皮质功能减退症、原发性性腺功能减退症、自身免疫性甲状腺功能减退症、自身免疫性糖尿病或 SLE 等。血中可检出器官特异性自身抗体。不携带 FMRI 重排的妇女特别容易发生自身免疫性疾病，如自身免疫性甲状腺炎和纤维性肌痛症。卵巢早衰患者常伴有自身免疫性肾上腺病及另外一种自身免疫病。性腺和肾上腺可能存在共同的免疫抗原，使两者均成为自身免疫性多发性内分泌腺病（Ⅰ型或Ⅱ型）的发病组织。

5. 不良生活方式

嗜烟、酗酒可损伤卵子、输卵管，引起不孕。女性获得至少占体重 17% 的脂肪量才开始月经初潮，获得占体重 22% 的脂肪量才可能怀孕，但是，过度肥胖可引起性腺功能减退和生育力下降。BMI > 30 kg/m^2 或 $<$ 20 kg/m^2 均不易受孕。肥胖者容易并发不育症，主要与不排卵、月经紊乱、流产有关。在 PCOS 患者中，慢性的能量代谢正平衡导致肥胖，并不断消耗脂肪的贮存能力，引起代谢并发症，如胰岛素抵抗与雄激素过多。慢性吸毒者的内分泌功能有明显改变，如月经紊乱、闭经或阳痿等。过量使用可卡因可刺激促性腺激素、ACTH、皮质醇或皮质酮分泌，抑制 PRL 释放。

慢性吸毒成瘾者在戒毒时出现严重的“戒断反应”，内分泌改变主要有血PRL升高、脑组织葡萄糖代谢增加、多巴胺D2受体结合力下降及多巴胺能神经活动降低。

6. 营养素缺乏

维生素和微量元素与生育也有一定关系。维生素A、B、C和E等的缺乏以及微量元素锌、铜、锰、硒和铁等不足，均可增加受孕难度。在维生素中，对生殖功能影响最为显著的是维生素E。

（三）临床表现

1. 性腺未发育者，原发闭经；性腺发育不全者，初潮延迟或月经不规则。

2. 性腺发育不全继发不孕，数年后月经逐渐稀少直到闭经。

3. 有排卵者，典型的POF有潮热、性腺功能减退表现，如盗汗、便秘、脱发、阴道干燥、性交痛、性欲下降、甲状腺功能低下、泌尿系感染、体重增加、焦虑、多疑等。

4. 雌激素缺乏和阴道炎引起泌尿生殖道症状如下：

（1）*雌激素缺乏表现*　卵巢残留的卵泡量决定了卵巢功能缺陷的特点。如果在青春期前卵泡丢失的速度很快，即发生原发性闭经和第二性征不发育。卵巢早衰属于提前出现的继发性闭经，病史和体格检查可发现患者的月经不规则或已经闭经，此外，患者还常伴有泌尿生殖道、精神神经系统、乳腺、皮肤、毛发与骨骼系统的表现。卵巢早衰的主要风险是染色体异常所致的卵巢肿瘤，患者需定期做相关检查，因雌激素缺乏，骨质疏松症的风险明显增加。第二性征退化和性器官萎缩，外阴干枯，易合并阴道炎。宫颈萎缩，体积缩小，宫颈黏液分泌减少。输卵管和卵巢体积缩小，生殖器官松弛。卵巢早衰者常有潮热、自汗和心悸。患者诉面部、胸部和颈部灼热，烦躁、口干，体表温度升高，持续数秒至10余分钟不等，继而出汗。雌激素缺乏使泌尿系统上皮萎缩，引起萎缩性膀胱炎，表现为尿急、尿失禁、尿频、排尿困难、尿道口痉挛等。

（2）*乳腺、皮肤与毛发表现*　乳腺、皮肤与毛发呈现老龄化改变，同时伴有相对性雄激素增多表现。乳腺萎缩，乳头、乳晕色素减退，皮肤干燥、瘙痒，绝经后，阴阜的附属毛发脱落，身体和四肢的毛发增加，偶伴脂溢和痤疮。

（四）诊断与鉴别诊断

1. 诊断

在临床上，遇有下列情况时，要想到卵巢早衰可能：① 40 岁前发生的高促性腺激素性性腺功能减退症；② 40 岁前发生的月经过少、月经紊乱或闭经；③血 FSH 升高。有以上表现者，如两次以上的血（有月经者采月经中期血）FSH ＞ 40U/L 即可确立诊断。但是，卵巢早衰仅仅是一种功能诊断，其病因复杂，应进一步查找可能存在的病因。X 染色体异常（如 45，XO 和 47，XXY 及其嵌合型等）是引起卵巢早衰的最常见原因；其次为慢性高 PRL 血症、卵巢慢性炎症；系统性淀粉样蛋白变性、血色病、POEMS 综合征等引起的卵巢早衰少见，应注意鉴别。此外，为排除提前出现的继发性闭经，需进行染色体核型鉴定，血 TSH、PRL、内分泌腺自身抗体和半乳糖测定。

2. 鉴别诊断

（1）慢性尿潴留　本病多有排尿困难或尿不净病史，包块位于下腹正中，边界不清，导尿后包块即消失，亦可用 B 超检查鉴别。

（2）卵巢非赘生性囊肿　如卵泡囊肿、黄体囊肿等，一般直径小于 5 cm，壁薄，多在 1 ～ 2 个月自然消退。

（五）治疗

1. 雌激素治疗

卵巢早衰多是因为体内雌激素缺乏所致，雌激素可以刺激卵泡发育，从而间接影响卵巢功能。

2. 免疫治疗

有抗体因素存在，卵巢早衰可注射免疫疫苗进行治疗。

3. 保证好的生活质量

增加体育锻炼和好的睡眠质量，使脑垂体能够充分分泌调节激素，使性腺轴能够平衡调节，另外饮食方面需要注意调理。

4. 手术治疗

（1）对于因卵巢血管因素导致卵巢营养缺失而发生的卵巢早衰应早诊断，早治疗，在卵巢功能衰退前尽早行血管搭桥手术，如将卵巢动脉与肠系膜下动脉或肾动脉等吻合，恢复卵巢血管供应，使卵巢再现生机。不过这种方法对患者的创伤是很大的，因此平时就要做好预防工作。

（2）对于已处于卵巢早衰晚期或由于各种原因导致卵巢功能不全者，卵巢移植是一种治疗手段，借助他人的一小部分卵巢即可完成女性生理功能。

二、中医辨证论治

（一）概述

卵巢早衰属于中医“血枯经闭”范畴。

（二）病因病机

1. 精血亏少

月经期短，量少，色深，主要责之于肾。肾者，主蛰，封藏之本，精之处也，其华在发，其充在骨。肾主骨、生髓，主生殖，司二便。《内经》有云，女子七岁，肾气盛，齿更发长；二七而天癸至，任脉通，太冲脉盛，月事以时下，故有子……七七，任脉虚，太冲脉衰少，天癸竭，地道不通，故形坏而无子也。故月经的来潮，主要由于肾中精气充盛，化生天癸，以维持正常的月经周期及月经量。而月经量少、闭经，甚至早早绝经，主要是由于各种原因导致肾中精气不足，乃致未及七七之年，天癸已竭。《傅青主女科》言：“肾气本虚，又何能盈满而化经水外泄。”肾中精血，血满而溢，血亏肾虚，月经停闭。故而肾中精血亏少乃是发生卵巢早衰的主要原因。

（1）*化生不足*　女子之为阴，阴中必有阳，阳中之数七，故一七而阴血升，二七而阴血溢。女子以血为先天，先天精血虽为禀天地之气而化生，然精血属阴，不外阴中之阳温煦气化而成，故而精血化生不足，乃阳气亏少所致。治疗中不可一味填补阴血，血肉有形之品虽可以形补形，若无化生之源，纯阴而无阳，正如精兵尚需良将，以培补元阳为本，治疗方可事半功倍。

（2）*消耗过多*　中医强调养生，但今时之人尤其忽视，或所求非本。《内经》开篇即云：“今时之人，年半百而动作皆衰者，时世异耶？将人失之耶？”经中所言，尤其契合，月经应竭不竭，非其时而竭，究其原因，不外以酒为浆，以妄为常，醉以入房，以欲竭其精，以耗散其真，不知持满，不时御神，务快其心，逆于生乐，起居无节，故半百而衰也。由此可见，饮食起居失于调摄乃精血消耗的根本，而治疗主要以恬惔虚无、真气从之、精神内守为主，乃是养生调摄的基础。

2. 妇人多寒

《金匮要略》云，妇人之病，因虚、积冷、结气，为诸经水断绝，至有历年，血寒积结胞门，寒伤经络。妇人体质属阴，肾中阳气不足，而致阴寒内生，寒而凝滞，瘀阻不通，故多辅以温阳之品以温煦胞宫，气血行、阴寒化，经水适来。

（三）分型论治

1. 肾阳虚弱证

本证为肾阳、肾精衰竭，阳不化气，以中药汤剂二仙汤加减治疗。方药包括党参、炙黄芪、菟丝子、淫羊藿、覆盆子、山药、熟地黄各 15 g，仙茅、巴戟天、枸杞子、炒当归、砂仁（后下）各 12 g，山茱萸、制附子、紫河车各 10 g，鹿角霜 6 g 与紫石英 30 g 等。水煎服，先予以 5 剂治疗，观察患者面色与脉象后再进 5 ～ 7 剂，之后复诊至月经始来，初见成效后维持治疗 1 ～ 2 个月。

2. 肝郁肾虚证

本证为肝郁不疏，肝气郁结，肾虚血滞，以柴胡疏肝散加减治疗。方药包括枸杞子、茯苓、川续断、八月札、鹿角胶、淫羊藿各 12 g，柴胡、川牛膝各 10 g，夏枯草、紫河车各 15 g，椿皮 18 g，菟丝子 20 g，当归与制香附各 9 g。水煎服，每日 1 剂，早晚分服，连续服用 1 个月为 1 个疗程，连续治疗 2 ～ 3 个疗程。

3. 血虚火旺证

本证为肾阴虚火旺，血虚，以二至丸合柴胡四物汤加减治疗。方药包括当归、柴胡、地黄、泽兰、橘叶各 10 g，赤芍、夏枯草、制香附各 12 g，女贞子、墨旱莲、益母草、炒白术各 15 g，丹参 30 g，炙甘草 6 g，巴戟天 30 g 等。水煎服，每日 1 剂，早晚分服，疗程以连续治疗 3 个月计，连服 2 ～ 3 个疗程。

（四）其他疗法

1. 针灸

一般主要的治疗思路是调节肝肾、安神志、调冲任，以补益胞宫，达到改善卵巢功能的目的。

2. 中药

主要是从补肝肾、调冲任、调情志等方面进行调理。

3. 穴位贴敷

除了中药和针灸，一般还可以用穴位贴敷的方式，在针灸的穴位上面进行中药外用的刺激，既能刺激局部穴位，又能使药物通过穴位渗透起效。

4. 膏方

在传统中医汤药的基础上，做成比较黏稠、口感较好的滋补类药物，避免了常规汤药服用口感差、患者不易坚持、依从性差的弊端，便于患者长期服用，效果也较为理想。

第五节　典型医案荟萃

一、绝经前后诸证

入院情况：吴某，女，50 岁。初诊日期：2016 年 5 月 3 日。

主诉：潮热汗出反复发作半年余，加重 1 周。

刻下症：潮热汗出，平均每日 5 ～ 6 次，以胸背部汗出异常为主，心悸、健忘、五心烦热，腰膝酸软，月经 3 个月未至，失眠多梦，纳可，二便正常，舌红，苔少，脉细数。

体格检查：发育正常，营养良好，体型偏瘦，心肺腹查体未见明显异常，生理反射存在，病理反射未引出。

辅助检查：性激素六项示垂体催乳素 4.72 nmol/L，卵泡刺激素 62 nmol/L，促黄体生成激素 22.6 nmol/L，雌二醇 8.21 nmol/L，孕酮 0.13 nmol/L，睾酮 21.1 nmol/L。甲功七项、24 小时动态心电图未见明显异常。

西医诊断：围绝经期综合征。

中医诊断：绝经前后诸证。

辨证分型：心肾不交，偏肾阴虚证。

治法：交通心肾，滋阴降火。

方药：六味地黄丸加减。熟地黄 15 g，山茱萸 10 g，山药 15 g，泽泻 10 g，牡丹皮 10 g，茯苓 15 g，柴胡 10 g，黄芩 10 g，菊花 10 g，白芍 10 g，浮小麦 20 g，牡蛎 20 g，龙齿 10 g，首乌藤 15 g，合欢皮 10 g，炒酸枣仁 20 g。共 14 剂，每日 1 剂，水煎取汁 300 mL，分早晚饭后半小时温服。

二诊：2016 年 5 月 17 日。患者述服药后潮热汗出次数减少，情志好转，睡眠时间较前延长，但仍多梦不安，五心烦热症状减轻不明显。遂在上方基础上改龙齿为 20 g，浮小麦为 30 g，加当归 15 g，栀子 10 g，调整处方如下：熟地黄 15 g，山茱萸 10 g，山药 15 g，泽泻 10 g，牡丹皮 10 g，茯苓 15 g，柴胡 10 g，黄芩 10 g，菊花 10 g，白芍 10 g，浮小麦 30 g，牡蛎 20 g，龙齿 20 g，首乌藤 15 g，合欢皮 10 g，炒酸枣仁 20 g，当归 15 g，栀子 10 g。共 14 剂，每日 1 剂，水煎取汁 300 mL，分早晚饭后半小时温服。

三诊：2016 年 6 月 1 日。患者服完上 14 剂后症状较前减轻大半，目前汗出基本消失，睡眠可以保证 6 小时，腰膝酸软改善，但近几日小便不利，偶有骨蒸烦热感。上方去首乌藤、龙齿，加淡竹叶 10 g，青蒿 12 g，调整处方如下：熟地黄 15 g，山茱萸 10 g，山药 15 g，泽泻 10 g，牡丹皮 10 g，茯苓 15 g，柴胡 10 g，黄芩 10 g，菊花 10 g，白芍 10 g，浮小麦 30 g，牡蛎 20 g，合欢皮 10 g，炒酸枣仁 20 g，当归 15 g，栀子 10 g，淡竹叶 10 g，青蒿 12 g。共 14 剂，每日 1 剂，水煎取汁 300 mL，分早晚饭后半小时温服。

四诊：2016 年 6 月 15 日。患者来诊，自述症状基本消失，周身轻便爽利，舌脉正常，主动要求继用原方 14 剂巩固治疗，2 周后停药。

【按语】妇女围绝经期综合征指的是女性卵巢功能从旺盛衰退至完全消失的一个过渡时期，时间大约在绝经期和绝经前后的一段时期。因此，绝经期主要分为三个时期：绝经前期、绝经期以及绝经后期。在这三个时期，女性会由于机体内性激素含量下降导致一系列的精神和机体表现，例如生殖系统萎缩、焦虑抑郁、自主神经功能紊乱以及睡眠障碍等一系列生理、心理等方面的变化。临床一般采用激素疗法进行治疗，但长期使用负面作用较大，因此中医治疗本病有其独特的优势。本病患者发病时处于七七之年，在40～60岁之间，此期肾气渐衰，天癸渐竭，肾阴不足，不能上济于心，躁扰不宁，虚阳上越则潮热汗出、五心烦热、失眠多梦；肾虚易致腰膝酸软；肾气不足，经血亏虚，导致月经不能正常来潮；又水不涵木，肝阳上亢，则表现为情绪异常，烦躁易怒。故本病实为本虚标实之证，阴亏于下为本，火旺于上为标。以补肾平肝、滋阴降火、宁心安神为治法，兼顾心肝肾三脏。方以六味地黄丸为基础，滋补肝肾为主，同时柴胡、合欢皮疏肝解郁，当归、白芍养血柔肝，浮小麦、牡蛎、龙齿滋阴潜阳，酸枣仁、首乌藤养心安神，黄芩、栀子清心除烦。诸药相合，调整阴阳、标本兼顾，共奏补水降火之功。

二、多囊卵巢综合征——脾肾阳虚证

入院情况：常某，女，23岁，未婚。初诊日期：2018年9月22日。

主诉：月经后期3年，现停经半年伴体重进行性增加。

现病史：患者近3年来无明显诱因经期错后，2～4个月一行，平素月经量少，有血块，行经时小腹冷痛，经行3～4天，末次月经2018年3月31日。现停经半年伴体重进行性增加。

刻下症：停经半年，体重增加约25 kg，带下量多质稀，偶有腰酸腿软，倦怠乏力，纳差，寐可，小便调，大便溏，舌淡胖，苔白腻，脉沉细。

体格检查：身高164 cm，体重100 kg，BMI 37.18 kg/m^2，腰围114 cm，臀围117 cm，发育正常，营养良好，体态偏胖。面颊部痤疮，腹部及腋下可见皮肤紫纹，较宽大，毳毛多，心肺未见明显异常。

辅助检查：甘油三酯2.46 mmol/L，低密度脂蛋白3.4 mmol/L，空腹血糖6.16 mmol/L，空腹胰岛素47.69 mIU/L。性激素六项示垂体催乳素574 mIU/mL，卵泡刺激素5.31 mIU/L，黄体生成素12.10 mIU/L，雌二醇31.92 pg/mL，孕酮0.42 ng/mL，睾酮36.18 ng/dL。妇科彩超示子宫正常大小，双侧卵巢多发囊性改变。甲功七项、皮质醇昼夜节律试验未见异常。

西医诊断：多囊卵巢综合征。

中医诊断：月经后期。

辨证分型：脾肾阳虚证。

治法：温补脾肾，化痰祛湿。

方药：右归丸加减。熟地黄 15 g，山药 15 g，山茱萸 10 g，枸杞子 15 g，杜仲 15 g，肉桂 6 g，附子 10 g，菟丝子 15 g，鹿角胶 10 g，当归 15 g，巴戟天 10 g，茯苓 15 g，白术 15 g。共 10 剂，每日 1 剂，水煎取汁 300 mL，分早晚饭后半小时温服。

考虑患者停经时间较长加之近半年体重增长超 20 kg，故在予中药汤剂的基础上结合西药吡格列酮二甲双胍治疗，0.5 g，每日 1 次，口服，在促经排卵的同时改善胰岛素抵抗，降低体重，提高疗效。

二诊：2018 年 10 月 3 日。患者服药后于 9 月 26 日月经来潮，量不多，有少量血块，色质可，5 天净。在上方基础上加川牛膝 10 g 以增滋补肝肾之效，加莪术 15 g，益母草 15 g 加强活血化瘀之效。患者腻苔较前好转，可适当减少健脾利湿药物的用量，调整处方为：熟地黄 15 g，山药 15 g，山茱萸 10 g，枸杞子 15 g，杜仲 15 g，肉桂 6 g，附子 10 g，菟丝子 15 g，鹿角胶 10 g，当归 15 g，巴戟天 10 g，茯苓 15 g，白术 15 g，川牛膝 10 g，莪术 15 g，益母草 15 g。共 10 剂，每日 1 剂，水煎取汁 300 mL，分早晚饭后半小时温服。另继用西药吡格列酮二甲双胍，0.5 g，每日 1 次，口服，以助提高疗效，改善胰岛素抵抗。

三诊：2018 年 10 月 14 日。服药后稍有不适，大便偏干。按初诊方加火麻仁 10 g，炒苍术 10 g。10 剂，每日 1 剂，水煎取汁 300 mL，分早晚饭后半小时温服。结合吡格列酮二甲双胍，0.5 g，每日 1 次，口服，以养血活血，滋阴补肾。

四诊：2018 年 10 月 28 日，气色红润，体重降低 10 kg，月经于 10 月 24 日来潮，量多，无血块，无其余不适，月经将近。患者要求巩固治疗，故继服上方 10 剂。后期随访，患者月经规律来潮，内分泌指标未见明显异常。

【按语】多囊卵巢综合征是女性以雄激素过多、长期排卵功能障碍和胰岛素抵抗为临床特征的生殖内分泌紊乱疾病，临床常表现为月经异常、不孕、高雄激素症、卵巢多囊样表现等。西医方面对多囊卵巢综合征诊断相对明确，可通过调节生活方式、调整月经周期、改善高雄激素血症、治疗胰岛素抵抗、促排卵、手术治疗等方式来缓解病情。单纯西药治疗本病，尤以调整月经周期、降低雄激素水平为例，主要采取激素补充疗法，短期内疗效较好，但用药后存在一定的不良反应，患者不易耐受，远期效果欠佳，且停药后易复发。

中医辨病辨证相结合、复方配伍进行整体调节，肉桂入肾、脾二经，具有补火助阳、益阳消阴的功效，制附子也具有补火助阳的功用，同时甘热助阳以补虚；鹿角胶性甘咸微温，可温补肾阳，益精养血，三药相辅相成，有培补元阳之功，针对性治疗畏寒肢冷、带下量多质稀、性欲淡漠、腰膝酸软的症状。熟地黄性甘微温，有补血养阴、填精益髓之效，为补肾阴之要药；当归可活血通经，常用于经闭、月经后期；山茱萸性酸涩微温，枸杞子与山药均性味甘平，三药皆为甘润滋补之品，可滋阴益肾，补脾养肝，加之杜仲性温，入肝、肾经，可补益肝肾，调理冲任，共为补益肝肾之要药，与肉桂、鹿角胶、制附子相配伍，有"阴中求阳"之功。菟丝子与巴戟天可补脾肾之阳，治疗脾肾阳不足之便溏泄泻，加入健脾渗湿之茯苓、燥湿健脾之炒苍术，共同起到化痰祛湿的作用。中医药治疗成本低、安全性高、不良反应小，治疗效果稳定，在治疗本病上有明显优势。本病病位主要在脾和肾，两者与经血的产生密切相关，脾肾阳虚则痰湿内生，是月经后期、月经过少甚至闭经、不孕的最主要的病因病机。肾阳亏虚，命门火衰，不能温煦子宫，或寒湿滞于冲任、胞宫，均不能摄精成孕。同时，肾阳虚不能温煦脾阳及蒸腾五脏精津，则聚为水湿，日久成痰。《景岳全书·痰饮》曰："痰之化无不在脾，而痰之本无不在肾。"故辨证为脾肾阳虚，治疗上以温补脾肾为法，兼以化痰祛湿，为 PCOS 的临床治疗提供了新的思路和途径，也充分体现了中西医结合治疗 PCOS 的优势，值得推广。

三、多囊卵巢综合征——痰湿内阻证

入院情况：刘某，女，28 岁，未婚。初诊日期：2017 年 3 月 17 日。

主诉：月经不调 4 年。

现病史：患者近4年出现经期错后，一般推迟1～2个月，行经时腹痛，经量少，色淡，质黏稠，经行3～4天，末次月经2017年1月12日。

刻下症：形体肥胖（近半年体重增加尤为明显），面部痤疮，倦怠乏力，脘闷恶心，大便黏滞，舌淡暗，苔白厚，边有齿痕，脉沉滑。

体格检查：身高160 cm，体重93 kg，BMI 36.32 kg/m^2，腰围110 cm，臀围114 cm，发育正常，营养良好，体态偏胖，心肺腹未见明显异常。

辅助检查：性激素六项示黄体生成素16.32 U/L，卵泡刺激素5.38 U/L，雌二醇76.28 pmol/L，睾酮0.83 nmol/L。妇科彩超示子宫正常大小，双侧卵巢呈多囊改变。空腹血糖、空腹胰岛素、甲功七项、皮质醇昼夜节律试验未见异常。

西医诊断：多囊卵巢综合征。

中医诊断：月经后期。

辨证分型：痰湿内阻证。

治法：醒脾祛湿，行气化痰。

方药：苍附导痰汤加减。苍术15 g，香附15 g，陈皮12 g，枳壳15 g，茯苓15 g，胆南星10 g，半夏10 g，当归15 g，川芎15 g，神曲12 g，益母草20 g，牛膝15 g，甘草5 g。共10剂，每日1剂，水煎取汁300 mL，分早晚饭后半小时温服。经期不停药，经停后复诊。嘱患者忌食肥甘厚味，规律生活，加强运动。

二诊：2017年4月1日。患者诉服药1周后月经来潮，经量偏少，但较以往已有所增加，色暗红，间有血块，行经时腹痛症状较既往减轻，近半个月来面部痤疮未再新发，余症状均有所改善，舌脉基本同前。效不更方，治疗3个月经周期，每半个月来门诊复诊1次。

三诊：2017年7月28日。患者经期逐渐规律，逐月来潮，末次月经2017年7月23日，月经量色质可，行经时已无明显腹痛，面部虽仍有少许陈旧色素沉着未完全褪尽，但皮肤已光滑如镜，精神健旺，纳眠可，二便调，体重下降约8 kg，舌淡红，苔薄白，脉沉滑。复查性激素示黄体生成素7.73 U/L，卵泡刺激素4.01 U/L，雌二醇79.63 pmol/L，睾酮0.16 nmol/L。复查彩超提示双侧卵巢已无多囊样改变。嘱患者若无不适，不必服药，继续饮食运动控制，规律生活，下月行经后若有异常再诊。

【按语】当脾胃功能受损，脾阳不振，气机升降失调，胃中水谷不能消化输布，则蓄积体内，聚湿而成痰饮脂浊，躯脂满溢，表现为肥胖、多毛；痰湿阻滞冲任、胞宫，导致月经不调、不孕；痰浊与气血互结为癥积，故卵巢可出现多囊性改变。此证型的临床经验方为苍附导痰汤。苍附导痰汤原方出自《叶氏女科》，主“形盛多痰，气虚，至数月而经始行；形肥痰盛经闭；肥人气虚生痰多下白带”。方中苍术健脾燥湿，治生痰之源，香附疏肝理气调经，素有“气病之总司，女科之主帅”之美誉，两者共为君药；神曲归属脾、胃经，主要功效为健脾和胃，与苍术共增健脾之效；陈皮、半夏、茯苓、炙甘草燥湿化痰，理气和中，配伍枳壳下气散结、胆南星燥湿化痰，辅佐君药气顺痰消，痰湿均除，气血调和，则经脉通利；牛膝逐瘀通经，引血下行，是治疗经闭的良药；酌加益母草、当归、熟地黄、川芎温肾助阳，活血祛瘀。全方共奏补肾健脾、导痰祛瘀、行气活血之功效。

四、卵巢早衰——肝肾阴虚证

入院情况：王某，女，37 岁，已婚。初诊日期：2015 年 5 月 6 日。

主诉：月经后期 5 年，加重 1 年，闭经 6 个月余。

现病史：患者于 5 年前行人流术后月经量逐渐减少，每次推迟 4 ～ 5 天，1 年前月经周期紊乱伴量少明显，未予重视，未系统诊治。近 6 个月月经未至，末次月经 2014 年 12 月 21 日。

刻下症：闭经 6 个月余，面部潮红，潮热汗出，心情焦虑，烦躁易怒，乳房及胁肋胀痛，腰膝酸软，失眠多梦，纳差，二便正常，舌质暗红，苔薄白，脉沉细。

体格检查：发育正常，营养良好，体型偏瘦，心肺腹查体未见明显异常，生理反射存在，病理反射未引出。

辅助检查：雌二醇 8.52 nmol/L，卵泡刺激素 64.49 nmol/L，促黄体生成激素 45.6 nmol/L。B 超检查示：子宫大小为 4.2 cm×3.8 cm×2.6 cm，内膜居中，单层厚约 0.18 cm，双侧卵巢大小分别为 1.5 cm×2.0 cm，1.2 cm×2.3 cm，未见发育卵泡。人绒毛膜促性腺激素（–）。

西医诊断：卵巢早衰。

中医诊断：经闭。

辨证分型：肝肾阴虚证。

治法：补肾平肝，滋阴降火。

方药：六味地黄丸加减。熟地黄 15 g，山茱萸 10 g，山药 15 g，泽泻 10 g，牡丹皮 10 g，茯苓 15 g，地骨皮 15 g，柴胡 10 g，黄芩 10 g，黄芪 15 g，白芍 10 g，当归 15 g，浮小麦 20 g，牡蛎 20 g，龙齿 20 g，合欢皮 10 g，首乌藤 15 g。共 14 剂，每日 1 剂，水煎取汁 300 mL，分早晚饭后半小时温服。

二诊：2015 年 5 月 20 日。患者各种症状均有所改善，但月经仍未来潮，最近工作压力大入睡困难，饮食不规律，纳呆，大便干。原方加柏子仁 12 g，酸枣仁 12 g，山楂 12 g，调整处方如下：熟地黄 15 g，山茱萸 10 g，山药 15 g，泽泻 10 g，牡丹皮 10 g，茯苓 15 g，地骨皮 15 g，柴胡 10 g，黄芩 10 g，黄芪 15 g，白芍 10 g，当归 15 g，浮小麦 20 g，牡蛎 20 g，龙齿 20 g，合欢皮 10 g，首乌藤 15 g，柏子仁 12 g，酸枣仁 12 g。14 剂，每日 1 剂，水煎取汁 300 mL，分早晚饭后半小时温服，同时嘱患者调畅情志，保持心情愉快。

三诊：2015 年 6 月 4 日。患者来诊诉月经已来潮，色暗，量少，余症状均已消失，进一步调理。性激素六项示雌二醇 25.46 pg/mL，促黄体生成激素 4.43 U/L，卵泡刺激素 9.57 U/L，孕酮＜ 0.67 nmol/L，睾酮 0.8 nmol/L，催乳素 21.11 ng/mL。B 超检查显示子宫及双侧卵巢已恢复正常大小。患者睡眠明显好转，去炒酸枣仁，原方基础上加香附 12 g，桃仁 12 g，黄精 20 g，调整处方如下：熟地黄 15 g，山茱萸 10 g，山药 15 g，泽泻 10 g，牡丹皮 10 g，茯苓 15 g，柴胡 10 g，黄芩 10 g，菊花 10 g，白芍 10 g，浮小麦 20 g，牡蛎 20 g，龙齿 10 g，首乌藤 15 g，合欢皮 10 g，炒酸枣仁 20 g，香附 12 g，桃仁 12 g，黄精 20 g。14 剂，每日 1 剂，水煎取汁 300 mL，分早晚饭后半小时温服。

【按语】卵巢早衰是指月经初潮年龄正常、第二性征发育正常的女性，在 40 岁以前出现闭经和性器官萎缩，是妇科的难治性疾病。随着社会的发展本病发病年龄趋向年轻化。西医学认为导致卵巢功能过早衰退的因素有遗传学因素、免疫因素、心理因素、外源性因素及其他因素，这些因素可能导致卵泡募集过多或凋亡过快，影响卵泡数量及质量，从而影响卵巢的功能，最终导致卵巢功能过早衰竭。中医古籍中无卵巢早衰之病名，王娟教授根据其多年临床证治经验同时结合本病的临床表现将其归为“经闭”等范畴。卵巢早衰所致闭经为肾－天癸－冲任－胞宫生殖轴早衰的严重结果。以肾为主导，由天癸来调节，通过冲任的通盛、相资，由胞宫体现经带胎产的生理特点。《傅青主女科》云，“经水出诸肾”“经水非血，乃天一之水，出自肾中”“肾气本虚，何能盈满而化经水外泄”，可见肾虚是卵巢早衰的基本病机，肾虚以肾阴虚为主，同时五脏之中肝血肾精之间同源互补，疏泄封藏之功相互制约，对月经有重要作用，即情志因素也是导致闭经的重要原因。所以在治疗过程中十分重视情志的调节与心理的疏导。另有“肾水不能生肝血而经闭”者，此系肾为先天之本，肾精不足肝血亦不足，从而加重经血的停闭。

第八章　常见代谢性疾病

第一节　肥胖症

一、西医诊断与治疗

（一）概述

体重超过正常标准的 20% 者，即为肥胖。肥胖系人体脂肪积聚过多所致，临床分为单纯性肥胖和继发性肥胖。单纯性肥胖最为多见，均匀性肥胖为其主要表现，大多数并非疾病所致。继发性肥胖主要见于神经－内分泌或代谢失调，如间脑的器质性病变、糖尿病、垂体肿瘤、皮质醇分泌增多症、药物性肥胖等。

（二）病因

肥胖病因尚未完全明确，系多种遗传与环境因素的共同作用而形成。

按病因可分为单纯性和继发性肥胖症两类。继发性肥胖存在其他明确病因，如下丘脑－垂体感染、肿瘤、创伤、皮质醇增多症、甲状腺或性腺功能减退、胰岛素瘤等。单纯性者指在一定的遗传易感背景下不良的饮食习惯（摄食过多）以及静止少动的生活方式引起热能摄入、贮存明显多于消耗的平衡失调所致的脂肪积聚、体重增加。

（三）临床表现

1. 一般表现

单纯性肥胖一般呈体重缓慢增加（女性分娩后除外），短时间内迅速的体重增加，应多考虑继发性肥胖。一般轻至中度单纯性肥胖无任何自觉症状，重度肥胖者则多有畏热、活动能力减低甚至活动时有轻度气促，睡眠时打鼾，可有高血压病、糖尿病、痛风等临床表现，约 1/2 成年肥胖者有幼年肥胖史。肥胖者的特征是身材显得矮胖、浑圆，脸部上窄下宽，双下颏，颈粗短，向后仰头枕部皮褶明显增厚，胸圆，肋间隙不显，双乳因皮下脂肪厚而增大，站立时腹部向前凸出而高于胸部平面，脐孔深凹。短时间明显肥胖者在下腹部两侧、双大腿和上臂内侧上部及臀部外侧可见紫纹或白纹。儿童肥胖者外生殖器埋于会阴皮下脂肪中而使阴茎显得细小而短。手指、足趾粗短，手背因脂肪增厚而使掌指关节骨突处皮肤凹陷，骨突不明显。

2. 其他表现

（1）心血管系统　肥胖可致心脏肥大，后壁和室间隔增厚，心脏肥厚同时伴血容量、细胞内和细胞间液增加，左心室舒张末压、肺动脉压和肺毛细管楔入压均增高，部分肥胖者存在左室功能受损和肥胖性心肌病变。肥胖常伴多种血脂异常，如 HDL 降低、FFA 水平增高等。

（2）呼吸系统　肥胖可导致多种肺功能异常，如肥胖性低换气综合征，临床以嗜睡、肥胖、肺泡性低换气症为特征，常伴有阻塞性睡眠呼吸困难。

（3）糖代谢与糖尿病　体重超过正常体重 20% 者，糖尿病的发生率增加一倍以上。当 BMI ＞ 35 时，死亡率比正常体重者几乎增至 8 倍。中心型体脂积聚（腰臀比增大，即腹部或内脏脂肪增加）显著增加患糖尿病的相对危险度。OGTT 示糖耐量减退，甚至出现临床糖尿病。

（4）内分泌功能　血 GH 正常或轻微降低，但禁食后却不如正常体重者那样引起基础 GH 水平的升高，24hGH 分泌峰均受损，分泌脉冲峰的频率减少，每天的 GH 分泌总量减少约 25%。GH 释放总量与肥胖的程度呈负相关。肥胖者的基础 PRL 睡眠后的峰值延迟，并对 TRH、氯丙嗪、精氨酸、胰岛素致低血糖等刺激的反应性降低。肥胖者基础血浆内啡肽水平增高，昼夜节律消失，对胰岛素性低血糖和 CRH 的刺激或对地塞米松抑制的反应性均降低。男性肥胖者，其血总睾酮水平降低，但轻中度肥胖者，游离睾酮（FT）尚正常，总睾酮的降低可能是由性激素结合球蛋白减少所致，而重度肥胖者 FT 也可下降。血雌激素（雌二醇和雌酮）可增高。肥胖女孩，月经初潮提前。成年女性肥胖者常有月经不规则，卵巢透明化增加，出现无卵性滤泡，血 SHBG 水平下降，出现多毛、无排卵性月经或闭经。青少年肥胖者，不育症的发生率增加，常伴多囊卵巢并需手术治疗。肥胖者月经中期的 FSH 峰值较低且黄体期的孕酮水平偏低。

（四）诊断与鉴别诊断

1. 诊断

一般以体重超过理想体重 10% 为超重，超过 20% 为肥胖。近年来主张用 BMI 作为衡量指标，BMI ＝体重（kg）/ 身高（m^2）。WHO 提出 BMI ≥ 25 为超重，≥ 30 为肥胖。亚太地区肥胖和超重的诊断标准专题研讨会依据亚洲人往往在 BMI 相对较低时，就易出现腹型或内脏肥胖并显示患者高血压、糖尿病、高脂血症及蛋白尿的危险性明显增加，故提出 BMI ≥ 23 为超重，BMI ≥ 25 为肥胖。

2. 鉴别诊断

（1）单纯性肥胖　或称为肥胖病或肥胖（症），是临床上最常见的一种肥胖，多为遗传和环境因素共同作用所致。特点为无明确的病因，多为均匀性肥胖，腹部脂肪堆积较为明显，常有肥胖家族史，可伴有高血压、糖尿病、血脂紊乱、胰岛素抵抗等。

（2）继发性肥胖　具有明确导致肥胖的病因可寻者称为继发性肥胖，多有遗传、神经、内分泌、代谢等原因。

（3）下丘脑性肥胖　下丘脑的炎症、创伤、肿瘤或精神创伤等导致的下丘脑综合征，除肥胖外多有神经系统表现、体温调节异常、汗液分泌异常，并伴有内分泌功能的异常。

（4）皮质醇增多症　亦称库欣综合征，以向心性肥胖、满月脸、水牛背、多血质面容为特征性表现。常有皮肤多毛、紫纹、痤疮、女性男性化等，常伴高血压、糖代谢异常。血中皮质醇含量升高，昼夜节律消失，小剂量地塞米松抑制试验不能被抑制。

（5）甲状腺功能减退　该病体内脂肪并不增多，而是由于甲状腺激素不足使细胞间液增多，伴有清蛋白和黏蛋白的含量增高，导致黏液性水肿、体重增加而表现为肥胖。临床多有怕冷，皮肤干燥、粗糙呈姜黄色，表情淡漠，反应迟钝等。甲状腺激素水平低下，促甲状腺激素水平增高。

（6）多囊卵巢综合征　可伴有肥胖，多毛，胰岛素抵抗，月经不规则或闭经，不育，基础体温呈单相，长期不排卵，双侧卵巢增大。

（7）药物相关性肥胖　有相关药物的长期服用史可资鉴别。

（8）肥胖生殖无能综合征（Frohlich 综合征） Frohlich 综合征是由下丘脑、垂体及其周围的病变引起神经内分泌功能紊乱所致，临床以肥胖、性发育障碍为主要表现。

（9）遗传病相关的肥胖 Laurence–Moon–Biedl 综合征、Prader–Labhart–Willi 综合征等，肥胖伴其特征性表现，如智力低下、迟钝、视网膜色素变性、生殖器官发育不良、多指（趾）畸形、肌张力低下、智能障碍和性发育不良等。

（10）胰岛素瘤 胰岛素瘤细胞分泌的胰岛素属自主性，血糖低时仍有胰岛素分泌，造成患者反复发作空腹低血糖、脸色苍白、软弱、冷汗、心率加快、饥饿感等症状。患者通过增加进食以缓解症状，加上高胰岛素血症使合成代谢增加，导致肥胖。

（五）治疗

1. 单纯性肥胖

以改变生活方式为主要治疗方法，如控制饮食、减少热量摄入、加强体力活动等以增加热量的消耗，因精神因素引起者应予以心理治疗。

2. 继发性肥胖

以去除病因为主要的治疗方法，如甲状腺功能减退给予甲状腺激素替代治疗；下丘脑、垂体或肾上腺肿瘤，以及胰岛素瘤应予以手术治疗。药物相关性肥胖停药可使肥胖症状得以缓解。继发性肥胖多为其他疾病的临床表现之一，因此大多需要转诊至相关的专科医院进行诊断和治疗。

二、中医辨证论治

（一）概述

历代医家对肥胖病的论述非常多。本病最早记载于《黄帝内经》，有“肥人”及“年五十，体重，耳目不聪明”的描述。在证候方面，《灵枢·逆顺肥瘦》记载：“广肩腋项，肉薄厚皮而黑色，唇临临然，其血黑以浊，其气涩以迟。”《灵枢·卫气失常》根据人的皮肉气血的多少对肥胖进行分类，分为“有肥，有膏，有肉”三种证型。《素问·通评虚实论》曰：“肥贵人，则膏粱之疾也。”《素问·奇病论》曰：“此人必数食甘美而多肥也”，说明肥胖的发生与过食肥甘、先天禀赋等因素有关。后世医家在此基础上认识到肥胖的病机还与气虚、痰湿、七情及地理环境等因素有关。

（二）病因病机

中医学认为本病属于本虚标实。本虚以气虚为主，主要是脾虚或肾虚，以及脾肾两虚。膏脂、痰浊、血瘀、水湿内聚，形成邪实。病位以脾胃为主，与肾关系密切，与肝胆心肺有关。但总以脾肾气虚为多见，肝胆疏泄失调也常见。

1. 脾虚湿阻

脾主运化水谷精微，脾虚则运化失司，水谷精微不能完全输布于脏腑器官为其所用，膏脂积聚内停，酿成湿浊，膏脂湿浊内聚于肌肤皮肉筋膜之间，形成肥胖。

2. 胃热湿阻

胃热偏盛，食欲亢进。食量过大，致营养偏盛，膏脂堆积而成肥胖。

3. 肝郁气滞

情志所伤，肝气郁结，疏泄不利，气机不畅，精微物质不能布达，瘀滞成膏脂痰浊，即所谓“气郁生痰”，膏脂痰浊停于皮肉间，形成肥胖。

4. 脾肾两虚

随着年龄的增长或其他原因，肾阳渐衰，无以温煦机体，人体的各项生理功能减退，致机体津液代谢功能下降，水湿痰浊内聚，留于肌肤，则人体臃肿不实。

5. 气滞血瘀

阳气不足，水湿运化无权，湿聚而成痰浊，痰浊阻于经络，气血运行呆滞，营养不能敷布周身为机体所利用，瘀脂泛溢肌肤，而发肥胖。

（三）分型论治

1. 脾虚湿阻证

主症：形体肥胖，水肿，疲乏无力，肢体困重，尿少，纳差，便溏，脘腹胀满，舌质淡，舌苔薄腻，脉沉细。

治法：健脾化湿。

方药：六君子汤加减。人参 10 g，白术 10 g，茯苓 10 g，陈皮 10 g，法半夏 10 g，炙甘草 6 g，黄芪 30 g。7 剂，每日 1 剂，分 2 次煎服。

加减：小便不利者，加猪苓 10 g，泽泻 10 g；胸闷痰多者，加苦杏仁

10 g，枳壳 10 g。

2. 胃热湿阻证

主症：形体肥胖，消谷善饥，口臭口干，口渴喜饮，便秘，神疲乏力，舌质红，舌苔黄腻，脉滑数。

治法：清胃泻火，化湿通腑。

方药：小承气汤加减。大黄 6 g，厚朴 10 g，枳实 10 g。7 剂，每日 1 剂，分 2 次煎服。

加减：胃热炽盛者，加石膏 30 g（先煎），知母 10 g；心火亢盛者，加黄连 6 g，淡竹叶 10 g。

3. 肝郁气滞证

主症：形体肥胖，心烦易怒，口苦咽干，胸胁苦满，脘腹胀满，善太息，失眠多梦，舌质暗红，舌苔薄白，脉弦。

治法：疏肝理气解郁。

方药：柴胡疏肝散加减。柴胡 10 g，白芍 10 g，茯苓 10 g，枳壳 10 g，川芎 10 g，香附 10 g，陈皮 10 g，炙甘草 6 g。7 剂，每日 1 剂，分 2 次煎服。

加减：心烦易怒甚者，加牡丹皮 10 g，龙胆 10 g，炒栀子 10 g；头胀头痛者，加桑叶 10 g，菊花 10 g；两胁胀痛者，加郁金 10 g，延胡索 15 g，川楝子 9 g。

4. 脾肾两虚证

主症：形体肥胖，纳差，呕恶，气短乏力，畏寒肢冷，腰膝冷痛，便溏，舌质淡，舌苔薄白，脉沉细。

治法：健脾益气，补肾助阳。

方药：参苓白术散合肾气丸加减。人参 10 g，白术 10 g，茯苓 10 g，山药 30 g，熟地黄 15 g，山茱萸 15 g，牡丹皮 10 g，泽泻 10 g，附子 5 g（先煎），肉桂 10 g。7 剂，每日 1 剂，分 2 次煎服。

加减：腰膝冷痛者，加杜仲 10 g，菟丝子 15 g；便溏者，加肉豆蔻 6 g，补骨脂 10 g；阳痿者，加淫羊藿 10 g，巴戟天 10 g。

5. 气滞血瘀证

主症：形体肥胖，胸胁胀满，急躁易怒，失眠多梦，女子月经不调或痛经，经色紫暗有血块，舌质紫暗或见瘀斑，脉涩。

治法：疏肝理气，活血化瘀。

方药：血府逐瘀汤加减。生地黄 10 g，当归 10 g，赤芍 10 g，川芎 10 g，枳壳 10 g，桔梗 10 g，川牛膝 10 g，红花 9 g，柴胡 10 g，甘草 5 g。7 剂，每日 1 剂，分 2 次煎服。

加减：脘腹痞满者，加青皮 6 g，陈皮 10 g；女子月经不调或痛经，加丹参 15 g，益母草 15 g，三七 5 g。

（四）其他疗法

1. 中成药处方

（1）防风通圣丸　口服，9 g，每日 2 次。组成：麻黄、防风、荆芥、薄荷、连翘、桔梗、川芎、当归、白术、栀子、大黄、芒硝、石膏、黄芩、滑石、甘草、白芍。功效：清解表里，疏风清热。主治：以脐部为中心的膨满型（腹型）肥胖。

（2）天雁减肥茶　冲泡服，1 ～ 2 袋，每日 2 ～ 3 次。组成：荷叶、车前草。功效：清热利湿，润肠通便。主治：胃热湿阻型单纯性肥胖症。

2. 中西医结合

中西医对肥胖的认识是不同的，治疗各有长处和特色，中西医结合治疗值得大力倡导和弘扬。中医强调个体化治疗，辨证施治。针灸、推拿、药膳等方法调整机体的脏腑功能，对机体的伤害较小，可以长期运用，但需要恒心和毅力坚持。西医减肥见效较快，但化学性药物的不良反应多，节食对机体有一定的影响，特别是对于儿童肥胖，节食会影响儿童的生长发育，不可长期使用。

中西药联合治疗取长补短。服用奥利司他或西布曲明，同时口服小承气汤等中药汤剂，能够收到良好的效果。这种方法既发挥了西药的特效作用，也很大程度上避免了服用西药减肥带来的诸多不良反应，如失眠、头晕、震颤、心悸、口干、易成瘾和产生精神依赖性等。中西并用，取长补短，既缩短了减肥的时间，又减少了减肥的不良反应，降低了危险性，可提高治疗的效果。

第二节　骨质疏松症

一、中医诊断与治疗

（一）概述

骨质疏松症（OP）是一种以骨量降低和骨组织微结构破坏为特征，导致骨脆性增加和易于骨折的代谢性骨病，按病因可分为原发性和继发性两类。继发性 OP 的原发病因明确，常由内分泌代谢疾病（如性腺功能减退症、甲状腺功能亢进症、甲旁亢、库欣综合征、1 型糖尿病等）或全身性疾病引起。Ⅰ型原发性 OP 即绝经后骨质疏松症（postmenopausal osteoporosis，PMOP），发生于绝经后女性。Ⅱ型原发性 OP 即老年性 OP，见于老年人。

（二）流行病学

2018 年调查结果显示，骨质疏松已经成为我国 50 岁以上人群的重要健康问题，中老年女性骨质疏松问题尤为严重。我国 40 ～ 49 岁人群骨质疏松症患病率为 3.2%，其中男性为 2.2%，女性为 4.3%，城市地区为 3.5%，农村地区为 3.1%。50 岁以上人群骨质疏松症患病率为 19.2%，其中男性为 6.0%，女性为 32.1%，城市地区为 16.2%，农村地区为 20.7%。65 岁以上人群骨质疏松症患病率达到 32.0%，其中男性为 10.7%，女性为 51.6%，城市地区为 25.6%，农村地区为 35.3%。我国男性骨质疏松症患病率水平与各国差异不大，女性患病率水平显著高于欧美国家，与日韩等亚洲国家相近。

调查还发现，我国低骨量人群庞大，是骨质疏松症的高危人群。我国 40 ～ 49 岁人群低骨量率达到 32.9%，其中男性为 34.4%，女性为 31.4%，城市地区为 31.2%，农村地区为 33.9%。50 岁以上人群低骨量率为 46.4%，其中男性为 46.9%，女性为 45.9%，城市地区为 45.4%，农村地区为 46.9%。

另外，人们对骨质疏松症认知普遍不足，骨密度检测率亟待提高。20

岁以上人群骨质疏松症相关知识知晓率仅为11.7%，其中男性为10.5%，女性为13.0%，城市地区为17.8%，农村地区为8.1%。在骨质疏松症患者中，知晓自己患病的比例也较低，40～49岁骨质疏松症患者的患病知晓率为0.9%，50岁以上患者的患病知晓率也仅为7.0%。20岁以上人群中，接受过骨密度检测的比例仅为2.8%，其中男性为2.5%，女性为3.2%，城市地区为5.0%，农村地区为1.5%。50岁以上人群中，接受过骨密度检测的比例为3.7%，其中男性为3.2%，女性为4.3%，城市为7.4%，农村为1.9%。

（三）危险因素及风险评估

1. 危险因素

原发性骨质疏松症具有多种危险因素，包括不可控因素和可控因素。

（1）不可控因素　①人种，美国国家骨质疏松风险评估研究（NORA）比较了不同种族绝经后女性，发现白种人和墨西哥裔美国人骨质疏松症的患病率分别为17%和14%，而黑种人女性仅有6%，显著低于前两者；②老龄，增龄引起骨量丢失可能与性激素分泌减少、营养缺乏和户外运动的减少有关；③女性绝经，由于雌激素减少，女性骨量丢失加快；④母系家族史。

（2）可控因素　①低体重，较高的体重使骨组织所承受的机械负荷相应增加，减少了骨吸收并刺激骨形成，延缓骨质疏松的发生，当BMI由25.0降至20.0时，骨折的风险升高近1倍；②性激素低下，性腺功能低下或女性过早绝经均可增加骨质疏松的风险；③吸烟、过度饮酒、饮用较多咖啡及碳酸饮料等均可增加骨吸收、抑制骨形成和影响钙的吸收；④体力活动缺乏，适量的运动可提高峰值骨量，同时还可减少随年龄增长而引起的骨质丢失；⑤饮食中钙和维生素D缺乏（光照少或摄入少）；⑥影响骨代谢的疾病和药物，如皮质醇增多症、甲状腺功能亢进、甲状旁腺功能亢进、肝病、肾病和应用苯巴比妥、卡马西平等影响肝脏细胞色素P450酶系统的药物均会干扰骨代谢，导致骨质疏松的风险增加。

（3）其他　如步态或平衡不稳、肌力减退、视力障碍、糖尿病、周围神经病变、直立性低血压、过度酒精摄入、使用精神类药物和环境因素等会增加跌倒的风险，从而使骨折的风险增加。

2. 风险评估及筛查方法

目前我国拥有 DXA 骨密度仪不足 500 台，加之检查费用较高，并且需要专业人员操作，故难以应用于人群筛查。寻找简便、经济的筛查方法，用以早期发现骨折高风险人群十分必要。2011 年中华医学会骨质疏松和骨矿盐疾病分会在《原发性骨质疏松症诊治指南》中推荐了两种敏感性较高又操作方便的简易评估方法作为初筛工具。

（1）国际骨质疏松基金会（International Osteoporosis Foundation, IOF）骨质疏松症风险 1 分钟测试题　①您是否曾经因为轻微的碰撞或者跌倒就会伤到自己的骨骼？②您的父母有没有过轻微碰撞或跌倒就发生髋部骨折的情况？③您经常连续 3 个月以上服用“可的松、泼尼松”等激素类药品吗？④您身高是否比年轻时降低了（超过 3 cm）？⑤您经常大量饮酒吗？⑥您每天吸烟超过 20 支吗？⑦您经常患腹泻吗（由于消化道疾病或者肠炎而引起）？⑧女士回答：您是否在 45 岁之前就绝经了？⑨女士回答：您是否曾经有过连续 12 个月以上没有月经（除了妊娠期间）？⑩男士回答：您是否患有阳痿或者缺乏性欲这些症状？只要其中有一题回答结果为“是”，即为阳性。

（2）亚洲人骨质疏松自评工具（osteoporosisself–assessment tool for Asians, OSTA）　亚洲人骨质疏松自评工具通过对 11 种骨折的风险因素，包括年龄、体重、雌激素、甲状腺药物、45 岁后的骨折、45 岁后的椎骨骨折、中国人、泰国人及来自 3 个地区的临床中心，进行多变量回归模型分析，发现年龄和体重是权重最大的 2 个变量。由此提出了 OSTA 指数＝（体重 – 年龄）×0.2，用以评估骨质疏松的风险。低风险，OSTA 指数＞ –1；中风险，OSTA 指数＞ –4 且≤ –1；高风险，OSTA 指数≤ –1。对上海 973 例绝经后妇女应用 OSTA 指数与髋部 BMD 进行对比发现，OSTA 低、中、高风险的人群患有骨质疏松的比例分别为 1%、13% 和 42%，具有较好的敏感性。其应用简便、成本低、不需要医生参与，可有效筛查出骨折的高风险患者，减少低风险患者不必要的 BMD 检查，可作为骨质疏松症的筛查工具推广使用。

3. 骨质疏松性骨折的风险预测

使用世界卫生组织推荐的骨折风险预测简易工具（FRAX），输入患者性别、年龄、身高、体重、既往脆性骨折史、家族史、吸烟、饮酒量、糖皮质激素应用、风湿性关节炎病史和其他继发因素等风险因子，即可计算出10年内发生髋部骨折的风险，以评估是否需要进一步行BMD检查或干预。FRAX具有较高的准确性，但其收集的信息较多，并且需要在线应用，在我国基层可行性不高。

（四）病因

正常性成熟后骨的代谢主要以骨重建形式进行。围绝经期后，男性的骨密度下降速率一般低于女性，因为后者除增龄外，还有雌激素缺乏因素的参与。凡使骨吸收增加和骨形成减少的因素都会导致骨丢失和骨量下降，脆性增加，直至发生骨折。

1. 骨吸收因素

（1）性激素缺乏　雌激素缺乏使破骨细胞功能增强，骨丢失加速，这是PMOP的主要病因，而雄激素缺乏在老年性OP的发病中起了重要作用。

（2）活性维生素D缺乏和PTH增高　由于高龄和肾功能减退等原因致肠钙吸收和1,25（OH）$_2$D$_3$生成减少，PTH呈代偿性分泌增多，导致骨转换率加速和骨丢失。

（3）细胞因子表达紊乱　骨组织的白细胞介素（IL–1、IL–6）和肿瘤坏死因子（TNF）增高，而护骨素减少，导致破骨细胞活性增强和骨吸收增加。

2. 骨形成因素

（1）峰值骨量降低　青春发育期是人体骨量增加最快的时期，约在30岁达到峰值骨量（PBM）。PBM主要由遗传因素决定，并与种族、骨折家族史、瘦高身材等临床表象，以及发育、营养和生活方式等相关联。性成熟障碍致PBM降低，成年后发生OP的可能性增加，发病年龄提前。PBM后，OP的发生主要取决于骨丢失的量和速度。

（2）骨重建功能衰退　可能是老年性OP的重要发病原因。成骨细胞的功能与活性缺陷导致骨形成不足和骨丢失。

（五）临床表现

1. 骨痛和肌无力

轻者无症状，仅在X线摄片或BMD测量时被发现。较重患者常诉腰背疼痛、乏力或全身骨痛。骨痛通常为弥漫性，无固定部位，检查不能发现压痛区（点）。乏力常于劳累或活动后加重，负重能力下降或不能负重。四肢骨折或髋部骨折时肢体活动明显受限，局部疼痛加重，有畸形或骨折阳性体征。

2. 骨折

骨折常因轻微活动、创伤、弯腰、负重、挤压或摔倒后发生，多发部位为脊柱、髋部和前臂，其他部位亦可发生，如肋骨、盆骨、肱骨，甚至锁骨和胸骨等。脊柱压缩性骨折多见于 PMOP 患者，可单发或多发，有或无诱因，其突出表现为身材缩短，有时出现突发性腰痛，卧床取被动体位。髋部骨折多在股骨颈部（股骨颈骨折），以老年性 OP 患者多见，通常于摔倒或挤压后发生。第一次骨折后，患者发生再次或反复骨折的概率明显增加。

3. 并发症

驼背和胸廓畸形者常伴胸闷、气短、呼吸困难，甚至发绀等表现。肺活量、肺最大换气量和心排血量下降，极易并发上呼吸道和肺部感染。髋部骨折者常因感染、心血管病或慢性衰竭而死亡；幸存者生活自理能力下降或丧失，长期卧床加重骨丢失，使骨折极难愈合。

（六）实验室检查

1. 骨代谢生化标志物

（1）血钙　血钙分为血清总钙和游离钙，是反映钙和磷稳态变化的基本指标。血液中约 50% 的总钙与白蛋白及球蛋白结合，因此，血清总钙受血清白蛋白的影响，而未与蛋白质结合的钙称为游离钙，成年人血清总钙的正常参考值范围为 2.2 ～ 2.7 mmol/L。

（2）血磷　血清中的无机磷约 12% 与蛋白结合，绝大多数以 $H_2PO_4^-$ 或 HPO_4^{2-} 离子状态存在，成年人正常参考值范围为 0.97 ～ 1.45 mmol/L，儿童为 1.29 ～ 2.10 mmol/L。需要注意的是，血磷易受饮食因素（特别是磷摄入量）的影响。

（3）尿钙　临床上常用 24 小时尿钙排出量或尿钙 / 尿肌酐值反映尿钙排泄水平。在饮食基本不变的情况下，24 小时尿钙检测较为稳定。通常情况下，24 小时尿钙排出量大于 7.5 mmol（300 mg）为高钙尿症；低钙尿症的判断需要同时考虑钙摄入量、尿钙排出量和血钙水平等因素，目前尚无公认的诊断标准。

（4）尿磷　临床上常用24小时尿磷排出量、尿磷 / 尿肌酐值反映尿磷排泄水平。尿磷排出量受多种因素的影响，主要包括来源于肠道、骨骼和软组织的磷含量，肾小球磷滤过率和肾小管磷重吸收率等。

（5）维生素D　维生素D是调节钙磷代谢的重要激素。其生理作用主要包括以下内容：①促进小肠的钙磷吸收；②促进肾小管钙磷重吸收；③促进骨矿物质动员。除了调节钙磷代谢之外，维生素D还对免疫系统、神经系统、心血管系统、骨骼肌运动系统、生殖系统和皮肤功能等有重要调节作用。

（6）甲状旁腺素　甲状旁腺主细胞合成和分泌的PTH含84个氨基酸残基。PTH的主要生理功能如下：①增加尿钙重吸收、抑制尿磷重吸收并调节维生素D在肾脏的活化和代谢；②刺激骨形成和骨吸收，但通常情况下刺激骨吸收占主导地位。

（7）成纤维生长因子23（FGF23）　FGF23是一种由骨细胞分泌的重要磷调节激素，通过与Klotho-FGF受体复合物结合，抑制近端肾小管对磷的重吸收，增加尿磷排泄。FGF23还可抑制1，25（OH）$_2$D的合成并促进其分解代谢，从而减少肠道磷的吸收。

（8）骨形成标志物　其是成骨细胞活动和骨形成时的骨代谢产物。

成骨细胞中含有大量Ⅰ型前胶原，成骨时被分泌到细胞外，裂解为PINP、PICP、Ⅰ型胶原。Ⅰ型胶原被组装在类骨质中，钙磷沉积其中形成羟基磷灰石（即类骨质的矿化）；PINP及PICP作为代谢产物进入血尿中，即临床上检测的反映骨形成的标志物。

骨特异性碱性磷酸酶（bALP）由成骨细胞分泌，肝功能正常的人，来源于骨骼及肝脏的ALP各占总ALP的一半，当bALP升高时，总ALP也相应升高，故总ALP也可反映骨形成的状态。

骨钙素产生较晚，在成骨细胞合成类骨质时释放到细胞外骨基质，同时破骨时骨钙素也会升高，故其反映骨转化水平的总和指标。骨钙素的N端片段比骨钙素全片更稳定，敏感性及重复性更佳。

在以上诸多标志物中，推荐空腹PINP作为骨形成首选标志物。

（9）骨吸收标志物　为破骨细胞活动和骨吸收时的代谢产物，特别是骨基质降解产物。

在骨组织中，Ⅰ型前胶原两端的非螺旋氨基端肽区（NTX）或羟基端肽区（CTX）通过吡啶啉或脱氧吡啶啉将两个相邻的Ⅰ型前胶原分子相连，而羟脯氨酸（Hyp）在胶原分子内部通过氢键起到稳定胶原纤维的作用。当Ⅰ型胶原在赖氨酰氧化酶作用下降解后，即释放出Hyp、NTX、CTX、Pry、D–Pry，这五种标志物反映了骨吸收过程中的胶原降解。

抗酒石酸酸性磷酸酶 –5b（TRAP–5b）是由破骨细胞产生的非胶原蛋白质，破骨细胞将降解的胶原代谢产物吞入细胞中，并和含有TRAP–5b的细胞囊泡相融合，在囊泡中胶原代谢产物被TRAP–5b产生的氧化应激产物所破坏并和TRAP–5b一起从基底外侧的细胞膜分泌到细胞外，因此，外周循环所测的TRAP–5b与骨吸收呈正相关。

在诸多标志物中，推荐CTX作为骨吸收首选标志物。

2. 骨密度

骨密度是以面积或单位体积的骨量来表示的，是骨质量的一个重要标志，是目前常用的骨质疏松症治疗疗效监测评估方法，但是该检查便捷性较差，通常要1年或更长时间才能观察到变化。骨密度的变化可以用骨密度仪来监测。一般选用正位脊柱或双侧股骨，当患者的脊柱有明显的增生或变形时，双侧股骨扫描更有意义。

（1）骨密度检查方法　现在大多数骨密度仪具有高度精确、操作简单、无损伤等优点。患者检查前无须特殊准备，测定时无任何痛苦，与行CT、X线检查相似，测定结果由计算机进行统计处理。

一般来说，骨密度检查是一个部位一个部位进行，并且检查结果也是反映某个部位的骨密度值，全身情况则需进行综合评估。

骨密度检测主要是用双能X射线骨密度仪，因为这种射线能同时穿透骨头和软组织，而不同组织对两种能量X线的反应不同，因此可用数学公式校正和计算获得测定物的数据。骨密度检测既能用于诊断骨质疏松的情况，又能测定全身成分，帮助了解骨骼和肌肉、脂肪之间的关系，这些指标对防治骨质疏松症、肥胖症等有重要的意义。

（2）骨密度检查的意义

1）检测骨矿含量，协助钙等营养素缺乏的诊断，指导营养干预、治疗。

2）根据年龄相对应骨密度的状况，预测骨营养状态及生长速度。

3）利用骨密度测量判断患者是否患有骨质疏松症。

4）骨密度能够预测骨折风险，通过科学的方法分析发生骨折的可能性有多大。

（七）诊断与鉴别诊断

1. 诊断

（1）诊断线索

1）绝经或双侧卵巢切除后女性。

2）不明原因的慢性腰背疼痛。

3）身材变矮或脊椎畸形。

4）脆性骨折史或脆性骨折家族史。

5）存在多种OP危险因素，如高龄、吸烟、制动、低体重、长期卧床、服用糖皮质激素等。

（2）诊断标准　详细的病史和体检是临床诊断的基本依据，但确诊有赖于X线检查或骨密度测定，并确定是低骨量、OP（低于PBM的2.5个SD以上）或严重OP（OP伴一处或多处骨折）。OP性骨折的诊断主要根据年龄、外伤骨折史、临床表现以及影像学检查确立，正位、侧位X线片（必要时可加特殊位置片）确定骨折的部位、类型、移位方向和程度。CT和MRI对椎体骨折和微细骨折有较大诊断价值。CT三维成像能清晰显示关节内或关节周围骨折。MRI对鉴别新鲜和陈旧性椎体骨折有较大意义。

（3）病因诊断　查找其病因（表8–1），并对骨折概率做出预测。

表8–1　骨质疏松症的分类及病因

分类	病　　因
原发性OP	（1）Ⅰ型（绝经后骨质疏松症）； （2）Ⅱ型（老年性骨质疏松症）； （3）特发性青少年低骨量和骨质疏松症

续表

分类	病　因
继发性 OP	（1）内分泌性，如甲旁亢、库欣综合征、性腺功能减退症、甲状腺功能亢进症、催乳素瘤、高催乳素血症、1 型糖尿病、生长激素缺乏症； （2）血液病，如浆细胞病（多发性骨髓瘤或巨球蛋白血症）、系统性肥大细胞增多症、白血病和淋巴瘤、镰状细胞贫血和轻型珠蛋白生成障碍性贫血、戈谢（Gaucher）病、骨髓增生异常综合征； （3）结缔组织病； （4）成骨不全； （5）骨肿瘤（原发性和转移性）； （6）Marfan 综合征； （7）坏血病（维生素 C 缺乏症）； （8）药物，如糖皮质激素、肝素、抗惊厥药、甲氨蝶呤、环孢素、LHRH 激动剂和 GnRH 拮抗剂、含铝抗酸药； （9）制动； （10）肾脏疾病，如慢性肾衰竭、肾小管酸中毒； （11）营养性疾病和胃肠疾病，如吸收不良综合征、静脉营养支持（肠外营养）、胃切除术后、肝胆疾病、慢性低磷血症； （12）其他，如家族性自主神经功能障碍、反射性营养不良症

2. 鉴别诊断

（1）内分泌代谢疾病　最常见，引起继发性骨质疏松症的内分泌代谢疾病有甲状旁腺功能亢进症、库欣综合征、长期未控制的甲状腺功能亢进症、性腺功能减退症、1 型糖尿病及垂体功能减退症等。神经性厌食症由于常常有营养不良、性腺功能下降、停经，也很容易合并骨质疏松症。

（2）结缔组织病　几乎各种弥漫性结缔组织病都可能引起骨质疏松症。红斑狼疮、类风湿性关节炎等结缔组织疾病本身可以由于某些炎症因子异常，增加破骨细胞活性，引起骨质疏松。另外，由于糖皮质激素是治疗结缔组织病的常用药物，它呈时间及剂量依赖性地降低骨密度、增加骨折风险。

（3）消化系统疾病　骨骼健康必需的钙、磷、维生素 D 需要由肠道吸收获得，肠道手术后常常导致继发性骨质疏松。炎性肠病常常伴有免疫异常，炎性因子可以增加骨吸收活性、降低骨密度。肝脏是维生素 D 活化的重要脏器之一，胰腺功能正常对于脂溶性维生素 D 的吸收十分重要，因此慢性肝脏和胰腺疾病都可能导致骨质疏松，其中原发性胆汁性肝硬化是最容易合并骨质疏松的肝脏疾病。

（4）血液系统疾病　血液系统恶性肿瘤可以引起骨质破坏、骨骼疼痛，容易误诊为原发性骨质疏松症。血液系统的恶性肿瘤可以直接侵蚀骨骼，也可以分泌很多细胞因子，导致破骨细胞活性增加，引起骨质疏松症。比如白血病、多发性骨髓瘤、淋巴瘤、戈谢病和郎格罕组织细胞增生症等，都可以出现不同程度的骨骼受累。

（5）神经系统疾病　各种原因所致的偏瘫、截瘫、运动功能障碍、肌营养不良症、侵入综合征和肌强直综合征等，由于肌肉收缩能力下降，患者活动明显减少，可能导致严重的骨质疏松。

（6）药物或毒物　引起骨质疏松的药物包括糖皮质激素、免疫抑制剂、肝素、抗癫痫药、抗癌药、铝制剂、过量的甲状腺素、促性腺激素释放激素的类似物（Gn-RHa）、芳香化酶抑制剂和胰岛素增敏剂罗格列酮等。其中糖皮质激素诱发的骨质疏松症是最常见的继发性骨质疏松症，见于肾病、哮喘或弥漫性肺间质病变等呼吸道疾病、结缔组织疾病、炎性肠病、器官移植等多个系统疾病，由于患者所接受的糖皮质激素能够呈时间及计量依赖性降低骨密度、增加骨折风险，临床上相应科室的医生，应重视防治该药物所致的骨质疏松症。

（7）器官移植　随着透析及器官移植技术的进步，近年来肾移植、肝移植患者越来越多，器官移植后患者接受糖皮质激素及免疫抑制剂治疗，这些药物都可能引起骨质疏松。

由此可见，引起继发性骨质疏松的原因众多，临床工作中需要详细地采集病史，认真地进行体格检查，完成必要的实验室检查，以做出鉴别诊断。对于初诊的患者，建议应完成基本的检查项目，包括血常规，尿常规，肝、肾功能，血沉，血钙、磷和碱性磷酸酶，尿钙/肌酐，甲状旁腺激素，24小时尿钙和尿磷的检查；并酌情检查性激素、放射性核素骨扫描等。有条件的医院，应根据病情，选择以下几个方面的检查，包括免疫指标、甲状腺功能、肾上腺功能、性腺功能、25（OH）D_3、肿瘤标志物和骨转换生化指标等。必要时应针对病变部位检测，有助于判断骨质疏松的严重程度，还有助于分析骨骼的病理变化，对鉴别诊断有益。尤其值得关注的是，对于起病年龄轻、病程短、疾病进展快、药物疗效欠佳的患者，一定要重视骨质疏松症的鉴别诊断，明确疾病的原因，给予针对性治疗，可以提高治疗效率，避免误诊误治。

（八）治疗

按我国的OP诊疗指南确定治疗方案。强调综合治疗、早期治疗和个体化治疗，治疗方案和疗程应根据疗效、费用和不良反应等因素确定。合适的治疗可减轻症状，改善预后，降低骨折发生率。

1. 基础治疗

调整生活方式，如食用富含钙、低盐和适量蛋白质的均衡膳食。注意适当户外活动，有助于骨路健康的体育锻炼和康复治疗，避免吸烟、酗酒，慎用影响骨代谢的药物等。采取防止跌倒的各种措施，如注意是否有增加跌倒危险的疾病和药物，加强自身和环境的保护措施（包括各种关节保护器）等。基本补充剂如下：

（1）钙剂　我国营养学会制定成年人每天钙摄入推荐量800 mg（元素钙量），是获得理想骨峰值、维护骨骼健康的适宜剂量。如果饮食中钙供给不足，可选用钙剂补充，绝经后妇女和老年人每天钙摄入推荐量为1000 mg。我国老年人平均每天从饮食中获得的钙约400 mg，故平均每天应补充的元素钙量为500～600 mg。充足的钙摄入可减缓骨的丢失，改善骨矿化。用于治疗骨质疏松症时，应与其他药物联合使用。目前尚无充分证据表明单纯补钙可以替代其他抗骨质疏松药物治疗。

（2）维生素D　维生素D有利于促进钙在胃肠道的吸收。成年人推荐剂量为每日200 IU（5 μg）。老年人因缺乏日照及摄入和吸收障碍常有维生素D缺乏，故推荐剂量为每日400～800 IU（10～20 μg）。肝肾功能异常者可采用活性维生素D，如α-骨化醇或骨化三醇。维生素D用于治疗骨质疏松症时，应与其他药物联合使用。临床应用时应注意个体差异和安全性，定期监测血钙和尿钙水平，酌情调整剂量。

2. 抗骨质疏松药物治疗

已有骨质疏松症（T＜-2.5）或已发生过脆性骨折，或已有骨量减少（-2.5＜T＜-1.0）并伴有骨质疏松症危险因素者应进行抗骨质疏松药物治疗。

（1）抗骨吸收药物

1）双膦酸盐类：可有效抑制破骨细胞活性、降低骨转换。此类药物口服的生物利用度只有 1% ～ 3%，但在骨中能保留很长时间。必须告知患者早晨服药，不能进食和饮水以保证良好吸收，而且要保持立位至少 30 分钟，以避免引起腐蚀性食管炎和胃溃疡。

目前常用于骨质疏松治疗的为第三代二膦酸盐，如阿仑膦酸钠、利塞膦酸钠和伊班膦酸钠。

阿仑膦酸钠：该药国内可用剂型有 10 mg 和 70 mg。治疗剂量为 10 mg，每日 1 次，或 70 mg，每周 1 次。骨折干预试验（FIT）是确立阿仑膦酸钠治疗绝经后骨质疏松有效性的里程碑研究。研究显示服用阿仑膦酸钠 3 年后，先前没有脊柱骨折的患者新发 X 线脊柱骨折减少 44%，腰椎 BMD 平均升高 6% ～ 8%，髋骨 BMD 升高 4% ～ 5%。

男性中也观察到阿仑膦酸钠的益处：为期 2 年的双盲、安慰剂对照试验研究显示，241 例骨质疏松的男性患者，接受阿仑膦酸钠治疗的男性受试者腰椎 BMD 平均增加 7.1%，股骨颈 BMD 增加 2.5%，全身 BMD 增加 2.0%。治疗组椎体骨折的发生率低于安慰剂组（分别为 0.8% 和 7.1%）。安慰剂组身高降低显著大于阿仑膦酸钠组（分别为 6 mm 和 2.4 mm）。

阿仑膦酸钠对于糖皮质激素诱发的骨质疏松的有效性已经得到证实。一项为期 2 年共 477 例受试者参加的试验显示，每天服用阿仑膦酸钠 5 mg 和 10 mg，腰椎 BMD 分别显著增加 1.2% 和 1.0%，股骨颈 BMD 分别显著增加 1.2% 和 1.0%。

给予阿仑膦酸钠每周 70 mg，或 35 mg，每周 2 次，或每日 10 mg 治疗 1 年，腰椎 BMD 增加和不良反应发生率均相似。

利塞膦酸钠：利塞膦酸钠 5 mg，每日 1 次，或 35 mg，每周 1 次，用于骨质疏松的预防和治疗。两项大型随机安慰剂对照研究显示利塞膦酸钠治疗 3 年后 X 线显示的椎体骨折分别下降 41% 和 49%。其中一项试验延长至 7 年，结果显示在随访的 7 年中 BMD 持续增加，骨折的危险持续下降。

给予利塞膦酸钠每日 5 mg，或每周 35 mg，或每周 50 mg，12 个月后，3 组腰椎和股骨颈 BMD 变化均相似。

伊班膦酸钠：伊班膦酸钠是最近 FDA 批准用于绝经后骨质疏松预防和治疗的二膦酸盐。目前有两种剂型，口服剂型每日 2.5 mg 或每月 150 mg，静脉注射剂型每季度 3 mg。为期 2 年的 MOBILE 研究纳入 1609

例妇女，分为伊班膦酸钠每日 2.5 mg、每月 50 mg、每月 100 mg 和每月 150 mg 4 组。患者腰椎和髋骨 BMD 均增加，每月 150 mg 组腰椎 BMD 增加显著高于每日 1 次的给药方案，每月 100 mg 和每月 150 mg 治疗组中腰椎 BMD 增加超过基线 6% 或髋骨 BMD 增加超过基线 3% 的受试者比每天给药的受试者更多，而各组不良反应发生率相似。

其他还包括唑来膦酸等。每年输注 1 次唑来膦酸（4 mg 和 2 mg），与安慰剂相比腰椎 BMD 增加 4% ～ 5%，股骨颈 BMD 增加 3% ～ 3.5%。

2）降钙素类：能抑制破骨细胞的生物活性和减少破骨细胞的数量，可预防骨量丢失并增加骨量。目前应用于临床的降钙素类制剂有两种：鲑鱼降钙素和鳗鱼降钙素类似物。随机双盲对照临床试验 PROOF 研究显示每天 200 U 合成鲑鱼降钙素鼻喷剂，能降低骨质疏松患者的椎体骨折发生率。降钙素类药物的另一突出特点是能明显缓解骨痛，对骨质疏松性骨折或骨骼变形所致的慢性疼痛以及骨肿瘤等疾病引起的骨痛均有效，因而更适合有疼痛症状的骨质疏松症患者。

降钙素类制剂应用疗程要视病情及患者的其他条件而定。一般情况下，应用剂量为鲑鱼降钙素每次 50 U，皮下或肌内注射，根据病情每周 2 ～ 5 次；鲑鱼降钙素鼻喷剂 200 U/d；鲑鱼降钙素每周 20 U，肌内注射。应用降钙素，少数患者可有面部潮红、恶心等不良反应，偶有过敏现象。

3）选择性雌激素受体调节药（SERMs）：有效抑制破骨细胞活性，降低骨转换至妇女绝经前水平。大样本的随机双盲对照临床试验研究证据表明每日 1 片（60 mg）雷诺昔芬，能阻止骨丢失，增加骨密度，明显降低椎体骨折发生率，是预防和治疗绝经后骨质疏松症的有效药物。该药只用于女性患者，其特点是选择性地作用于雌激素的靶器官，但对乳房和子宫内膜无不良作用，且能降低雌激素受体阳性浸润性乳腺癌的发生率，不增加子宫内膜增生及子宫内膜癌的患病风险。其对血脂亦有调节作用。少数患者服药期间会出现潮热和下肢痉挛症状。潮热症状严重的围绝经期妇女暂时不宜使用该类药物。国外研究显示该药轻度增加静脉栓塞的危险性，故有静脉栓塞病史及有血栓倾向者（如长期卧床和久坐）禁用。

4）雌激素：此类药物只能用于女性患者。雌激素类药物能抑制骨转换，延缓骨丢失。临床研究已充分证明雌激素或孕激素补充疗法（ERT 或

HRT）能降低骨质疏松性骨折的发生风险，是防治绝经后骨质疏松的有效措施。基于对激素补充治疗利与弊的全面评估，建议激素补充治疗遵循以下原则：适应于有绝经期症状（潮热、出汗等）、骨质疏松症或骨质疏松危险因素的妇女，尤其提倡绝经早期开始使用，收益更大，风险更小。禁忌证有雌激素依赖性肿瘤（乳腺癌、子宫内膜癌）、血栓性疾病、不明原因阴道出血、活动性肝病和结缔组织病。子宫肌瘤、子宫内膜异位症、有乳腺癌家族史、胆囊疾病和垂体催乳素瘤者慎用。有子宫者应用雌激素时应配合适当剂量的孕激素制剂对抗雌激素对子宫内膜的刺激，已行子宫切除的妇女应只用雌激素，不加孕激素。激素治疗的方案、剂量、制剂选择及治疗期限等应根据患者情况个体化选择。应用最低有效剂量，坚持定期随访和安全性监测（尤其是乳腺和子宫），是否继续用药应根据每位妇女的特点每年进行利弊评估。

5）生物制剂：RANKL 的人源化单克隆抗体地诺单抗，通过拮抗 RANKL 受体激动药，从而抑制破骨细胞介导的骨吸收，增加骨密度。该药适用于治疗有骨质疏松高危骨折风险的绝经后妇女，但同时需配合钙剂（1000 mg/d）和活性维生素 D（400 IU/d）共同使用。

（2）促进骨形成药物

1）甲状旁腺激素：随机双盲对照试验证实，小剂量 rhPTH 有促进骨形成的作用，能有效地治疗绝经后严重骨质疏松，增加骨密度，降低椎体和非椎体骨折发生的危险，因此适用于严重骨质疏松症患者。一定要在专业医师指导下应用，治疗时间不宜超过 2 年。一般剂量是 20 μg/d，肌内注射，用药期间要监测血钙水平，防止高钙血症的发生。该药价格昂贵，目前在国内尚未普及应用。

2）锶盐：锶盐在骨重建上减少骨吸收同时增加了骨的合成，促进了骨骼在量和强度上的增加。大剂量可促进维生素 D 的合成和骨矿化，短期小剂量应用可抑制破骨细胞活性，长期治疗能刺激骨形成，增加骨密度。在脊柱骨质疏松干预治疗试验中，接受 1 ～ 3 年的治疗后，雷奈酸锶可以减少 40% ～ 50% 的椎体骨折和再次骨折的发生率，伴随背痛和身体高度丢失的减少。在周围性骨质疏松治疗试验中，5091 例确诊为绝经后骨质疏松的妇女通过 3 年的治疗比较，雷奈酸锶治疗组中患者的非椎体骨折发生率比安慰剂组下降了16%，脆性骨折（如额部、腕部、骨盆、胸骨、锁骨及肋骨）相对危险性减少了19%。并且，雷奈酸锶具有很好的临床耐受性，尤其在上消化道症状方面优于其他抗骨质疏松药物。

3. 饮食和运动治疗

（1）加强营养，均衡膳食　食物富含钙、低盐和适量蛋白质，推荐每天蛋白质摄入量为0.8～1.0 g/kg体重，每天摄入牛奶300 mL或相当量的奶制品。

（2）充足日照　建议上午11时到下午3时之间，尽可能多地暴露皮肤于阳光下晒15～30分钟（取决于日照时间、纬度、季节等因素），每周2次，尽量不涂抹防晒霜。

（3）规律运动

（4）戒烟

（5）限酒　每天饮酒量应当控制在标准啤酒570 mL、白酒60 mL、葡萄酒240 mL或开胃酒120 mL以内。

（6）避免过量饮用咖啡

（7）避免过量饮用碳酸饮料

二、中医诊断与辨证

（一）概述

中医将本病归为“骨痿”“骨痹”“骨枯”“骨极”“骨蚀”“骨缩病”等范畴，是主要由于肾精不足、骨失滋养导致的全身骨骼慢性退行性疾病。

（二）病因病机

1. 病因

古代医学文献中有与本病相关的深刻认识，《素问·上古天真论》云，女子七七天癸竭，地道不通，故形坏而无子，丈夫七八天癸竭，精少，肾脏衰，形体皆极，表明本病的发生发展与肾气密切相关。《灵枢·本神》云：“脾气虚则四肢不用。”《素问·痿论》云：“治痿独取阳明。”这说明脾在本病中的重要性。女子以肝为先天，肝藏血，肝主筋，肝血不足则筋脉失养，并且患本病的老年女性常常表现出肝失疏泄的特点，可见，本病与肝也有联系。由此可见骨质疏松症的发生与肾的关系最为密切，亦与肝、脾有一定联系。

现代研究认为本病的发生多因年老体衰、房劳过度、禀赋不足、跌打损伤、饮食失调、情志失常或外邪侵袭使肝、脾、肾三脏脏腑功能紊乱而出现脾肾阳虚、肾精亏虚、肾虚血瘀、气滞血瘀、脾胃虚弱、肝肾阴虚六种证候。其病变主要在肾、肝、脾。

2. 病机

（1）脾肾阳虚　脾、肾二脏后天、先天相互资生，相互影响。脾主运化，须借助肾阳之温煦；肾藏精气，亦有赖于水谷精微的不断补充。肾阳不足则火不生土，累及脾阳，脾阳不振，精微难布，亦终累及肾阳。若年老虚衰，或久病耗气伤阳，或寒邪直中，或久泻不止，皆可损伤脾肾之阳，导致温煦不足，骨肉失养，渐至骨骼痿弱，四肢无力；又肾主下元，肾虚下元不充，故可见腰背酸痛，胫膝酸软，足跟疼痛，且伴形寒肢冷、小便清长等症状。

（2）肾精亏虚　肾中精气是骨生长发育的根本。肾中精气分为肾阴和肾阳两个方面，两者相互制约、相互依存、相互为用，使精气充实，维持骨的正常生长发育。人至中老年，天癸渐竭，加之体质虚弱，劳烦过度，耗伤肾精，而致肾精亏虚，精亏髓减，骨失所养；或命门火衰，肾阳虚损，虚寒内生，髓冷骨弱，可见腰膝酸痛或冷痛，骨骼脆弱无力，甚至骨折等症。

（3）肾虚血瘀　肾为先天之本，肾中精气为一身气化之根。若禀赋素弱，或久病及肾，或年老肾气渐衰，或房劳耗精伤气，皆可使肾中精气亏虚。肾气虚则血脉鼓动无力，日久生瘀；五脏六腑之精受藏于肾，瘀血停滞，则经络受阻，肾精更难充养，骨髓不满，骨骼失于濡养，故可见腰背刺痛，腰膝酸软。

（4）气滞血瘀　气为血之帅，气行则血行，气机不畅则血运受阻，瘀血内生；离经之血亦可影响气的运行，由瘀血导致气滞。该证多由情志不舒，或外伤闪挫，或寒邪侵袭，拘困经脉所致。气血运行不畅，津液输布障碍，骨骼失于濡养，故可见骨刺痛，痛有定处。

（5）脾胃虚弱　脾胃为后天之本，气血生化之源。《灵枢·决气》云：

“谷入气满，淖泽注于骨，骨属屈伸。”脾胃运化正常，则肾精得其充养。若禀赋素弱，或长期饮食不节，或病后调养失慎，或劳倦失度，或忧思日久，皆可以导致脾胃虚弱。脾胃失于运化，则津液不布，久之肾精日涸，渐致髓减骨枯；脾胃又主身之肌肉，若脾胃虚弱，气血乏源，则肌肉失养，故可见瘦削无力，甚至痿废不用，骨骼失去肌肉的支撑，愈加骨弱难支。

（6）肝肾阴虚　肝肾同源，肝藏血，肾藏精，精能生血，血能养精，母子相眷，精血同源。肝主疏泄，肾主封藏，藏泄互用，相反相成。肝肾阴阳，相互资生，互涵互用。若失血过多，久病血虚，或过劳无度，肝血暗耗，或五志过极，化火伤阴，均可导致肝之阴血亏虚。肝血不足则精失所养，肝肾精亏或阴虚失养，而导致本病的发生。“肝为女子之先天”，女性之经、孕、产、乳，肝血易亏而难盈。肝血不足则生精乏源，较男子更易出现肝肾阴虚证。由于失血及阴、久病伤阴、胎产耗阴或天癸渐竭导致肝肾阴虚，均可见腰膝酸痛，手足心热。

（三）辨证分型

1. 肾虚精亏型

肾阳虚者腰背疼痛，腿膝酸软，受轻微外力或未觉明显外力可出现胸、腰椎压缩骨折，驼背弯腰，身高变矮，畏寒喜暖，小便频多且夜尿多。肾阴虚者除有腰背疼痛、腿膝酸软、易发生骨折等症状外，常有手足心热，咽干舌燥。

2. 正虚邪侵型

骨痛，腰背疼痛，腿膝酸软，易发生骨折。由其他疾病继发或药物因素诱发本病的，兼有原发疾病症状和诱发本病药物的并发症。

3. 先天不足

青少年期以背部下端、髋部和足部的隐痛开始，逐渐出现行走困难，常见膝关节、踝关节痛和下肢骨折，胸腰段脊柱后凸、后侧凸，鸡胸，头到耻骨与耻骨到足跟的比小于 1.0，身高变矮，长骨畸形，跛行。最终胸廓变形可影响心脏和呼吸。成人期以腰背疼痛为主，脊椎椎体压缩性骨折，楔形椎、鱼椎样变形，轻者累及 1 ～ 2 个椎体，重者累及整个脊椎椎体，日久则脊椎缩短。除脊椎椎体外，肋骨、耻骨、坐骨骨折也可发生。

（四）分型论治

“从肾论治”是治疗本病最主要的辨证论治方法。依据该理论产生的肾阳虚证、肝肾阴虚证和脾肾阳虚证是本病的基本证型，除此之外还有肾虚血瘀证。肾虚为本，病程日久，出现气滞血瘀，甚至阴阳两虚，因此，肾虚是发病之始，同时又是病情转化的关键，临床治疗中应充分重视肾虚证的治疗。

1. 肾阳虚证

病机：肾阳不足，骨髓失于温煦、濡养。

症状：腰背冷痛，酸软乏力，甚则驼背弯腰，活动受限，畏寒喜暖，遇冷加重，尤以下肢为甚，小便频多，舌淡，苔白，脉沉细或沉弦。

治法：补肾壮阳，强筋健骨。

治则：宜选用温补肾阳药物，同时应用滋补肾阴之品，以“阴中求阳”。此外，根据兼夹证的不同，可选用理气化痰、养血补气之品。

方药：补肾壮骨冲剂合右归丸（《景岳全书》）加减。熟地黄、肉桂、鹿角胶、山药、山茱萸、枸杞子、当归、杜仲、菟丝子、巴戟天、骨碎补、三棱等。

加减：虚寒证候明显者，可加用仙茅、肉苁蓉、淫羊藿、干姜等以温阳散寒。

2. 肝肾阴虚证

病机：肝肾亏虚，阴精不足，骨髓失养。

症状：腰膝酸痛，腿软无力，下肢抽筋，驼背弯腰，痿软微热，形体消瘦，眩晕耳鸣，或五心烦热，失眠多梦，男子遗精，女子经少或经绝，舌红少津，少苔，脉沉细数。

治法：滋补肝肾，填精壮骨。

治则：宜选用滋补肝肾阴之品。此外，还可使用温补肾阳之品，以“阳中求阴”，兼以清退虚热。

方药：六味地黄汤（《小儿药证直诀》）加减。熟地黄、山药、山茱萸、茯苓、牡丹皮、泽泻、骨碎补、续断、淫羊藿等。

加减：阴虚火旺证明显者，可加知母、黄柏；疼痛明显者，可加桑寄生以补肾壮骨。

3. 脾肾阳虚证

病机：脾虚不健，脾精不足，则肾精乏源，骨骼失养。

症状：腰髋冷痛，腰膝酸软，甚则弯腰驼背，双膝行走无力，畏寒喜暖，纳少腹胀，面色萎黄，舌淡胖，苔白滑，脉沉弱。

治法：补益脾肾，强筋壮骨。

治则：宜选用补肾之品，兼顾健脾化湿、燥湿消痰之药。

方药：金匮肾气丸（《金匮要略》）加减。山药、茯苓、白术、附子、熟地黄、山茱萸、牛膝、淫羊藿、骨碎补、杜仲、菟丝子、甘草等。

加减：兼见气虚者，用党参、黄芪、大枣；兼见瘀血内郁者，加丹参、当归；脾虚甚者，可加党参、白术、薏苡仁。

4. 血瘀气滞证

病机：气滞血瘀，阻滞经络，骨骼失养。

症状：骨节疼痛，痛有定处，痛处拒按，筋肉挛缩，骨折，多有外伤或久病史，舌质紫暗，有瘀点或瘀斑，脉涩或弦。

治法：理气活血，化瘀止痛。

治则："气行则血行，气滞则血瘀"，多选用理气活血之品，兼顾补益肝脾肾。

方药：身痛逐瘀汤（《医林改错》）加减。秦艽、羌活、香附、川芎、桃仁、红花、当归、没药、牛膝、地龙、甘草、五灵脂等。

加减：骨痛以上肢为主者，加桑枝、姜黄；下肢为甚者，加独活、防己以通络止痛；久病关节变形、痛剧者，加全蝎、蜈蚣以通络活血。

以上治疗根据患者病情，疗程可为 6 ～ 12 个月。服药 1 年以上者需监测肝肾功能，严重骨质疏松症可配合西药治疗。

妇女绝经后骨质疏松症常常以肝肾阴虚证为主，临床表现为腰膝酸软，四肢或腰背痛，或足跟痛，疼痛时不能久立，遇劳更甚，手足心发热，烦躁易怒，潮热盗汗，眩晕耳鸣，失眠多梦等症状。常用药物有熟地黄、山茱萸、鹿角胶（烊化）、枸杞、淫羊藿、肉苁蓉、山药、白芍、牛膝、黄芪、茯苓等。

（五）其他疗法

1. 中成药治疗

（1）肾阳虚证

仙灵骨葆胶囊：主要由淫羊藿、补骨脂、续断、地黄、知母等组成。适应证：肾虚，骨质疏松，老年人骨质疏松，绝经后骨质疏松、肾虚腰痛。功能主治：滋补肝肾，活血通络，强筋壮骨。用于肝肾不足，瘀血阻络所致骨质疏松症，症见腰脊疼痛，足膝酸软，乏力。用法：每次1.5 g，每日 2 次，口服。

强骨胶囊：主要成分骨碎补总黄酮。适应证：骨质疏松。功能主治：补肾壮骨，强筋，止痛。用于原发性骨质疏松症，骨量减少患者的肾阳虚证候，症见腰背四肢酸痛，畏寒肢冷或抽筋，下肢无力，夜尿频多等。用法：每次 0.25 g，每日 3 次，口服。

（2）肝肾阴虚证

固本壮骨胶囊：主要成分为续断的醇提取物——续断总苷。适应证：原发性骨质疏松。功能主治：补肾壮骨，通络止痛。用法：每次 2 粒，每日 3 次，口服。

金天格胶囊：其原料药又称为人工虎骨。适应证：骨关节炎。功能主治：具有健骨作用。用于腰背疼痛，腰膝酸软，下肢痿弱，步履艰难等症状的改善。功效：补肾强骨，养阴柔肝。用法：每次 1.2 g，每日 3 次，口服。

（3）脾肾阳虚证

密骨胶囊：主要由何首乌、黄芪、骨碎补等组成。适应证：骨质疏松，骨质增生，老年退行性膝关节炎。功能主治：补肾壮骨，益气健脾。用法：每次 3 粒，每日 3 次，口服。

密骨颗粒：主要由熟地黄、人参、鹿角胶等组成。适应证：原发性骨质疏松。功能主治：益气健脾，补肾强骨。可显著增加骨密度和骨量，促进骨基质的矿化，促进骨形成，抑制骨吸收，纠正骨重建中的负钙平衡，减少骨矿物质的丢失，具有补充钙质的作用。用法：每次15 g，每日 2 次。

（4）气滞血瘀证

骨疏康胶囊：主要由淫羊藿、熟地黄、黄芪、丹参、骨碎补等组成。适应证：肾虚腰痛，骨质疏松，老年人骨质疏松。功能主治：补肾壮骨，益气养血。主治肾虚兼气血不足所致的原发性骨质疏松症，症见腰背疼痛，腰膝酸软，下肢痿弱，步履艰难，神疲，目眩，舌质偏红或淡，脉平或濡细。用法：每次 4 粒，每日 2 次，口服。

骨疏康颗粒：主要由淫羊藿、熟地黄、黄芪、丹参、骨碎补等组成。适应证：老年人骨质疏松，肾虚腰痛，骨质疏松。功效：补肾填精壮骨，益气养血化瘀。主治肾虚、气血不足所致的中老年骨质疏松症，伴有腰脊酸痛，足膝酸软，神疲乏力等症状者。用法：每次 10 g，每日 2 次，口服。

2. 中医外治法

中医外治法，如中药热敷、超短波加止痛散、中药蜡疗、烫熨治疗、磁震热疗等疗法可有效缓解骨质疏松症患者的周身疼痛，提高行动能力。

3. 运动疗法

健身法如太极拳功法（24 式简化太极拳）、五禽戏、八段锦等，每周 2 ～ 3 次，每次 30 ～ 45 分钟。

4. 针刺法

腰背痛症状明显者加用针刺疗法。取穴：足三里、肾俞、脾俞、关元、太溪、三阴交、大椎、太白，配穴为痛处所处经脉络穴。根据病证虚实采取不同强弱的刺激手法，每日针刺 1 次，留针 20 分钟，10 天为 1 个疗程。

5. 灸法

畏寒肢冷症状明显者加用灸法。

取穴：①大椎、大杼、肝俞；②中脘、膻中、足三里；③脾俞、肾俞、命门；④神阙、关元。配穴为痛处所处经脉络穴。

采用补肾填精、温阳壮骨、疏通经络等中药，如补骨脂、当归、熟地黄、仙茅、淫羊藿、丁香、肉桂等，压制成药饼。

操作：用直接灸或隔药灸法。每日灸 1 组穴，每穴灸 5 壮，15 天为 1 个疗程。

附　骨质疏松症治疗起效早知道（亚太专家共识）

骨密度是目前常用的骨质疏松症治疗疗效监测评估方法，但是该检查便捷性较差，通常要 1 年或更长时间才能观察到变化。如何能在治疗早期观测相应的指标，更好地提高治疗效果？为此，亚太区域多个国家地区的骨质疏松症领域的专家共同讨论，达成了骨转换指标用于骨质疏松症治疗早期监测的专家共识。

一、共识内容

赞成使用骨代谢标志物（bone turnover markers，BTMs），尤其是 CTX 和 PINP 作为骨质疏松症治疗的早期监测工具。这也是与 AACE/ACE（美国内分泌医师协会 / 美国内分泌学会）、IOF、IFCC（国际临床检验医学联合会）、JOS（日本骨质疏松症学会）、NOF（美国国家骨质疏松症基金会）等相关学会组织的建议一致的。

BTMs 可用于区分患者的骨转换率处于相对较高或较低状态，可以帮助临床医生选择合适的抗骨质疏松症治疗方案。BTMs 比 BMD 能更早反映抗骨质疏松症的治疗情况，因此有助于选择骨质疏松症治疗方案并评估治疗的效果。

BTMs 的绝对值或者较基线的变化程度，均可在临床上用于骨质疏松症治疗疗效的监测。

CTX 和 PINP 可用于评估患者对抗骨吸收药物的依从性和治疗反应，建议在开始治疗后基线、3 个月、6 个月和 12 个月进行检测。PINP 可用于评估患者对促骨形成药物的依从性和治疗反应，建议在开始促骨形成药物治疗后基线、1 ～ 3 个月、6 个月和 12 个月进行检测。

鼓励亚太地区不同的健康保险项目报销 BTMs 的检查费用，以提高患者依从性和治疗效果。

建议在骨质疏松症管理项目，例如骨折联络员服务（FLS）中，适当使用 BTMs 作为短期监测工具，以改善治疗方法的使用。

二、监测指标

CTX 和 PINP 是临床研究中最常用的骨转换标记物，也是 IOF 和 IFCC 推荐指标。

1. 血清 CTX

监测抗骨吸收药物疗效。①口服和静脉注射双膦酸盐治疗的患者，开始治疗后 3 个月可监测 CTX 血清水平较基线的变化；②口服双膦酸盐治疗，CTX 应下降 30% 至 60%；③非绝经后女性以 CTX 判断的最佳治疗反应是降低 100 ng/L 或低于 280 ng/L。

2. 血清 PINP

（1）监测抗骨吸收药物疗效，口服双膦酸盐和静脉注射双膦酸盐的疗效可分别在治疗后 3 个月和 6 个月评估。

（2）开始口服双膦酸盐治疗后的 3 个月，PINP 变化值的参考范围是较基线下降 20% ～ 40%。

（3）非绝经后的女性下降 10 μg/L 或低于 35 μg/L。

3. 监测促骨形成药物疗效

（1）理想的变化值是升高超过 10 μg/L。

（2）在一些临床研究中已经显示，促骨形成药物治疗后，PINP 在第 1 个月和第 3 个月水平变化与第 12 个月和第 18 个月时脊柱骨密度的增加有强相关性。特立帕肽治疗过程中，PINP 在第 1 个月显著增加与后续腰椎 BMD 的变化密切相关。

（3）由抗骨吸收药物换用促骨形成药物治疗时，PINP 需要更长的时间才能达到稳定水平。在这种情况下，开始治疗后的 6 个月测量 PINP 可能更合适。

（4）在临床实践中，常有无治疗基线值的情况。这种情况下，可以使用阈值代替，例如 CTX 100 ng/L 或 PINP 10 μg/L。

目前还没有充足的证据，因此专家们对使用 BTMs 监测双膦酸盐在药物“假期”中是否失效、不同药物的联合治疗以及在近期骨折（6 个月内）的患者中的应用还没有达成共识。

4. 治疗早期监测 CTX 和 PINP 的临床特点（表 8–2）

表 8–2　早期监测 CTX 和 PINP 的临床特点

项目	监测的药物类型	监测间隔	有效的阈值（相对基线的变化）	可能的影响因素
CTX	抗骨吸收药物	基线 第 1 次用药后的 3 个月 第 6 个月及第 12 个月随访	> 30% 或 100 ng/L	昼夜节律 食物摄入 血糖状态 肾功能不全
PINP	抗骨吸收药物 促骨形成药物	基线 第 1 次用药后的 1 ～ 3 个月 第 6 个月及第 12 个月随访	> 20% 或 10 ng/L	较少受食物摄入的影响 肾功能不全

三、国家地区人群差异

多个国家都进行了 PINP 和 CTX 的人群参考值研究，在不同国家间未发现显著差异。根据现有的证据，BTMs 参考值可能是普遍适用的，没有人群或地理差异。BTMs 测量采用 IDS–iSYS 或 RocheCobas 检测，这两种方法有不同的参考值区间，两种方法之间存在显著性差异。因此，在临床实践中，监测 CTX 和 PINP 治疗前后的相对变化程度，可能比用绝对值的均值更合适。

四、BTMs 变化不达标分析

治疗后 BTMs 未达到理想变化，可能提示患者依从性差或是存在继发性骨质疏松症的原发疾病，这些问题都需要解决，特别是在治疗前 BTMs 水平就较低的患者。糖尿病患者的骨吸收和形成标志物处于较低水平，而慢性肾病（CKD）和其他一些影响骨代谢的内分泌疾病的患者，BTMs 变化个体差异明显。先天性低磷血症的成年患者，长期采用膦酸盐补充剂治疗，可具有较高的骨吸收率，表现为 CTX 升高。维生素 D 不足的绝经后妇女中，PTH 与 OC 和 CTX 水平升高有关，因为血清 25– 羟基维生素 D［25（OH）D］水平与 PTH 负相关。接受活性维生素 D 治疗的患者可能表现出相对较高的 CTX 水平。而在健康人群中未发现血清 25（OH）D 和 PINP 之间存在显著相关性。此外，需要特别注意的是，在骨折后，由于损伤修复作用，即使到 6 个月 BTMs 水平也可能显著升高。虽然 IOF–IFCC 骨标记物标准工作组建议使用 BTMs 监测骨质疏松症的治疗效果，但对近期骨折患者要慎重选择。总之，当采用 BTMs 监测疗效时，如果患者有并发症或正在使用可能影响 BTMs 的药物，应谨慎解读 BTMs 结果，并考虑采用其他评估方法。

IOF–IFCC 骨标记物标准工作组建议在比较 BTMs 变化结果时，应使用相同的分析平台。由于 CTX 检测结果受进食影响，应采集空腹血浆样本。如果患者有肾功能或肝功能异常，可以选择 BAP（骨源性碱性磷酸酶）。CTX 和 NTX 具有较大的昼夜变化，每次抽血的时间必须一致。对于无法在每个时间点抽血的患者，PINP 或 BAP 可能更适用。

总结：与其他 BTMs 指标相比，血清 CTX 和 PINP 水平能更稳定反映骨重建速率。在接受抗骨吸收药物治疗的患者中，血清 CTX 和 PINP 可用于监测依从性和药物反应，在开始治疗时的基线、治疗后 3 个月、6 个月和 12 个月进行测量。在接受促骨形成药物治疗的患者中，血清 PINP 可用于监测依从性和药物反应，开始治疗时的基线、治疗后 1 ～ 3 个月、6 个月和 12 个月进行测量。专家组还支持采用美国国家骨骼健康联盟（NBHA）的建议，对于 CTX 和 PINP 测量采用标准化血样处理和患者准备，以减少分析前的变异，而这种变异是可控的。

第三节　高尿酸血症与痛风

一、西医诊断与治疗

（一）概述

痛风是人体内血尿酸浓度过高，尿酸以钠盐的形式沉积在关节、软骨和肾脏中引起的组织异物炎性反应。高尿酸血症是痛风的重要特征，其中 5% ～ 15% 的患者患有痛风。男性和绝经后女性血尿酸＞ 420 μmol/L、绝经后女性血尿酸＞ 360 μmol/L 可诊断为高尿酸血症。

高尿酸血症伴有特征性关节炎、尿路结石或肾绞痛发作时应考虑痛风。高尿酸血症和痛风与肥胖症、高胆固醇血症、高甘油三酯血症、高血压病、糖尿病、动脉粥样硬化等疾病呈显著正相关。因此，高尿酸血症、痛风和糖尿病一样，是危害人类健康的代谢性疾病。

近 10 年我国高尿酸血症患病率增加了 10 倍。中老年男性（50 ～ 59 岁最高）和绝经后女性高发，但近年来年轻化趋势加重。这与生活水平提高，进食海产品和高蛋白、高胆固醇食物有着重要的联系。

（二）病因病机

目前认为，尿酸排泄减少和生成增加是原发性高尿酸血症的主要病因。在原发性高尿酸血症的病因中尿酸生成过多所占比例很小，约占 10%。尿酸生成过多的原因主要是嘌呤代谢酶的缺陷，导致嘌呤合成增加和严重高尿酸尿的两个遗传性酶缺陷是次黄嘌呤鸟嘌呤磷酸核糖转移酶的缺乏和磷酸核糖焦磷酸盐合成酶活性亢进。排除肾器质性疾病，肾功能正常，但尿酸排泄减少，约占原发性高尿酸血症的 90%。具体发病机制不清楚，可能为多基因遗传性疾病。目前发现了 4 个尿酸盐转运蛋白（离子通道）参与了人近曲肾小管对尿酸盐的转运，任何一个转运蛋白基因表达或功能障碍都会引起尿酸排泄减少。尿酸合成增加的分子机制目前已基本清楚，但导致肾近端小管尿酸排泄减少的分子机制仍不清楚。

（三）临床表现

95% 的痛风发生于男性，起病一般在 40 岁以后，且患病率随年龄增长而增加，但近年来有年轻化趋势；女性患者患病大多出现在绝经期以后。

1. 无症状性高尿酸血症期

指不曾有过痛风性关节炎的临床症状的时期，仅仅表现为血尿酸升高。当血尿酸水平男性超过 417 μmo1/L、女性超过 387 μmol/L 时，即为高尿酸血症，很多患者是在例行血液检查时偶然发现。

2. 急性发作期

发作前可无先兆，损伤、寒冷刺激、全身疲劳、酗酒等可诱发或加重痛风性关节炎的急性发作。典型发作者常于深夜被小关节疼痛惊醒，疼痛进行性加剧，在数小时内达到高峰，呈撕裂样、刀割样或咬噬样，难以忍受。受累关节红肿灼热、皮肤紧绷、触痛明显、功能受限，多于数天或数周内自行缓解，恢复正常。首次发作多侵犯单关节，50% 以上发生在第 1 跖趾关节，在以后的病程中，90% 患者累及该部位。足背、足跟、踝、膝等关节也可受累。部分患者可有发热、寒战、头痛、心悸、恶心等全身症状，可伴有白细胞升高、红细胞沉降率增快。

3. 间歇发作期

急性关节炎缓解后一般无明显后遗症状，有时仅有患部皮肤色素沉着、脱屑、刺痒等。多数患者在初次发作后 1 ～ 2 年内复发，随着病情的进展，发作次数逐渐增多，症状持续时间延长，无症状间歇期缩短，甚至症状不能完全缓解，且受累关节逐渐增多。从下肢向上肢、从远端小关节向大关节发展，出现指、腕、肘等关节受累，少数患者可影响到肩、髋、骶髂、胸锁或脊柱关节，也可累及关节周围滑囊、肌腱、腱鞘等部位，症状和体征渐趋不典型。

4. 慢性痛风石病变期

皮下痛风石和慢性痛风石性关节炎是长期显著的高尿酸血症未获满意控制，体内尿酸池明显扩大，大量 MSU 晶体沉积于皮下、关节滑膜、软骨、骨质及关节周围软组织的结果。皮下痛风石发生的典型部位是耳郭，也常见于反复发作的关节周围，以及鹰嘴、跟腱、髌骨滑囊等处。外观为皮下隆起的大小不一的黄白色赘生物，皮肤表面薄，破溃后排出白色粉状或糊状物，经久不愈。皮下痛风石常与慢性痛风石性关节炎并存，关节内大量沉积的痛风石可造成关节骨质破坏、关节周围组织纤维化及继发退行性改变等。临床表现为持续关节肿痛、压痛、畸形和功能障碍。慢性期症状相对缓和，但也可有急性发作。

5. 肾病变

痛风历时较久的患者可引起肾病变，主要有痛风性肾病、急性肾衰竭和尿路结石。痛风性肾病是由尿酸盐结晶沉积于肾组织引起的间质性肾炎，早期仅有蛋白尿、显微镜血尿间隙出现，随病情进展可出现持续蛋白尿、夜尿增多及尿比重偏低，严重的可发展到氮质血症、尿毒症。急性肾衰竭常由于大量尿酸结晶广泛阻塞肾小管腔，导致尿流梗阻而引起，但通过多饮水、碱性药物、降低血尿酸等积极的治疗，病情常可挽回。尿路结石是由于尿酸盐沉积所致，多为单纯性尿酸结石，也有尿酸和草酸钙及草酸和磷酸钙结石，纯尿酸结石在 X 线下不显影，可无症状，较大结石可引起肾绞痛、血尿及尿路感染。

（四）诊断与鉴别诊断

1. 实验室及其他检查

（1）血尿酸测定　采用血清标本，通常用尿酸氧化酶法检测，正常值男性 150 ～ 380 μmo1/L，女性 100 ～ 300 μmo1/L。男性＞ 420 μmo1/L（7 mg/dL），女性＞ 350 μmo1/L（6 mg/dL）则视为增高。影响血尿酸水平的因素较多，波动较大，应多次检测。

（2）尿尿酸测定　限制嘌呤饮食 5 天后，患者尿酸排出＜ 3.6 mmol/d（600 mg/d），超过此水平可认为尿酸产生增多。因有半数以上痛风患者尿液尿酸排出正常，故尿尿酸测定对诊断急性关节炎帮助不大。但通过尿液检查了解尿酸排泄情况，对选择药物及鉴别尿路结石是否由于尿酸增高引起，有所帮助。

（3）滑囊液或痛风石内容物检查　急性期如踝、膝等较大关节肿胀时可行关节穿刺抽取滑囊液进行旋光显微镜检查。于白细胞内见双折光的针形尿酸钠结晶，有诊断意义。

（4）X 线检查　痛风患者 X 线下异常表现不够敏感和特异。早期急性关节炎除软组织肿胀外，关节显影正常，患者往往反复发作后才有骨质改变。首先为关节软骨缘破坏，关节面不规则，关节间隙狭窄，病变发展则在软骨下骨质及骨髓内均可见痛风石沉积，典型的改变是穿凿样缺损，急性发作仅见软组织肿胀。慢性期可见关节间隙变窄，软骨缘破坏，关节面不规则，骨质边缘可见增生反应。

（5）CT 与 MRI 检查　CT 扫描可见灰度不等的斑点状影像（痛风石），MRI 检查中的影像可见 T_1 和 T_2 低到中等密度块状影。

（6）痛风石特殊检查　对痛风结节可通过做活组织检查，或特殊化学试验紫脲酸铵试验鉴定。

2. 诊断

中年以上的男性，突然发生跖趾、跗跖、踝、膝等处单关节红肿热痛，伴或不伴血尿酸盐增高，即应考虑痛风可能。痛风的诊断可通过以下几项检查明确：①血尿酸增高；②关节液中有特征性尿酸盐结晶；③用化学方法显微镜证实痛风结节中含尿酸盐结晶；④X线摄片检查显示不对称关节内肿胀或显示不伴侵蚀的骨皮质下囊肿；⑤如秋水仙碱治疗有特效亦可诊为痛风。一般来说，在受累关节的关节液、痛风结节或溃破的关节流出液中查到尿酸盐结晶，对于确诊痛风性关节炎最有意义。

3. 鉴别诊断

（1）类风湿关节炎　多见于青、中年女性，主要累及手指小关节、腕、膝、踝等关节的对称性多关节炎，伴明显晨僵，关节疼痛呈持续性，时轻时重，反复发作可引起关节畸形、功能障碍。患者血尿酸不高，类风湿因子多呈阳性。炎症时关节液增多，白细胞明显增多，以中性粒细胞占优势，但关节液中没有尿酸盐结晶。X线示关节面粗糙，关节间隙狭窄，甚至关节面融合，与痛风性关节面出现虫蚀样或穿凿样破坏明显不同。

（2）风湿性关节炎　是风湿热的临床表现之一，好发于青少年。其关节炎的特点为四肢大关节游走性肿痛，很少出现关节畸形。关节外症状包括发热、咽痛、心肌炎、皮下结节、环形红斑等。血清抗链球菌溶血素"O"滴度升高，血尿酸正常。

（3）化脓性关节炎与创伤性关节炎　急性痛风发作易与化脓性关节炎混淆，但后者血尿酸盐不高，滑囊液检查无尿酸盐结晶，创伤性关节炎常有较重受伤史，化脓性关节炎滑囊液内含大量白细胞，培养可得致病菌，可作鉴别。

（4）银屑病关节炎　本病多发生于皮肤银屑病变若干年后，常不对称性累及远端指间关节，伴关节破损残废，关节间隙增宽，指（趾）端骨质吸收，骶髂关节也常累及，其中30%～50%的患者表现为对称性多关节炎，约20%伴有高尿酸血症。与痛风不易区别，但该病伴皮损，且HLA-B27阳性可作为特异性的鉴别。此外，X线有关节间隙增宽、骨质增生和破坏同时存在，末节指（趾）远端呈笔帽状。

（5）蜂窝织炎　痛风急性发作时，关节周围软组织常呈明显红肿，如忽视关节本身的症状，极易误诊为蜂窝织炎。后者血尿酸盐不高，畏寒发热及白细胞增高等全身症状更为突出，而关节疼痛往往不甚明显，不难鉴别。

（6）假性痛风　为关节软骨钙化所致，老年人多见，最常累及膝关节，急性发作时症状酷似痛风，但不伴随血尿酸升高，检查关节滑囊时发现含焦磷酸钙盐结晶或磷灰石，X线片示软骨钙化。

（7）其他关节炎　痛风急性发作期需与红斑狼疮、复发性关节炎及Reiter综合征鉴别，慢性期则需与骨关节炎、创伤性及化脓性关节炎的后遗症鉴别，血尿酸检查有助于诊断。

（五）治疗

1. 一般治疗

坚持“四低一高”的饮食原则，即低嘌呤、低蛋白、低脂肪、低热量饮食，多饮水。低嘌呤需选含嘌呤低的食物（如谷类），尽量避免高嘌呤食物（如动物内脏等）。由于痛风患者多伴有肥胖、高脂血症和糖尿病等疾病，故在饮食上需注意低脂、低糖、低盐饮食，并且严格戒酒（尤其是啤酒）、戒烟、保持理想体重。避免过度劳累、紧张、受寒，穿鞋舒适，适当运动，防止关节损伤等。急性期要求卧床休息、抬高患肢，避免负重。

2. 药物治疗

（1）秋水仙碱　秋水仙碱是治疗急性发作的传统药物，一般首次剂量1 mg，以后每1～2小时予以0.5 mg，24小时总量不超过6 mg。秋水仙碱不良反应较多，主要是严重的胃肠道反应，如恶心、呕吐、腹泻、腹痛等，也可引起骨髓抑制、肝细胞损害、过敏、神经毒性等。秋水仙碱现已不作为首选药物，但仍具有诊断意义。

（2）非甾体抗炎药　各种NSAIDs均可有效缓解急性痛风症状，这类药物主要是通过抑制环氧化酶的活性而发挥抗感染作用的。非选择性NSAIDs主要有吲哚美辛等，常见的不良反应是胃肠道症状，也可能加重肾功能不全、影响血小板功能等。必要时可加用胃保护药，活动性消化性溃疡禁用，伴肾功能不全者慎用。选择性环氧化酶–2抑制药胃肠道反应少见，但应注意其心血管系统的不良反应。依托考昔被批准用于急性痛风性关节炎的治疗。

（3）抑制尿酸生成的药物　该类药物是通过抑制黄嘌呤氧化酶、阻断次黄嘌呤向黄嘌呤和尿酸转化，从而降低血尿酸浓度，减少尿酸盐在关节及其周围组织沉积，从而达到抑制痛风发作的治疗作用。别嘌醇是治疗高尿酸血症的重要药物，初始剂量 100 mg/d，以后每 2 ～ 4 周增加 100 mg，直至 200 ～ 300 mg/d，每日 3 次（每日剂量在 300 mg 以内，也可 1 次服用）。本品不良反应包括胃肠道症状、皮疹、药物热、肝酶升高、骨髓抑制等，应予监测。

（4）促进尿酸排泄的药物　这类药物主要是通过抑制肾小管中尿酸的重吸收，增加尿酸的排出，从而降低血中尿酸的水平。主要用于尿酸排泄减少型，以及对别嘌醇过敏或疗效不佳者，肾功能异常影响其疗效。由于这类药物可使尿中尿酸含量增高，一般慎用于存在尿路结石或慢性尿酸盐肾病的患者。急性尿酸性肾病禁用。此类药物的代表药物有丙磺舒、苯溴马隆、磺吡酮等。①丙磺舒：初始剂量 0.25 g，每日 2 次，渐增至 0.5 g，每日 3 次，每日最大剂量 2 g。对磺胺过敏者禁用。②磺吡酮：初始剂量 50 mg，每日 2 次，渐增至 100 mg，每日 3 次，每日最大剂量 600 mg。本品有轻度水钠潴留作用，慢性心功能不全者慎用。③苯溴马隆：初始剂量 25 mg，渐增至 50 ～ 100 mg，每日 1 次，根据血尿酸水平调节至维持剂量，并长期用药。本品可用于轻、中度肾功能不全，但血肌酐＜ 20 mL/min 时无效。

（5）碱性药物　尿中的尿酸存在非离子化（即游离尿酸）和离子化（即尿酸盐）两种形式。作为弱有机酸，尿酸在碱性环境中可转化为溶解度更高的尿酸盐，利于肾排泄，减少尿酸沉积造成的肾损害。痛风患者的尿 pH 值往往低于健康人。因此，在降尿酸治疗的同时通过下列药物碱化尿液，特别是在开始服用促尿酸排泄药期间，应定期监测尿 pH 值，使之保持在 6.5 左右。同时，保持尿量是预防和治疗痛风相关肾病变的必要措施。①碳酸氢钠片：口服每次 0.5 ～ 2.0 g，每日 3 次。由于本品在胃中产生 CO_2，增加胃内压，故常见嗳气、腹胀等症状，也可加重胃溃疡；长期大量服用，可引起碱血症及电解质紊乱，充血性心力衰竭、水肿，肾功能不全者慎用。②枸橼酸钾钠合剂：Shohl 溶液（枸橼酸钾 140 g，枸橼酸钠 98 g，加蒸馏水至 1000 mL），每次 10 ～ 30 mL，每日 3 次。使用时应监测血钾浓度，避免发生高钾血症。此外也可选用枸橼酸钾钠颗粒剂、片剂等。

（6）糖皮质激素　本品治疗急性痛风有明显的疗效，通常用于不能耐受 NSAIDs、秋水仙碱或肾功能不全者。单关节或少关节的急性发作，可行关节腔抽液和注射长效糖皮质激素，以减少药物的全身反应，但应除外合并感染。对于多关节或严重的急性发作可口服、肌内注射、静脉使用中小剂量的糖皮质激素，如口服泼尼松 20 ～ 30 mg/d。为避免停药后症状“反跳”，停药时可加用小剂量秋水仙碱或 NSAIDs。

3. 手术治疗

手术的目的是解除痛风石对关节、组织、神经的压迫以及进一步可能造成的损害，减少或切断由痛风石中不断溶解的尿酸盐吸收入血的来源以及针对破溃后长期不愈合的痛风石。手术的适应证包括痛风结节破溃或伤口经久不愈引起皮肤坏死；骨与软组织遭受严重破坏；神经、血管、肌腱受压；痛风石逐渐增大，影响患者肢体功能及生活质量；严重的全身痛风患者的减负治疗；痛风急性发作秋水仙碱无效或不能控制者；过大痛风石影响外观。针对局部、微小的痛风石可采用创伤性较小的手术方法，如关节镜、三棱针针刺和针刀等。针对多发性的、较大的以致影响患者肢体活动的，须适时的手术干预。手术对于痛风石增大以致破坏骨、软骨及软组织的患者是必要的治疗方法。

二、中医辨证论治

（一）概述

中医对痛风的认识始于东汉末年，至元代由朱丹溪最先提出“痛风”的病名。历代中医学者对本病皆有研究，大多认为本病属中医学“痛风”“热痹”“历节”“白虎历节”等疾病范畴，并将其中发作突然、痛位不定者，归为“痛风”；局部赤肿灼痛者，纳为“热痹”；病在骨节、痛剧而部位游走者，称为“历节”或“白虎历节”。

（二）病因病机

关于本病的病因，中医认为首先责之于先天禀赋不足，脾肾失权，外邪痹阻于肢体、经络，以致气滞血瘀，并且其与饮食、外感、劳倦、年高等因素均有关系。

1. 饮食不节，湿浊内生

平素过食甘醇厚味、膏粱辛辣之物，碍胃积滞，食物不归正化，酿生湿浊。湿浊随气血行于周身，浸淫百脉，每每乘袭致病。

2. 素禀失调，脏腑不和

机体之污浊，蓄积过量可成浊毒，损伤机体。正常时，可通过脏腑的协调与疏解作用，及时清除代谢产物，使机体处于相对无毒的平衡状态。若素体禀赋不足，阴阳失衡，致使脏腑功能失常，湿浊之邪不能及时排泄，则蕴结为害。

3. 外邪侵袭

外邪留滞肌肉关节致气血不畅，经络不通，不通则痛，久致气血亏损，血热致瘀，络道阻塞，引起关节肿大、畸形及僵硬。

4. 年高体衰，脾肾不足

此型多见于中年以后，故与脏气衰退密切相关，其中尤以脾肾为主。肾精亏耗，肾虚难以气化泄浊；脾气不足，脾虚生湿，湿蕴生热，每致湿浊热毒趋下为患。

（三）分型论治

痛风的治疗以发作期治标、缓解期治本为原则。

1. 急性期

（1）风湿热痹

主症：关节红、肿、热、痛，发病急骤，以夜间发作较多，痛不可触，得冷则舒；或有发热，大便秘结，小便黄赤；舌红，苔黄腻，脉弦数或滑数。

治法：清热化湿，宣痹通络。

方药：白虎汤加减。常用药有生石膏、知母、桂枝、粳米等。

方解：方中生石膏、知母用以清热坚阴，桂枝疏风解肌、通络，另加粳米等护胃气。如口渴喜饮、身热心烦者，可加水牛角、金银花、连翘等清热通络；湿盛者，加佩兰、车前草；若局部肿胀不退者，可加赤小豆、薏苡仁、苍术、车前子等；关节痛甚者，加羌活、独活、地龙、全蝎等。

（2）风寒湿痹

主症：关节肿痛，屈伸不利，可见皮下结节或痛风石，恶风发热，或关节呈游走性疼痛，或肢体关节重着疼痛，肌肤麻木不仁，或关节冷痛剧烈，痛有定处，舌苔薄或白腻，脉弦紧或濡缓。

治法：祛风散寒，除湿通络。

方药：薏苡仁汤加减。常用药有羌活、防风、独活、苍术、当归、川芎、薏苡仁、川乌等。

方解：方中羌活、防风、独活等可祛风除湿；薏苡仁、苍术益气健脾除湿；当归、川芎、川乌等养血活血，行气通脉。风偏胜者，加白芷、海风藤、秦艽；寒偏胜者，加附子、干姜、细辛；湿偏胜者，加防己、木瓜等；皮下结节或痛风石者，可选用浙贝母、穿山甲、地龙等。

2. 慢性期

（1）肝肾阴虚，湿热留恋

主症：关节疼痛日久反复，时轻时重，屈伸不利甚至关节变形，腰膝酸痛，两目干涩，手足心热，时口苦，口干喜饮，大便干结，尿赤或者砂石尿，舌红，苔薄黄，脉弦细。

治法：滋养肝肾，佐以清热化湿。

方药：归芍地黄丸加减。常用药有当归、生地黄、赤芍、茯苓、怀山药、地骨皮、大黄、虎杖等。

方解：方中当归、生地黄、赤芍养肝阴，通肝络；茯苓、怀山药健脾益肾祛湿；地骨皮、大黄、虎杖等养阴润燥。关节红肿热痛，加姜黄、蚕砂、薏苡仁等；肢节酸痛以上肢为主者，加羌活、白芷等；以踝膝关节为主者，加独活、牛膝以引药下行。

（2）脾肾阳虚，寒湿入络

主症：关节疼痛反复发作，腰膝酸软，肢节冷痛，夜尿多且清长，气短乏力，四肢不温，纳少腹胀，大便稀溏，舌体胖大，舌质淡边有齿痕，脉沉细。

治法：健脾温肾，散寒化湿。

方药：保元汤加减。常用药有党参、黄芪、茯苓、肉桂（后下）、蚕砂（包）、狗脊、杜仲等。

方解：党参、黄芪、茯苓益气健脾；肉桂温补脾肾；蚕砂温脾阳，健脾运；狗脊、杜仲等温补肾阳，强健筋骨。腰膝酸软，加龟甲胶、鹿角胶、仙茅等；肢节痛甚，加制川乌、制草乌、乌梢蛇等。

（3）气阴两虚，痰浊壅结

主症：关节疼痛，日久不愈，肿大变形，神疲乏力，自汗气短，咽干口燥，时有口中黏腻，饮水不多，或者口渴喜饮，舌质淡红，边有齿痕，苔薄腻，脉沉细滑。

治法：益气养阴，化痰利湿。

方药：参麦地黄汤合指迷茯苓丸加减。常用药有太子参、炙黄芪、麦冬、女贞子、墨旱莲、枳壳、陈皮、川贝母等。

方解：太子参、炙黄芪益气健脾；麦冬、女贞子、墨旱莲养阴生津；枳壳、陈皮行气化湿助运；川贝母养阴润燥，兼散痰结。肢节疼痛甚者，加地龙、乌梢蛇通络止痛。

（4）阴阳俱虚，瘀血阻滞

主症：关节反复疼痛，呈刺痛、固定不移，伴见皮下结节或痛风石，面色少华，怕冷，四肢厥逆，时见麻木，腰膝酸痛，关节不利，口干，唇暗，或有水肿，便干或稀，舌质暗淡，舌体胖有瘀斑、瘀点，苔薄白，脉沉弱或细弱。

治法：阴阳双补，活血化瘀。

方药：桂附地黄汤合桃红饮加减。常用药有附子、肉桂（后下）、淫羊藿、熟地黄、山茱萸、桃仁、红花、丹参、全蝎等。

方解：附子、肉桂、淫羊藿等温补脾肾之阳，熟地黄、山茱萸等滋养肾阴，桃仁、红花、丹参、全蝎等活血化瘀通络。肢节痛甚，加制川乌、乌梢蛇通络止痛。

（四）其他疗法

1. 针灸疗法

（1）急性期宜针不宜灸　风湿热痹者，可酌情取大椎、曲池点刺出血，以泻热疏风，利气消肿。慢性期以痰瘀为主者可针灸合用，后期久痹正虚者则以灸为主。痹证风邪偏盛者为行痹，取膈俞、血海以活血，遵“治风先治血，血行风自灭”之义；寒邪偏盛者为痛痹，取肾俞、关元，益火之源，振奋阳气以祛寒邪；湿邪偏盛者为着痹，取阴陵泉、足三里健脾除湿。此外可根据疼痛部位，选取阿是穴进行针刺或艾灸。

（2）推拿疗法　需根据临床病变部位选取相应的主穴，可视情况采用揉、推、拿、按、揉、捻、搓、摇等手法，由轻到重，循序渐进，每日2次，每次20分钟。

（3）穴位注射　可采用当归、丹皮酚、威灵仙等注射液在局部疼痛部位进行穴位注射，每穴注入0.5～1 mL，此法具有明显的扩张局部血管、改善神经局部营养环境、降低炎性介质和致痛物质水平的作用。

2. 中药外敷

（1）水晶丹　大黄、芒硝、白矾、红花4味中药，外敷配合饮食护理。

（2）祛痹复元散　马钱子、威灵仙、洋金花、草乌、大黄、细辛等药粉加温水（热痛严重者，用鸡蛋清）调糊外敷。

3. 中药熏洗

湿热为主用苍术、薏苡仁各30 g，红花20 g，川乌、威灵仙各15 g，艾叶、木瓜、牛膝、茯苓各20 g；痰浊为主用苍术、生半夏、制天南星、艾叶各20 g，红花15 g，王不留行40 g，大黄、海桐皮各30 g，葱须3根。使用熏蒸机熏蒸患部。

第四节　典型医案荟萃

一、肥胖——胆郁痰扰证

入院情况：杨某，男，28岁。初诊日期：2012年10月3日。

主诉：体重进行性增加2年，血脂升高3个月。

现病史：患者2年前工作压力大，开始暴饮暴食，平素嗜食肥甘醇酒，不喜运动，体重进行性增加约35 kg。3个月前体检发现甘油三酯升高（19.2 mmol/L），自服西药降脂治疗，效果欠佳，遂来我院就诊。

刻下症：形体肥胖，身体沉重，肢体困倦，脘痞胸满，烦躁易怒，晨起口苦，口干而不欲饮，小便黄赤，大便少行，舌体胖大，舌红，苔厚腻，脉象弦滑且数，按之有力。

体格检查：体型呈均匀性肥胖，心率89次/分，血压135/84 mmHg，身高 172 cm，体重 112 kg，BMI 37.86 kg/m^2，腰围 110 cm，臀围 105 cm；颈背部可见脂肪垫，皮肤未见瘀斑及色素沉着，下腹两侧、大腿外侧等处未见紫红色梭形宽大皮纹，甲状腺大小正常，双下肢无明显水肿，第二性征未见异常。

辅助检查：甘油三酯 19.2 mmol/L，空腹血糖 5.3 mmol/L；血、尿、便常规，肝功能，肾功能，甲功七项，男性肿瘤标志物，性激素六项，电解质，心电图均未见异常。血浆皮质醇：上午 8 时为 322.4 nmol/L，下午 4 时为 167.1 nmol/L，午夜 12 时为 112.8 nmol/L。

西医诊断：单纯性肥胖症。

中医诊断：肥胖。

辨证分型：胆郁痰扰证。

治则：化痰祛湿，清胆和胃。

方药：温胆汤加减。柴胡 20 g，黄芩 10 g，黄连 6 g，白术 15 g，茯苓 15 g，川芎 10 g，当归 15 g，丹参 15 g，竹茹 10 g，化橘红 15 g，胆南星 10 g，枳实 15 g，厚朴 10 g，柏子仁 20 g。水煎服，每日 1 剂。嘱患者低热量饮食，每天做有氧运动 1 小时以上。

二诊：2012 年 11 月 3 日。复查甘油三酯降为 16.2 mmol/L，体重下降 5 kg，患者诉晨起口苦，口干而不欲饮，小便黄赤等症状减轻。上方加陈皮 10 g，白芍 10 g，焦山楂 10 g，焦神曲 10 g，焦麦芽 10 g。嘱患者坚持低热量饮食，坚持有氧运动。

三诊：2012 年 12 月 3 日。复查甘油三酯降为 13.36 mmol/L，体重下降 5 kg，患者诉神疲体倦、脘痞胸满症状改善。处方如前，嘱患者继续规律饮食，坚持运动。

四诊：2013 年 1 月 1 日。复查甘油三酯降为 9.21 mmol/L，体重减至 96 kg，患者诉药后精神振奋，各不适症状明显好转。复查肝功能未见明显异常。处方如前，嘱其坚持控制饮食，加强锻炼，以善其后。

【按语】肥胖症指体内脂肪堆积过多和（或）分布异常、体重增加，是遗传因素、环境因素等多种因素相互作用所引起的慢性代谢性疾病。超重和肥胖症在全球流行，已成为严峻的公共卫生危机之一。肥胖症作为代谢综合征的主要组分，与多种疾病如 2 型糖尿病、冠心病、高血压、血脂异常、高尿酸、卒中、肿瘤等密切相关。

《素问·通评虚实论》曰："肥贵人，则膏粱之疾也。"《素问·奇病论》曰："此肥美之所发也，此人必数食甘美而多肥也。"元代朱震亨《丹溪心法》有肥人多虚，肥人多湿多痰之论。肥胖病机为胃强脾弱，酿生痰湿，导致气郁、血瘀、内热壅塞。阳明阳盛，胃强者易于化热，胃热消灼，使水谷腐熟过旺；太阴阴盛，脾为土性，易伤阳气，易受湿困，乃生痰之源。胃纳太过，壅滞脾土，一则酿生湿热，进而化生痰湿；二则损伤脾阳，脾失运化而生痰湿。

本证多为胆失疏泄，脾失健运，胃失和降，痰浊内扰，胆胃不和所致。胆为清净之府，性喜宁谧而恶烦扰。脾为生痰之源，脾主运化水液。若脾失健运，则水湿内停，聚而生痰。胆胃不和，脾失健运，胃失和降，酿生痰湿，痰浊内扰，导致气郁、血瘀、内热壅塞，发为肥胖。治以化痰祛湿，清胆和胃，理气活血。方中柴胡善条达肝气，疏肝利胆；黄芩清热泻火，燥湿解毒；黄连清热泻火，燥湿解毒；川芎行气活血化瘀，为血中之气药，可通达气血；当归补血活血，为活血行瘀之要药；丹参活血祛瘀，清心除烦。上药合用共奏清热利胆、活血化瘀之效。白术善于补气以复脾运，燥湿以除湿邪，被称为"脾脏补气健脾第一要药"；茯苓渗泄水湿；陈皮理气健脾，燥湿化痰；竹茹味甘，性微寒，善清热化痰；胆南星苦凉，善清火化痰；化橘红理气宽中，燥湿化痰；枳实破气消积，化痰散痞；厚朴燥湿消痰，下气除满。诸药配伍，调和脾胃，中州得运，使湿无所聚，痰无由生，以绝痰之来源，共奏燥湿和中、理气化痰之功。柏子仁养心安神，润肠通便，使湿邪得以出路。全方共奏化痰祛湿、清胆和胃之功。综观全方，化痰与祛湿合用，清胆与和胃兼行，重在祛痰化湿，次在清热，标本兼顾，诸药各司其职，互相配合，使痰热得清，胆胃得合，则其症自除。

临床应用可随症加减，或配赤芍、茜草以活血化瘀，或配川楝子以泻肝热，或配焦山楂、焦神曲、焦麦芽、水红花子、大黄以通调三焦，对于高脂血症、单纯性肥胖等均有较好的治疗效果。

二、肥胖——痰结血瘀证

入院情况：赵某，男，26岁。初诊日期：2014年12月2日。

主诉：体重进行性增加3年。

现病史：患者自幼肥胖，3年前因与女友分手，开始暴饮暴食、熬夜上网，喜食辛辣，嗜食肥甘醇酒，不喜运动，近3年来体重增加约20 kg。自发病以来，患者无头痛、视力减退，无怕冷少汗、行动迟缓、反应迟钝，无发作性心悸，无口干、多饮多尿，无打鼾、睡眠呼吸暂停，无关节疼痛，大小便正常，为求中西医系统治疗来我科就诊。

刻下症：形体肥胖，面色晦暗，口苦，多食，面部痤疮，易出汗，寐可，小便可，大便少行，舌体胖大，舌苔厚腻，舌质紫暗、有瘀点，舌下络脉怒张，脉细涩，按之有力。

既往史：无特殊药物服用史，否认其他疾病史。

家族史：无糖尿病、心血管病家族史。

体格检查：体型呈均匀性肥胖，心率90次/分，血压131/80 mmHg，身高174 cm，体重107 kg，BMI 35.34 kg/㎡，腰围107 cm，臀围102 cm。颈背部可见脂肪垫，项部、腋窝及腹股沟发黑，皮肤粗糙，下腹两侧、大腿外侧等处未见紫红色梭形宽大皮纹，甲状腺大小正常，双下肢无明显水肿，第二性征未见异常。

辅助检查：空腹血糖5.6 mmol/L；血、尿、便常规，肝功能，肾功能，甲功七项，血脂，男性肿瘤标志物，性激素六项，电解质，心电图检查等均未见异常。血浆皮质醇：上午8时为331.6 nmol/L，下午4时为177.3 nmol/L，午夜12时为118.3 nmol/L。

西医诊断：单纯性肥胖症。

中医诊断：肥胖。

辨证：痰结血瘀证。

治则：活血化瘀，祛痰消脂。

方药：化瘀消痰方加减。蒲黄10 g，姜黄10 g，熟大黄10 g，山楂20 g，紫苏子10 g，白芥子10 g，莱菔子10 g，昆布20 g，海藻20 g，猪苓10 g，茯苓10 g，白术10 g，泽泻15 g，肉桂10 g。30剂，日服1剂。

嘱患者坚持低热量饮食，坚持有氧运动。

二诊：2015 年 1 月 2 日。患者体重无变化，面部及腋下暗黑色消退。继用前述祛瘀化痰消脂之法，去白芥子、紫苏子、莱菔子、肉桂，减昆布、海藻至 15 g，加黄芪 30 g，荷叶 20 g，再服 30 剂。嘱规律饮食，坚持运动。

三诊：2015 年 2 月 3 日。患者体重下降 7 kg，皮肤暗黑色消退。继用祛痰消脂之法，加大黄芪用量至 40 g，荷叶至 30 g，昆布、海藻各至 20 g，去猪苓、茯苓、白术、泽泻，加莪术 15 g，丹参 15 g，泽兰 15 g，共奏化瘀祛痰消脂之功，更服 30 剂。

3 个月后电话回访，患者诉服药 1 个月皮肤色泽已明显改善，未再服药。复查肝功能未见明显异常。现控制饮食，坚持运动锻炼，体重已减至 92 kg。

【按语】肥胖之人体内酿湿生痰，导致气郁、血瘀、内热壅塞，痰湿阻遏气机则致气郁。痰湿和气郁均可壅郁生热。痰瘀互生，气郁血瘀，热伤血络。在痰阻、气郁、内热的基础上，也可形成血瘀。《素问·奇病论》云："肥者令人内热，甘者令人中满。"《诸病源候论》云："诸痰者，此由血脉壅塞，饮水积聚而不消散，故成痰也。"《灵枢·逆顺肥瘦》说："广肩腋项，肉薄厚皮而黑色，唇临临然，其血黑以浊，其气涩以迟。"即指在肥胖痰湿基础上，发生血瘀和气滞。

血瘀型肥胖可有皮肤色素沉着、身体某部位疼痛等病理特点，可表现为"血气充盈，肤革坚固"。而肥胖与痰湿最为密切，久则痰饮与瘀血相互影响。"肥盛多痰之人"，多具有气血不畅、痰瘀互阻的表现，如"终日劳动，不知困倦，及静息，反困倦身痛者，是劳动之时，气鼓痰行，静息即痰凝阻其气血也"。

患者素蕴痰湿之体，痰浊凝聚日久，浊聚生瘀，瘀血内结，久则痰瘀互结。治以活血化瘀、祛痰消脂为法。方中蒲黄化瘀，止血，通淋；熟大黄泻热通肠，凉血解毒，逐瘀通经；姜黄破血行气，通经止痛；山楂消食健脾，行气散瘀。上四药合用凉血祛瘀，消脂排毒。方中紫苏子降气化痰，止咳平喘；白芥子温肺化痰，利气散结；莱菔子消食导滞，下气祛痰。三药合用为三子养亲汤，功效温肺化痰，降气消食。昆布、海藻消痰软坚散结，利水消肿。猪苓利水渗湿；茯苓利水渗湿，健脾，宁心；白术善于补气以复脾运，燥湿以除湿邪，被称为“脾脏补气健脾第一要药”；泽泻利水渗湿，泻热，化浊降脂；荷叶清暑化湿，升发清阳，凉血止血；肉桂补火助阳，引火归元，散寒止痛，温通经脉。猪苓、茯苓、白术、泽泻、荷叶、肉桂六药合用共奏利水渗湿、温阳化气之功。黄芪健脾补气祛湿；莪术行气破血，消积止痛；丹参活血祛瘀，通经止痛，清心除烦，凉血消痈；泽兰活血调经，祛瘀消痈，利水消肿。莪术、丹参、泽兰三药合用活血化瘀消脂。全方共奏活血化瘀、祛痰消脂之功。综观全方，痰瘀并治，标本兼顾，但以祛痰化瘀为主，诸药各司其职，互相配合，则痰清瘀去，其症自除。

三、骨质疏松症——脾肾阳虚证

入院情况：李某，女，68 岁。初诊日期：2014 年 3 月 19 日。

主诉：腰酸背痛 3 个月余，加重伴四肢无力 7 天。

刻下症：腰膝酸痛，耳鸣耳聋，下腹冷痛，畏寒喜暖，面色㿠白，神疲乏力，纳可，寐差，大便溏泄，小便可，舌淡胖，苔薄白，脉沉迟无力。

辅助检查：血、尿、便常规，血沉，肝肾功能和血气均正常。血钙 2.45 mmol/L，血磷 1.19 mmol/L，碱性磷酸酶 78 U/L，甲状旁腺素 72 pg/mL，25 羟维生素 D 19 ng/mL。骨密度检查提示骨量低下。

体格检查：身高 158 cm，体重 45 kg，BMI 18.02 kg/m^2，体形瘦，驼背，痛苦病容，甲状腺未触及肿大和结节，胸廓未见畸形，无胸部挤压痛，双肺呼吸音清，心率 62 次 / 分，未闻及心脏杂音，腹软，肝脾未触及肿大。脊柱无侧弯，第 8 ～ 10 胸椎棘突范围内有压痛，无叩击痛，双下肢无水肿。

西医诊断：骨质疏松症。

中医诊断：痹症。

辨证：脾肾阳虚证。

治则：补益脾肾，强筋壮骨。

方药：补中益气汤合济生肾气丸加减。黄芪 15 g，附子 15 g，人参 15 g，白术 15 g，山药 20 g，熟地黄 15 g，当归 10 g，茯苓 20 g，泽泻

30 g，山茱萸 30 g，牡丹皮 20 g，升麻 6 g，生姜 12 g，炙甘草 15 g。共 7 剂，水煎服，早晚饭后半小时温服。嘱加强营养，补充维生素 D、维生素 C 以及蛋白质。

二诊：2014 年 3 月 26 日。腰膝酸痛较前减轻，时有耳鸣耳聋，畏寒肢冷较前减轻，大便次数减少，舌质淡，苔薄白，脉沉细。原方基础上去牡丹皮及人参，加入酸枣仁 15 g，继服 7 剂。

三诊：2014 年 4 月 3 日。症状均明显改善，四肢活动有力，面色淡红，纳寐可，二便可，舌质淡，苔薄白，脉沉。按照上方继续服用 14 剂。

【按语】《素问・痿论》载有："肾者水脏也，今水不胜火，则骨枯而髓虚，故足不任身，发为骨痿。"《脾胃论・脾胃胜衰论》提到："脾病则下流乘肾，土克水，则骨乏无力，足为骨蚀。"也就是说，骨与脾、肾二脏关系密切，从中医辨证论治来看骨质疏松症主要是脾肾阳虚，应该着重于补益脾肾，强筋壮骨。方中以黄芪、附子作为君药，补气固表，温补壮阳，气旺则血行通畅，气血相合，阳气充盈。配以人参、山药、白术、当归、熟地黄益气健脾，脾气健，肾之精气得以充盈，则发挥生髓壮骨之效；茯苓、泽泻、牡丹皮能够运脾化湿，保证二便正常；佐以升麻、生姜，能够疏通气机，提升阳气，脾肾之气得以正常运行；炙甘草调和诸药性味。诸药合用，共达补益脾肾之功。现代医学研究证实，肾虚者确见骨密度明显低下，肾虚可影响钙、磷代谢，进而使骨密度下降，发生骨质疏松症。现代医学认为中医学中的"脾"除了包括消化系统功能，还与物质代谢系统、免疫系统、神经调节系统、机体循环系统等密切相关，可直接或间接地影响骨钙、镁、磷、蛋白、微量元素锌及氟等骨矿物质的吸收，诱发骨质疏松。

四、骨质疏松症——肝肾阴虚证

入院情况：徐某，女，72 岁。初诊日期：2010 年 12 月 5 日。

主诉：腰膝酸痛 7 天，加重伴手足心热 3 天。

刻下症：驼背弯腰，目干目涩，形体消瘦，眩晕耳鸣，夜间盗汗，五心烦热，失眠多梦，小便频多，大便偏干，舌红，少苔，脉细数。

辅助检查：血、尿、便常规，血沉，肝肾功能和血气均正常。血钙

2.25 mmol/L，血磷 1.11 mmol/L，碱性磷酸酶 89 U/L，甲状旁腺素 69 pg/mL，25 羟维生素 D 16 ng/mL。骨密度检查：T 值 –3.1，骨质疏松。

体格检查：身高 162 cm，体重 49 kg，BMI 18.67 kg/m^2，体形中等，驼背，痛苦病容，甲状腺未触及肿大和结节，胸廓未见畸形，无胸部挤压痛，双肺呼吸音清，心率 59 次 / 分，未闻及心脏杂音，腹软，肝脾未触及肿大。脊柱无侧弯，第 6 ～ 10 胸椎的范围内棘突有压痛和叩击痛，双下肢无水肿。

西医诊断：骨质疏松症。

中医诊断：痹症。

辨证：肝肾阴虚证。

治则：滋补肝肾，填精壮骨。

方药：六味地黄丸加减。熟地黄 15 g，牛膝 20 g，牡丹皮 15 g，茯苓 15 g，泽泻 15 g，山药 20 g，山茱萸 20 g，当归 15 g，白芍 20 g，麦冬 20 g，知母 12 g，黄柏 15 g。共 7 剂，水煎服，早晚饭后半小时温服。

二诊：2010 年 12 月 12 日。目干目涩较前缓解，仍有耳鸣，夜间汗出减少，胁肋部疼痛减轻，纳寐可，小便可，大便仍较干，舌质暗红，脉细数。原方基础上加用桑寄生 15 g，继服 7 剂。

三诊：2010 年 12 月 19 日。患者症状较前明显好转，偶有目干目涩，偶有胁肋部疼痛，耳鸣耳聋较前缓解，夜间偶有汗出，纳寐可，二便可，舌质淡红，脉细弱。骨密度检查：骨量正常。继服上方 7 剂。

【按语】患者为老年女性，肾气衰退，气血不足，而肝主藏血，血液充足则可濡养肝及筋目，当肝主藏血功能失调，肝脏不能贮藏充足的血液而导致肝血亏虚，不能濡养肝及筋目，《诸病源候论》言：“肝主筋而藏血，肾主骨而生髓，虚劳损血耗髓，故伤筋骨也。”肝肾精血同源，病理相互影响，因此骨质疏松症的发生与肝肾阴虚密切相关。其症状大多表现为腰酸胁痛、眩晕耳鸣、失眠多梦、五心烦热、口燥咽干等。现代研究表明，六味地黄丸加减能够明显缓解患者疼痛症状，稳定增加骨密度，有关研究表明，通过补益肝肾可以调节人体的内分泌系统，使胃肠道对钙质的吸收增强，骨质中钙和磷的含量增高，提高成骨细胞活性，抑制破骨细胞对骨质的破坏，进而改善骨质疏松症状。补肝益肾、筋骨并重、坚持强筋与健骨同步，对于治疗骨质疏松症具有很好的疗效。方中以牛膝、熟地黄为君药，牛膝可以强壮腰膝，活血化瘀，熟地黄性平，能够滋补肾阴，两者相合能使肝肾阴液相互滋生。肝阴充足，则能下藏于肾，肾阴旺盛，则上滋肝木。山茱萸、山药可以补脾益阴，滋肾固精，两者合用平补肾阴肾精，肾精充足，筋骨强壮有力，骨骼强壮。茯苓、泽泻能够健脾除湿，知母、黄柏能够泄湿浊、清虚热，当归、白芍能够养肝滋阴，涩精敛汗，肝气舒畅条达，麦冬、牡丹皮可以活血养阴，兼顾肝脾肾。诸药相合，以达滋补肝肾、填精壮骨之功。

五、高尿酸血症

入院情况：张某，男，45 岁，已婚。初诊日期：2016 年 3 月 18 日。

痛风急性发作期

主诉：左足第一跖趾关节疼痛反复发作 2 年，加重 5 天。

现病史：患者于 2 年前喝酒后出现左足第一跖趾关节红肿热痛，行走不便，于当地医院查血尿酸高达 552 μmol/L，诊断为“痛风性关节炎”，给予秋水仙碱口服（具体剂量不详），疼痛逐渐缓解。后上症每年反复发作 3 ～ 4 次，自行口服消炎止痛片缓解。患者自述 5 天前吃海鲜后左足第一跖趾关节疼痛较前加重，伴双足背、足跟出现红肿热痛，夜难入眠，遂就诊于我科门诊。

刻下症：左足第一跖趾关节、双足背及足跟红肿热痛，口苦，纳差，寐差，小便黄，大便溏，舌质红，苔黄腻，脉滑数。

体格检查：体温 37.1 ℃，脉搏 78 次 / 分，血压 130/84 mmHg，发育正常，营养良好，体型偏胖，心肺腹未见明显异常，双耳轮未见结节，左足第一跖趾关节红肿畸形，双足跟、踝关节红肿明显，压痛阳性，局部皮温高。

辅助检查：血常规示白细胞 10.38×10^9/L，中性粒细胞百分比 60.2%，葡萄糖 5.51 mmol/L；肾功能示尿素氮 6.20 mmol/L，肌酐 75.00 μmol/L，尿酸 521.60 μmol/L；甘油三酯 1.92 mmol/L，C- 反应蛋白 44 mg/L。血沉、类风湿因子、抗链球菌溶血素、泌尿系彩超未见明显异常。

西医诊断：痛风性关节炎。

中医诊断：痹症。

辨证分型：湿热蕴结证。

治法：清热利湿，通络止痛。

方药：自拟痛风方 1 号方。土茯苓 50 g，萆薢 20 g，马鞭草 20 g，虎杖 20 g，薏苡仁 30 g，豨莶草 15 g，秦皮 15 g，威灵仙 10 g，益母草 30 g，牡丹皮 10 g，延胡索 10 g，丝瓜络 12 g，川牛膝 2 g。共 7 剂，每日 1 剂，水煎取汁 300 mL，分早晚饭后半小时温服。同时口服秋水仙碱 0.5 mg，每日 3 次。

第 2 天患者自述足部关节疼痛缓解，加之局部外敷金黄散（三黄膏调），治疗 5 天后，红肿明显好转，热退，秋水仙碱用量调整至 0.5 mg，每日 1 次，继续口服中药。经治疗 14 天后，局部红肿热痛基本消退，停用秋水仙碱，继予口服中药治疗，1 个月后复查。嘱患者休息，直至症状完全缓解，并低嘌呤饮食。

痛风间歇期

复诊：2016 年 5 月 8 日。血常规正常，肾功能示血尿酸 468.60 μmol/L，其余指标均恢复正常。局部关节红肿热痛消退，关节活动亦正常，关节炎仅小发作 1 次，舌暗淡边有齿痕，苔白腻，脉濡滑。

治法：健脾补肾，祛瘀利湿。

方药：自拟痛风方 2 号方。黄芪 20 g，苍术 12 g，白术 12 g，何首乌 15 g，生薏苡仁 30 g，熟地黄 10 g，积雪草 15 g，金钱草 30 g，丹参 30 g，红花 10 g，半夏 10 g，玉米须 30 g。共 10 剂，每日 1 剂，水煎取汁 300 mL，分早晚饭后半小时温服。患者基因检测 HLA–B5801（–），故同时服用小剂量别嘌醇 0.1 g，每日 2 次。嘱低嘌呤饮食，每天坚持饮水不少于 2000 mL。

三诊：2016 年 5 月 18 日。患者复查血尿酸 345.70 μmol/L，舌脉正常。停用别嘌醇片，继服上方 30 剂巩固治疗。嘱患者低嘌呤饮食，每天坚持饮水不少于 2000 mL，随访半年未复发。

【按语】高尿酸血症是由于机体嘌呤代谢紊乱，尿酸生成过多或排泄减少而导致血液中尿酸盐浓度过饱和的代谢性疾病，可演变为痛风性关节炎等疾病。研究发现，高尿酸血症的发病与地区饮食习惯、性别及心血管和相关代谢疾病有关。根据2012年美国风湿病学会（ACR）指南推荐，无症状高尿酸血症降尿酸治疗，血尿酸应长期稳定在360 μmol/L以下。西药在疾病的急性期能起到显著疗效，但长期用药，作用会受到一定程度的限制。中西医结合治疗能取得更好的治疗效果。

中医治疗必须遵循病因病机和病变规律，认清标本缓急，分期施治，疗效方卓。《丹溪心法》曰："肥人肢节痛，多是风湿与痰饮流注经络而痛。"《证治汇补》引朱丹溪言曰："热盛则痛，湿盛则肿。大率痰火多痛，风湿多肿。"《景岳全书·脚气》指出脚气致病内由平素"肥甘过度，酒醴无节，或多食乳酪、湿热等物，致令热壅下焦"，郁而化热，停留肌肤。痛风系由湿热瘀血留滞关节经络，气血不畅所致，非一般风邪所为，湿热瘀血流注并非外来，实是内生。痛风患者多发生于中老年人，且多为"膏膜过分，酒食越度"之人，其脏器渐衰，若嗜食膏粱厚味，久之损害脏腑功能，尤其损害脾肾升清降浊功能。脾失健运，升清降浊无权，肾乏气化，分清泌浊失司，湿凝为痰，痰瘀胶固关节，复感外邪诱发。病机特点当属本虚（脾肾升清降浊失常）标实（湿热瘀阻关节）。清热利湿为治标的关键，因为湿邪具有黏滞趋下及阻遏气机的特性，湿浊为患致痛风迁延难愈，若湿邪不祛则风难祛、湿难散、热难清、瘀难化，故用土茯苓解血中湿毒；萆薢清热解毒利湿，消炎退肿；薏苡仁健脾渗湿，利水兼解毒；益母草凉血消肿，化瘀生新；豨莶草、威灵仙祛风除湿，宣痹止痛，清筋骨关节之湿热，以达到祛邪治本的目的。痛风间歇期以健脾补肾、祛瘀利湿为主，苍术健脾，何首乌、熟地黄补肾，金钱草、积雪草、玉米须清热利湿消肿，丹参、红花活血化瘀，以增强化气行水之功。

第九章　其　他

第一节　痤　疮

一、西医诊断与治疗

（一）概述

寻常痤疮，又称青年痤疮、粉刺、酒刺、青春痘，在中医学中称为“肺风粉刺”“面疮”“肺风酒刺”，是一种毛囊、皮脂腺的慢性炎症性皮肤病。主要发生在颜面及胸背等多脂区，多发于青年男女，常伴有皮脂溢出，可形成黑头粉刺、丘疹、脓疮、结节、囊肿等损害，有自限性，青春期后大多痊愈或减轻。

（二）病因与诱发因素

1. 病因

痤疮为多因素性疾病，其发病机制至今尚未阐述清楚。多数认为寻常痤疮与雄激素、皮脂腺和毛囊内微生物密切相关。其发病因素主要包括皮脂产生增多，毛囊口上皮角化亢进及毛囊内丙酸痤疮杆菌（PA）增生。此外，遗传、饮食、胃肠功能、环境因素、化妆品及精神因素亦与发病有关。

2. 诱发因素

有很多因素可以使痤疮加重或诱发本病的发生，通常有以下原因：

（1）长期接触油脂、沥青等。

（2）接触某些化学物质，如氯、溴等。

（3）使用某些药物，如雄性激素、皮质激素、锂剂、硫唑嘌呤、利福平等。

（4）所有能增加皮肤炎症的因素，如酒精、辣椒等。

油脂性食物、糖类食品和绝大多数的化妆品对本病一般没有什么影响。机体在劳累的情况下，各种疾病都有可能加重，包括痤疮，因此很多痤疮患者常常主诉熬夜会加重痤疮。所以痤疮患者要避免劳累，尽量少熬夜。

（三）临床表现

1. 年龄分布

痤疮多数发生于青少年时期（16～18岁），但也有发病较早者（如10岁前后）和发病较晚者（如40岁以后）。

2. 主要表现

痤疮主要有两种皮损：非炎症性皮损和炎症性皮损。非炎症性皮损即粉刺。依据粉刺是否有开口，又分为黑头粉刺（开放性粉刺）和白头粉刺（闭合性粉刺）两种。炎症性皮损有多种表现：丘疹、脓疱、结节和囊肿。

3. 好发部位

皮损好发于面颊、额部和鼻唇沟，其次是胸部、背部和肩部。

（四）痤疮的分类

1. 粉刺型痤疮

粉刺型痤疮是以粉刺为主的常见、轻微的痤疮类型。粉刺可能是黑头粉刺，也可以是白头粉刺，或者两者都有。粉刺的数量可以很少，也可以非常多，甚至满脸密布。

2. 丘疹脓疱型

丘疹脓疱型痤疮是最常见的痤疮，常常有粉刺和脓疱或丘疹，这种痤疮常会同时具有非炎症性和中度炎症性皮损。痤疮的严重程度主要由粉刺和丘疹及脓疱的比率来决定。丘疹和脓疱越多，痤疮就越重。

3. 结节型痤疮

结节型痤疮较丘疹脓疱型痤疮严重。其特点是出现结节性皮肤损害，这种皮损不但会造成毁容，而且会有一定程度的疼痛感。结节囊肿型痤疮非常容易产生永久性瘢痕。

4. 聚合型痤疮

聚合型痤疮是一种非常严重的炎症性痤疮类型。该类型痤疮除了有炎症外，可能还有细菌的感染，主要好发于后背、臀部和胸部。这类痤疮非常难以治疗，常需要外科治疗。

5. 化妆品引起的痤疮

化妆品的某些成分可能会堵塞毛孔而引起痤疮，但化妆品痤疮常常不严重，也不会导致瘢痕的产生。然而，它可能会一直存在而不消退，有时会持续数十年。使问题更糟的是，一些年轻的女性会用更多的化妆品来覆盖和掩饰脸上的皮疹，结果适得其反。

（五）诊断与鉴别诊断

1. 诊断

根据其常见于青年，好发于面部、上胸及背部的红色丘疹，基本损害为毛囊性丘疹及用手指挤压可见米粒样黄白色脂栓排出等典型临床表现，一般不难诊断。

2. 鉴别诊断

（1）本病应与职业性痤疮、颜面播散性粟粒性狼疮等进行鉴别。

（2）职业性痤疮根据接触物的不同可分为油痤疮和氯痤疮两类。

（3）油痤疮与长期接触石油、煤焦油及其分馏产物有关，好发于接触暴露部位。皮损为黑头粉刺或毛囊炎，毛囊口扩大，毳毛在毛囊口折断，可呈角化性痤疮性皮损，也可出现脓疱、囊肿等改变。

（4）氯痤疮与长期接触卤代烃类化合物有关，好发于面部及耳郭前后，也可累及躯干、四肢及阴囊等部位。皮损以黑头粉刺为主，炎性丘疹较少见，部分患者耳郭周围及阴囊等处可有草黄色囊肿。轻度器官损害被认为是氯痤疮的特征之一。

（5）颜面播散性粟粒性狼疮好发于成年人，皮损主要为半球形丘疹或小结节，呈暗红色，玻片压诊可见苹果酱色改变，损害与毛囊并不一致，对称分布，皮损在下眼睑往往融合成堤状。

（六）治疗

寻常痤疮的治疗目的是减少皮脂分泌，清除炎症，防止囊肿形成。

痤疮是由于青春期内分泌的变化，最主要是性激素变化而产生的一个常见现象。治疗可以减轻皮损，但很难完全消退，而且随内分泌变化，可周期性加重或减轻；应少吃动物性脂肪、甜食和刺激性食物，常用温水、含硫黄或其他去脂消炎的香皂洗涤患处，避免长期使用油脂类化妆品和皮质激素；勿用手抠或挤压粉刺。

1. 外用治疗

目的是杀菌、去脂。常用的药物有：①抗生素类；②硫黄水杨酸类；③维A酸类；④过氧化苯甲酰。

2. 物理疗法

（1）清洗局部后用特制的粉刺挤压器挤出。

（2）倒膜面膜是一种比较有效的方法。

（3）皮损内注射。

3. 内服药物治疗

（1）药物治疗机制

1）抑制皮脂腺功能亢进：①抗雄性激素药物治疗，包括雌性激素、黄体酮和抗雄性激素药物。雌性激素、黄体酮治疗效果不满意，在临床中以炔雌醇环丙孕酮片（每日1片）治疗效果较好。②抑制皮脂腺功能，13-顺维A酸最有效，0.5～1.0 mg/（kg·d）。③抗毛囊皮脂导管角化异常类药物多为外用药物。13-顺维A酸既能口服也能外用。其他药物有：0.025%～0.1%全反式维A酸、20%壬二酸、2.5%～10%过氧化苯甲酰、2%～5%水杨酸等。但是，在众多的抗角化异常的药物中，只有维A酸能使表皮角化正常化。

2）抑制微生物的生长：抑制微生物生长的药物常常作为首选治疗药物。常用药有四环素类、大环内酯类、磺胺类、喹诺酮类，其他还有克林霉素、过氧化苯甲酰和壬二酸等。耐药问题是使用抗生素的最大问题，几乎所有的抗生素均能引起不同程度的耐药，但是有过氧化苯甲酰、壬二酸和醋酸锌三个药物例外，它们很少引起耐药，它们的复方制剂更显示出较好的治疗效果，如3%的红霉素与5%过氧化苯甲酰的复方制剂是目前疗效最好的外用药物之一。

3）抑制炎症：常将低剂量的皮质激素与抗生素联合使用。系统治疗最重要的问题是疗程，一般来说抗生素治疗需要3～6个月，维A酸治疗需要4个月左右，而性激素治疗通常需要1年以上。

局部外用药最重要的问题是各种药物的正确使用方法，根据治疗原则，需要全面部外用，而不是仅仅在患处局部应用，皮肤对药物的耐受性是影响药物正常使用的重要因素，应给予足够的重视。

（2）内用药物

1）抗生素类：临床表现以感染为主的应首选抗生素。

2）性激素类：用于严重的病例或对其他治疗效果不好的患者，但不能作为常规治疗。

3）维A酸类：对于结节和囊肿性皮损效果好。

4）氨苯砜：适用于囊肿和结节损害为主患者。

5）锌制剂。

4. 其他治疗

（1）粉刺排除和外敷面膜的同时使用药物治疗，从根本上抑制粉刺的生长和发展。

（2）皮质激素注射迅速消除炎症，是治疗较大的结节和囊肿非常有效的办法。

（3）对大囊肿切开引流是避免日后皮损机化并形成瘢痕的有效方法。

（4）光子嫩肤即脉冲强光治疗，可以帮助炎症性痤疮后期红色印记的消退，且对粗大的毛孔有一定的缩小作用。

（5）瘢痕磨削是治疗萎缩性瘢痕的有效方法，对改善面部凹陷性瘢痕非常有效。瘢痕磨削有两种方法，一种是传统的皮肤磨削治疗，由于治疗时出血多，磨削深度不容易控制，因此目前有逐渐被激光磨削淘汰的趋势；另外一种是激光磨削，就是用脉冲高能 CO_2 激光对皮肤进行磨削的治疗方法，不出血，磨削的精度高且效果好。

二、中医辨证论治

（一）概述

中医将本病称为“粉刺”“面疱”“暗疮”“青春痣”。

（二）病因病机

1. 古代医家对痤疮病因病机的认识

痤疮是临床常见病，历代文献中记载痤疮有“疱”“酒鼓”“鼓”“粉刺”“面粉渣”“肺风粉刺”等不同的称谓。但痤疮的病因病机所论不多，仅以外邪、湿聚、血热立论。如《素问·生气通天论》云“劳汗当风，寒薄为皶，郁乃痤”，又云“汗出见湿，乃生痤痱”，指出本病由于寒邪、热邪、风邪、湿邪郁于肌表，闭阻经络，脂凝邪聚而成痤。《外科正宗·肺风粉刺酒皶鼻》曰："粉刺属肺，皶鼻属脾，总皆血热郁滞不散，所谓有诸内，形诸外。"《外科大成·肺风酒刺》亦云："肺风由肺经血热郁滞不行而生酒刺也。"认为风热之邪侵入体内，或素体血热，或嗜食辛辣、肥甘，助生内热，日久累及血分，而成血热郁滞，于是发为痤疮。

2. 近代中医对痤疮的认识

近年来，随着对痤疮认识的不断更新，中医从传统的风热、肺热、血热发病理论基础上，提出了血瘀、湿热、痰结、肾虚等观点。

（三）辨证分型标准

参考《中药新药临床研究指导原则（试行）》《中医皮肤病诊断疗效标准》和《中医皮肤病诊疗学》，并根据文献整理和临床流行病学调查结果，结合目前痤疮西医分级标准，将寻常痤疮分为肺经风热证、湿热蕴结证、痰瘀互结证和冲任不调证 4 种基本证型。

1. 肺经风热证

相当于轻中度痤疮（Ⅰ、Ⅱ级），皮损以黑头（或白头）粉刺和红色丘疹为主，偶见脓疱，可伴有轻度痒痛感，或见颜面肤色潮红，口干咽燥，小便黄，大便秘结，舌尖红，苔薄黄，脉浮数或弦滑。

2. 湿热蕴结证

相当于中度痤疮（Ⅲ级），患者往往体型较胖或喜食辛辣油腻食物，皮损以丘疱疹、脓疱和结节为主，疼痛明显，可伴有口苦，大便秘结，或黏腻，或便溏，舌质红，苔黄腻，脉滑。

3. 痰瘀互结证

相当于重度痤疮（Ⅳ级），皮损以暗红色囊肿和结节为主，可伴有纳呆、大便不调，舌质淡或暗，苔腻，脉滑或涩。

4. 冲任不调证

相当于有高雄激素水平表现的女性痤疮，皮损往往于月经前加重，好发于中青年女性。月经前面部皮疹发病或加重，皮损以粉刺、丘疹为主，常伴有月经不调、心烦易怒、腰膝酸软，舌红，苔薄黄，脉弦细。

（四）分型论治

应遵循中医的辨证论治原则使用中成药治疗。多数中成药药味较多，兼顾多个证型及兼证，故对部分复杂病证也可以采用辨病论治原则。中成药作用大多较为和缓，皮损较轻（如痤疮临床分级为Ⅰ、Ⅱ级）时，可单独使用，但若皮损较重，建议与其他药物及方法联合使用，以取得更佳疗效。

1. 局部用药

需根据皮损的特点、部位、性质来选择适宜的药物，应注意所选药物的禁忌证。

（1）*以粉刺、丘疹为主要表现的痤疮*　姜黄消痤搽剂，可清热解毒，散风祛湿。玫芦消痤膏，可清热燥湿。两者同时还具抑制皮脂溢出的作用，使用时应注意剂型的区别，姜黄消痤搽剂对于酒精过敏者和皮肤破损者不宜使用。

（2）*以结节、囊肿为主要表现的痤疮*　复方芙蓉叶酊，可清热解毒，散结止痒。龙珠软膏，可清热解毒，消肿止痛，去腐生肌，更适用于结节、囊肿伴红、肿、热、痛等改变的皮损。

（3）*痤疮后期*　积雪苷霜适用于痤疮治疗后期以色素沉着和增生性瘢痕为主的皮损。

2. 系统治疗

根据痤疮的发病特点，辨证论治。

（1）*推荐类型*

1）清热解表类：银翘解毒丸，主要成分包括金银花、连翘、薄荷、荆芥、淡豆豉、牛蒡子（炒）、桔梗、淡竹叶、甘草等，具有疏风解表、清热解毒等功效。防风通圣丸，主要成分包括麻黄、荆芥、大黄、芒硝等，具有解表通里、清热解毒作用。

2）清热利湿解毒类：金花消痤丸，主要成分包括黄芩、黄连、黄柏、栀子和大黄，具有清热泻火、解毒消肿的功效。一清胶囊，成分包括大黄、黄芩和黄连等，具有清热泻火解毒、化瘀凉血止血的功效。消痤丸，成分包括龙胆、大青叶、玄参、野菊花、黄芩、金银花、蒲公英、淡竹叶、夏枯草、紫草、竹茹、生石膏、石斛、麦冬、升麻、柴胡等，具有清热利湿、解毒散结等功效。功劳去火片，主要成分包括功劳木、黄芩、黄柏和栀子，具有清热利湿、凉血解毒功效。美诺平颗粒，主要成分包括白花蛇舌草、金银花、连翘、赤芍、牡丹皮、黄芩、桑白皮、石膏、丹参、皂角刺、防风、地黄、甘草等，具有清热解毒、活血散瘀功效。

3）清热凉血解毒类：皮肤病血毒丸，主要成分包括当归、赤芍、紫荆皮、蛇蜕和连翘等，具有清血解毒、消肿止痒的作用。复方珍珠暗疮片，主要成分包括羚羊角粉、水牛角粉、珍珠粉、地黄、赤芍、玄参等，具有清热解毒、凉血消斑的功效。

4）活血化瘀散结类：血府逐瘀胶囊，成分包括桃仁、红花、地黄、川芎、赤芍等，具有活血祛瘀、行气止痛的功效。大黄䗪虫丸，主要成分包括熟大黄、土鳖虫、水蛭、虻虫、蛴螬、干漆（煅）、桃仁、苦杏仁、黄芩、地黄、白芍、甘草等，具有活血破瘀、通经消痞的功效。桂枝茯苓丸，主要成分包括赤芍、茯苓、桂枝、牡丹皮、桃仁，具有活血化瘀、消瘕等功效。

5）调和冲任类：丹参酮胶囊，主要成分为隐丹参酮，具有广谱抗菌消炎作用，能够杀灭痤疮丙酸杆菌等，可抑制皮脂分泌，且具有温和的雌激素样活性，有抗雄激素样作用。逍遥丸（或散），主要成分包括柴胡、当归、白芍、白术、茯苓、炙甘草、薄荷、生姜等，具有疏肝健脾、养血调经等功效。当归苦参丸，主要成分包括当归、苦参，具有燥湿清热、养血活血等功效。六味地黄丸，包括熟地黄、山茱萸、牡丹皮、山药、茯苓、泽泻等成分，具有滋阴补肾等功效。

6）滋阴养血润燥类：润燥止痒胶囊，主要成分包括制何首乌、桑叶、地黄、红活麻、苦参等，具有养血滋阴、祛风润燥的功效。该类药物不作为治疗寻常痤疮的主要中成药，但可作为治疗兼症的辅助用药，如病久耗伤阴血时，津液不能濡养机体，致皮肤干燥或口干便干，可使用该药以清虚火而不伤阴。

上述中成药为清热剂者，药性偏凉，联合应用可增加苦寒之效，不良反应增加，治疗时可根据病情发展，依据主症次症重点选取用药或阶段用药治疗。此外，平素怕冷、四肢不温、大便稀溏者不宜选用清热剂，而且中病即止（病情大体上缓解，就要停止该药，或用他药调理），不宜久服，久服易致体虚怕冷、倦怠、纳呆、便溏泄泻等脾胃虚弱之象；月经期不宜使用，可能导致痛经、经量减少等不良反应。上述中成药为活血剂者，如血府逐瘀胶囊、桂枝茯苓丸、大黄䗪虫丸，月经期间慎用，也不适用于伤口未愈或有出血倾向的患者。

（2）辨证论治原则

1）肺经风热证，治疗以宣肺清热为主，可辅以清肺胃实热、通利二便等。治疗宜选用上述清热解表剂。面部以少量丘疹粉刺为主，无明显次症者，可首选银翘解毒丸清热疏风解毒。若兼有肺胃热盛的次症，如体质壮实、面部皮脂溢出明显、舌苔黄厚、口气重或大便干结、便秘等，可选用防风通圣丸清肺胃实热，通利二便。

2）湿热蕴结证，治宜清热燥湿，泻火解毒，消肿止痛。临床表现可有脾胃湿热、胃火炽盛或肝胆湿热某一证候特征，宜辨证选用不同的清热利湿解毒类药物。面部以炎性丘疹、脓疱为主要表现，无明显次症者，可首选金花消痤丸。若出现少量结节、囊肿者，可选用一清胶囊。其中以口周多红疹、脓疱，辨为胃火炽盛者，宜选用一清胶囊。若兼有肝胆湿热的次症，如舌质红、舌苔黄、口干口苦或心烦多梦等症状者，可选用消痤丸清热利湿解毒。若皮疹色红兼有血热血瘀证候者，可选用美诺平颗粒，起清热解毒、活血散瘀之效。

3）痰瘀互结证，治以化痰散结、活血祛瘀为主。若皮损以囊肿为主，色暗或紫，经久不退，可选用大黄䗪虫丸、血府逐瘀胶囊或桂枝茯苓丸。如皮损以痰瘀互结为表现，有明显血热血瘀兼症表现，可选用解毒消肿、凉血消斑之中成药。皮损以面部结节囊肿为主要表现，若无其他明显次症者，可首选皮肤病血毒丸。若皮损处炎症反应剧烈，邻近淋巴结肿大，可选清热凉血重剂，如复方珍珠暗疮片。

4）冲任不调证，治宜调摄冲任，辅以滋补肝肾之阴，清虚热。可选用上述调和冲任类中成药。六味地黄丸适用于中青年女性迟发性痤疮，此类痤疮皮损表现为粉刺、丘疹、结节，颜色暗红，分布以颊部为主，同时伴有腰膝酸软、眩晕耳鸣、五心烦热等肾阴虚症状。若中年女性痤疮患者伴有潮热、自汗、心烦和失眠等围绝经期症状，排除肝肾阴虚等次症，可辨证选用功劳去火片。逍遥丸和丹参酮胶囊适用于月经前面部皮疹明显增多、月经后皮疹减少或减轻的患者，此类患者发疹部位多与男性须疮的发疹部位相似，以丘疹、脓疱、结节为主，若患者具有心烦易怒、情绪急躁、胃口差、情绪紧张等次症，则更适宜选用逍遥丸。

临床上证型可能更为复杂，在使用时可灵活配伍运用。比如冲任不调兼有口干便秘者，可加润燥止痒胶囊，清虚火而不伤阴血。若皮损表现以结节囊肿为主，但仍有少量粉刺脓疱者，可联合清热利湿解毒类中药使用。痤疮治疗后期，以色素沉着或浅表瘢痕为主者，可联合积雪苷片内服，促进创伤愈合，使色素沉着消退和减少继发瘢痕形成。

3. 不足之处

虽然中成药在临床上广泛应用于寻常痤疮的治疗，但高水平的具有循证医学证据的文献还未见报道。

（五）其他疗法

1. 针刺法

取穴：心俞、肺俞、肝俞、脾俞、肾俞。

操作方法：每次取 2 ～ 3 个穴，先用手在穴位周围挤按使血液瘀积，局部消毒后，用三棱针快速刺入，出针后挤出瘀血数滴，隔日 1 次。6 次为 1 个疗程，每疗程间隔 3 天。

2. 耳压疗法

取穴：肺、内分泌、肾、肝、胃、皮质下、心、神门、小肠、膈。

操作方法：王不留行耳穴贴，每次贴压 2 ～ 3 穴，两耳交替，每小时按压 1 次，每次 15 下，每 2 天在耳尖放血 1 次。

3. 挑刺疗法

部位：第 1 ～ 12 胸椎旁开 1.5 ～ 3.0 cm 处，丘疹状反应点。

操作方法：在脊椎两侧摩擦后，用三棱针在反应点挑刺，每次挑 2 ～ 4 个点，隔日 1 次。挑刺 5 ～ 10 次，可获显效。

4. 灯火灸疗法

取穴：手三里、血海、阿是穴。

操作方法：用明灯爆灸法，每次灸 5 ～ 7 处，隔日 1 次。施灸 3 ～ 6 个月，粉刺消失而愈。

5. 药浴方

处方：连翘、川芎、白芷、黄芩、桑白皮、黄连、北沙参、荆芥、栀子、浙贝母、甘草各 15 g。加水 2000 mL，水煎取汁 500 mL，滤去药渣。洗患处。

功效：清热解毒，祛风活血，用于治疗面部痤疮。

6. 膏方

主治：本方适用于痰瘀蕴结型痤疮，主要表现为痤疮反复发作，日久难愈，或见黑头粉刺，可挤出碎米粒样东西，或呈绿豆大小的结节及小囊肿，颜色灰暗，或见橘皮状皮肤，或见瘢痕，皮肤粗糙，面容受损。

治法：活血化瘀，清热护膜。

膏方：当归 300 g，赤芍、桃仁、川芎、半夏、昆布、生山楂、枇杷叶各 200 g，青皮、陈皮、金银花、连翘、野菊花、地黄、黄芩、夏枯草、皂角刺各 150 g，红花、牡丹皮、三棱各 100 g，炙甘草 50 g，青黛 20 g。

第二节　典型医案荟萃

一、脓疱型痤疮——肝郁热结证

入院情况：张某，女，24 岁。初诊日期：2018 年 9 月 14 日。

主诉：面部痤疮 1 年余。

现病史：患者自诉 1 年前颜面部出现少量小丘疹、脓疱，后间断加重，成为多发散在粟米大小毛囊性炎性丘疹和脓疱，以两颊多见，质硬，触之有疼痛感，临床分级为Ⅱ级，皮脂油腻。患者平素工作压力大，情绪急躁易怒，嗜食辛辣刺激性食物，且夜间入睡困难，睡后易被噩梦惊醒，醒后再难入睡，甚或彻夜不寐。

刻下症：颜面部多发散在粟米大小毛囊性炎性丘疹和脓疱，以两颊多见，质硬，触之有疼痛感，口苦，寐差，大便干，3 ～ 4 天一解，小便黄，舌质暗红，苔黄燥，脉弦。

辅助检查：血常规、肝功能、性激素六项无明显异常，螨虫试验阴性，妇科彩超无异常。

西医诊断：痤疮。

中医诊断：粉刺。

辨证分型：肝郁热结证。

治则：疏肝解郁，清热凉血。

方药：自拟柴夏消痤方加减。柴胡 10 g，黄芩 10 g，野菊花 10 g，白术 15 g，茯苓 15 g，薏苡仁 30 g，山楂 10 g，牡丹皮 10 g，赤芍 10 g，益母草 15 g，连翘 10 g，泽泻 10 g，蒲公英 15 g，川牛膝 10 g，酒大黄 6 g，紫花地丁 15 g，丹参 10 g，甘草 10 g。7 剂，水煎取汁 300 mL，每日 1 剂，分早晚饭后半小时温服。同时配合黄芩、黄连、大黄、连翘研末，用蜂蜜调配，均匀涂抹于面部，待药膜干燥后取下，每周 4 次。

同时嘱其清淡饮食，规律作息，控制脂肪和糖类食品，多食用新鲜水果和蔬菜，多饮水，以促进排泄；保持面部清洁，忌用手挤压或搔抓面部，防止细菌感染，遗留疤痕；注意劳逸结合，调畅情志，保持心情愉悦，适当活动；同时面部保养宜以清洁为主，用温水洗脸，忌滥用护肤品及化妆品，不使用粉质类及油膏类化妆品，避免长时间日晒，注意补水。

二诊：2018 年 9 月 21 日。患者自诉服用上方 7 剂后，颜面部新疹减少，旧疹面积较前减小，颜色较前变淡，触之仍有疼痛感，夜间深度睡眠时间较前有所延长，但仍入睡困难，胆怯易惊，大便 1 天一解，质地变软，小便呈淡黄色，量可，舌苔较前好转。考虑患者夜间神志不宁，在前方基础上加用酸枣仁 30 g，远志 15 g，石菖蒲 15 g，茯神 10 g，以安神定志，复予 7 剂，继续服用。

三诊：2018 年 9 月 28 日。患者自诉再服前方 7 剂后，已无新疹出现，旧疹数量明显减少，面积变小，颜色变淡甚至消失，质地变软，触之疼痛感明显减弱，皮肤状态变好，发怒次数较前减少，口中苦味变淡，夜间深度睡眠时间已能保证 7 个小时，大便 1 天一解，质软易解，已养成良好排便习惯，小便可。前方复予 7 剂，继续服用。

【按语】痤疮多发于颜面部、胸背部等皮脂腺发达部位，表现为圆顶状丘疹伴粉刺。粉刺进一步发展会演变成各种炎症性皮损，表现为红色炎性丘疹、脓疱、结节和囊肿。炎症性皮损消退后常遗留色素沉着、持久性红斑、凹陷性或肥厚性瘢痕。

女性青春期痤疮患者，多从肝、肾论治。情志失调、肝郁气滞是痤疮发生的重要原因。痤疮的中医治疗在辨证施治基础上联合合适的外治方法可以加快皮损消退，减少瘢痕的形成。

本医案中患者面部皮损以丘疹及脓疱为主，平素情绪急躁易怒，嗜食辛辣刺激性食物，入睡困难，睡后易被噩梦惊醒，醒后再难入睡，甚或彻夜不寐，口苦，大便干，3 ~ 4天一解，小便黄，舌质暗红，苔黄燥，脉弦，均为肝郁热结之证，治宜疏肝解郁，清热凉血。

方药选用柴胡为君药，配伍丹参、黄芩、野菊花、赤芍、泽泻、牡丹皮疏肝解郁，泻热凉血，连翘、紫花地丁清热解毒，消肿散结；长期肝郁不畅，肝气郁结，横逆乘土，脾胃运化功能降低，出现肝脾失和之证，以致脾虚运化失调，水液代谢不通，故佐以白术、茯苓、薏苡仁健脾益气，利水渗湿；调以山楂健脾化食，兼以活血化瘀；酒大黄、川牛膝、益母草清上焦血分热毒，引热下行，逐瘀通经；酸枣仁、远志、石菖蒲、茯神宁心安神定志；甘草解毒清热，调和诸药。

二、结节型痤疮——肝郁热结证

入院情况：周某，男，30岁。初诊日期：2018年2月10日。

主诉：面部痤疮5年余。

现病史：患者自诉5年前颜面部出现少量小丘疹、脓疱，后间断加重，成为多发散在暗红色结节和囊肿，以前额多见，质硬，触之有疼痛感，临床分级为Ⅲ级。平素急躁易怒，一天内情绪波动大，入睡困难，睡眠时间短。

刻下症：颜面部多发散在暗红色结节和囊肿，以前额多见，质硬，触之有疼痛感，口苦，寐差，小便黄，大便干，舌质暗红，苔黄燥，脉弦。

辅助检查：血常规、肝功能、性激素六项无明显异常，螨虫试验阴性。

西医诊断：痤疮。

中医诊断：粉刺。

辨证分型：肝郁热结证。

治则：疏肝解郁，清热散结。

方药：自拟柴夏消痤方加减。柴胡10 g，黄芩10 g，野菊花10 g，白术15 g，茯苓15 g，薏苡仁30 g，山楂10 g，牡丹皮10 g，赤芍10 g，益母草15 g，夏枯草15 g，连翘10 g，牡蛎20 g，泽泻10 g，蒲公英15 g，川牛膝10 g，酒大黄6 g。7剂，水煎取汁300 mL，每日1剂，分早晚饭后半小时温服。

同时嘱其清淡饮食，规律作息，控制脂肪和糖类食品，多食用新鲜水果和蔬菜，多饮水，以促进排泄；保持面部清洁，忌用手挤压或搔抓面部，防止细菌感染、遗留疤痕；注意劳逸结合，调畅情志，保持心情愉悦，适当活动。

二诊：2018 年 2 月 17 日。患者自诉服用上方 7 剂后，皮损面积减小，质地变软，颜色变浅，夜间睡眠质量提高，大便正常，小便可。上方复予 7 剂，继续服用。

三诊：2018 年 2 月 24 日。患者自诉再服上方 7 剂后，已无新疹出现，皮损数量明显减少，舌苔好转，口中异味消失。前方复予 7 剂，继续服用。

【按语】肝为风木之脏，肝气升发，喜条达而恶抑郁。肝气宜保持柔和舒畅、升发条达的特性，才能维持其正常的生理功能，宛如春天的树木生长那样，条达舒畅，充满生机。肝主升发指肝具升发生长、生机不息之性，有启迪诸脏生长化育之功。肝内寄相火，主动主升，易于阳亢，易于动风。若肝气郁滞，肝阳上亢，肝气郁结不散，郁久而化热，以致冲任失调，血海不宁，血热妄行。肝经从目系走向面颊的深层，下行环绕口唇之内，导致肝郁挟血热上行于头面及胸背部，则发为痤疮。

本医案中患者面部皮损以结节和囊肿为主，急躁易怒，一天内情绪波动大，入睡困难，睡眠时间短，口苦，大便干，费力难解，一天一解，量少，小便黄，舌质暗红，苔黄燥，脉弦。故辨证为肝郁热结证，治宜疏肝解郁，清热散结。

肝失疏泄，肝气郁结，郁久化热，治宜疏肝解郁，清热凉血。方药从肝论治，故选柴胡为君药，配伍黄芩、野菊花、赤芍、泽泻、牡丹皮疏肝解郁，清热凉血；体内热毒瘀结，闭阻经脉，郁结肌肤，而形成结节、囊肿，加入夏枯草、连翘、蒲公英、牡蛎为臣药，以清热解毒，消肿散结。长期肝郁不畅，肝气郁结，横逆乘土，脾胃运化功能降低，出现肝脾失和之证，以致脾虚运化失调，水液代谢不通，故佐以白术、茯苓、薏苡仁健脾益气，利水渗湿；调以山楂健脾化食，兼以活血化瘀；酒大黄、川牛膝、益母草清上焦血分热毒，引热下行，逐瘀通经。

参考文献

[1] 李学军.内分泌代谢病临床精选案例解析[M].北京：人民卫生出版社，2017.

[2] 陆静，邹澎宣.从中医角度浅析卵巢早衰病因病机[J].亚太传统医药，2018，14（5）：128–129.

[3] 刘敏，王建玲，李洁.卵巢早衰中西医发病机制研究进展[J].湖南中医杂志，2015，31（09）：178–180.

[4] 冒湘琳，张丽娟，陆黎黎，等.卵巢早衰的中医辨证论治[J].中国实验方剂学杂志，2014，20（21）：240–242.

[5] 刘晓蓓，周彬，马跃，等.自拟抗卵巢早衰方对卵巢早衰患者的影响研究[J].医学信息，2014，18（32）：236–237.

[6] 解发良.内分泌代谢科中西医诊疗套餐[M].北京：人民军医出版社，2013.

[7] 中华医学会内分泌学分会.中国成人2型糖尿病预防的专家共识[J].中华内分泌代谢杂志，2014，30（4）：277–283.

[8] 肖万泽.内分泌代谢疾病中西医结合诊断与治疗[M].北京：人民军医出版社，2014.

[9] XU Y, WANG L, HE J, et al.Prevalence and control of diabetes in Chinese adults[J].JAMA，2013，310（9）：948–959.

[10] 母义明.临床药物治疗学[M].北京：人民卫生出版社，2016.

[11] 彭芸花.临床内分泌疾病诊疗新进展[M].西安：西安交通大学出版社，2014.

[12] LIAN F，LI G，CHEN X，et al.Chinese herbal medicine Tianqi reduces progression from impaired glucose tolerance to diabetes：a double–blind，randomized，placebo–controlled，multicenter trial[J].J Clin Endocrinol Metab，2014，99（2）：648–655.

[13] 霍达，任明，翟静波，等.糖尿病前期证型分类的文献研究及系统评价

[J].辽宁中医杂志，2015，42（1）：446-449.

[14] GRANT SJ，CHANG DH，LIU J，et al.Chinese herbal medicine for impaired glucose tolerance：a randomized placebo controlled trial [J].BMC Complement Altern Med，2013（13）：104.

[15] 刘晓莉.基于卵巢早衰中医证型与临床治疗方法研究[J].CJCM 中医临床研究，2016，8（7）：64-65.

[16] 唐爱华，李双蕾.内分泌科中西医结合诊疗手册[M].北京：化学工业出版社，2014.

[17] FANG Z，ZHAO J，SHI G，et al.Shenzhu Tiaopi granule combined with lifestyle intervention therapy for impaired glucose tolerance：A randomized controlled trial [J].Comple mentary Complement Ther Med，2014，22（10）：842-850.

[18] 倪青，王祥生.内分泌代谢病中医循证治疗学[M].北京：科学技术文献出版社，2016.

[19] 中华医学会眼科学会眼底病学组.我国糖尿病视网膜病变临床诊疗指南（2014年）[J].中华眼科杂志，2014，50（11）：851-865.

[20] Pan CW，Wang S，Qian DJ，et al.Prevalence，awareness，and risk factors of diabetic retinopathy among adults with knowntype 2 diabetes mellitus in an urban community in China [J].Ophthalmic Epidemiol，2017，24（3）：188-194.

[21] 高天舒，白华.实用中医内分泌学[M].沈阳：辽宁科学技术出版社，2018.

[22] 中华医学会糖尿病学分会.中国2型糖尿病防治指南（2017年版）[J].中华糖尿病杂志，2018，10（1）：4-67.

[23] Tang S，Zhang R，Jiang F，et al.Association between FNDC5 genetic variants and proliferative diabetic retinopathy in a Chinese population [J].Clin Exp Pharmacol Physiol，2016，43（5）：580-582.

[24] 方朝晖.中西医结合内分泌代谢疾病诊疗学[M].北京：中国中医药出版社，2013.

[25] Sheu WH，Kuo JZ，Lee IT，et al.Genome-wide association study in a Chinese population with diabetic retinopathy [J].Hum Mol Genet，2013，22（15）：3165-3173.

[26] 中国医师协会皮肤科医师分会中西医皮肤科亚专业委员会.中成药治疗寻常

痤疮专家共识［J］. 中华皮肤科杂志，2016，49（8）：533–535.

［27］余学锋 . 内分泌代谢疾病诊疗指南［M］.3 版 . 北京：科学出版社，2013.

［28］Yan EH，Peng YJ，Liu YG.An overview of TCM research in acnevulgaris［J］. J Liaoning Univ Tradit Chin Med，2014，16（7）：132–134.

［29］黄桂成，王拥军 . 中医骨伤科学［M］.4 版 . 北京：中国中医药出版社，2016.

［30］李伟权，陈宏辉，周秀莲，等 . 龙珠软膏治疗中度痤疮的疗效观察［J］. 中国麻风皮肤病杂志，2015，31（4）：246.

［31］陈灏珠 . 实用内科学［M］.14 版 . 北京：人民卫生出版社，2013.

［32］李艳 . 点阵 CO_2 激光联合积雪苷霜软膏治疗痤疮凹陷性瘢痕疗效观察［J］. 中国医疗美容，2014，2：57–58.

［33］葛均波，徐永健，王辰 . 内科学［M］.9 版 . 北京：人民卫生出版社，2018.